Hoffschildt–Drechsler

Der junge Drogist

Lehrbuch für Drogisten-Fachschulen, den Selbstunterricht und die Vorbereitung zur Drogistengehilfen- und Giftprüfung

Vierte Auflage

vollständig umgearbeitet und auf den Lehrgang A des D. D. V. für Drogisten-Fachschulen eingestellt

von

Georg Schneider

e. B. D. A.
Fachlehrer der Drogisten-Fachschulen von Breslau

nebst einer

Handelskunde

neubearbeitet von

Bruno Walter

Handelsoberlehrer an der städt. kaufmänn. Berufsschule in Breslau

Mit 65 Textabbildungen

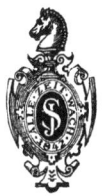

Berlin
Verlag von Julius Springer
1926

ISBN-13:978-3-642-89190-8   e-ISBN-13:978-3-642-91046-3
DOI: 10.1007/978-3-642-91046-3

Alle Rechte, insbesondere das der Übersetzung
in fremde Sprachen, vorbehalten.
Softcover reprint of the hardcover 4th edition 1926

Vorwort.

Als im Herbst des Jahres 1925 fast zu gleicher Zeit sowohl der Vorsitzende des Bezirksvereins Breslau des Deutschen Drogisten-Verbandes E.V., Herr Handelsgerichtsrat Otto Sporleder, Breslau, als auch die Verlagsbuchhandlung Julius Springer, Berlin, an mich herantraten, um die Neubearbeitung des Buches ,,Der junge Drogist" von Emil Drechsler, der im November 1922 verstorben ist, zu übernehmen, ging ich auf dieses Anerbieten um so lieber ein, als ich damit meinem früheren Lehrer, der mir sozusagen die ersten Tropfen drogistischer Wissenschaft verabreichte, Herrn Apotheker Franz Hoffschildt, Breslau, meinen verspäteten Dank noch abstatten kann. Mir war ja bekannt, daß das Drechslersche Buch ,,Der junge Drogist" aus dem von Hoffschildt herausgegebenen Buche ,,Erster Unterricht des jungen Drogisten" hervorgegangen ist, und so habe ich beschlossen, diese neuerliche Umarbeitung des Buches mit dem Titel ,,Hoffschildt-Drechsler, Der junge Drogist" zu versehen.

Wenn ich auf die zeitgemäßen Umgestaltungen des Buches selbst eingehe, so möchte ich erwähnen, daß fast kein einziger Abschnitt des Buches ohne wesentliche Abänderungen geblieben ist, einzelne Abschnitte aber von Grund auf und vollständig umgeändert werden mußten. Teilweise hielt ich es deswegen für notwendig, weil die Theorien z. B. der Atom- und Molekularlehre überholt waren, teilweise weil mit dem Fortschreiten von Chemie und Technik sich neue Herstellungs- und Verwertungsmethoden ergaben. Die Fachgesetze haben gegenüber der 3. Auflage eine erhebliche Erweiterung erfahren müssen, da die K V. nun bereits 10 Nachträge von zum Teil recht erheblichem Umfange erhalten hat, die berücksichtigt werden mußten, ferner die Polizeiverordnung betreffend den Verkehr mit Arzneimitteln Aufnahme finden mußte. Die Polizeiverordnung über den Verkehr mit Mineralölen usw. ist neu erschienen und wird noch dieses Jahr in Kraft treten. Außerdem ist die Kaiserliche Verordnung betreffend den Verkehr mit Essigsäure aufgenommen worden, während die Verordnung über die Abgabe stark wirkender Arzneimittel fortgelassen wurde.

Wenn ich nun auf die neue Einteilung des Inhalts eingehe, so muß ich vor allem hervorheben, daß der kaufmännische Teil von dem fachwissenschaftlichen Teil getrennt worden ist und nun den 2. Teil des Buches bildet. Maßgebend hierfür war, daß ich für diesen Teil, der mir als Drogist nicht so lag, eine auf diesem Gebiet gut orientierte Person suchte, die ich auch in der Person des Handelsoberlehrers Herrn Bruno Walter, Lehrer an der kaufmännischen Berufsschule Breslau, fand, und der in bereitwilliger Weise die Um- bzw. Ausarbeitung dieses Teiles nach den neuesten Bestimmungen übernahm, wofür ich ihm an dieser Stelle nochmals meinen Dank abstatte.

Die in dem Buche behandelten Themen sind so gehalten, daß sie dem neuen Lehrplan, herausgegeben vom Deutschen Drogisten-Verbande E. V., entsprechen und alles dasjenige enthalten, was in der Gehilfenprüfung des Deutschen Drogisten-Verbandes verlangt wird.

Ich hoffe damit, den Freunden dieses Buches sowie den angehenden Jungdrogisten eine wertvolle Neuauflage geschaffen zu haben, und bitte dieselbe mit demselben Wohlwollen entgegenzunehmen, das dieses Buch seit Jahrzehnten genießt.

Für Winke betreffend Verbesserungen werde ich stets dankbar sein und bei Neuauflagen zu berücksichtigen versuchen.

Breslau, im März 1926.

Georg Schneider.

Inhaltsverzeichnis.

Seite
1. Einführung. Was sind Drogen? 1
2. Die Aufbewahrung der Waren 4
3. Die lateinischen Bezeichnungen 9
   A. Die Bildung pharmazeutischer Namen von Drogen . . 10
   B. Die Bildung der pharmazeutischen Namen von Chemikalien 26
4. Abgabe der Waren 30
5. Die Warenergänzung, Defektur 33
6. Längenmaß, Hohlmaß, Gewicht 35
7. Die Wage 36
8. Das spezifische Gewicht (Stoffgewicht) 40
9. Wärme; der Wärmemesser (Thermometer) 44
10. Aggregatzustände. Schmelzpunkt. Siedepunkt. Auflösen. Absorbieren. Kältemischungen 46
11. Destillation und Sublimation 49
12. Luftdruck. Barometer. Heber. Vakuumapparat 52
13. Krystallisieren, Präcipitieren 55
14. Reinigung und Klärung von Flüssigkeiten. Kolieren. Filtrieren. Dekantieren. Zentrifugieren 57
15. Reinigung und Gewinnung fester Stoffe. Auslaugen. Ausziehen. Auswaschen. Schlämmen 59
16. Geschäftliche Praxis 61
17. Die Arzneizubereitungen des D. A. 62
18. Seifen 65
    Natronseifen 65
    Kaliseifen 67
19. Verbandstoffe 68
20. Desinfektions- und Räuchermittel 70
21. Wohlgerüche (Parfümerien) 71
22. Kosmetische Mittel 73
23. Nahrungs-, Nähr- und Genußmittel 75
24. Farben 77
25. Firnisse und Lacke 80

Inhaltsverzeichnis.

		Seite
26.	Tinten	84
27.	Wäscheartikel, Fleckenreinigungs- und Bleichmittel	85
28.	Schutzmittel für Holz, Leder und Metall	87
29.	Ungeziefermittel	89
30.	Pflanzenschädlinge	91
31.	Feuergefährliche und Explosivstoffe	94
32.	Die Lichtbildnerei (Photographie)	96
33.	Botanik	105
34.	Aufbau der Pflanzen. Fortpflanzung	107
35.	Teile der Pflanzen	112
36.	Einteilung der Pflanzen	117
37.	Ätherische Öle	118
38.	Fette und fette Öle	121
39.	Balsame, Harze, Gummi	124
40.	Stärke und Zucker	125
41.	Düngemittel	127
42.	Die wichtigsten Artikel der Drogenkunde	133
43.	Einführung in die Chemie	189
44.	Die Elemente	192
45.	Atom und Molekül	194
46.	Die chemische Verbindung	198
47.	Die Ursachen chemischer Vorgänge	207
48.	Basen und Säuren	209
49.	Salze	214
50.	Wissenschaftliche Bezeichnungen der Salze	219
51.	Eigenschaften der Elemente und ihre wichtigsten Reaktionen	222
	Metalle	224
	1. Leichtmetalle S. 224, 2. Schwermetalle S. 226.	
	Metalloide oder Nicht-Metalle	232
52.	Einführung in die organische Chemie	237
53.	Kohlenwasserstoffverbindungen	241
54.	Verbindungen der Fettreihe	245
55.	Kohlehydrate	249
56.	Alkaloide und Eiweißstoffe	253
57.	Die wichtigsten chemischen Präparate	255
58.	Gesetzeskunde	314
59.	Die Arzneimittelverordnungen	319
	A. Die Kaiserliche Verordnung betr. den Verkehr mit Arzneimitteln außerhalb der Apotheken	320
	B. Polizeiverordnung betr. den Verkehr mit Arzneimitteln außerhalb der Apotheken	338
60.	Der Gifthandel	340
	Ministerialerlaß vom 22. Februar 1906	343
	Verzeichnis der Gifte	350

Inhaltsverzeichnis. VII

Seite
61. Verschiedene fachgesetzliche Bestimmungen 356
   Gesetz betr. die Verwendung gesundheitsschädlicher Farben
   bei der Herstellung von Nahrungsmitteln, Genußmitteln
   und Gebrauchsgegenständen. Vom 5. 7. 1887 356
   Gesetz betr. den Verkehr mit Nahrungsmitteln, Genuß-
   mitteln und Gebrauchsgegenständen. Vom 14. 5. 1879 . 358
   Kaiserliche Verordnung über das gewerbsmäßige Verkaufen
   und Feilhalten von Petroleum. Vom 24. 2. 1882 . . . 359
   Polizeiverordnung über den Verkehr mit Mineralölen und
   Mineralölmischungen 360
   Die Sprengstoffverordnungen 366
   Das Weingesetz 367
   Der Handel mit Branntwein 368
   Gesetz betr. den Verkehr mit Essigsäure. Vom 14. 7. 1908 370
   Gesetz betr. den Verkehr mit blei- und zinkhaltigen Gegen-
   ständen. Vom 25. 6. 1887 370

Handelskunde von Bruno Walter.

62. Das Versicherungswesen 372
   a) Allgemeines, S. 372. b) Die Krankenversicherung, S. 372.
   c) Die Unfallversicherung, S. 373. d) Die Invaliden- und Hinterbliebenenversicherung, S. 373. e) Das Versicherungsgesetz für
   die Angestellten, S. 373. f) Die Erwerbslosenfürsorge, S. 374.
63. Die wichtigsten Bestimmungen über den Wechsel 375
   a) Geschichtliches, S. 375. b) Die verschiedenen Gründe zur
   Ausschreibung von Wechseln, S. 375. c) Die verschiedenen Personen im Wechsel, S. 376. d) Die verschiedenen Arten des
   Wechsels, S. 377. e) Die Wechselstrenge, S. 378. f) Die Annahme, S. 378. g) Der Wechselstempel, S. 379. h) Der Übertragungsvermerk, S. 379. i) Die Bezahlung des Wechsels, S. 380.
   k) Der gestörte Lauf des Wechsels, S. 380. l) Verjährung und
   Vervielfältigung des Wechsels, S. 381. m) Blanko- und Gefälligkeitsakzept, S. 382. n) Wechselfälschungen, S. 382. o) Der Solawechsel, S. 382.
64. Der Bank- und Postscheckverkehr 383
65. Post und Bahn im Dienste des Kaufmanns 385
66. Handelsrechtliche Bestimmungen 387
   a) Kaufmannsbegriff, Firma, Handelsregister, S. 387. b) Die
   Handelsgesellschaften, S. 388. c) Die Genossenschaften, S. 389.
   d) Die kaufmännischen Angestellten, S. 389. e) Das Werbewesen
   und der Kaufvertrag. S. 392. f) Die Einziehung der Zahlung,
   S. 393. g) Die Zahlungsmittel, S. 394. h) Allgemeine Grundsätze der Buchhaltung, S. 395. i) Die wichtigsten Bücher der
   verschiedenen Buchführungsarten, S. 396.
67. Einrichtungen zur Förderung des Handels 397
   a) Märkte und Messen, S. 397. b) Die Börsen, S. 397. c) In-
   dustrie- und Handelskammern, S. 398. d) Konsulate, S. 398.
   e) Die Handels- und Schiffahrtsverträge, S. 398.

	Seite
68. Allgemeines über Zölle und Steuern	399
69. Beschränkungen zur Ausschaltung des Wettbewerbes: Monopol, Kartell, Syndikat, Trust	400
70. Beschränkungen der Erzeugung und des Handels zum Schutze geistigen Eigentums: Patent, Gebrauchsmuster, Warenzeichen	401
71. Die Geschäftsauflösung	401
72. Zusammenstellung einer Anzahl gebräuchlicher kaufmännischer Ausdrücke	402
Sachverzeichnis	405

1. Einführung.

Was sind Drogen?

Der angehende junge Drogist, der aus der sicheren Obhut der Schule und des Elternhauses hinaustritt, wird diesen Schritt zumeist mit einem gewissen Bangen vor all den zahlreichen und fremden Eindrücken tun, die neu auf ihn zuströmen. Es werden zum ersten Male gewisse Ansprüche an sein persönliches Verantwortlichkeitsgefühl gestellt, von denen er bis dahin wenig oder nichts gewußt hat. Es scheint daher zunächst notwendig, daß er Aufklärung darüber erhält, welche Bedeutung der Beruf besitzt, dem er sich zugewendet hat, und dazu ist die Beantwortung der wichtigen Frage notwendig: Was sind Drogen?

Seitdem die Bezeichnung „Drogen" zu einem Sammelbegriffe für eine große Reihe von Waren geworden ist, sind von seiten der wissenschaftlichen Forschung vielfach Versuche gemacht worden, eine möglichst erschöpfende Begriffserklärung für dieses Wort zu geben. Diese Begriffserklärungen weichen jedoch zum Teil erheblich voneinander ab. Da aber eine Festlegung des Begriffes „Drogen" nicht nur von wissenschaftlicher, sondern auch von praktischer Bedeutung ist, so wollen wir versuchen, einmal die Lösung der Frage von der rein praktischen Seite anzufassen.

Vom Standpunkte der Sprachforschung erscheint es ziemlich sicher, daß das Wort Droge unserem deutschen Worte trocken entspricht (plattdeutsch drög, schlesisch troige, niederländisch droog, englisch drug, angelsächsisch dryge)[1]. Ursprünglich hatte man also unter Drogen nur solche Waren verstanden, die in trockenem, genauer gesagt, getrocknetem Zustande in den Handel kamen. Sie mußten also von Natur aus einen größeren oder geringeren Feuchtigkeitsgehalt gehabt haben, der beseitigt werden mußte, um sie für längere Zeit in brauchbarem Zustande zu erhalten. Ein solcher natürlicher Feuchtigkeitsgehalt ist in pflanzlichen und tierischen Rohstoffen vorhanden. Drogen im engsten, rein wörtlichen Sinne sind also ursprünglich nur Waren pflanzlicher und tierischer Herkunft in getrocknetem Zu-

---

[1] Es sind zwar auch andere Abstammungsmöglichkeiten aufgestellt worden, wie z. B. von dem russischen „dorog" — teuer (wegen der verhältnismäßig hohen Preise der Waren) und dem arabischen „dowa" — Heilmittel, doch kommen diese Erklärungsversuche für unser Endergebnis nicht viel in Betracht.

stande. Da in frühester Zeit der gesamte Arzneischatz unseres Volkes fast nur aus solchen getrockneten Rohstoffen bestand, so flossen wegen dieser fast ausschließlichen Verwendung die Begriffe „Drogen" und „Arzneimittel" so ziemlich in eins zusammen. Es wäre jedoch vollkommen verfehlt, wenn wir uns, um zu einer die heutigen Verhältnisse erschöpfenden und befriedigenden Begriffserklärung zu gelangen, nun ängstlich an die ursprüngliche Wortbedeutung anklammern wollten. Wir haben auch sonst gerade Ausdrücke genug, die ihren ursprünglichen Wortsinn allmählich verloren haben und heute in einem Sinne gebraucht werden, der mit der ursprünglichen Wortbedeutung wenig oder gar nichts mehr zu tun hat. Wer z. B. wie unsere Feinde im Weltkriege von „Barbaren" spricht, wer denkt dabei wohl daran, daß dieses Wort von dem lateinischen barba, der Bart, stammt und ursprünglich also nichts weiter als „die Bärtigen" bedeutete? — Andererseits ist aber auch der Begriff „Arzneimittel" im Laufe der Zeit weit über den Begriff von getrockneten Heilkräutern hinausgewachsen, und wir zählen zu den Arzneimitteln heute alle Drogen, Chemikalien und chemischen Präparate, die zur Beseitigung oder Linderung von Krankheiten dienen.

Das Wort Drogen möchte ich heute etwa wie folgt erläutern:
Drogen sind Waren, die in verhältnismäßig kleinen Mengen als Hilfsmittel zu arzneilichen, kosmetischen, gewerblichen, wirtschaftlichen, wissenschaftlichen und künstlerischen Verwendungszwecken verbraucht werden, und zwar:

1. Drogen im engeren Sinne sind aus dem Pflanzen- und Tierreiche stammende Waren, die in getrocknetem Zustande in den Handel gebracht werden (Wurzeln, Wurzelstöcke, Knollen, Zwiebeln, Hölzer, Rinden, Kräuter, Blätter, Blüten, Früchte, Samen);

2. Drogen im weiteren Sinne sind aus dem Pflanzen- und Tierreich stammende Waren, die in anderer (flüssiger und fester) Form in den Handel gebracht werden (Fette und fette Öle, ätherische Öle, Balsame, Harze, Gummiharze, Gummi u. a. m.);

3. Drogen im weitesten Sinne sind auch mineralische Rohstoffe, Chemikalien und chemische Präparate.

Es ist selbstverständlich, daß wir auf manche Waren stoßen werden, bei denen es zweifelhaft sein kann, ob sie unter Zugrundelegung vorstehender Begriffserklärung zu den Drogen oder Nichtdrogen zu zählen sind. Derartige Übergänge, gewissermaßen Zwitterstellungen, finden wir aber allenthalben, wo wir eine Einteilung der Dinge nach bestimmten Grundsätzen vorfinden. So z. B. teilt der Chemiker die Elemente in Metalle und Metalloide (Nichtmetalle), von denen die ersteren die Grundlage für die Basen, die letzteren für die Säuren bilden; wir erfahren aber gleichzeitig, daß mehrere Elemente sowohl

Einführung. Was sind Drogen? 3

Basen wie Säuren bilden können; auch der Zoologe und Botaniker kommt mitunter in die Lage, daß er im Zweifel ist, welcher Familie seines Tier- oder Pflanzensystems er eine neuentdeckte Art einzureihen hat, ja selbst die Grenzen zwischen Tier- und Pflanzenwelt verschwimmen vielfach bei den niedersten Organismen; war man doch lange Zeit im Zweifel, ob z. B. Meeresschwämme zu den Tieren oder Pflanzen gehören und ob die Korallen als tierische oder mineralische Erzeugnisse anzusehen sind. Wenn wir daher auch in unserem Falle auf manche Waren stoßen, die je nach ihrer Verwendung zu den Drogen oder Nichtdrogen zu zählen sind, so braucht uns das nicht weiter zu stören, um deshalb die ganze Begriffserklärung umzuwerfen. So z. B. ist Zucker ein hochwichtiges Nahrungsmittel; insofern er aber in kleinen Mengen auch als Arzneimittel gegen Husten (besonders als Grundlage für die zahlreichen Hustenbonbons, neuerdings auch als Antisepticum in der Wundbehandlung) verwendet wird, würde er, wie alle Arzneimittel zu den Drogen zählen. Auch Baumwolle zählt als wichtiger Rohstoff zur Gewinnung von Bekleidung (Gebrauchsgegenständen) zu den Nichtdrogen; die chemisch gereinigte und entfettete Baumwolle wäre dagegen als Grundlage der Verbandstoffe den Arzneimitteln bzw. Drogen einzureihen.

Nachdem wir gesehen haben, was das Wort „Drogen" in neuzeitlichem Sinne bedeutet, wollen wir auch einen kurzen Blick auf die Entwickelung des Drogenhandels werfen. Er läßt sich bis in die ältesten Zeiten menschlicher Kultur zurückverfolgen, und wir wissen, daß schon bei den alten Babyloniern, Ägyptern, Indern und anderen Völkern ein derartiger Drogenhandel nicht nur bestanden, sondern geradezu den Hauptteil des ganzen Handels überhaupt ausgemacht hat. In Deutschland selbst hat sich der Drogenhandel im engeren Sinne später auf die getrockneten Vegetabilien, Kräuter, Wurzeln usw. beschränkt; noch heute führen vielfach die Drogenhändler in Österreich den Namen „Dürrkräutler", und in Dresden z. B. trifft man ebenfalls noch heute auf den Namen „Kräutergewölbe" für Drogenhandlung.

Bis etwa zum Jahre 1870 waren diese Drogenhandlungen jedoch nicht nur wenig zahlreich, sondern auch ihr Umfang selbst ziemlich beschränkt. Erst mit dem Erlasse der Arzneimittelverordnung vom Jahre 1872 begann ein Umschwung, und zwar nicht nur in bezug auf die Vermehrung der Drogenhandlungen selbst, sondern noch mehr auf ihren inneren Ausbau. Im Jahre 1873 wurde der Deutsche Drogistenverband gegründet, dessen Mitgliederzahl jetzt die Zahl 6000 bereits überschritten hat und kräftig weiter fortschreitet. Die Drogenhandlungen selbst entwickelten sich mehr und mehr zu einer besonderen Art von Geschäftsbetrieben, indem sie außer dem Handel mit freigegebenen Arzneimitteln auch den mit kosmetischen Artikeln, Verbandstoffen, Artikeln für Hygiene und Krankenpflege, technischen und wirtschaftlichen Artikeln, Farben, Lacken und besonders den immer zahlreicher werdenden chemischen Präparaten in das Bereich ihrer Tätigkeit zogen, so daß sie heute einen durchaus eigenartigen Geschäftszweig darstellen, der sich von den übrigen scharf abhebt.

Mit dieser Steigerung des Umfanges der Drogenhandlungen stiegen aber auch die Anforderungen an die Leistungsfähigkeit und die Fachkenntnisse ihrer Inhaber. Bald machte sich daher das Bedürfnis nach der Gründung von besonderen Drogisten-Fachschulen geltend, um den jungen Nachwuchs in geeigneter Weise fachwissenschaftlich vorzubilden. In dem vorliegenden Buche wird der Wissensstoff durchgesprochen, der heute von einem tüchtigen jungen Fachdrogisten bei der Drogisten-Gehilfenprüfung verlangt wird. Die Anforderungen dieser Prüfung sind nicht klein, und nur der vermag das Ziel mit gutem Erfolge zu erreichen, der sich vom ersten Tage seiner Lehrzeit an mit Ernst an seine fachwissenschaftlichen Studien heranmacht! Wenn irgendwo das Sprichwort zutrifft: ,,Krümel machen Brot", dann ist das hier der Fall. Wer sich vornimmt, jeden Tag etwas Neues hinzuzulernen und das während seiner ganzen Lehrzeit durchführt, der wird selbst überrascht sein, mit welch verhältnismäßig kleinem Aufwande an Zeit er einen bedeutenden Wissensstoff sich angeeignet hat, zumal ja die Praxis mit dem Lernen Hand in Hand geht. Und hat der junge Drogist dann seine Gehilfenprüfung mit gutem Erfolge bestanden, wird ihm ein weiteres Studium evtl. auf der Drogisten-Akademie Braunschweig erst recht Freude machen. Das vorliegende Buch soll ihm nur gewisse Grundlagen geben, auf denen er weiterbauen kann, wozu sich das Studium der trefflichen ,,Drogistenpraxis" von Buchheister - Ottersbach besonders eignet.

Nur wenn sich der junge Drogist zu einem wirklich tüchtigen Fachdrogisten ausgebildet hat, wird er sich mit Stolz als Angehöriger eines Standes fühlen können, der sich eine achtunggebietende Stellung im Wirtschaftsleben unseres deutschen Volkes errungen hat. Und so möge der angehende junge Drogist mit Lust und Liebe an seine fachwissenschaftlichen Studien herantreten; nicht nur ein reicher geistiger, sondern auch wirtschaftlicher Gewinn wird ihm dann als Lohn blühen.

2. Die Aufbewahrung der Waren.

Ist schon an sich jeder Kaufmann durch die Belange seines Geschäftes gezwungen, die Waren, mit denen er handelt, mit größter Sorgfalt aufzubewahren, um sie vor Beschädigung oder dem Verderben zu schützen, so liegt diese Verpflichtung dem Drogisten in ungleich größerem Maße ob. Gibt es doch keinen Geschäftszweig, der so verschiedene Warengruppen gleichzeitig umfaßt wie eine neuzeitlich eingerichtete Drogenhandlung. Zu den mancherlei Dingen, die der angehende Drogist sich daher in erster Linie anzueignen hat, werden also die praktischen Regeln über eine sachgemäße Aufbewahrung der verschiedenen Waren gehören.

Wenn wir den Verkaufsraum einer Drogenhandlung betreten, so sehen wir zunächst, daß sich die zahlreichen einzelnen Waren in Standgefäßen oder Schieblden befinden, die mit eingebrannter schwarzer, roter oder weißer Schrift bezeichnet bzw. mit entsprechenden Blech- oder Emailleschildern versehen sind. Die Standgefäße für Flüssigkeiten bestehen zumeist aus Glasflaschen mit eingeriebenem Glasstöpsel, bei einigen auch aus Glasflaschen mit einem aufgesetzten Ausgusse aus Zinn, der für manche Flüssigkeiten, wie z. B. Glycerin, fette Öle u. a. m. sehr empfehlenswert ist. Zur Aufbewahrung von Salben und zähflüssigen oder salbenartigen Stoffen dienen Porzellankrausen, die am besten mit einem übergreifenden Deckel versehen sind. Weiter finden wir weithalsige Glasgefäße mit eingeriebenem Glasstöpsel, die besonders zur Aufbewahrung von Chemikalien und pulverförmigen Stoffen dienen. Die Schieblden müssen genau gearbeitet sein, und wir sehen, daß alle Schieblden, in denen Arzneimittel aufbewahrt werden, **entweder** mit einem Deckel versehen sind **oder** in festen Füllungen laufen. Die Schieblden für Gifte dagegen müssen **sowohl** mit einem Deckel versehen sein **als auch** in festen Füllungen laufen. Die Schieblden, die starkriechende oder aromatische oder solche Stoffe enthalten, die selbst leicht Gerüche aufnehmen (chinesischer Tee), werden am besten mit Blech ausgeschlagen, um in der Nähe befindliche andere Waren vor einem Anziehen des Geruches, die aromatischen Stoffe vor einem Verluste ihres Wohlgeruches und leicht anziehende vor Fremdgerüchen zu schützen. In **einem** Behältnisse (Schieblde, Blechkasten usw.) dürfen sich **nicht verschiedene** Arzneimittel befinden; es ist jedoch gestattet, dieselbe Ware in ganzer, zerschnittener oder gepulverter Form in demselben Behältnisse aufzubewahren.

Manche solcher Waren werden daher auch der Einfachheit halber in Blechbüchsen aufbewahrt, was sich besonders für heikle Genußmittel wie chinesischer Tee, Kakaopulver, Bonbons usw. empfiehlt. Wir gewahren weiter, daß manche Standgefäße aus braunem Glase sind; dadurch soll deren Inhalt vor dem zersetzenden Einflusse des Lichtes beschützt werden.

Eine der wichtigsten Hauptregeln möge der junge Drogist nie vergessen: Alle Behältnisse für Waren müssen mit der Bezeichnung des Inhalts versehen sein, auch wenn es sich um Papierbeutel, Säcke u. dgl. handelt. Niemals darf eine Ware unbezeichnet weggestellt werden. Die Bezeichnungen der Standgefäße sind — wenigstens in Preußen und mehreren anderen Bundesstaaten — bei Arzneimitteln in lateinischer und darunter in deutscher Sprache von gleicher Schriftgröße angebracht, und es müssen diese Artikel in alphabetischer Reihenfolge unter sich geordnet einreihig aufgestellt sein, d. h. die Glasflaschen, Porzellankrausen, Pulvergläser und Schiebladen unter sich gemäß der alphabetischen Reihenfolge angeordnet sein. In anderen Bundesstaaten, wie Bayern, Württemberg, Hamburg usw. ist die Anbringung deutscher Bezeichnungen für die Standgefäße der Arzneimittel vorgeschrieben, neben denen die Anbringung der lateinischen Namen gestattet ist. Die Vorschriften für die Bezeichnung und Anordnung der Standgefäße im Verkaufsraum gelten sinngemäß ebenso für die Vorräte in den Lagerräumen.

Die Vorschriften über die Bezeichnung der Vorratsgefäße für die Gifte sind für das ganze Reich gleichlautend. Die Stand- und Vorratsgefäße für die sehr starken Gifte (Abt. 1 der Giftverordnung) müssen mit weißer Schrift auf schwarzem Grunde, für die Gifte der Abt. 2 und 3 mit roter Schrift auf weißem Grunde deutlich und dauerhaft bezeichnet sein. Mineralsäuren und Laugen dürfen auch im Radierverfahren hergestellte Schilder haben. Außerdem muß sich darunter das Wort Gift befinden. Die Bezeichnungen selbst sind für die Gifte amtlich vorgeschrieben; wir finden sie in dem Verzeichnisse der Gifte (Anlage 1 der Giftverordnung) aufgeführt. Diese Bezeichnungen sind nun — mit einer einzigen Ausnahme — in deutscher Sprache angegeben, und neben diesen amtlichen Namen ist nur noch die Anbringung der ortsüblichen Namen in kleinerer Schrift zulässig. Die Verwendung lateinischer Bezeichnungen für Gifte ist also nicht zulässig, während sie bei den Arzneimitteln — wenigstens in Preußen und mehreren anderen Bundesstaaten — gesetzlich vorgeschrieben ist. Die genaueren Bestimmungen über die Aufbewahrung der Gifte werden wir später in der Gesetzeskunde kennenlernen, desgleichen die gesetzlichen Bestimmungen über die Aufbewahrung von Feuerwerkskörpern und feuergefährlichen Stoffen.

Abgesehen von den verschiedenen gesetzlichen Vorschriften über die Aufbewahrung verschiedener Warengruppen hat der Drogist aber auch zu beachten, wie die verschiedenen Waren, mit denen er handelt, nach ihrer Eigenheit aufbewahrt werden müssen, um sie vor dem Verderben und sich selbst vor Verlusten zu schützen.

Wir erwähnten bereits, daß gewisse Waren durch Aufbewahrung in braungefärbten Flaschen vor dem zersetzenden Einflusse des Lichtes geschützt werden müssen. Inwiefern das Licht, besonders das Sonnenlicht, eine zersetzende Wirkung ausübt, werden wir später in der Chemie kennenlernen; vorläufig wollen wir uns merken, daß zu den Waren, die vor Licht besonders geschützt werden müssen, folgende gehören: reine Carbolsäure, Wasserstoffsuperoxyd, Eau de Javelle, Chlorwasser, Chemikalien für die Lichtbildnerei, ätherische Öle. Extraits u. a. m.

Viele Waren haben die Eigenschaft, Wasser aus der Luft anzuziehen und, sofern sie feste Körper sind, dann zu zerfließen, man nennt sie deshalb **wasseranziehende** oder **hygroskopische** Stoffe. Diese müssen natürlich möglichst vor dem Einflusse der Feuchtigkeit und feuchter Luft geschützt werden, was man durch Aufbewahrung in luftdicht schließenden Gefäßen und in warmen, trockenen Räumen erreicht. Einen luftdichten Verschluß erreicht man bei Glasstöpselgläsern dadurch, daß die Glasstöpsel mit Paraffin oder bequemer mit Vaseline gedichtet werden, bei Blechbüchsen durch festes Umlegen eines Streifens von Kautschukheftpflaster um die Verschlußstelle. Bei Korkstöpselgläsern verfährt man in der Weise, daß man erst den Korken in geschmolzenes Paraffin legt, und dann den so paraffinierten Korken nach dem Aufsetzen mit Paraffin nochmals übergießt. Zu den hygroskopischen Stoffen gehören: von Flüssigkeiten Schwefelsäure, Glycerin und Alkohol, von festen Stoffen Schwefelleber, Pottasche, Calciumcarbid, Chlorcalcium, Chlormagnesium u. a. m.

Den Gegensatz zu den wasseranziehenden Stoffen bilden diejenigen Chemikalien, die Krystallwasser chemisch gebunden enthalten und dasselbe leicht beim Lagern an trockener Luft verlieren, d. h. **verwittern**. Solche Artikel werden wir in kühlen, unter Umständen auch feuchten Lagerräumen, am besten also in Kellern aufbewahren und sie sonst mindestens gut verschlossen halten müssen. Hierzu zählen Soda, Glaubersalz, Eisenvitriol, Kupfervitriol, Borax u. a. m.

Besondere Sorgfalt ist der Aufbewahrung der verschiedenen Rohdrogen zu widmen, die uns das Pflanzenreich liefert, den sog. **Vegetabilien**, Kräutern, Wurzeln, Früchten, Samen, Blüten usw. Diese Waren müssen entweder gut getrocknet in gut schließenden Behältern (Blechbüchsen, Fässern) oder in trockenen luftigen Räumen, am besten Bodenräumen, aufbewahrt werden. Neigen sie leicht zum Schimmeln (Eibischwurzel), so bewahrt man sie in Säcken hängend auf, damit die Luft hindurchstreichen kann.

Bei dieser Gelegenheit wollen wir uns auch bald über die Art und Weise unterrichten, wie Pflanzendrogen zu sammeln und zu trocknen sind. Das Aufkaufen und Selbstzubereiten von Pflanzendrogen bildet für Drogisten, in deren Gegend solche genügend wachsen, einen sehr lohnenden Nebenerwerbszweig, da für Drogen von guter Beschaffenheit stets Abnehmer in den Drogen-Großhandlungen vorhanden sind. Sofern die Sammler mit dem Trocknen der Pflanzendrogen nicht genügend vertraut sind, ist es am besten, letztere frisch zu kaufen und das Trocknen selbst vorzunehmen. Am geeignetsten sind hierfür Bodenräume, die möglichst an zwei gegenüberliegenden Seiten Fenster haben. Das Trocknen von saftigen Wurzeln wie Rad. Valerianae, Angelicae, Levistrici, Tub. Salep u. a. m. geschieht am besten, indem die Wurzeln auf Schnüre gereiht und diese frei schwebend befestigt werden. Blüten wie Flor. Chamomillae, Sambuci, Tiliae sowie Blätter wie Fol. Salviae, Menthae piperitae und Kräuter wie Herb. Centaurii, Absynthii, Trifolii, Cardui benedicti werden am besten auf Horden dünn ausgebreitet, die man übereinander anordnen kann, um den Raum möglichst auszunutzen. Durch Öffnen der Fenster von zwei Seiten wird dann ein lebhafter Luftzug erzeugt, der das Austrocknen besorgt. Hat man noch einen heizbaren Ofen im Raume, so gelingt das Trocknen meist sehr gut, ohne daß Verfärbung von Blüten eintritt. Von Zeit zu Zeit müssen die Pflanzendrogen gewendet werden, bis sie die nötige Trockne erreicht haben. Der Gewichtsverlust durch das Austrocknen ist bei den einzelnen Drogen sehr verschieden, was bei der Berechnung des Selbstkostenpreises und vor allem beim Einkaufe der frischen Pflanzendrogen zu berücksichtigen ist.

Einige stark hygroskopische Drogen (Flores Verbasci) müssen vermittels künstlicher Wärme getrocknet und sofort in luftdicht schließenden Gefäßen untergebracht werden, da sie durch Feuchtigkeitsaufnahme leicht mißfarbig und braun werden.

Weiter ist zu beachten, daß das Einsammeln nie unmittelbar nach Regen und nie taufeucht erfolgt, so daß die Pflanzendrogen nur ihre natürliche Feuchtigkeit haben. Manche werden sonst beim Trocknen unansehnlich, so z. B. werden Flor. Sambuci in diesem Falle braun, anstatt ihre schön gelbe Farbe zu behalten. Betreffs der geschnittenen, saftigen Wurzeln wie Rad. Althaeae, Angelicae, Levistici u. a. m., ferner bei Fruct. Myrtill., Sorbor. und ähnl. wollen wir uns noch merken, daß die Aufbewahrung nicht in dicht schließenden Blechgefäßen erfolgen soll, da sonst leicht Schimmelbildung eintreten kann; für pulverisierte Drogen jeder Art sind dagegen Blech- oder Pappebüchsen sehr geeignet. Für die Einsammlung von Kräutern gilt im allgemeinen die Regel, daß sie in der Blütezeit der betr. Pflanzen zu erfolgen hat, da in diesem Zeitpunkte des Wachstums der Gehalt an wirksamen Bestandteilen am reichsten und auch von bester Beschaffenheit ist, ausgenommen Rad. Taraxaci cum herba, das vor der Blütezeit zu sammeln ist.

Ferner ist noch denjenigen Wurzeln besondere Beachtung zu schenken, die sehr dem Wurmfraß ausgesetzt sind (Rad. Bardannae, Rad. Levistici, Rad. Pimpinellae usw.). Sie müssen gut getrocknet, am besten in Blechbüchsen, aufbewahrt werden.

Im Gegensatze zu den Pflanzendrogen stehen eine Reihe von Waren, die wir möglichst vor Wärme und Luftzutritt geschützt aufbewahren müssen, da sonst der Sauerstoff der Luft eine chemisch zersetzende Wirkung ausübt, also in dunklen und kühlen Kellerräumen. Hierzu zählen die Fette und fetten Öle sowie die ätherischen Öle. Durch Sauerstoffaufnahme scheiden die Fette leicht Fettsäuren ab und werden dann ranzig, während die ätherischen Öle durch Sauerstoffaufnahme verharzen und dadurch an Wohlgeruch einbüßen. Auch die Vorräte von Extraits werden am besten in kühlen und dunklen Räumen, gegebenenfalls in einem Schrank im Keller zusammen mit den ätherischen Ölen aufbewahrt.

Zum Schlusse haben wir noch einige besondere Fälle zu erwähnen: Gummiartikel müssen bei möglichst gleichmäßiger Stubentemperatur, vor Licht geschützt und, wenn es angeht, in feuchter Luft aufbewahrt werden. Sollte Gummi durch Kälte steif geworden sein, wobei er leicht brüchig wird, so ist er einige Zeit in handwarmes Wasser zu legen und dann mit etwas Glycerin einzureiben, dem einige Tropfen Äther zugesetzt sind; überhaupt ist es empfehlenswert, Gummiwaren mit Ätherglycerin eingerieben zu lagern. Gummiwaren, die durch Lagerung hart und brüchig geworden sind, sind nicht mehr zu regenerieren.

Ferner soll sich die Lagerung von Gummischläuchen in einer starken Kochsalzlösung bewährt haben.

Pinsel, besonders Haarpinsel, sind sehr dem Mottenfraß ausgesetzt; man schützt sie durch Bestreuen mit Insektenpulver oder Naphthalin oder indem man in die Aufbewahrungsbehälter p-Dichlorbenzol in Beuteln einlegt. Die Behälter müssen dann aber gut schließenden Deckel haben.

Dick angeriebene Ölfarben müssen stets mit einer Schicht Wasser bedeckt sein, um eine Oxydation des Firnisses und Hautbildung zu verhüten.

Wir sehen, daß der angehende Drogist gar sehr vieles lernen und beachten muß, wenn auch erst die Praxis bewirken kann, daß ihm die Regeln über die Aufbewahrung der zahlreichen Artikel, mit denen er handelt, gewissermaßen in Fleisch und Blut übergehen.

3. Die lateinischen Bezeichnungen.

Wie wir gesehen haben, sind in Preußen und mehreren anderen Bundesstaaten für Arzneimittel Bezeichnungen der Stand- und Vorratsgefäße in lateinischer Sprache vorgeschrieben. Da auch die meisten Preislisten der Drogengroßhandlungen in dieser Sprache abgefaßt sind, so ist für den jungen Drogisten eine gewisse Kenntnis der lateinischen Sprache notwendig, wie sie das Verständnis für die Übersetzung der Arzneimittel in die lateinische Sprache und umgekehrt aus den lateinischen Namen erfordert. Vorausschicken möchte ich noch, daß die Bildung der lateinischen Namen für die Arzneimittel nicht genau nach den Regeln des Schullateins geht, sondern, wenn wir das D.A.B. 5 zugrunde legen, kleine Abweichungen vorkommen (z. B. werden im Schullatein die von Ländernamen herkommenden Eigenschaftsworte wie z. B. englisch mit großem Anfangsbuchstaben geschrieben, während das D.A.B. 5 diese Eigenschaftsworte ebenfalls klein schreibt wie jedes andere Eigenschaftswort), so daß ich statt lateinische Bezeichnungen lieber sage: pharmazeutische Bezeichnungen. Es ist ferner zu bemerken, daß der Lateiner weder ein k noch ein w kennt; k wird durch c und w durch v ersetzt.

A. Die Bildung pharmazeutischer Namen von Drogen.

Bevor ich mit den Wörtern selbst und ihrer Biegung und Zusammenstellung beginne, möchte ich erst noch einiges Allgemeines bringen.

Im Lateinischen werden alle Wörter mit kleinem Anfangsbuchstaben geschrieben; ausgenommen von dieser Regel sind nur:
 a) der Anfangsbuchstabe eines Satzes,
 b) die Eigennamen von Pflanzen, Tieren, Elementen, Ländern und Personen.

Im Lateinischen steht der geschlechtsanzeigende Artikel eines Hauptwortes hinter diesem Worte und ist mit ihm verbunden, z. B. aqu-a. Obgleich es im Lateinischen, genau wie im Deutschen, nur drei Geschlechter (männlich, weiblich, sächlich) gibt, hat der Lateiner als geschlechtsbezeichnende Endung doch viel mehr Endungen, ja er hat sogar für jedes Geschlecht mehrere Endungen, so daß eine solche Einheitlichkeit hier nicht vorhanden ist wie im Deutschen.

Auch wird es den Anfänger noch einigermaßen verwundern, daß ein Wort im Deutschen männliches Geschlecht hat, im Lateinischen aber sächliches oder gar weibliches, z. B. Tabula, der Tisch.

Ferner muß ich noch erwähnen, daß der Lateiner für seine Hauptworte nicht nur vier Biegungsfälle hat, sondern deren sechs, von denen allerdings der fünfte für Drogennamen nicht gebraucht wird und daher in diesem Aufsatz fortgelassen wird. Den 6. Fall verwendet der Lateiner nur hinter bestimmten Verhältnisworten (von, mit, aus usw.), die wir bald am Anfang kennenlernen werden. Jedes Verhältniswort setzt das nachfolgende Hauptwort in einen ganz bestimmten Biegungsfall, der mit dem deutschen nicht immer übereinstimmt. Die gebräuchlichsten

Verhältnisworte:

den 4. Fall ziehen nach sich:	den 6. Fall ziehen nach sich:
ad — zu	a; ab — von
contra — gegen	cum — mit
per — durch	e; ex — aus
	in — in
	pro — für
	sine — ohne.

Bindeworte:

et — und	seu; sive — oder

Um sich durch diese vielen Endungen und ihre Biegungsweisen hindurchzufinden, hat man sämtliche lateinischen Worte in 5 Deklinationen eingeteilt. Setzt man nun irgendein Hauptwort in die verschiedenen Biegungsfälle, so macht das der Lateiner einfach dadurch, daß er den geschlechtsanzeigenden Artikel ändert, ohne das Wort selbst zu ändern.

Die erste Deklination.

Sämtliche Worte dieser Gruppe endigen auf „a" und sind weiblichen Geschlechts. Ihre Biegung geschieht folgendermaßen: z. B. aqua das Wasser:

	Einzahl:	Mehrzahl:
I. Fall:	aqu-a — das Wasser	aqu-ae — die Wässer
II. ,,	aqu-ae — des Wassers	aqu-arum — der Wässer
III. ,,	aqu-ae — dem Wasser	aqu-is — den Wässern
IV. ,,	aqu-am — das Wasser	aqu-as — die Wässer
VI. ,,	cum aqu-a — mit dem Wasser	cum aqu-is — mit den Wassern.

Den 6. Fall werden wir immer mit cum deklinieren; es kann natürlich auch jedes andere Verhältniswort, das den 6. Fall nach sich zieht, verwendet werden.

Sämtliche folgenden Worte mit der Endung „a" werden wie oben gebogen oder dekliniert:

Aqua — das Wasser
Argilla { der Ton (Töpfer)
{ die Tonerde
Axungia — das Fett
Bacca — die Beere
Bractea — das Vorblatt, Hochblatt
Camphora — der Campher
Candela — die Kerze
Capsula — die Kapsel
Cera — das Wachs
Cerussa — das Bleiweiß
Charta — das Papier
Coccionella — die Cochenille
Colla — der Leim
Corona — der Kranz
Concha — die Muschel
Creta — die Kreide
Essentia — die Essenz
Faba — die Bohne
Farina — das Mehl
Fistula — die Röhre
Formica — die Ameise
Galla — der Gallapfel
Gelatina — die Gelatine
Gemma — die Knospe

Glandula — das Eichelchen
Gutta — der Tropfen
Herba — das Kraut
Lacca — der Lack
Lacrima — die Träne
Lamella — die Schuppe
Lana — die Wolle
Massa — die Masse
Mixtura — die Mischung
Pasta — die Paste
Pilula — die Pille
Placenta — der Kuchen
Planta — die Pflanze
Pulpa — das Mus
Resina — das Harz
Rotula — das Plätzchen
Sepia — der Tintenfisch
Siliqua — die Schote
Spongia — der Schwamm
Tabula — der Tisch, die Platte
Tabletta — die Tablette
Terebinthina — das Terpentin
Therma — die Quelle
Tela — der Mull
Terra — die Erde

Tinctura — die Tinktur
Umbra — der Schatten
Uva — die Traube

Via — der Weg
Vesica — die Blase

sowie sämtliche Pflanzennamen mit der Endung „a". Die wichtigsten davon sind:

Acacia — die Akazie
Alcanna — die Alkanna
Althaea — der Eibisch
Amygdala — die Mandel
Arnica — der Arnica
Artemisia — der Beifuß
Asperula — der Waldmeister
Bergamotta — die Bergamotte
Betula — die Birke
Carica — die Feige
Cassia — der Zimt
Chamomilla — die Kamille
Copaiva — der Kopaivbaum
Curcuma — die Curcuma
Eruca — der Senf (gelbe)
Farfara — der Huflattich
Frangula — der Faulbaum
Galanga — der Galgant
Gentiana — der Enzian
Lavandula — der Lavendel
Liquiritia — das Süßholz
Majorana — der Majoran

Malva — die Malve
Matrisylvia — der Waldmeister
Mentha — die Minze
Myrrha — die Myrrhe
Oliva — die Olive
Oryca — der Reis
Quillaja — der Seifenbaum
Rapa — der Raps
Ratanha — die Ratanha
Rosa — die Rose
Sabadilla — das Läusekraut
Salvia — die Salbei
Sandaraca — der Sandarak
Saponaria — die Seifenwurzel
Senna — der Sennesstrauch
Thea — der Teestrauch
Tilia — die Linde
Tormentilla — die Blutwurz
Tragacantha — der Tragant
Valeriana — der Baldrian
Viola — das Veilchen
Zedoaria — die Zitwerpflanze.

Einige Wortzusammenstellungen aus Wörtern der 1. Deklination:

Aqua Rosarum	das Wasser der Rosen
Aqua pro plantis	Wasser für die Pflanzen
Axungia lanae	das Fett der Wolle
Baccae Frangulae	die Beeren des Faulbaums
Bracteae Tiliarum	die Hochblätter der Linden
Candelae e cera	Kerzchen aus Wachs
Lacca in tabulis	Lack in Tafeln
Tinctura Coccionellae	die Tinktur der Cochenille
Caricae in coronis	Feigen in Kränzen
Creta e conchis	Kreide aus Muscheln
Farina Orycae	das Mehl des Reis
Gelatina plantarum	die Gelatine der Pflanzen
Resina Sandaracae in lacrimis	Sandarakharz in Tränen
Gemmae Acaciae	Akazienknospen
Herba Asperulae	Waldmeisterkraut
Tinctura Arnicae	Arnikatinktur
Aqua thermarum	Quellwasser
Resina Terebinthinae	Terpentinharz
Tinctura Valerianae	Baldriantinktur

Die Bildung pharmazeutischer Namen von Drogen.

Essentia Violarum	Veilchenessenz
Tela cum tinctura Arnicae	Mull mit Arnikatinktur
Aqua Lavandulae	Lavendelwasser
Farina fabarum	Bohnenmehl.

Wie wir aus der letzten Hälfte der Beispiele ersehen, zieht der Deutsche die Namen einfach zusammen, ein solches Zusammenziehen kennt der Lateiner nicht.

Die zweite Deklination.

Die Wörter der 2. Deklination endigen:

1. auf „us" oder „er" und sind dann männlichen Geschlechts, ausgenommen:
   a) Bolus — die Boluserde,
   b) Humus — der Erdboden,
   c) alle Bäume der 2. Deklination auf „us".

Die lateinischen Wörter hiervon haben trotz der männlichen Endung „us" doch weibliches Geschlecht.

2. auf „um" und sind dann sächlichen Geschlechts.

Ihre Biegung geschieht in nachstehender Weise, wobei zu bemerken ist, daß die Worte auf „er" beim Biegen das „e" herausstoßen.

An dieser Stelle müssen noch zwei Hauptregeln eingeschoben werden:

1. Alle sächlichen Worte (Neutra) bilden den 4. Biegungsfall genau wie den 1. in der Einzahl und in der Mehrzahl; sie bilden den 1. und 4. Fall in der Mehrzahl stets auf „a".

2. Alle nicht deklinierbaren lateinischen Worte gelten als Neutra:

Zu ihnen gehören:

Einzahl:	Mehrzahl:	
Rhizoma	Rhizomata	der Wurzelstock
Gummi	Gummata (auch Gummi)	der Gummi

Ferner

Aloë   die Aloe   und   Benzoë   die Benzoe.

Diese beiden sind völlig undeklinierbar und bilden nicht einmal eine Form der Mehrzahl. Sie werden auch meist nicht sächlich, sondern weiblich gebraucht.

Die Biegung der Wörter der 2. Deklination geschieht folgendermaßen:

	Einzahl:	Mehrzahl:
I. Fall:	bulb-us — die Zwiebel	bulb-i — die Zwiebeln
II. „	bulb-i — der Zwiebel	bulb-orum — der Zwiebeln
III. „	bulb-o — der Zwiebel	bulb-is — den Zwiebeln
IV. „	bulb-um — die Zwiebel	bulb-os — die Zwiebeln
VI. „	cum bulb-o — mit der Zwiebel	cum bulb-is — mit den Zwiebeln.

Die lateinischen Bezeichnungen.

		Einzahl:	Mehrzahl:
I.	Fall:	canc-er — der Krebs	canc-ri — die Krebse
II.	„	canc-ri — des Krebses	canc-rorum — der Krebse
III.	„	canc-ro — dem Krebse	canc-ris — den Krebsen
IV.	„	canc-rum — den Krebs	canc-ros — die Krebse
VI.	„	cum canc-ro — mit dem Krebs	cum canc-ris — mit den Krebsen.

I.	Fall:	foli-um — das Blatt	foli-a — die Blätter
II.	„	foli-i — des Blattes	foli-orum — der Blätter
III.	„	foli-o — dem Blatte	foli-is — den Blättern
IV.	„	foli-um — das Blatt	foli-a — die Blätter
VI.	„	cum foli-o — mit dem Blatte	cum foli-is — mit den Blättern.

Die wichtigsten **männlichen** Wörter der 2. Deklination auf „us" und „er" sind (sie werden sämtlich nach Beispiel 1 oder 2 dekliniert):

Ager — der Acker
Arillus — der Samenmantel
Bacillus — das Stäbchen
Boletus — der Pilz, Schwamm
Bulbus — die Zwiebel
Cancer — der Krebs
Cervus — der Hirsch
Cubulus — das Würfelchen
Fasciculus — das Bündelchen
Folliculus — die Hülse, das Bälgchen
Fucus — die Alge
Fungus — der Schwamm, Pilz

Globulus — das Kügelchen
Medicus — der Arzt
Pastillus — die Pastille
Porcus — das Schwein
Sirupus — der Sirup
Strobulus — der Zapfen
Stylus — der Stift
Succus — der Saft
Tartarus — der Weinstein
Taurus — der Ochse
Ursus — der Bär

sowie sämtliche Kräuternamen mit der Endung „us".
Die wichtigsten davon sind:

Calamus — der Kalmus
Carduus — die Distel
Crocus — der Safran
Helleborus — die Nieswurz
Lupulus — der Hopfen
Myrtillus — die Heidelbeere

Ricinus — der Ricinus
Rosmarinus[1]) — der Rosmarin
Rubus fructicosus — die Brombeere
Rubus Idaeus — die Himbeere
Thymus — der Thymian

Die wichtigsten Bäume der 2. Deklination mit der Endung „us" sind (sie haben also trotz männlicher Endung weibliches Geschlecht):

Caryophyllus — der Nelkenbaum
Cerasus — der Kirschbaum
Citrus — der Citronenbaum
Juniperus — der Wacholder
Laurus — der Lorbeerbaum

Pinus — die Kiefer
Populus — die Pappel
Sambucus — der Hollunder
Sorbus — die Eberesche
Tamarindus — die Tamarinde.

Haben die Früchte dieser Bäume denselben Namen wie der Baum selbst, so haben diese Früchte dann wieder männliches Geschlecht.

---

[1]) Heißt eigentlich Ros marinus = Meerestau.

Am deutlichsten zeigt sich das, wenn man dem Hauptwort ein Eigenschaftswort hinzufügt, da sich dieses, wie wir später lernen werden, mit seiner Endung immer nach dem Geschlecht und Biegungsfalle desjenigen Hauptwortes zu richten hat, zu dem es gehört. Heißt z. B. magnus = groß, so heißt dann auch

    Citrus magna   der große Citronenbaum
    Citrus magnus   die große Citrone

Die wichtigsten sächlichen Wörter (Neutra) der 2. Deklination auf „um" sind (sie werden nach Beispiel 3 dekliniert):

Acetum — der Essig
Acidum — die Säure
Amylum — die Stärke
Atramentum — die Tinte
Balneum — das Bad
Balsamum — der Balsam
Ceratum — die Wachspomade
Cetaceum — der Walrat
Decoctum — die Abkochung
Emplastrum — das Pflaster
Extractum — der Auszug
Filum — der Faden
Folium — das Blatt
Fragmentum — das Bruchstück

Granum — das Korn
Infusum — der Aufguß
Lignum — das Holz
Linimentum — das Liniment
Maltum — der Malz
Oleum — das Öl
Olibanum — der Weihrauch
Ovum — das Ei
Rubramentum — die rote Tinte
Remedium — das Heilmittel
Saccharum — der Zucker
Sebum — das Talg
Unguentum — die Salbe
Vinum — der Wein.

sowie sämtliche Kräuternamen mit der Endung „um".
Die wichtigsten davon sind:

Absynthium — der Wermut
Anisum — der Anis
Aurantium — die Pomeranze
Capsicum — der spanische Pfeffer
Cardamomum — der Kardamom
Carvum — der Kümmel
Centaureum — das Tausendgüldenkraut
Cinnamomum — der Zimt
Coriandrum — der Coriander
Cynosbatum — die Hagebutte
Equisetum — der Schachtelhalm

Foeniculum — der Fenchel
Foenum — das Heu
Gossypium — die Baumwolle
Guajacum — der Guajacbaum
Lamium — die Taubnessel
Lycopodium — der Bärlapp
Millefolium — die Schafgarbe
Rheum — der Rhabarber
Serpyllum — der Quendel
Trifolium — der Klee
Triticum — der Weizen

Eigenschaftswörter der ersten und zweiten Deklination.

Grundregel: Gehört im Lateinischen zu einem Hauptwort ein Eigenschaftswort, so richtet sich dasselbe mit seiner Endung **immer** nach dem Geschlecht und Biegungsfall des Hauptwortes, zu dem es gehört, z. B.:

    Herbae cum foliis magnis   Kräuter mit großen Blättern.

Hierbei ist darauf zu achten, daß Hauptwörter mit männlicher Endung aber weiblichem Geschlecht (die Ausnahmen und Bäume der 2. Deklination auf „us") dem Eigenschaftswort die weibliche Endung „a" geben, z. B.:

    Bolus alba   weiße Boluserde
    Populus nigra   Schwarzpappel.

Aus diesem Grunde haben auch die nun folgenden Eigenschaftswörter der 1. und 2. Deklination je eine männliche Endung „us" oder „er"; eine weibliche „a" und eine sächliche „um". Sie werden genau so dekliniert wie die Hauptworte der 1. und 2. Deklination, denen eine dieser vier Endungen zukommt; auch die Eigenschaftsworte auf „er" lassen beim Deklinieren das e ausfallen, z. B.:

    alb-us alb-a alb-um weiß
    rub-er rubr-a rubr-um rot

Der Einfachheit halber wird für die Folge nur das männliche Wort im 1. Fall der Einzahl angegeben.

absolutus — von Fremdstoffen befreit
acutus — spitz, scharf
aërophorus — aufbrausend
adhaesivus — anhaftend, klebend
albissimus — am weißesten
albus — weiß
alcoholisatus (mit Alkohol) auf das feinste gepulvert
amarus — bitter
amylaceus — aus Stärke gemacht
aquosus — wässerig
arboreus { vom Baume stammend / für den Baum bestimmt
aromaticus — aromatisch wohlriechend
benedictus — gesegnet
benzoatus — benzoehaltig
caeruleus — blau
calcinatus — zerfallen (entwässert)
camphoratus — camphorhaltig
causticus — ätzend
cinereus — aschgrau
citrinus — citronengelb
coctus — gekocht
compositus — zusammengesetzt
compressus — zusammengepreßt
concentratus — zusammengezogen
concisus — geschnitten
contusus — gestoßen
crispus — gekraust
crudus — roh
crystallisatus — krystallisiert
denaturatus — vergällt
dentifricius — für die Zähne bestimmt
depuratus — gereinigt
destillatus — destilliert
dilutus — verdünnt
diureticus — harntreibend
durus — hart
elasticus — dehnbar
electus — ausgewählt
excorticatus — geschält, entrindet
exploratorius — zur Prüfung bestimmt
exoleatus — entölt
expressus — ausgepreßt
expulpatus — vom Mark befreit, entmarkt
exsiccatus — ausgetrocknet
extensus — ausgestrichen
factitius — künstlich
fibrinus — faserig
flavus — gelb
fluidus — fließend
foetidus — stinkend
fuscus — braun
gelatinosus — aus Gelatine gemacht
granulatus — gekörnt
griseus — grau
grossus — grob

Die Bildung pharmazeutischer Namen von Drogen.

humidus — feucht
igniarius — feuerfangend
inspissatus — eingedickt
kalinus — kalihaltig
lamellatus — schuppenförmig
levissimus — am leichtesten
liquefactus — flüssig gemacht
liquidus — flüssig
lotus — gewaschen
magnus — groß
marinus — vom Meere
maximus — am größten
(im)maturus — (un)reif
mundatus — geschält
montanus — vom Berge stammend
niger — schwarz
odoratus — wohlriechend
optimus — am besten
paratus — bereitet, hergestellt
parvus — klein
piperitus — pfefferartig
praecipitatus — gefällt
praeparatus — zubereitet, hergestellt
pulveratus — gepulvert
purus — rein
purissimus — am reinsten

raffinatus — raffiniert
raspatus — geraspelt
rectificatus — rektifiziert
rosatus — rosenhaltig
ruber — rot
salicylisatus — salicylhaltig
saponatus — seifenhaltig
sativus — angebaut
siccatus — trocken
solidus — fest
stellatus — sternförmig
spinosus — dornig
spirituosus — spiritushaltig
subtilissimus — am feinsten
suillus — vom Schweine stammend
tabulatus — tafelförmig
tinctorius — gefärbt
tornatus — gedrechselt
tostus — geröstet
totus — ganz
ustus — geglüht
vacuus — leer
venenatus — vergiftet
verus — echt
vinosus — weinig
veterinarius — für Tierheilzwecke.

Es folgen die wichtigsten von Ländernamen abgeleiteten Eigenschaftsworte der 1. und 2. Deklination.

alexandrinus — von Alexandrien kommend
americanus — von Amerika kommend
anglicus — von England kommend
arabicus — von Arabien kommend
burgundicus — von Burgund kommend
campechianus — von Campeche kommend
ceylanicus — von Ceylon kommend
creticus — von Kreta kommend
florentinus — von Florenz kommend

gallicus — von Frankreich kommend
germanicus — von Deutschland kommend
graecus — von Griechenland kommend
hispanicus — von Spanien kommend
japonicus — von Japan kommend
indicus — von Indien kommend
islandicus — von Island kommend
romanus — von Rom kommend
russicus — von Rußland kommend
venetus — von Venetien kommend

Nun folgen einige Beispiele zum besseren Verständnis des bis jetzt Gesagten. Man achte genau auf die Endungen und welche Worte mit großem und welche mit kleinem Anfangsbuchstaben geschrieben sind:

Aqua Menthae piperitae — Wasser der Pfefferminze
Axungia plantarum alba — weißes Pflanzenfett

Herba Asperulae tota	Waldmeisterkraut ganz
Cera flava sive (seu) cera alba	Gelbwachs oder Weißwachs
Charta exploratoria rubra et caerulea	Prüfungspapier rot und blau
Herba Majoranae concisa	Majorankraut geschnitten
Fabae albae pulveratae	gepulverte weiße Bohnen
Emplastrum adhaesivum extensum	ausgestrichenes Heftpflaster
Colla in tabulis	Leim in Tafeln
Acetum Sabadillae concentratum	konzentrierter Läusekrautessig
Oleum Juniperi e baccis seu e ligno	Wacholderöl aus Beeren oder aus Holz
Bolus alba seu rubra	weißer oder roter Bolus
Gemmae Populi nigrae	Schwarzpappelknospen
Succus Liquiritiae hyspanicae inspissatus	der eingedickte Saft des spanischen Süßholzes
Folia Uvae Ursi tota	ganze Bärentraubenblätter
Herba Cardui benedicti cum capsulis concisa	das geschnittene Kraut der gesegneten Distel mit Kapseln
Tartarus depuratus albissimus	weißester gereinigter Weinstein
Folia Menthae crispae	Krauseminzblätter
Rhizoma Calami crudum	roher Kalmuswurzelstock
Rhizoma Rhei mundatum	geschälter Rhabarberwurzelstock
Gummi elasticum	dehnbarer Gummi (Kautschuk)
Herba Trifolii fibrini concisa	geschnittenes Kraut des Faserklees (Bitterklee)
Olibanum in granis	Weihrauch in Körnern
Conchae depuratae pulveratae	gepulverte gereinigte Muschelschalen
Cera montana in tabulis	Erdwachs in Tafeln
Strobuli Lupuli	Hopfenzapfen (weibliche Blüten)
Herba Artemisiae in fasciculis	Beifußkraut in Bündelchen
Creta alba in bacillis	weiße Stangenkreide
Capsulae cum balsamo Copaivae	Kapseln mit dem Balsam des Copaivbaumes
Crocus hispanicus electus	ausgewählter spanischer Safran
Rhizoma Galangae totum	ganzer Galgantwurzelstock
Folliculi Sennae alexandrinae toti	ganze Hülsen des alexandriner Sennesstrauches
Amylum Oryzae pulveratum	gepulverte Reisstärke
Aqua Rubi Idaei destillata	destilliertes Himbeerwasser
Baccae Myrtillorum siccatae	trockene Heidelbeeren
Extractum Malti inspissatum	eingedickter Malzextrakt
Glandulae Lupuli depuratae	gereinigte Hopfeneichelchen (Lupulin)
Lignum Guajaci raspatum	geraspeltes Guajac-Holz
Oleum Amygdalarum verum	echtes Mandelöl
Ceratum Cetacei rubrum	rote Walratwachspomade (Lippenpomade)
Folia Rubi fructicosi	Brombeerblätter
Capsulae gelatinosae et amylaceae	Gelatine- und Stärkekapseln
Sebum salicylisatum in bacillis	salicylsäurehaltiger Talg in Stangen (Hirschtalg).

Die Bildung pharmazeutischer Namen von Drogen.

Die dritte Deklination.

Die Wörter der 3. Deklination haben im 1. Fall der Einzahl verschiedene Endungen, auch ihr Geschlecht ist aus dieser Endung nicht sicher zu erkennen, ebenso nicht der Stamm des Wortes; am sichersten ergibt der 2. Fall den Wortstamm. Aus diesem Grunde wird bei allen Wörtern der 3. Deklination der 2. Fall der Einzahl hinzugefügt werden.

Die Biegungsfälle der 3. Deklination lauten folgendermaßen:

	Einzahl:	Mehrzahl:
1. Fall:	adeps — das Fett	adip-es — die Fette
2. ,,	adip-is — des Fettes	adip-um — der Fette
3. ,,	adip-i — dem Fette	adip-ibus — den Fetten
4. ,,	adip-em — das Fett	adip-es — die Fette
6. ,,	cum adip-e — mit dem Fette	cum adip-ibus — mit den Fetten.

Die sächlichen Worte folgen der Hauptregel 1. Fall = 4. Fall; in der Mehrzahl 1. Fall und 4. Fall auf „a":

	Einzahl:	Mehrzahl:
1. Fall:	caput — der Kopf	capit-a — die Köpfe
2. ,,	capit-is — des Kopfes	capit-um — der Köpfe
3. ,,	capit-i — dem Kopfe	capit-ibus — den Köpfen
4. ,,	caput — den Kopf	capit-a — die Köpfe
6. ,,	cum capit-e — mit dem Kopfe	cum capit-ibus — mit den Köpfen

Die wichtigsten Wörter mit männlichem Geschlecht sind:

Adeps, adipis — das Fett
Aether, aetheris — der Äther
Alcohol, alcoholis — der Alkohol
Calix, calicis — der Kelch
Carbo, carbonis — die Kohle
Cortex, corticis — die Rinde
Cremor, cremoris — der Rahm
Draco, draconis — der Drachen
Flos, floris — die Blüte
Furfur, furfuris — die Kleie
Infans, infantis — das Kind

Lapis, lapidis — der Stein
Lichen, lichenis — die Flechte
Liquor, liquoris — die Flüssigkeit
Piscis, piscis — der Fisch
Pulvis, pulveris — das Pulver
Ros, roris — der Tau
Sanguis, sanguinis — das Blut
Sapo, saponis — die Seife
Stipes, stipitis — der Stengel
Suber, suberis — der Kork
Vapor, vaporis — der Dampf.

Die wichtigsten Wörter mit weiblichem Geschlecht sind:

Aerugo, aeruginis — der Grünspan
Arbor, arboris — der Baum
Borax, boracis — der Borax
Calx, calcis — der Kalkstein
Confectio, confectionis — die Anfertigung, die Überzuckerung
Emulsio, emulsionis — die Emulsion
Fuligo, fuliginis — der Ruß
Glans, glandis — die Eichel

Mucilago, mucilaginis — der Schleim
Nux, nucis — die Nuß
Pix, picis — das Pech
Pumex, pumicis — der Bimsstein
Radix, radicis — die Wurzel
Smirex, smiridis — der Schmirgel
Solutio, solutionis — die Lösung
Turio, turionis — der Sproß.

Die lateinischen Bezeichnungen.

Pflanzen- und Tiernamen:

Abies, Abietis — die Tanne
Arachis, Arachidis — die Erdnuß
Colocynthis, Colocynthidis — die Koloquinte
Filix, Filicis — der Wurmfarn
Iris, Iridis — die Schwertlilie
Juglans, Juglandis — der Walnußbaum

Larix, Laricis — die Lärche
Macis, Macidis — die Muskat
Plantago, Plantaginis — die Wegebreite, der Spitzwegerich
Sinapis, Sinapis — der Senf (schwarz)
Sus, Suis — das Schwein
Tussilago, Tussilaginis — der Huflattig.

Die wichtigsten Wörter mit sächlichem Geschlecht sind:

Albumen, albuminis — das Eiweiß
Alumen, aluminis — der Alaun
Animal, animalis — das Tier
Caput, capitis — der Kopf
Ebur, eboris — das Elfenbein
Fel, felis — die Galle
Gluten, glutinis — der Leim
Hepar, heparis — die Leber

Jecur, jecoris — die Leber
Mel, mellis — der Honig
Os, ossis — der Knochen
Pecus, pecudis — das Vieh
Sal, salis — das Salz
Semen, seminis — der Samen
Sulfur, sulfuris — der Schwefel
Tuber, tuberis — die Knolle.

Pflanzennamen.

Gramen, Graminis — das Gras
Papaver, Papaveris — der Mohn

Piper, Piperis — der Pfeffer
Zingiber, Zingiberis — der Ingwer.

Eigenschaftswörter der dritten Deklination.

Die Eigenschaftswörter der 3. Deklination werden genau so dekliniert wie die Hauptwörter. Sie zerfallen nach ihren Endungen im 1. Fall der Einzahl in drei Gruppen:

1. männliche Endung „is" oder „er"; weibliche Endung „is"; sächliche Endung „e";
2. männliche Endung „or"; weibliche Endung „or"; sächliche Endung „us" oder „e";
3. alle drei Endungen sind gleich; entweder „s" oder „x".

1. Eigenschaftswörter auf „is" oder „er" — „is" — „e".

Die Wörter auf „er" werfen genau so wie in der 2. Deklination beim Deklinieren das „e" heraus, z. B.:

silvester; silvestris; silvestre.

Die Wörter auf „is" bilden den 2. Fall genau so wie den 1., z. B.:

	männlich	weiblich	sächlich	
1. Fall:	dulcis	dulcis	dulce	süß
2. „	dulcis	dulcis	dulcis	
3. „	dulci	dulci	dulci	
4. „	dulcem	dulcem	dulce	

und so weiter.

Die Bildung pharmazeutischer Namen von Drogen.

Die wichtigsten Eigenschaftswörter dieser Gruppe sind:

acer — scharf
animalis — tierisch
artificialis — künstlich
crinalis — fürs Haar geeignet
communis — gemein, gewöhnlich
dulcis — süß
fumalis — zum Räuchern bestimmt
glacialis — eisartig
hortensis — im Garten wachsend
levis — leicht
mineralis — aus der Erde kommend
medicinalis — arzneilich verwendbar
mollis — weich

naturalis — natürlich
navalis — zum Schiff gehörig
nobilis — vornehm, edel
ovilis — vom Schafe stammend
paluster — im Sumpfe wachsend
pectoralis — für die Brust bestimmt
pinguis — fett
silvester — im Walde wachsend
subtilis — fein
venalis — üblich, käuflich
viridis — grün
volatilis — flüchtig
vulgaris — gemein, gewöhnlich.

Die wichtigsten von Ländernamen abgeleiteten Eigenschaftswörter der 3. Deklination sind:

canariensis — kanarisch
carolinensis — von Karlsbad
cayennensis — von Cayenne
coloniensis — kölnisch

provincialis — aus der Provence
sinensis — chinesisch
viennensis — von Wien.

2. Eigenschaftswörter auf „or" — „or" — „us" oder „e".

Dekliniert werden diese Wörter durch Anhängen der Deklinationsendungen an das Wort, z. B. 1. Fall major, 2. Fall majoris.

Die wichtigsten Eigenschaftswörter dieser Gruppe sind:

major, major, majus — größer
minor, minor, minus — kleiner

tricolor, tricolor, tricolore — dreifarbig.

3. Eigenschaftswörter nur mit einer Endung im 1. Fall der Einzahl für alle drei Geschlechter.

Bei diesen ist wie bei den Hauptwörtern der 3. Deklination der Stamm des Wortes erst aus dem 2. Fall deutlich zu erkennen, daher gebe ich hier wieder den 2. Fall mit an.

Die wichtigsten Eigenschaftswörter dieser Gruppe sind:

decemplex, decemplicis — zehnfach
duplex, duplicis — doppelt
effervescens, effervescentis — aufbrausend
fumans, fumantis — rauchend
laxans, laxantis — abführend

leniens, lenientis — erweichend
recens, recentis — frisch
simplex, simplicis — einfach
splendens, splendentis — glänzend
triplex, triplicis — dreifach.

Die vierte Deklination.

Die Wörter der 4. Deklination enden im 1. Fall der Einzahl auf „us" und sind dann männlichen Geschlechts (ausgenommen Bäume, die weiblich sind, wie in der 2. Deklination) oder sie enden auf „u" und sind dann sächlichen Geschlechts.

Dekliniert werden die Wörter der 4. Deklination folgendermaßen:

1. Männliche Wörter.

	Einzahl:	Mehrzahl:
1. Fall:	fruct-us — die Frucht	*fruct-us — die Früchte
2. ,,	*fruct-us — der Frucht	fruct-uum — der Früchte
3. ,,	fruct-ui — der Frucht	fruct-ibus — den Früchten
4. ,,	fruct-um — die Frucht	*fruct-us — die Früchte
6. ,,	cum fruct-u — mit der Frucht	cum fruct-ibus — mit den Früchten

2. Sächliche Wörter.

	Einzahl:	Mehrzahl:
1. Fall:	corn-u — das Horn	corn-ua — die Hörner
2. ,,	*corn-us — des Hornes	corn-uum — der Hörner
3. ,,	corn-u — dem Horne	corn-ibus — den Hörnern
4. ,,	corn-u — das Horn	corn-ua — die Hörner
6. ,,	cum corn-u — mit dem Horne	cum corn-ibus — mit den Hörnern.

Bei den mit * versehenen Deklinationsfällen wird das „u" der Endung „us" gedehnt gesprochen.

Die wichtigsten Hauptwörter der 4. Deklination sind:

1. Wörter mit männlichem Geschlecht:

Fructus — die Frucht | Usus — der Gebrauch.
Spiritus — der Geist, der Spiritus |

2. Wörter mit weiblichem Geschlecht:

Quercus — die Eiche.

3. Wörter mit sächlichem Geschlecht:

Cornu — das Horn.

Die fünfte Deklination.

Die Wörter der 5. Deklination enden im 1. Fall der Einzahl alle auf „es" und sind bis auf das einzige Wort dies — der Tag, alle weiblichen Geschlechts.

Dekliniert werden die Wörter der 5. Deklination wie folgt:

	Einzahl:	Mehrzahl:
1. Fall:	speci-es — die Teemischung	speci-es — die Teemischungen
2. ,,	speci-ei — der Teemischung	speci-erum — der Teemischungen
3. ,,	speci-ei — der Teemischung	speci-ebus — den Teemischungen
4. ,,	speci-em — die Teemischung	speci-es — die Teemischungen
6. ,,	cum speci-e — mit der Teemischung	cum speci-ebus — mit den Teemischungen

Die wichtigsten Hauptwörter der 5. Deklination sind:

1. Wörter mit männlichem Geschlecht:

Dies — der Tag.

2. Wörter mit weiblichem Geschlecht:

Glacies — das Eis, Glas | Species — das Aussehen, die Teemischung.

Die Bildung pharmazeutischer Namen von Drogen.

Umstandswörter.

Dieselben sind für alle drei Geschlechter gleich und werden überhaupt nicht dekliniert.

Die wichtigsten davon sind:

levissime — am leichtesten	satis — genug, genügend
minutim — kleinstückig	subtilissime — am feinsten.
recenter — frisch	

Pharmazeutische Redewendungen.

ad libitum	nach Belieben
misce et adde	mische und füge hinzu
misce fit	mische und es werde daraus
âã = ana partes	zu gleichen Teilen
quantum satis	eine genügende Menge
lege artis	nach den Regeln der Kunst
Rp = recipe	nimm
vapore paratum	mit Dampf hergestellt
via humida (sicca) paratum	auf feuchtem (trockenem) Wege hergestellt
chemice paratum	auf chemischem Wege hergestellt
p. d. = { pro die / pro dosi	für den Tag / für die Einzelgabe

Zusammenstellung aller Deklinationsendungen.

Fälle	1. Deklin.	2. Deklin.	3. Deklin.	4. Deklin.	5. Deklin.
1. Fall Einz.	a	us-er-um	verschieden	us-u	es
2. ,, ,,	ae	i	is	us	ei
3. ,, ,,	ae	o	i	ui-u	ei
4. ,, ,,	am	um	em-versch.	um-u	em
6. ,, ,,	a	o	e	u	e
1. Fall Mehrz.	ae	i-a	es-a	us-ua	es
2. ,, ,,	arum	orum	um	uum	erum
3. ,, ,,	is	is	ibus	ibus	ebus
4. ,, ,,	as	os-a	es-a	us-ua	es
6. ,, ,,	is	is	ibus	ibus	ebus

Beispiele.

Man achte auf die großen Anfangsbuchstaben und auf die Endungen.

Radix Alcannae tota	ganze Alkannawurzel
Radix Althaeae alba	weiße Eibischwurzel
Oleum Amygdalarum pingue	fettes Mandelöl
Flores Arnicae sine calicibus	Arnikablüten ohne Kelche
Herba Matrisilviae recens	frisches Waldmeisterkraut
Oleum Bergamottae viride	das grüne Öl der Bergamotte
Oleum Bergamottae viridis	das Öl der grünen Bergamotte
Cortex Cinnamomi ceylanici	Rinde des Ceylonzimts

Semen Sinapis nigrae pulveratum	gepulverter Samen des schwarzen Senfs
Semen Erucae (flavae) totum	ganzer Samen des gelben Senfs
Furfur Amygdalarum verus	echte Mandelkleie
Cortex Frangulae concisus	geschnittene Faulbaumrinde
Radix Gentianae purpureae	Wurzel des roten Enzians
Pulvis Cacao sine oleo	entöltes Kakaopulver
Candelae fumales rubrae et nigrae	rote und schwarze Räucherkerzchen
Sanguis Draconis in massa	Drachenblut in Masse
Unguentum Zinci ad usum veterinarium	Zinksalbe zum tierärztlichen Gebrauch
Flores Tiliae cum bracteis	Lindenblüten mit Hochblättern
Cortex Aurantii expulpatus	entmarkte Pommeranzenschale
Rhizoma Iridis tornatum	gedrechselter Schwertlilienwurzelstock
Capita Papaveris immatura	unreife Köpfe des Mohns
Pulvis aërophorus anglicus	englisches Brausepulver
Rhizoma Zingiberis albissimum	weißester Ingwerwurzelstock
Essentia amara ad spiritum domesticum	Bitteressenz zum Hausspiritus
Pulvis Liquiritiae compositus	zusammengesetztes Süßholzpulver
Species diureticae	harntreibende Teemischungen
Folia Roris marini tota	ganze Blätter des Meerestaues
Fructus Cynosbati sine seminibus	Hagebuttenfrüchte ohne Samen
Rhizoma Iridis pro infantibus	Schwertlilienwurzelstock für Kinder
Flores Malvae silvestris	Blüten der Waldmalve
Spiritus Vini gallici artificialis	künstlicher Spiritus des französischen Weins
Oleum animale foetidum	stinkendes tierisches Öl
Flores Chamomillae vulgaris	Blüten der gewöhnlichen Kamille
Oleum Aurantiorum dulcium	Öl der süßen Pommeranzen
Mel hortense depuratum	gereinigter Gartenhonig
Unguentum leniens	erweichende Salbe
Sirupus simplex pectoralis	einfacher Brustsirup
Herba Equiseti minoris concisa	das geschnittene Kraut des kleineren Schachtelhalmes
Lignum Guajaci minutim concisum	das kleinstückelig geschnittene Holz des Guajacbaumes
Herba Violae tricoloris concisa	das geschnittene Kraut des dreifarbigen Veilchens
Rhizoma Rhei in fragmentis	Rhabarberwurzelstock i. Bruchstücken
Cortex Quercus tinctoriae concisus	geschnittene Rinde der Färbereiche
Cornu Cervi raspatum	geraspeltes Hirschhorn
Species pectoralis e fructibus totis	Brustteemischung aus ganzen Früchten
Sirupus Rubi Idaei e fructibus recentibus paratus	aus frischen Früchten bereiteter Himbeersirup
Pulvis aërophorus laxans	abführendes Brausepulver
Sal thermarum carolinensum artificiale	künstliches Salz der Karlsbader Quellen
Oleum Sinapis nigrae aethereum	ätherisches Öl des schwarzen Senfs
Pulvis grossus glaciei Mariae	grobes Pulver von Marienglas

Die Bildung pharmazeutischer Namen von Drogen.

Radix Althaeae albissima in cubulis	weißeste Wurzel des Eibisch in Würfelchen
Pulvis herbarum pro pecude	Kräuterpulver fürs Vieh
Radix Liquiritiae subtilissime pulverata	die feinst pulverisierte Wurzel des Süßholzes
Flores Graminum ad balneum	Grasblüten zum Bade
Semen Foeni graeci pulveratum	der gepulverte Samen des griechischen Heus
Hepar Sulfuris pro balneo	Schwefelleber fürs Bad
Carbo Tiliae contusus	gestoßene Kohle der Linde
Sapo kalinus medicinalis	medizinische kalihaltige Seife
Cera mineralis et oleum minerale	Erdwachs und Erdöl
Fuligo splendens in granis	Glanzruß in Körnern
Fructus Anisi stellati electi	die ausgesuchten Früchte des Sternanis
Fel tauri siccatum	trockene Ochsengalle
Glandes Quercus tostae	die gedorrten Eicheln der Eiche
Adeps suillus benzoatus	benzoehaltiges Schweinefett.

Rp.		= recipe = nimm	
Camphorae	10°	des Camphors	10°
Vaselini albi	90°	der weißen Vaseline	90°
misce fit ungt. lege artis et adde		mische, es werde eine Salbe nach den Regeln der Kunst und füge hinzu	
aquae coloniensis quantum satis		des kölnischen Wassers eine genügende Menge	

Ärztliche Kunstausdrücke.

Ich bringe aus der ungeheuren Zahl dieser Ausdrücke nur die wichtigsten:

Adstringens	ein stopfendes, zusammenziehendes Mittel
Anaestheticum	,, gefühllos machendes Mittel
Anthelminticum	,, wurmtreibendes Mittel
Antidotum	,, entgegenwirkendes Mittel
Antipyreticum	,, fieberwidriges Mittel
Antisepticum	,, fäulniswidriges Mittel
Desinficiens	,, keimtötendes Mittel
Desodorans	,, geruchlos machendes Mittel
Depurans	,, blutreinigendes Mittel
Diaphoreticum	,, schweißtreibendes Mittel
Digestivum	,, Verdauung beförderndes Mittel
Diureticum	,, harntreibendes Mittel
Expectorans	,, Auswurf beförderndes Mittel
Hypnoticum	,, einschläferndes Mittel
Laxativum	,, abführendes Mittel
Narcoticum	,, betäubendes Mittel
Purgans	,, abführendes Mittel
Sedativum	,, beruhigendes Mittel
Stomachicum	,, Verdauung beförderndes Mittel
Tonicum	,, den Magen stärkendes Mittel

B. Die Bildung der pharmazeutischen Namen von Chemikalien.

Die Chemikalien teilen sich nach ihrem chemischen Aufbau ein in:
a) Elemente oder diesen gleichwertige Radikale,
b) Basen,
c) Säuren,
d) Salze.

a) Elemente oder diesen gleichwertige Radikale.

Die Elemente bzw. Radikale teilen wir wieder ein in Metalle, diese bilden mit Sauerstoff die Basen, und in Metalloide, diese bilden mit Sauerstoff die Säuren.

Die wichtigsten Metalle und Metalloide sind:

Metalle:	Metalloide:
Aluminium — das Aluminium	Arsenium — das Arsen
Ammonium[1]) — das Ammonium	Borum — das Bor
Argentum — das Silber	Bromum — das Brom
Aurum — das Gold	Carboneum — der Kohlenstoff
Barium — das Barium	Chlorum — das Chlor
Bismuthum — das Wismut	Chromum — das Chrom
Cadmium — das Kadmium	Cyanum[1]) — das Cyan
Calcium — das Calcium	Fluorum — das Fluor
Chromum — das Chrom	Jodum — das Jod
Cobaltum — das Kobalt	Manganum — das Mangan
Cuprum — das Kupfer	Nitrogenium — der Stickstoff
Ferrum — das Eisen	Oxygenium[2]) — der Sauerstoff
Hydrargyrum — das Quecksilber	Phosphorus — der Phosphor
Hydrogenium[2]) — der Wasserstoff	Silicium — der Kieselstoff
Kalium — das Kalium	Stibium — das Antimon
Lithium — das Lithium	Sulfur — der Schwefel
Magnesium — das Magnesium	
Manganum — das Mangan	
Mercurius — das Quecksilber	
Natrium — das Natrium	
Niccolum — das Nickel	
Platinum — das Platin	
Plumbum — das Blei	
Stannum — das Zinn	
Strontium — das Strontium	
Uranium — das Uran	
Zincum — das Zink	

---

[1]) Ammonium und Cyan sind keine Elemente, sondern „Radikale", d. h. Verbindungen von 2 oder mehr Elementen, die aber zusammen wie ein Element auftreten; und zwar Ammonium wie ein Metall, Cyan wie ein Metalloid.

[2]) Wasserstoff ist kein echtes Metall, Sauerstoff kein echtes Metalloid. Doch da Wasserstoff ein Metall vertreten kann und Sauerstoff ein Metalloid vertreten kann, so sind beide hier mit eingereiht.

Die Bildung der pharmazeutischen Namen von Chemikalien.

Das Chrom und Mangan findet sich sowohl unter den Metallen als auch unter den Metalloiden vor, weil beide sowohl Base wie Säure bilden können.

b) **Basen**

sind mit Sauerstoff oder mit Sauerstoff und Wasserstoff chemisch verbundene Metalle.

Man nennt erst das Metall, dann seine Oxydform, z. B.:

Ferrum oxydatum = Eisenoxyd.

Die wichtigsten die Oxydformen bezeichnenden Eigenschaftsworte sind:

hydroxydatus — hydroxyliert
hyperoxydatus ⎫
superoxydatus ⎬ überoxydiert
peroxydatus ⎭

oxydatus — oxydiert
oxydulatus ⎫ unteroxydiert
suboxydatus ⎭
reductus — zurückgeführt, reduziert.

c) **Säuren**

sind mit Sauerstoff oder mit Sauerstoff und Wasserstoff oder manchmal auch n u r mit Wasserstoff chemisch verbundene Metalloide.

Hierbei hängt man eine den Säurecharakter bezeichnende Endung an das Metalloid an.

Die wichtigsten den Säurecharakter bezeichnende Eigenschaftswörter sind:

aceticus — essigsauer
anhydricus — wasserfrei
arsenicosus — arsenigsauer
benzoicus — benzoesauer
boricus — borsauer
bromatus — bromhaltig
carbonicus — kohlensauer
carbolicus — karbolsauer
chloratus — chlorhaltig
chlorosus — chlorigsauer
chloricus — chlorsauer
chromicus — chromsauer
citricus — citronensauer
cyanatus — cyanhaltig
fluoratus — fluorhaltig
formicicus — ameisensauer
gallicus — gallussauer
hydrochloricus — chlorwasserstoffsauer
hydrocyanicus ⎰ blausauer
⎱ cyanwasserstoffsauer
hydrofluoricus — fluorwasserstoffsauer

jodatus — jodhaltig
lacticus — milchsauer
manganicus — mangansauer
muriaticus — salzsauer
nitricus — salpetersauer
nitrosus — salpetrigsauer
oleïnicus — ölsauer
oxalicus — oxalsauer
phosphoratus — phosphorhaltig
phosphorosus — phosphorigsauer
phosphoricus — phosphorsauer
pyrogallicus — pyrogallussauer
pyrolignosus — holzessigsauer
salicylicus — salicylsauer
silicicus — kieselsauer
sulfuratus — schwefelhaltig
sulfurosus — schwefligsauer
sulfuricus — schwefelsauer
tannicus — gerbsauer
tartaricus — weinsauer
thiosulfuricus — thioschwefelsauer

Folgende Vorsilben können vor das die Säure charakterisierende Eigenschaftswort gesetzt und mit ihm verbunden werden:

hypo ⎫ unter
sub ⎭
hyper ⎫
super ⎬ über
per ⎭
sesqui — einundeinhalbfach

bi (di) — zweifach
tri — dreifach
tetra — vierfach
penta — fünffach
poly — vielfach

d) Salze.

Die Namen der Salze werden gebildet, indem man den Namen des Metalls voransetzt und das die betreffende Säure charakterisierende Eigenschaftswort folgen läßt, z. B.:

Cuprum arsenicosum = arsenigsaures Kupfer,
Natrium hypochlorosum = unterchlorigsaures Natrium.

Ferner werden zur Charakterisierung einzelner Salze und Verbindungen folgende Eigenschaftswörter gebraucht:

acidus — sauer
ammoniatus — ammoniakhaltig
basicus — basisch
boraxatus — boraxhaltig
causticus — ätzend
chromatus — chromhaltig
corrosivus — ätzend

fusus — gegossen
mite — mild
natronatus — natronhaltig
neutralis — neutral
plumosus — federleicht
stibiatus — antimonhaltig
sublimatus — sublimiert

Salze von Metallen, die zwei Oxyde bilden, bilden auch entsprechend diesen zwei Oxyden zwei verschiedene Salze.

Man unterscheidet sie, indem man dem pharmazeutischen Namen des Salzes das Wort oxydatum bzw. oxydulatum nachsetzt.

Die wichtigsten Metalle mit diesen Eigenschaften sind: Cuprum, Ferrum, Hydrargyrum, Stannum; z. B.:

Ferrum sulfuricum oxydatum   schwefelsaures Eisenoxyd
Ferrum sulfuricum oxydulatum   schwefelsaures Eisenoxydul

Bei den Halogensalzen (Chlor, Brom, Jod, Fluor) dieser Metalle kann man die Oxydstufe auch durch Vorsetzen des Wörtchens bi bei Kupfer, Quecksilber und Zinn oder des Wörtchens sesqui bei Eisen kenntlich machen, z. B.:

Stannum chloratum oxydatum ⎫
Stannum bichloratum ⎭ chlorhaltiges Zinnoxyd
Ferrum chloratum oxydatum ⎫
Ferrum sesquichloratum ⎭ chlorhaltiges Eisenoxyd

Beispiele.

Führt eine Verbindung außer dem deutschen Namen noch einen volkstümlichen, so steht dieser in ( ) dahinter.

Die Bildung der pharmazeutischen Namen von Chemikalien.

Wir werden hier manchmal für ein und dasselbe Salz verschiedene Namen finden. Die Begründung hierfür bringt das Kapitel „Chemie".

Natrium hydroxydatum	Natriumhydroxyd (Seifenstein)
Manganum hyperoxydatum	Mangansuperoxyd (Braunstein)
Plumbum oxydatum	Bleioxyd (Bleiglätte)
Hydrargyrum oxydulatum } Hydrargyrum suboxydatum	Quecksilberoxydul
Ferrum hydrogenio reductum	mit Wasserstoff reduziertes Eisen
Plumbum sesquioxydatum	$1^1/_2$ fach oxydiertes Blei (Minium)
Cuprum subaceticum	unteressigsaures Kupfer (Grünspan)
Acidum arsenicosum	arsenige Säure (Arsenik)
Natrium tetraboricum	4 fach borsaures Natrium (Borax)
Kalium bromatum	bromhaltiges Kalium
Natrium bicarbonicum	2 fach kohlensaures Natrium (Bullrichs Salz)
Stannum bichloratum } Stannum chloratum oxydatum	chlorhaltiges Zinnoxyd
Kalium chloricum	chlorsaures Kalium (fälschlich oft Chlorkali genannt)
Kalium dichromicum	2 fach chromsaures Kalium
Cuprum cyanatum	cyanhaltiges Kupfer
Acidum hydrofluoricum	Fluorwasserstoffsäure (Flußsäure)
Kalium bioxalicum } Kalium oxalicum acidum	{ 2 fach oxalsaures Kalium } (Kleesalz) { saures oxalsaures Kalium }
Kalium oxalicum neutrale	neutrales oxalsaures Kalium
Ammonium hydrochloricum } Ammonium chloratum } Ammonium muriaticum	{ chlorwasserstoffsaures Ammonium } (Salmiak- { chlorhaltiges Ammonium } salz) { salzsaures Ammonium }
Sulfur sublimatum	sublimierter Schwefel (Schwefelblüte)
Jodum resublimatum	zurücksublimiertes Jod
Calcium hypophosphorosum	unterphosphorigsaures Calcium
Kalium permanganicum	übermangansaures Kalium
Calcium pentasulfuratum	5 fach schwefelhaltiges Calcium
Natrium bisulfurosum	2 fach schwefligsaures Natrium
Plumbum carbonicum basicum	basisch kohlensaures Blei (Bleiweiß)
Kalium bisulfuricum fusum	2 fach schwefelsaures Kalium gegossen
Alumen chromatum	chromhaltiger Alaun (Chromalaun)
Alumen plumosum	federleichter Alaun (Federalaun, Asbest)
Cuprum sulfuricum oxydatum	schwefelsaures Kupferoxyd (Kupfervitriol)
Ferrum sulfuricum oxydulatum	schwefelsaures Eisenoxydul (Eisenvitriol)
Stannum oxydatum via sicca paratum	Zinnoxyd auf trockenem Wege bereitet (Zinnasche)
Acidum aceticum glaciale	Eisessigsäure
Liquor Ammonii caustici triplex	ätzende Ammoniakflüssigkeit 3 fach (Salmiakgeist)

Liquor Aluminii subacetici	unteressigsaure Aluminiumflüssigkeit (essigsaure Tonerde)
Liquor Kalii hypochlorosi	unterchlorigsaure Kaliumflüssigkeit (Eau de Javelle)
Liquor Ferri sesquichlorati	{ chlorhaltige Eisenoxydflüssigkeit { $1^1/_2$ fach chlorhaltige Eisenflüssigkeit
Hydrargyrum bichloratum corrosivum	ätzendes chlorhaltiges Quecksilberoxyd (Sublimat)
Tartarus natronatus	natronhaltiger Weinstein (Seignettensalz)
Acidum benzoicum chemice paratum	auf chemischem Wege hergestellte Benzoesäure
Acidum carbolicum liquefactum	flüssig gemachte Carbolsäure
Oleum Amygdalarum aethereum sine acido hydrocyanico	ätherisches Mandelöl blausäurefrei
Acidum phosphoricum anhydricum	wasserfreie Phosphorsäure
Liquor Kalii hydroxydati	Kaliumhydroxydflüssigkeit (Kalilauge)
Hydrargyrum chloratum oxydulatum mite via humida paratum	mildes chlorhaltiges Quecksilberoxydul auf feuchtem Wege hergestellt (Kalomel)

4. Abgabe der Waren.

Hier wird von dem Drogisten ein wesentlich größeres Maß von Kenntnissen verlangt als in anderen kaufmännischen Geschäftszweigen. Es handelt sich bei dem Drogisten nicht um ein gedankenloses Verkaufen von Waren, sondern er muß auch von allen seinen Waren genau die verschiedene Verwendung kennen und stets in der Lage sein, sach- und fachgemäße Auskunft gegenüber den zahlreichen Anfragen des Publikums zu geben. Dazu befähigt ihn aber nur eine genaue Kenntnis der Drogen und chemischen Präparate, die er sich durch das Studium der entsprechenden Abschnitte dieses Buches aneignen soll. Vorläufig wollen wir uns daher auf einige allgemeine Bemerkungen beschränken.

Daß ein Verkäufer jedem Kunden freundlich und zuvorkommend gegenübertreten soll, ist ja selbstverständlich. Er muß aber durchaus auch die Persönlichkeit des Käufers berücksichtigen und sein Verhalten dementsprechend einrichten. Das Goethesche Wort: „Eines schickt sich nicht für alle", trifft hier voll und ganz zu. Den richtigen Ton zu finden ist nicht nur Sache einer guten Erziehung und eines feinen Taktgefühls, sondern mehr noch der praktischen Erfahrung. Darum möge sich der junge Drogist zunächst einer bescheidenen Zurückhaltung befleißigen, dafür aber mit um so größerer Aufmerksamkeit auf die verschiedenen geschäftlichen Vorgänge achten und für sich Lehren daraus ziehen.

Bei der Abgabe der Waren hat sich der Verkäufer genau darüber zu vergewissern, was der Kunde haben will, und wegen der vielen ähnlich klingenden Namen ist es ratsam, schon um ein Verhören möglichst zu vermeiden, den Namen der verlangten Ware noch einmal zu wiederholen. Schon durch diese kleine Mühe werden viele Mißverständnisse vermieden. Häufig werden die Namen der Waren undeutlich oder in entstellter Form genannt, so daß es sich in solchen Fällen stets empfiehlt, nach dem Verwendungszwecke zu fragen. Mitunter wird man dann auch ein anderes, für den beabsichtigten Verwendungszweck besser geeigneteres Mittel empfehlen können. Bevor die Ware abgewogen wird, ist die Bezeichnung des Standgefäßes genau zu prüfen, damit bei ähnlich lautenden keine Verwechslung eintritt; hierauf ist ganz besonders bei der Abgabe von Giften zu achten.

Bei der Abgabe von Flüssigkeiten ist das Standgefäß stets mit dem Schilde nach oben zu halten. Dadurch ist man in der Lage, erstens noch während des Gießens die Aufschrift zu vergleichen, zweitens würde ein etwa herablaufender Tropfen das Etikett beschädigen oder doch wenigstens unsauber machen. Selbstverständlich muß es dem Drogisten in Fleisch und Blut übergegangen sein, daß er nach dem Gießen den letzten Tropfen abstreicht, daher darf das Herablaufen eines Tropfens nur einen Ausnahmefall darstellen, und in diesem Falle ist das Standgefäß sofort mit einem Lappen abzuwischen. Es ist üblich und in Preußen auch gesetzlich vorgeschrieben, daß „auf den Umhüllungen oder Gefäßen, in denen die Abgabe von Arzneimitteln erfolgt, spätestens bei der Abgabe der deutsche Name des darin abgegebenen Arzneimittels deutlich zu verzeichnen ist". (Polizeiverordnung betr. den Verkehr mit Arzneimitteln außerhalb der Apotheken vom 26. März 1910.) Bei der Abgabe von Giften sind entsprechende Vorschriften in Kraft, die wir dann später bei der Gesetzeskunde genauer kennenlernen werden (Verordnung betr. den Handel mit Giften vom 22. Februar 1906). Von Arzneimitteln dürfen nur diejenigen in Drogenhandlungen feilgehalten und verkauft werden, deren Verkauf durch die Verordnung betr. den Verkehr mit Arzneimitteln vom 22. Oktober 1901 und ihren Nachträgen dem freien Verkehr überlassen sind. Bei gewissen Arzneimitteln, die nach dieser Verordnung nur als Tierheilmittel verkauft werden dürften, ist in Preußen auf den Abgabegefäßen außer den oben erwähnten deutschen Namen noch das Wort „Tierheilmittel" anzubringen.

Für die meisten festen Stoffe ist die Verpackung in einfache Papierbeutel die Regel, doch ist zu beachten, daß bei folgenden Waren die Verpackung in Pergamentbeutel angezeigt erscheint: 1. für durchfettende Stoffe, wie Macis-, Fenchel-, Anispulver usw.; 2. für wasseranziehende Waren, wie Pottasche, Schwefelleber usw.; 3. für stark riechende Waren, wie Campher, Naphthalin, Baldriantee, Chlorkalk usw.; 4. für Waren, die leicht fremde Gerüche annehmen, wie chinesischer Tee, Kakaopulver; 5. für Waren, die leicht verwittern, wie Ammon. carbonic. u. a. m.

Bei dem Verkorken von Flaschen ist zu beachten, daß man nie die Flasche auf den Ladentisch oder einen anderen festen Untergrund stellt und dann den Kork mit Gewalt eindrückt, sondern die Flasche ist mit Daumen und Zeigefinger der linken Hand fest am Halse anzufassen, während sich die anderen drei Finger lose um den Bauch der Flasche legen, und dann wird der vorher mittels einer Korkenzange gequetschte Kork mit der rechten Hand in den Flaschenhals hineingedreht. Da manche Medizinflaschen nur sehr dünnwandig sind, kann die Flasche zerbrechen und eine Verletzung der Hand eintreten; hält man aber die Flasche nur am Halse fest, so ist selbst beim Zerspringen der Flasche eine Handverletzung äußerst selten. Größere Packflaschen (über 1—2 kg Inhalt) werden in der Weise verkorkt, daß der gepreßte passende Kork aufgesetzt wird, dann ein zweiter Korken daraufgelegt und lose gehalten wird, und jetzt wird mit einem Holzhammer vorsichtig auf den daraufgehaltenen Kork geschlagen, wodurch der gepreßte Kork in den Flaschenhals hineingetrieben wird.

Für giftige Flüssigkeiten dürfen niemals Flaschen oder Gefäße verwendet werden, die ihrer Form oder Bezeichnung nach zur Aufbewahrung von Nahrungs- oder Genußmitteln bestimmt sind, wie Bier-, Wein-, Selter-, Likörflaschen. Auch sonst ist das Füllen von Bier- und Selterflaschen mit gesundheitsschädlichen Flüssigkeiten wie Salmiakgeist, Fleckwasser, Benzin zu unterlassen, da erstens bei einem eventuellen Unglücksfalle dem Verkäufer Fahrlässigkeit vorgeworfen werden könnte, zweitens aber auch die Brauerei bzw. Selterfabrik den Verkäufer wegen Mißbrauch von Flaschen zur Anzeige bringen könnte.

Beim Abwägen muß sich der junge Drogist an die größte Genauigkeit von vornherein gewöhnen; unter keinen Umständen darf er irgendeine Ware, auch wenn es sich nur um geringe Mengen handelt, ungewogen und nach Belieben abgeben. Ein genaues und richtiges Abwägen bildet die Grundlage für den Geschäftsgewinn; wer sich hierbei vernachlässigt, wird die üblen Folgen sehr bald merken, nicht nur insofern, als sich die Wägefehler im Laufe eines Jahres sehr summieren, sondern vor allem: Fängt man beim Wägen an, nachlässig zu werden, so wird man es auch sehr bald auf anderen Gebieten sein. Ferner ist auch der Behandlung von Wagen und Gewichten besondere Sorgfalt zuzuwenden; sie müssen stets sauber gehalten und beim Putzen vorsichtig behandelt werden. Gewichte dürfen nicht geputzt werden, sie werden ab und zu mit Sodawasser abgewaschen.

Zum Dichtmachen der Glasstöpsel von Versandflaschen für Säuren und Laugen benutzt man Paraffin oder Vaseline, auch empfiehlt es sich, den freien Raum zwischen dem oberen Flaschenrand und dem

Glasstöpsel mit mit Wasser verknetetem Tonmehl auszufüllen und dann die Flasche gut zu verbinden. Die Tonstöpsel von Säureballons werden dadurch gedichtet, daß man sie mit Gipsbrei verschmiert und mit Sackleinwand überbindet; oder auch, indem man sie mit Hartpech vergießt. Das Öffnen solcher Ballons geschieht durch Absplittern des Vergusses mit einem kleinen Nagel und Holzhammer.

Beim Abfüllen von Säuren und Laugen ist die größte Vorsicht zu beobachten; man soll sie nie ohne Trichter füllen, und zwar Säuren nur mit Glastrichter, bei Laugen kann auch Emailletrichter Verwendung finden. Auch sind hier Ballonkipper oder sog. Säureheber sehr zu empfehlen. Eventuell verschüttete Säuren soll man nicht mit Sägespänen aufnehmen; kleinere Mengen werden mit Salmiakgeistwasser aufgewischt, größere Mengen mit Sand oder Schlämmkreide aufgesaugt. Säurespritzer auf Kleider und Händen sind mit Salmiakgeist, Flecken von Laugen mit Essig zu behandeln.

Öl- und Lackflaschen werden am besten mit einer Soda- oder Pottaschelösung und Sägespänen oder Schrotkörnern oder auch kleinen Sandkörnern (die natürlich auf etwa Schrotkorngröße abgesiebt sein müssen), gegebenenfalls auch mit Natronlauge gereinigt.

Flaschen mit anorganischen Ansätzen (essigsaure Tonerde usw.) füllt man mit konzentrierter roher Salzsäure, läßt einige Zeit stehen und gießt die Salzsäure zurück; auch hierbei kann man Sandkörnchen zu Hilfe nehmen, doch jetzt vorsichtig!, daß die Flasche beim zu starken Schütteln vom Sande nicht zertrümmert wird.

Flaschen mit organischen Ansätzen (Myrrhentinktur usw.) lassen sich durch die oben beschriebenen beiden Methoden oft nicht reinigen. Hier gelangt man zum Ziele, wenn man die Flaschen mit roher konzentrierter Schwefelsäure füllt und unter öfterem Umrühren ca. 1 Stunde stehen läßt, wodurch die organische Substanz verbrannt wird. Man gießt die Säure zurück und bekommt dann mit Sodawasser die Flasche fast stets sauber.

Flaschen, in die man fette Öle füllen will, müssen vollständig trocken sein. Man erreicht dies dadurch, daß man die saubere ausgelaufene Flasche mit hochprozentigem Spiritus ausspült, diesen auslaufen läßt und nun mit einer Luftpumpe solange Luft hineinpumpt, bis die Flasche völlig trocken ist. (Das Hineinblasen von Luft mit dem Munde durch einen Gummischlauch wäre absolut falsch, da die ausgeatmete Luft wasserdampfreich ist und dieser Wasserdampf sich an der Flaschenwand kondensieren würde.)

5. Die Warenergänzung, Defektur.

Zu denjenigen Arbeiten, die am geeignetsten sind, den angehenden Drogisten schnell mit dem Geschäftsbetriebe vertraut zu machen und wozu auch der neue Lehrling in der Regel zuerst herangezogen wird, gehört die Erledigung der Warenergänzung, der sog. Defektur. Es werden diejenigen Standgefäße bzw. Schiebladen, deren Inhalt im Laufe des Tages durch den Verkauf sich dem Ende zuneigt, zusammengestellt, um im Lager wieder aufgefüllt zu werden. Diese Arbeit, die der junge Anfänger zuerst selbstverständlich nur unter der Aufsicht eines älteren Kollegen oder eines erfahrenen eingerichteten Arbeiters vornehmen darf, macht ihn nicht nur mit der Verschiedenartigkeit der Aufbewahrung der einzelnen Artikel, sondern auch mit deren Lagerung in den verschiedenen Räumen bekannt. Als Grundregel ist zu beachten, daß vor dem Einfüllen des Standgefäßes die Aufschrift desselben mit der des Lagergefäßes genau verglichen wird, um Verwechslungen zu vermeiden. Beim Abfüllen von Flüssigkeiten empfiehlt es sich stets, einen Trichter zu verwenden, und erst, wenn der junge Drogist die nötige praktische Übung sich angeeignet hat, kann er versuchen, zumal wenn sich das Vorratsgefäß leicht handhaben läßt, auch ohne Trichter abzufüllen. Bei dem Ausfüllen aus Ballons oder großen Blechkannen verwendet man sog. Ballonkipper, bei deren Verwendung eine Person imstande ist, ohne Schwierigkeit zu gießen. Auch die Verwendung von Hebern (Säurehebern) ist bei Ballons und Fässern sehr zu empfehlen (siehe Kapitel 12 Heber). Vorstehend zwei verschiedene Ballonkipper (Abb. 1 und 2), wobei aus der Zeichnung die Verwendung klar zu ersehen ist. Nach erfolgter Füllung der Standgefäße werden dieselben erforderlichen-

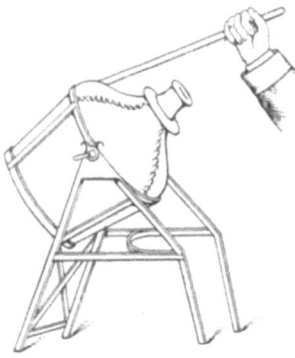

Abb. 1. Ballonkipper.

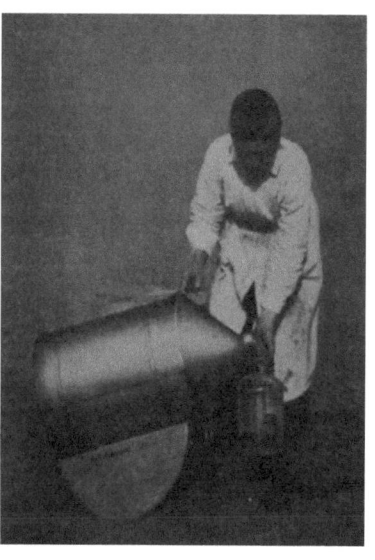

Abb. 2. Ballonkipper.

falls gesäubert und im Laden wieder an Ort und Stelle gebracht. Stellt sich beim Einfüllen der Standgefäße im Lager heraus, daß auch deren Inhalt auf die Neige geht, so ist die betreffende Ware sofort in das Warenergänzungsbuch (Defektbuch) einzutragen, damit der Geschäftsinhaber rechtzeitig Ersatz bestellen bzw. bei selbsthergestellten Artikeln die Anfertigung derselben anordnen kann. Diese Verpflichtung, jede zu Ende gehende Ware sofort zu vermerken, muß mit größter Gewissenhaftigkeit beobachtet werden, damit niemals der Fall eintritt, daß Waren, die die Kundschaft verlangt, ausverkauft sind. Aus diesem Grunde muß das Einschreiben von fehlenden Waren in das Defektbuch auch sofort erfolgen und nicht erst, wenn man mit der Arbeit fertig ist. Hat man unsaubere Hände, so ruft man jemand anderem zu, daß eine Ware sofort ins Defektbuch einzutragen ist.

6. Längenmaß, Hohlmaß, Gewicht.

Schon frühzeitig sah sich der Mensch, um sich mit seinesgleichen über gewisse Begriffe verständigen zu können, in die Notwendigkeit versetzt, als Maßstab ganz bestimmte Einheiten festzusetzen, die allgemein bekannt waren. So lag es nahe, für den Begriff der Länge denjenigen Maßstab als Einheit zu nehmen, der dem Menschen am nächsten liegen mußte, nämlich die Länge gewisser Körperteile. So wurden als Längenmaßstab der menschliche Arm oder Fuß angenommen. Es ist selbstverständlich, daß sich hieraus eine große Reihe von Abweichungen ergeben mußte, da eben die Länge eines menschlichen Armes oder Fußes nicht überall dieselbe ist. Erst die Französische Revolution von 1789 verwarf diese willkürlichen Maßstäbe und legte eine Einheit zugrunde, die den Maßen der Erde entnommen war. Sie nahm als Einheit den 40 000 000. Teil des Erdumfanges, und zwar gemessen vom Nordpol zum Südpol und zurück (also nicht den Äquatorialumfang), und bezeichnete ihn als einen Meter. Allmählich wurde dieses ,,Meter"maß von den meisten Kulturstaaten als Einheitsmaß angenommen, so daß nur noch England und Rußland eigene Längenmaße besitzen. Auch bei uns in Deutschland ist das Metermaß erst seit etwa einem halben Jahrhundert als gesetzliches Längenmaß eingeführt. Vorher gab es z. B. einen rheinischen, einen hessischen, einen preußischen Fuß usw. Das wichtigste aber ist, daß dieses Längenmaß auch von der Wissenschaft angenommen worden ist und allen wissenschaftlichen Berechnungen als Grundlage dient.

Nachdem erst einmal ein einheitliches Längenmaß gewonnen war, hatte man zu einem einheitlichen Hohlmaß nur einen kleinen Schritt zu tun. Ein Hohlraum von einem Kubikmeter wurde als Tonne, und $1/_{1000}$ davon, d. h. ein Würfel von 10 cm Länge, Breite und Tiefe, als Liter, als Einheitshohlmaß, eingeführt. Aber auch eine Einheit des

Gewichtes ergab sich daraus, indem man das Gewicht eines Liters Wasser von 4° C — seiner größten Dichtigkeit — als Einheit einführte und als 1 Kilogramm bezeichnete.

Zur Bezeichnung der **Teilung** bei allen drei Einheiten wählte man die lateinischen Zahlwörter und benutzte zur Bezeichnung selbst das Dezimalsystem. Sowohl bei Längenmaßen, Hohlmaßen wie Gewichten wird also $1/10$ mit deci, $1/100$ mit centi, $1/1000$ mit milli, durch Voransetzung dieser Bezeichnungen bezeichnet. Für die **Vervielfältigungen** wählte man die entsprechenden **griechischen** Zahlwörter, also für 10 Deka, für 100 Hekto, für 1000 Kilo. Als üblich hat es sich nun im kaufmännischen Verkehr herausgebildet, daß man die lateinischen Zahlwörter, die die Teilung der Einheit bezeichnen, mit kleinem lateinischen Anfangsbuchstaben abkürzt, während man die griechischen Zahlwörter, die eine Vervielfältigung bezeichnen, mit großem lateinischen Anfangsbuchstaben abkürzt. Eine Ausnahme hiervon machen die **amtlichen** Bezeichnungen hl — kg — km, die **amtlich** mit kleinem Anfangsbuchstaben geschrieben werden. Die üblichen Abkürzungen für 1 Meter = 1 m, für 1 Gramm = 1 g, für 1 Liter = 1 l.

Demzufolge bezeichnet man z. B. 1 dm = $1/10$ m = 1 Decimeter; 1 cg = $1/100$ g = 1 Centigramm; 1 ml = $1/1000$ l = 1 Milliliter. Ferner 1 Dm = 10 m = 1 Dekameter; 1 Hg = 100 g = 1 Hektogramm; 1 Kl = 1000 l = 1 Kiloliter. Wie bereits erwähnt, ist eine Tonne = 1000 l, bezeichnet also gleichzeitig auch 1000 kg; ein Meterzentner ist 100 kg.

Von den Einheitsmaßen sind für uns Drogisten am meisten die Gewichte von Belang. Daß ein Körper überhaupt Gewicht hat, erklärt sich daraus, daß er auf seine Unterlage einen bestimmten Druck ausübt, was für uns als sog. Schwere in Erscheinung tritt. Um nun die Größe dieses Druckes bzw. die Stärke dieser Anziehungskraft der Erde zu messen, bedient man sich der wie vorstehend gewonnenen Gewichtseinheiten und benutzt dazu besondere Geräte, die man als Wagen bezeichnet.

7. Die Wage.

Wie wir im vorigen Abschnitte gesehen haben, drückt man das Gewicht eines Körpers, das man auch sein **absolutes Gewicht** nennt, durch eine gewisse Anzahl von Kilogramm und Gramm aus. Die Wagen, die man als Geräte dafür benutzt, dienen dazu, durch einen Vergleich mit dem Gewichte von Körpern, deren Gewicht wir vorher festgestellt haben und die wir daher schlechtweg „Gewichte" nennen, dieses unbekannte absolute oder Körpergewicht zu ermitteln. Früher hatte man dazu nur Wagen, die nach dem Grundsatze des **gleicharmigen Hebels** gebaut waren. Diese Wagen sind uns als Säulen- oder Tafelwagen bekannt (Abb. 3 und 4); bei diesen ist der Wagebalken, der den gleicharmigen Hebel vorstellt, in zwei gleiche Teile geteilt, die beide als sog. Arme vom Mittelpunkte gleich weit entfernt sind. Selbstverständlich müssen diese Hebelarme auch gleiche Schwere haben, so daß der Wagebalken ohne weitere Belastung auf dem Dreh- oder Unterstützungspunkt wagerecht sitzt. An den Enden beider Arme befinden sich zwei ebenfalls gleich schwere Wagschalen, von denen die eine mit den Gewichten, die andere mit dem zu wägenden Körper belastet wird. Wenn wir eine Flüssigkeit abwägen

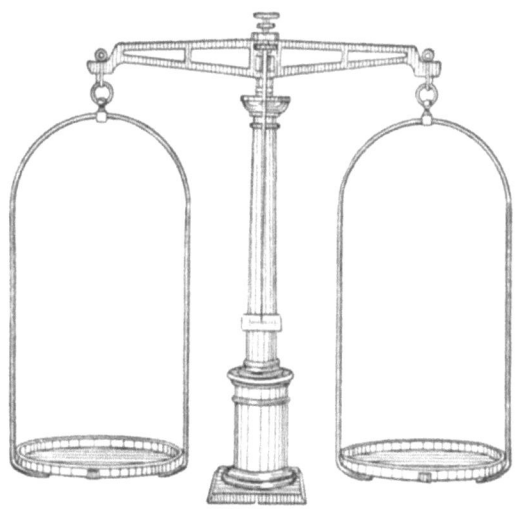

Abb. 3. Säulenwage.

wollen oder einen anderen Körper, der in eine bestimmte Verpackung kommen soll, so müssen wir zunächst das Gewicht dieser Verpackung feststellen; man nennt dieses Gewicht der Verpackung Tara oder Eigengewicht[1]), und das Feststellen dieses Gewichts tarieren. Das Gewicht der Ware, die in dem Gefäße nunmehr gewogen wird, bezeichnet man als Nettogewicht oder Reingewicht und das Gewicht der Verpackung mit der Ware als Bruttogewicht oder Rohgewicht. Es ist ohne weiteres klar, daß es für einen Kaufmann, der ja doch die Wagen viel tausendfach benutzt, von größter Wichtigkeit ist, daß nicht nur jede Wägung mit größter Genauigkeit ausgeführt

---

[1]) Die Verdeutschung von „Tara" mit „Eigengewicht" ist von dem preußischen Staatseisenbahnministerium durchgeführt worden.

wird, sondern daß auch die Wagen selbst möglichst genau anzeigen, oder, wie man sagt, möglichst empfindlich sind. Aus dem ganzen Baue einer Säulenwage, wie sie uns die Abb. 3 zeigt, geht hervor, daß der Drehpunkt oder Unterstützungspunkt des Wagebalkens, der in der Regel durch einen stumpfen Keil aus Stahl hergestellt ist, möglichst dicht über dem Schwerpunkte des Wagebalkens liegen muß; je tiefer der Schwerpunkt der Wage unter diesem Drehpunkte oder Unterstützungspunkte liegt, einer um so größeren Kraft wird es bedürfen, um die Wage aus dem Gleichgewichte zu bringen. Bekanntlich ist jede Wage amtlich auf eine bestimmte Höchstbelastung geeicht, und man kann ihre Empfindlichkeit am einfachsten dadurch prüfen, daß man beide Wagschalen mit diesem Höchstgewichte belastet und versucht, durch ein kleines Übergewicht einen Ausschlag zu bewirken: je kleiner dieses Übergewicht ist, das genügt, um den Ausschlag herbeizuführen, um so empfindlicher ist die Wage. Will man eine Wage auf Richtigkeit prüfen, d. h. feststellen, ob die beiden Hebelarme einer gleicharmigen Wage auch wirklich und absolut gleich sind, so stellt man erst durch Belasten der Wageschalen mit Papierstückchen die Zunge der Wage genau auf Mittelpunkt, belastet dann die Wage mit zwei Körpern (evtl. Gewichten) so, daß die Zunge wieder auf den Mittelpunkt zu stehen kommt, und vertauscht dann die beiden gewogenen Körper auf den Wageschalen. Bleibt die Zunge auch dann noch genau auf dem Mittelpunkte stehen, so wiegt die Wage richtig (einen kleinen Ausschlag wird man hierbei nicht beanstanden können, denn völlig ohne Ausschlag werden bei dieser äußerst scharfen Prüfung wohl nur chemisch-analytische Wagen sein).

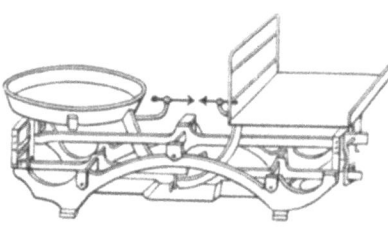

Abb. 4. Tafelwage.

Um beim Wägen den Punkt der Wage sicher und schnell zu finden, bei dem sie im Gleichgewicht steht, legt man einen Finger der linken Hand vorsichtig auf die hochstehende Wagschale und fühlt so ganz genau den Zeitpunkt, an dem die Wägung beinahe vollzogen ist, so daß man dann durch recht vorsichtiges Weiterfüllen vermeiden kann, mehr in das Gefäß zu gießen, als dem Gewichte entspricht.

Außer diesen Säulen- und Tafelwagen, die auf dem Grundsatze des gleicharmigen Hebels beruhen, hat man auch solche, bei denen der ungleicharmige Hebel zugrunde gelegt ist, und zwar derart, daß der kürzere Hebelarm nur den 10. bzw. 100. Teil des längeren Hebelarmes ausmacht; man nennt solche Wagen Dezimal- bzw. Centesimalwagen. Den Bau derselben können wir aus der Abb. 5 deutlich ersehen; die Gewichte wirken am längeren Hebelarm und

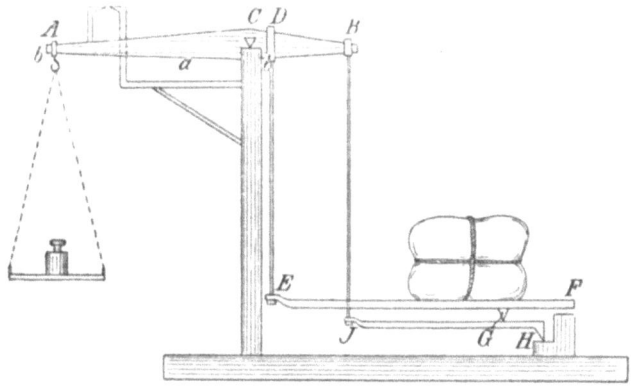

Abb. 5. Dezimal-Brückenwage.

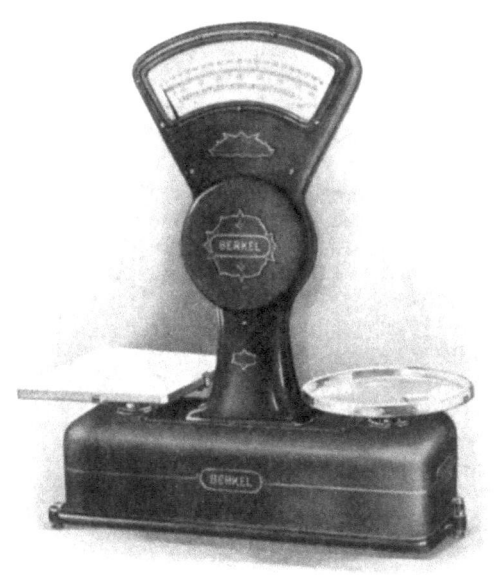

Abb. 6. Berkelsche Schnellwage.

brauchen daher nur den 10. bzw. 100. Teil des zu wägenden Körpers zu betragen. Dezimalwagen werden zum Abwägen großer Mengen benutzt, Centesimalwagen für sehr große Lasten, wie vollbeladene Wagen, Eisenbahnwagen usw. Wir erwähnten bereits, daß jede Wage auf eine bestimmte Belastung amtlich geeicht ist, die ohne Schädigung für die Wage nicht merklich überschritten werden darf.

Sowohl die Wagen als auch die Gewichte, Hohlmaße und Längenmaße unterliegen den eichgesetzlichen Bestimmungen und werden in gewissen Zeiträumen bei allen Gewerbetreibenden behördlich nachgeprüft. Zur Zeit bestimmt das Eichgesetz eine Nacheichung innerhalb von zwei Jahren. In neuester Zeit werden auch Tafelwagen konstruiert, bei deren Benutzung Gewichte nicht oder doch kaum notwendig sind, es sind dies die sog. „Berkelschen Schnellwagen", wie in Abb. 6 zu sehen.

8. Das spezifische Gewicht (Stoffgewicht).

Wenn wir unter Zuhilfenahme von Wagen und Gewichten das Gewicht irgendeines Körpers feststellen, so bezeichnen wir dieses Gewicht mit dem absoluten Gewicht desselben. Neben diesem absoluten Gewichte besitzen aber alle Körper oder richtiger gesagt Stoffe ein spezifisches Gewicht (Stoffgewicht). Es ist bekannt, daß, wenn wir irgendeinen beliebig großen Hohlraum, z. B. einen Liter, mit verschiedenen Stoffen füllen, daß das sich dann ergebende absolute Gewicht derselben ganz verschieden ist, je nach der Art der betreffenden Stoffe. Um einen Maßstab für diese Abweichungen zu gewinnen, hat man auch hier den verbreitetsten Stoff, das Wasser, als Grundlage genommen und dessen spezifisches Gewicht mit 1,000 bezeichnet. Das spezifische Gewicht eines Stoffes ist also diejenige Zahl, die uns angibt, um wieviel schwerer oder leichter eine bestimmte Raummenge eines Stoffes ist als eine gleich große Raummenge Wasser. Wie groß wir diese Raummenge annehmen, spielt dabei natürlich keine Rolle, da ja nur die Gewichtsverhältnisse zwischen Wasser und den fraglichen Stoffen bei gleichen Raummengen in Frage kommen.

Für uns Drogisten handelt es sich dabei fast ausschließlich um die Stoffgewichte von Flüssigkeiten. Um das noch unbekannte Stoffgewicht einer Flüssigkeit festzustellen, füllt man eine enghalsige Flasche bis zu einer bestimmten Stelle mit destilliertem Wasser, bezeichnet diese Stelle durch Ankleben eines Streifens Papier, wägt genau aus, und füllt nach dem Ausgießen und Austrocknen bis zu genau derselben Stelle die fragliche Flüssigkeit und wägt den Inhalt abermals genau aus. Durch die beiden Wägungen erhält man zwei Gewichtszahlen, aus denen das unbekannte Stoffgewicht der betreffenden

Das spezifische Gewicht (Stoffgewicht).

Flüssigkeit dadurch errechnet wird, daß man die Gewichtszahl der Flüssigkeit durch die Gewichtszahl des Wassers dividiert. Wollen wir z. B. das Stoffgewicht des Quecksilbers bestimmen und haben gefunden, daß die betreffenden Wassermengen 50 g, die entsprechende Quecksilbermenge aber 675 g wiegt, so dividieren wir 675 : 50 = 13,5 und finden das Stoffgewicht des Quecksilbers 13,5. Wenn wir andererseits das Stoffgewicht des Salmiakgeistes berechnen wollen und finden, daß das Gewicht des Wassers in der Flasche 50 g, das des Salmiakgeistes aber nur 45,5 g beträgt, so ist das Ergebnis 45,5 : 50 = 0,910, d. h. das Stoffgewicht des Salmiakgeistes liegt niedriger als das des Wassers.

Hierbei wollen wir uns merken, daß man das Stoffgewicht von Flüssigkeiten bis auf die dritte Dezimalstelle anzugeben pflegt, auch wenn diese nur gleich 0 ist, wie man bei der Bezeichnung der Stoffgewichte überhaupt das Dezimalsystem zugrunde gelegt hat. Um nun bei solchen Wägungen ein möglichst genaues Ergebnis zu erhalten, ist es notwendig, daß wir die Stelle, bis zu der wir das Wasser bzw. die Flüssigkeit füllen, möglichst im Flaschenhalse festlegen. Je enger der Flaschenhals und andererseits je größer die Flasche ist, um so geringer wird die Fehlergrenze sein, die bei einem solchen Verfahren nicht ganz vermeidbar ist.

Selbstverständlich hat man aber zur Feststellung des Stoffgewichtes von Flüssigkeiten auch besondere Geräte, vor allem die Mohrsche Wage. Diese hängt an einem Gestelle und hat einen Balken, dessen eine Hälfte von der Mitte des Drehpunktes bis zur Mitte des Aufhängepunktes in 10 gleiche Teile geteilt ist, die durch Einschnitte gezeichnet sind. Am Ende des Wagebalkens hängt ein Glaskörper, der einen Wärmemesser in sich birgt, an einem feinen, etwa 12 cm langen Platindrahte. Das Gleichgewicht für den Glaskörper wird durch ein am Ende des anderen Wagebalkens angebrachtes Gegengewicht hergestellt. Füllt man nun einen kleinen Glaszylinder mit der zu bestimmenden Flüssigkeit und stellt ihn so unter, daß der herabhängende Glaskörper völlig in die Flüssigkeit eintaucht, so wird durch den Auftrieb, den der Glaskörper dadurch erfährt, das Gleichgewicht gestört. Um das Gleichgewicht wieder herzustellen, muß nun der Wagebalken an den Einschnitten belastet werden, wozu besonders gearbeitete Reitergewichte dienen, so daß man das Stoffgewicht unmittelbar ablesen kann, je nachdem die Reitergewichte in die betreffenden Einschnitte gebracht werden müssen, um das Gleichgewicht herzustellen. Wie das zu geschehen hat, ergeben die Abb. 7, 8 und 9.

Bequemer, wenn auch weniger genau, sind die sog. Aräometer. Dieselben bestehen aus einer Senkspindel, die eine geschlossene, im unteren Teile bauchig erweiterte Glasröhre darstellt, deren Ende mit einer Kugel, mit Quecksilber beschwert, versehen ist, um das Gerät senkrecht schwimmend zu erhalten. In dem oberen, engeren Teile befindet sich eine Skala, von der die Stoffgewichtszahl in Dezimalen abgelesen werden kann. Je leichter die Flüssigkeit ist, um so tiefer wird der Aräometer natürlich einsinken, so daß die Stoffgewichte leichter

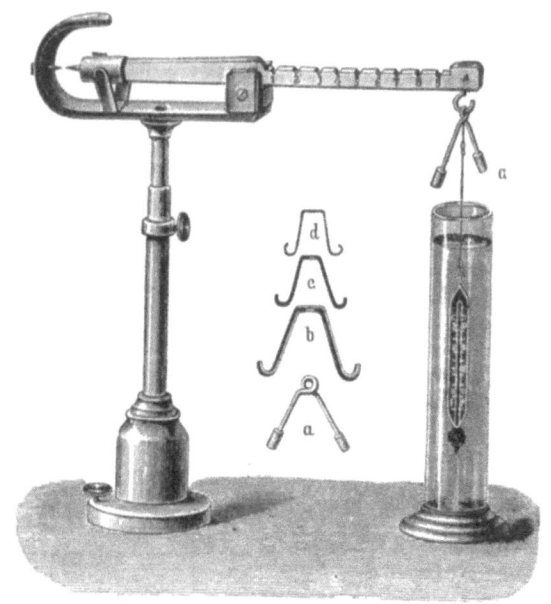

Abb. 7. Mohr-Westphalsche Wage.

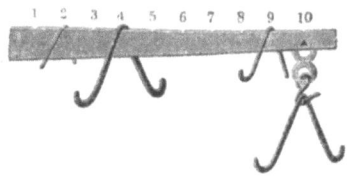   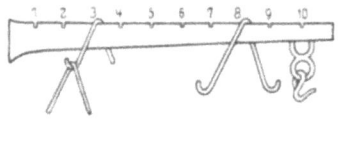

Abb. 8. Spez. Gew. 1,492.   Abb. 9. Spez. Gew. 0,833.

Flüssigkeiten über der 1,000, die der schwereren unter der 1,000 abzulesen sind. In der Praxis hat man gewöhnlich je einen Aräometer im Gebrauch für leichtere und schwerere Flüssigkeiten als Wasser, Abb. 10 und 11. Dazu gehört noch ein langgestreckter Glaszylinder, in den die zu bestimmende Flüssigkeit gegossen wird. Auch bei den Aräometern wollen wir uns merken, daß dieselben um so genauer sind, je dünner der die Skala enthaltende, obere Teil ist.

Das spezifische Gewicht (Stoffgewicht). 43

Eine besondere Art von Aräometern bilden die Alkoholometer, Abb. 12, bei denen man statt der Stoffgewichte der größeren Einfachheit halber gleich die diesen entsprechenden Volumen- bzw. Gewichtsprozente an Alkohol ablesen kann. Es gibt Alkoholometer, die von —100, 40—100, 60—100 und 80—100 Prozente anzeigen. Die letzteren sind natürlich die genauesten und daher auch die teuersten. Da bekanntlich die Wärme alle Körper ausdehnt, so ist bei der Bestimmung

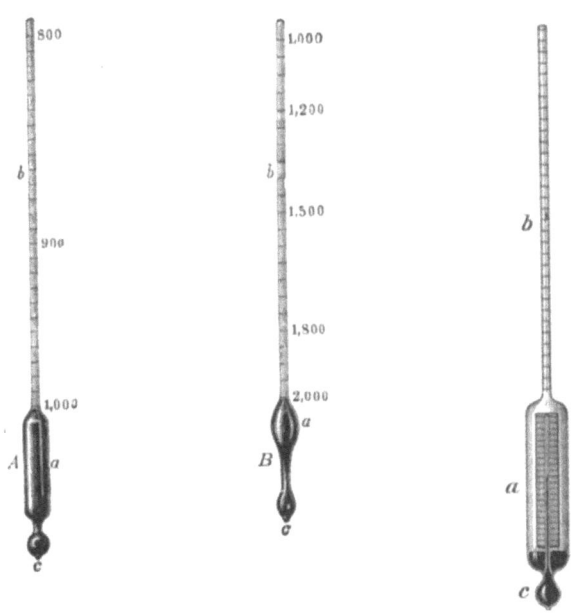

Abb. 10. Aräometer von 0,800—1,000.   Abb. 11. Aräometer von 1,000—2,000.   Abb. 12. Alkoholometer mit Thermometer.

des Stoffgewichtes auch die jeweilig vorhandene Temperatur zu berücksichtigen. Alle amtlichen und wissenschaftlichen Angaben der Stoffgewichte von Flüssigkeiten beziehen sich auf eine Temperatur von 15° C, wenn nichts anderes angegeben ist.

Bei ganz genauen wissenschaftlichen spezifischen Gewichtsbestimmungen ist die gemessene Temperatur jeweilig mit angegeben. Deshalb sind sowohl in dem Senkkörper der Mohrschen Wage als auch in den Alkoholometern Wärmemesser angebracht, wodurch wir in die Lage versetzt sind, die Temperatur für die Berechnung des Stoffgewichtes in Rechnung zu ziehen.

Für die **gasförmigen Stoffe** hat man ein besonderes Stoffgewicht unter Zugrundelegung der **Luft** als Ausgangspunkt genommen. Wird das Stoffgewicht der Luft = 1,000 gesetzt, so erhalten wir für die bekannteren Gase folgende Stoffgewichtszahlen:

Wasserstoff (H)	0,0899	Salzsäure (HCl)	1,250
Leuchtgas	0,560	Fluor (F)	1,260
Ammoniak (NH_3)	0,590	Stickstoffdioxyd (NO_2)	1,500
Stickstoff (N)	0,970	Kohlendioxyd (CO_2)	1,500
Sauerstoff (O)	1,105	Schwefeldioxyd (SO)$_2$	2,210
Schwefelwasserstoff (H_2S)	1,180	Chlor (Cl)	2,500

Ein Liter Luft wiegt im luftleeren Raume 1,293 g, und man kann aus diesen Zahlen errechnen, wie viele Liter eines bekannten Gases sich entwickeln müssen, wenn bei einer chemischen Umsetzung eine bestimmte Gewichtsmenge einer Verbindung als Gas frei wird und entweicht.

Wasserstoffgas, Helium und Leuchtgas, die alle drei bedeutend leichter sind als Luft, werden aus diesem Grunde zum Füllen der Luftschiffe und Luftballone verwendet. Am liebsten verwendet man Helium, weil es nicht brennbar ist, doch ist dieses Edelgas in Deutschland in größeren Mengen nicht herstellbar.

9. Wärme. Der Wärmemesser (Thermometer).

In derselben Weise, wie sich die Menschen bzw. die Kulturwelt über einheitliche Längen-, Hohlmaße und Gewichte verständigt hat, so ist es auch gelungen, einen einheitlichen Maßstab für die Wärmemessung zu gewinnen. Schon längst war bekannt, daß durch zunehmende Wärme alle Körper eine Ausdehnung erfahren, wovon man sich ja allenthalben im täglichen Leben überzeugen kann. Für den jungen Drogisten ergibt sich bekanntlich aus dieser Ausdehnungsfähigkeit von Flüssigkeiten die Vorsichtsmaßregel, Flaschen niemals ganz zu füllen, um sie vor dem Zerplatzen zu bewahren.

An und für sich sind für die Herstellung von Wärmemessern oder Thermometern Flüssigkeiten am geeignetsten, um eine derartige Ausdehnung praktisch beobachten zu können, besonders wenn man sie in sehr engen Röhren aufbewahrt. Am geeignetsten hat sich für eine derartige praktische Beobachtung das flüssige Quecksilber gezeigt, wenngleich seine Ausdehnung wegen seines hohen Stoffgewichtes verhältnismäßig nur gering ist. In ganz dünnen Glasröhrchen, wie sie unsere Wärmemesser darstellen, reicht jedoch diese Ausdehnung zur Beobachtung aus. Um einen einheitlichen Maßstab für die Wärmemessung zu gewinnen, hat man wie beim Stoffgewichte das Wasser als Grundlage genommen und den Gefrierpunkt und Siedepunkt desselben

Wärme. Der Wärmemesser (Thermometer). 45

zu Ausgangspunkten gemacht. Im ganzen besitzen wir drei verschiedene Systeme der Wärmemessung, das System des Schweden Celsius, der den Raum zwischen Gefrier- und Siedepunkt des Wassers in 100° einteilt, des Franzosen Réaumur, der denselben Raum in 80°, und endlich des Deutschen Fahrenheit, dessen Einteilung wesentlich von den beiden anderen Systemen abweicht. Fahrenheit ließ nämlich den Gefrierpunkt des Wassers unbeachtet und bezeichnete als Nullpunkt seines Systems einen Kältegrad, den er zufällig als tiefsten erlebt hatte, während er andrerseits ebenfalls den Siedepunkt des Wassers als Ausgangspunkt nahm. Der Fahrenheitsche Wärmemesser ist in 212° eingeteilt, und zwar derart, daß 32° Fahrenheit dem Nullpunkte der beiden anderen Systeme entspricht, so daß für den Raum vom Gefrierpunkte bis zum Siedepunkte des Wassers noch 180° Fahrenheit verbleiben. Will man also eine Wärmeangabe nach Graden Fahrenheit in eines der beiden anderen Systeme umrechnen, so sind zunächst die 32 Grade, die unter unserem Nullpunkte liegen, abzuziehen, und der Restbetrag derart umzurechnen, daß 180 Grade Fahrenheit 80° Réaumur oder 100° Celsius entsprechen (Abb. 13), oder wenn man die Zahlen kürzt, so entsprechen 9° Fahrenheit = 4° Réaumur = 5° Celsius; immer ist aber zu berücksichtigen, daß bei Umrechnungen von Fahrenheit oder auf Fahrenheit im ersteren Falle 32° abzuziehen, im letzteren Falle 32° hinzuzuzählen sind.

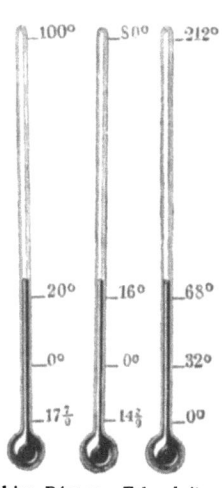

Celsius Réaumur Fahrenheit
Abb. 13.

Der Wärmemesser selbst, dessen Herstellung zumeist in den Glasbläsereien des Thüringer Waldes geschieht, besteht aus einer engen gleich weiten Röhre, deren unteres Ende zu einer Kugel erweitert ist; wenn man diese Röhre luftleer macht und in ein Gefäß mit Quecksilber eintaucht, so wird dasselbe in der Röhre hochgezogen. Durch Erwärmen der jetzt mit Quecksilber gefüllten Röhre wird das Quecksilber bis zum Überlaufen hochgetrieben und dann die Glasröhre schleunigst zugeschmolzen. Nach dem Erkalten zieht sich das Quecksilber zusammen, so daß sich in der engen Röhre ein luftleerer Raum bildet. Wenn man jetzt die Quecksilberkugel in schmelzenden Schnee taucht, so fällt die Quecksilbersäule bis zu einem bestimmten Punkte, den man an einer hinter der Säule befindlichen Skala als Nullpunkt kennzeichnet. Hält man die Quecksilberkugel andererseits in die Dämpfe von siedendem Wasser, wobei man sich allerdings, wenn man einen fehlerfreien Wärmemesser haben will, am Ostseespiegel befinden muß, so steigt das Quecksilber bis zu einem zweiten bestimmten Punkte, den man auf der Skala als Siedepunkt kennzeichnet. Der Zwischenraum zwischen den beiden gezeichneten Punkten wird nun bei den Réaumur-Wärmemessern in 80 Teile oder Grade, bei den Celsius-Wärmemessern in 100 Grade eingeteilt. (Auf der Schneekoppe, 1605 m, z. B. siedet das Wasser bereits zwischen 91—92° C.) Der Réaumur-Wärmemesser ist noch in Deutschland verbreitet, während der Fahrenheitsche in England und seinen Kolonien sowie in Amerika üblich ist. Dagegen hat die Wissenschaft den Celsius - Wärmemesser wegen seiner bequemen Einteilung angenommen, so daß alle in wissenschaftlichen Werken und Büchern vorkommenden Temperaturangaben als Celsiusgrade zu betrachten sind. Um das Umrechnen einer Skala in die andere zu vermeiden, werden die meisten Wärmemesser, die bei uns in den Handel gebracht werden, links mit einer Réaumurskala und rechts mit einer Celsiusskala versehen, so daß man also den Wärmegrad sowohl nach Celsius wie nach Réaumur ablesen kann. Für den Gebrauch des täglichen Lebens benutzen wir zumeist abgekürzte Wärmemesser, die nur bis 50 bez. 100° Celsius die Wärme anzeigen; für wissenschaftliche Zwecke reichen diese natürlich nicht aus, und man hat hierfür Wärmemesser bis zu 360° Celsius. Außerdem werden zur Feststellung der Fiebertemperatur besonders feingearbeitete, sog. Fieberwärmemesser (Maximalthermometer) verwendet, bei denen die Skala nur die Temperatur von 35—43° verzeichnet, wobei die einzelnen Grade noch in Zehntel eingeteilt sind. Diese Maximalthermometer haben außerdem noch die Eigentümlichkeit, daß sie wie jeder andere Thermometer zwar steigen, aber nicht mehr selbsttätig fallen, so daß der Arzt noch nach Stunden die Temperatur ablesen kann, die der Kranke zur Zeit der Messung hatte. Ein Fallen erreicht man dadurch, daß man den abgekühlten Thermometer schleudert. Physikalisch erreicht man diese Eigenschaft dadurch, daß die Quecksilberkugel länglich ausgezogen wird und in die unterste Spitze eine ganz kleine Luftblase hineingeschmolzen wird. Um sehr niedrige Kältegrade messen zu können, genügt das Quecksilber nicht, da es bei etwa minus 37° selbst erstarrt, und man verwendet dazu Thermometer, die mit gefärbtem Alkohol oder Äther gefüllt sind. Auch für gewöhnliche Wärmemesser wird manchmal Alkohol oder Äther verwendet, doch sind Quecksilberthermometer im allgemeinen zuverlässiger.

10. Aggregatzustände. Schmelzpunkt. Siedepunkt. Auflösen. Absorbieren. Kältemischungen.

Im vorigen Abschnitte haben wir gesehen, daß die Wärme eine wesentliche Veränderung der äußeren Form der Stoffe hervorbringt,

Aggregatzustände. Schmelzpunkt. Siedepunkt. Auflösen. Absorbieren. 47

so daß ein flüssiger Stoff wie das Wasser bei einer bestimmten Temperatur fest und andererseits gasförmig wird. Je nach ihrer Eigenart befinden sich nun alle Stoffe bei gewöhnlicher Zimmertemperatur in einem festen, flüssigen oder gasförmigen Zustande, den man Aggregatzustand nennt. Man versteht darunter den Grad des Zusammenhanges der kleinsten Teilchen eines Stoffes, der sog. Molekel, auf die wir erst später in der Chemie zu sprechen kommen werden. Lagern diese Molekel unbeweglich nebeneinander, so haben wir einen festen Stoff vor uns, lagern sie nur locker nebeneinander, so daß sie leicht ihre Lage verändern können, so sprechen wir von flüssigen Stoffen, und ist diese Lagerung so locker, daß sie auseinander streben, so haben wir einen gasförmigen Stoff vor uns.

Ähnlich wie bei dem Wasser können wir auch bei vielen anderen Stoffen eine Veränderung ihres Aggregatzustandes beobachten, die ebenfalls von der Temperatur abhängig ist. Man nennt den Temperaturpunkt, bei dem ein fester Stoff in den flüssigen Zustand übergeht, seinen Schmelzpunkt, umgekehrt bei dem ein flüssiger Stoff in den festen Zustand übergeht, seinen Erstarrungspunkt, und schließlich den Temperaturpunkt, bei dem ein flüssiger Stoff in den gasförmigen Zustand übergeht, seinen Siedepunkt. Die Feststellung dieser drei Punkte ist für die Beurteilung von Waren von größter Wichtigkeit. Verschiedene Waren, wie z. B. Paraffin, Ceresin usw., werden nach ihrem Schmelzpunkt gehandelt. Aber auch für die verschiedenen Wachsarten, Harze u. a. m. ist die Feststellung ihres Schmelzpunktes von größter Wichtigkeit, da die Beurteilung auf Reinheit und Güte dieser Stoffe zum Teil von der Bestimmung des Schmelzpunktes abhängt.

Ausführung, Abb. 14. Man taucht ein dünnes Capillarrohr a mit dem einen Ende in das geschmolzene Wachs, Fett usw., wobei die Flüssigkeit ca. 3—5 mm hoch hineingezogen wird, und läßt 12—24 Stunden erkalten. Dann befestigt man dieses Capillarrohr mit Gummibändchen (wie Zeichnung) an einem Thermometer b, taucht beide in Wasser, doch muß das oberste Ende der Capillare noch herausstehen, und erwärmt unter fortwährendem Rühren mit einem sog. Vertikalrührer c ganz langsam. Wird die Wachsmasse in der Capillare durchsichtig oder durch Auftrieb des Wassers in die Höhe gedrückt, so liest man am Thermometer sofort die Temperatur ab.

Um gasförmige Stoffe unmittelbar in den flüssigen Zustand überzuführen, wird Kälte, unter gleichzeitiger Anwendung von sehr starkem Drucke, angewandt. Von derart verflüssigten Gasen kommen in den Handel: Kohlendioxyd (auch schlichtweg Kohlensäure genannt), das zu Bierdruckapparaten und bei der Selterherstellung viel gebraucht wird. Ferner wird von den verflüssigten Gasen gehandelt: Chlor, Ammoniak, schweflige Säure. Die Aufbewahrungsgefäße hierfür

48 Aggregatzustände. Schmelzpunkt. Siedepunkt. Auflösen. Absorbieren.

sind Stahlbomben, die je nach dem zu füllenden verflüssigten Gase auf 10—50 Atmosphären Druck geprüft sein müssen. Auch Sauerstoff, Wasserstoff und Luft kann man schon verflüssigen, aber man kann noch keine Stahlbomben herstellen, die den Druck aushalten, den diese Gase dann zu entwickeln imstande sind, daher muß z. B. flüssige Luft in offenen Gefäßen versandt werden.

Wir haben aber noch ein Mittel, um sowohl feste wie gasförmige Stoffe in den flüssigen Zustand überzuführen, nämlich das Zusammenbringen mit einer geeigneten Flüssigkeit. Die Überführung eines festen Stoffes in die flüssige Form durch Behandlung mit einer geeigneten Flüssigkeit nennt man Auflösen, die Überführung eines gasförmigen Stoffes in die flüssige Form durch Einleiten in eine Flüssigkeit nennt man Absorbieren. Auch hier besteht der grundsätzliche Unterschied darin, daß das Auflösen durch Wärme, das Absorbieren aber durch Kälte wesentlich unterstützt wird. Eine Lösung, die von dem zu lösenden festen Stoffe bei einer bestimmten Temperatur nichts mehr aufzunehmen vermag, nennt man eine gesättigte Lösung. Hierbei ist unbedingt die Temperatur mit anzugeben. Denn z. B. eine bei 20°C gesättigte Lösung wird, auf 30°C erwärmt, fast nie mehr eine gesättigte Lösung sein. Hierbei wollen wir uns schon jetzt merken, daß bei einer Lösung keine chemische Veränderung weder des festen Stoffes noch der betreffenden Flüssigkeit eintritt; sobald eine chemische Veränderung vor sich geht, liegt keine Lösung im gesetzestechnischen Sinne, sondern ein chemisches Präparat vor, worauf wir später bei der Fachgesetzkunde noch zu sprechen kommen werden. Von Flüssigkeiten, die zum Auflösen fester Stoffe benutzt werden, kommen außer Wasser noch viele andere in Betracht, die wir im einzelnen in der Drogen- und Chemikalienkunde kennenlernen werden, zum Aufnehmen von Gasen dient fast nur das Wasser, das folgende Gase leicht aufnimmt: Chlor, Schwefeldioxyd, Schwefelwasserstoff, Chlorwasserstoff (auch Brom-, Jod- und Fluorwasserstoff) und Ammoniak. Das letztgenannte Gas kommt jedoch auch in Spiritus eingeleitet als Liqu. Ammon. caust. spirituosi Dzondii in den Handel.

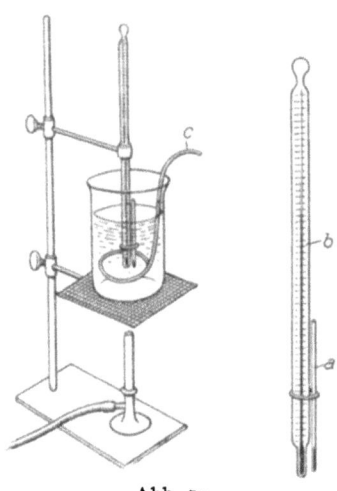

Abb. 14.
Bestimmung des Schmelzpunktes.

Erwähnen müssen wir im Anschlusse hieran noch die sog. Kältemischungen. Wenn man nämlich z. B. Natriumsulfat (Glaubersalz) in wenig Wasser löst, beobachtet man eine starke Abkühlung der Gefäßwandungen, die noch stärker hervortritt, wenn ihm außerdem noch Ammoniumchlorid zugemischt ist. Diese auffallende Abkühlung beruht darauf, daß bei der Auflösung eines Salzes in Wasser große Wärmemengen verbraucht werden, die der Umgebung entzogen werden. Wenn man nun statt Wasser Schnee oder Eis verwendet, so kann man durch geeignete Salzmischungen —10 bis —30° Kälte erzielen. Als Kältemischungen benutzt man Ammoniumchlorid und Kaliumnitrat mit Schnee oder Ammoniumnitrat, Natriumsulfat u. a. m. mit Schnee oder Calciumchlorid mit Schnee usw. Die Konditoren verwenden zumeist vergälltes Salz (Natriumchlorid) und zerkleinertes Eis zur Herstellung des Fruchteises.

11. Destillation und Sublimation.

Obwohl die Destillation wie die Sublimation Vorgänge sind, die heutzutage der Kleinbetrieb nicht mehr vorzunehmen pflegt, so ist es doch notwendig, daß der Drogist beide Arbeiten kennt. Man versteht unter Destillation im gewöhnlichen Sinne die Überführung eines flüssigen flüchtigen Stoffes durch Anwendung von Wärme in die Gasform und die Zurückführung des gebildeten Gases in die flüssige Form durch Abkühlung. Wenn man aber organische Körper unter Luftabschluß erhitzt, so daß diese Körper eine Zersetzung erleiden und dadurch erst flüchtige Stoffe gebildet werden, die man dann auffängt, so spricht man von einer „trockenen Destillation". Der Zweck der Destillation in gewöhnlichem Sinne ist entweder, flüssige flüchtige Stoffe von in ihnen gelösten festen Bestandteilen zu trennen (z. B. destilliertes Wasser) oder flüchtige Bestandteile aus Rohstoffen zu gewinnen, indem dieselben mit Wasser, Spiritus oder einem Gemisch beider angesetzt und nach einiger Zeit übergedampft werden (Destillation über freiem Feuer und Manteldampfdestillation). Das übergehende Wasser bzw. der Spiritus nehmen dann die flüchtigen Bestandteile, wie z. B. ätherische Öle, mit sich, und aus dem Destillat können die letzteren dann in geeigneter Weise abgeschieden und so in reinem Zustande gewonnen werden. In neuerer Zeit trennt man flüchtige von nichtflüchtigen Bestandteilen meist dadurch, daß man durch die gemahlenen oder geschrotenen Rohstoffe gespannten Dampf hindurchbläst, der alle flüchtigen Bestandteile mitreißt (Destillation mittels direktem Dampf). Aber auch ohne eine nachträgliche Abscheidung werden viele Waren durch Überdampfung gewonnen, wie z. B. Aqua Cinnamomi, Foeniculi, Menthae piperitae, Spiritus Angelicae, Cochleariae, Juniperi,

Lavandulae, Melissae compos. u. a. m. Wir wollen uns hierbei schon jetzt merken, daß derartige Destillate keine flüssigen Gemische oder Lösungen im Sinne der Arzneimittelverordnung sind und daher dem freien Verkehre überlassen sind, abgesehen von einigen Ausnahmen, die das Verzeichnis B der Verordnung besonders aufführt.

Zur Gewinnung von Destillaten benutzt man sog. Destillierblasen, aus Kupfer oder Zinn gearbeitet, wie sie die Abb. 15 darstellt. Bei der Manteldampfdestillation ist die Destillierblase a von einem

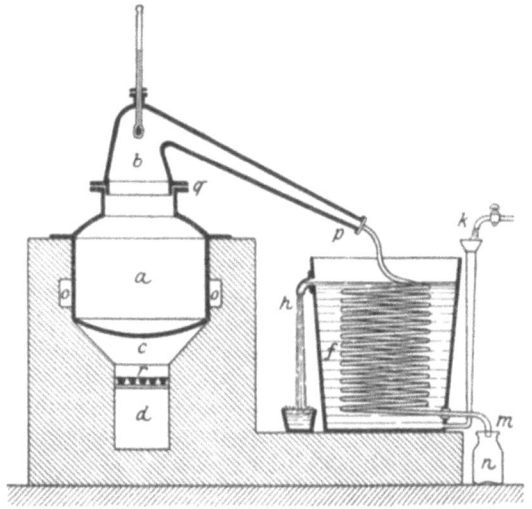

Abb. 15. Schematische Darstellung eines Destillierapparates.

zweiten Kessel umgeben und mit ihm luftdicht verschraubt. In den Zwischenraum zwischen Kessel und Blase wird gespannter Dampf eingeblasen, der die Erhitzung des Blaseninhaltes bewirkt. Bei der Destillation mit direktem Dampf ist keine Feuerung c vorhanden, sondern von unten wird in die Blase gespannter Dampf direkt eingeblasen.

Eine Destillierblase besteht aus der kupfernen Blase a, dem zinnernen Helme $b\,p$ und dem Kühlgefäße f, mit der Kühlschlange, die mit schwachem Gefälle sich nach unten senkt, so daß die eintretenden Dämpfe auf einem möglichst langen Wege und recht kräftig abgekühlt werden. In der obersten Stelle des Helms ist meist ein Thermometer eingesetzt, das die Temperatur der übergehenden Dämpfe mißt. Die Blase selbst steht entweder in einem besonderen Blasenofen mit dem Feuerungsraum c, dem Rost r und dem Aschenloch d, oder wird mit

Manteldampf oder direktem Dampf erhitzt. Das Kühlwasser läßt man von unten in das Kühlgefäß treten und das erwärmte Wasser oben ablaufen.

Sehr häufig genügt jedoch eine einfache Destillation nicht für eine vollständige Reinigung der Flüssigkeit, so daß eine nochmalige Destillation des gewonnenen Destillates erforderlich ist, welchen Vorgang man mit Redestillation bezeichnet. So z. B. werden manche ätherische Öle, wie Pfefferminzöl, auch Terpentinöl, auf diese Weise redestilliert.

Eine wichtige Rolle spielt bei allen diesen Vorgängen der Siedepunkt der Flüssigkeit. Hat man ein Gemisch von Flüssigkeiten, die verschiedene Siedepunkte haben, zu trennen, so setzt man statt des Helms der Destillierblase einen Rektifizieraufsatz auf, Abb. 16. Das ist ein langes senkrecht stehendes Rohr, das mit Glaskugeln verschiedenster Größe gefüllt ist, und zwar befinden sich über der Destillierblase die größten Kugeln während am oberen Ende die kleinsten sind, oft kaum von der Größe einer Erbse. Erst wenn die Destillationsdämpfe diese Kugelkolonne durchlaufen haben, werden sie in die Kühlschlange geleitet und abgekühlt. Erhitzen wir ein Flüssigkeitsgemisch in einer solchen Rektifizierkolonne, so sehen wir den Wärmemesser bis zu einem bestimmten Grade langsam steigen, an dem er jedoch stehenbleibt. Er hat den Siedepunkt der am niedrigsten siedenden Flüssigkeit des Gemisches erreicht und bleibt auf diesem Temperaturgrade so lange stehen, bis

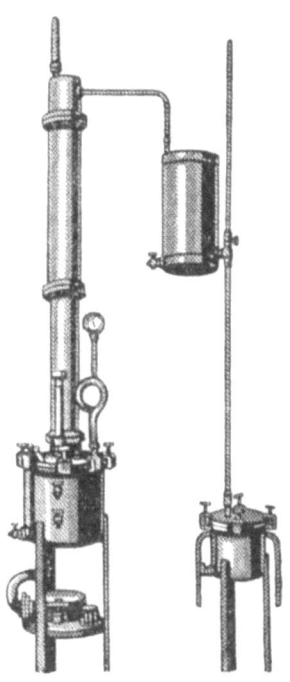

Abb. 16. Rektifizierapparat.

der größte Teil dieser leichtest siedenden Flüssigkeit übergedampft ist. Erst dann beobachten wir ein Steigen, und zwar bis der Siedepunkt der nächsthöher siedenden Flüssigkeit erreicht ist, wo der Wärmemesser abermals stehenbleibt, bis auch dieser Anteil des Gemisches ziemlich übergedampft ist. Auf diese Weise gelingt es uns, ein Gemisch von Flüssigkeiten mit verschiedenen Siedepunkten wieder in ihre Bestandteile zu trennen, indem wir die einzelnen übergehenden Destillate in besonderen Gefäßen auffangen. Man nennt dieses Verfahren Rektifikation oder fraktionierte Destillation. Verwendet werden diese Rektifizierkolonnen in Spiritusdestillationen, wo es auf diese Weise gelingt, aus der verhältnismäßig niedrigprozentigen Maische sofort einen 96 proz. Alkohol zu gewinnen; ferner finden sie besonders bei der Verarbeitung des Rohpetroleums Verwendung, das dadurch in zahlreiche Bestandteile zerlegt wird, die sich durch verschiedenen Siedepunkt unterscheiden.

Die sog. **Sublimation** stellt einen der Destillation ähnlichen Vorgang dar. Man versteht darunter die **Überführung fester flüchtiger Stoffe durch Wärme in die Dampfform und die Zurückführung in die feste Form durch Abkühlung.** Es ist hierbei die Zwischenstufe des flüssigen Aggregatzustandes scheinbar übersprungen, tatsächlich tritt jedoch ein vorheriges Schmelzen ein, wenngleich dasselbe sehr schnell vorübergeht, so daß es für die Praxis nicht in Frage kommt. Der Zweck der Sublimation ist entweder die Reinigung fester, aber verdampfbarer Stoffe von nicht sich verflüchtigenden Verunreinigungen, wie z. B. bei Schwefel und Campher, oder die Gewinnung neuer chemischer Präparate dadurch, daß beim Erhitzen eines Gemisches gewisser chemischer Stoffe eine chemische Umsetzung bzw. Wechselzersetzung eintritt, wobei einer der neugebildeten chemischen Stoffe sublimierbar ist und daher übergeht. Auf diese Weise werden z. B. Ammon. carbonic. sublimat., Ammon. chlorat. sublimat., Hydrargyr. bichlorat. sublim. hergestellt. Mitunter wird auch nur ein Bestandteil eines Rohstoffes durch Sublimation aus diesem abgeschieden, wie z. B. Acidum benzoicum aus Resina Benzoë.

12. Luftdruck. Barometer. Heber. Vakuumapparat.

Erst verhältnismäßig spät wurde den Menschen die Tatsache klar, daß die auf der Erdoberfläche befindliche Luftmasse einen bestimmten Druck ausübt, der ebenfalls wie bei den festen und flüssigen Stoffen auf der Schwerkraft beruht. Der italienische Physiker Torricelli stellte diese Tatsache dadurch fest, daß er eine an einem Ende zugeschmolzene Glasröhre mit Quecksilber füllte, mit dem Finger abschloß und umgekehrt in ein mit Quecksilber gefülltes Gefäß hielt; nach der Entfernung des Fingers bemerkte er, daß das Quecksilber in der Röhre nicht vollständig ausfloß, sondern in einer bestimmten Höhe stehen blieb, die ca. 760 mm über dem Quecksilberspiegel des Gefäßes lag. Er folgerte daraus, daß der Luftdruck der auf der Erdoberfläche lastenden Luftschicht dem Drucke einer Quecksilbersäule von ca. 760 mm Höhe entsprechen müsse. Nach diesem Vorgange wurden nun besondere Instrumente hergestellt, die man Barometer oder Luftdruckmesser nannte (Abb. 17). Es leuchtet ohne weiteres ein, daß der Barometer nichts weiter als die **Luftdruckschwankungen** anzeigen kann; wenn wir also daraus auf gewisse Witterungs-

Luftdruck. Barometer. Heber. Vakuumapparat. 53

wechsel Schlüsse ziehen, so sind diese lediglich das Ergebnis praktischer Erfahrungen und Beobachtungen. Der Stand von 760 mm entspricht dem normalen Luftdrucke an dem Ostseespiegel; in je höhere Gegenden wir steigen, um so niedriger wird natürlich auch der Luftdruck sein, so daß wir aus diesem verminderten Luftdrucke auf hohen Bergen einen annähernden Rückschluß auf die Höhe der Berge selbst ziehen können.

Auf der Wirkung des Luftdruckes beruht die Verwendung einiger Geräte, die für die Praxis von großer Bedeutung und sehr vielseitiger Anwendung sind, nämlich der Heber. Zum Abfüllen von Flüssigkeiten benutzt man den sog. Saugheber (Abb. 18). Dieser Name ist zwar gebräuchlich und wird sich so leicht nicht ausrotten lassen, gibt aber leicht zu Mißverständnissen Anlaß, als man glaubt, der Heber solle bei Gebrauch mit dem Munde angesaugt werden. Das ist jedoch im allgemeinen nicht der Fall und könnte bei unseren meist gesundheitsschädlichen Flüssigkeiten die übelsten Folgen nach sich ziehen. Derselbe stellt zwei verschieden lange Glas- oder Metallrohre dar, die durch ein Kniestück mittels Gummischläuche beweglich miteinander verbunden sind. Füllt man einen solchen Heber mit der abzuziehenden Flüssigkeit, verschließt den längeren Schenkel mit dem Finger und taucht dann den kürzeren Schenkel in die abzuziehende Flüssigkeit ein, so fließt aus dem längeren Schenkel, sofern man den Finger wegnimmt, so lange Flüssigkeit aus, bis entweder der Flüssigkeitsspiegel in einer wage-

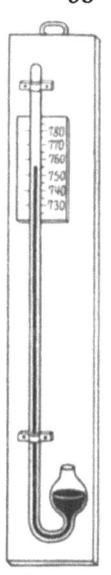

Abb. 17.
Barometer.

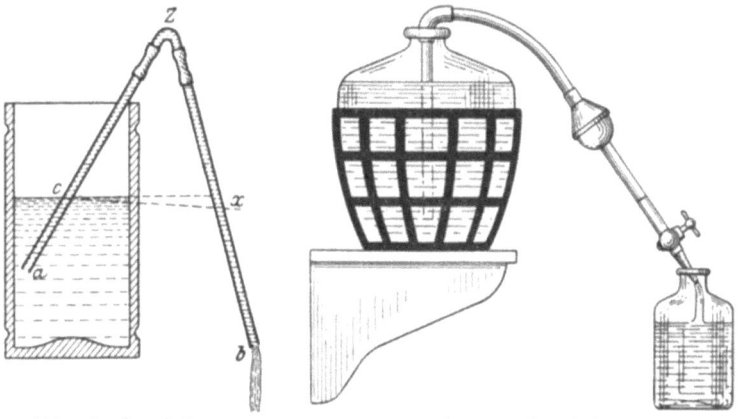

Abb. 18. Saugheber.   Abb. 19. Säureheber.

rechten Linie mit der Ausflußöffnung steht oder bis das Gefäß leer ist. Es ist also Hauptbedingung beim Abziehen von Flüssigkeiten mittels Heber, daß die Ausflußöffnung des längeren Heberohres niedriger steht als der Flüssigkeitsspiegel. Ein noch bequemeres Arbeiten erlauben die sog. Säureheber, Abb. 19. Bei ihnen ist am Ende des längeren Schenkels ein verschließbarer Hahn angebracht, so daß man den Heber nicht mit dem Finger verschließen braucht, um ein Auslaufen zu verhindern; ferner ist eine Pumpe in Form eines Gummiballes dicht über dem Hahn. Bei Gebrauch schließt man den Hahn, taucht den kürzeren Schenkel in die Flüssigkeit und saugt nun durch 1—2 maliges Drücken des Pumpballes die Heberschenkel voll Flüssigkeit. Man hat jetzt nur den Hahn zu öffnen, und die Flüssigkeit läuft wie vorher beschrieben ab.

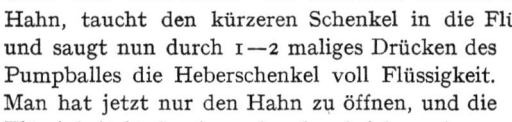

Der Stechheber (Abb. 20) besteht aus einem Glasrohr, das in seinem oberen Teile kugelig ausgeweitet ist und nach unten spitz ausläuft; die obere Öffnung kann leicht durch den Daumen verschlossen werden. Verwendung findet der Stechheber besonders zur Entnahme von Proben aus Fässern (Weinfässern), indem er in die Flüssigkeit eingesenkt, durch Ansaugen die Kugel gefüllt und dann mit dem Daumen verschlossen wird. Beim Herausheben kann nur ein kleiner Teil der Flüssigkeit zurückfließen, da sich durch den Daumenverschluß oben ein luftverdünnter Raum bildet. Die Pipette (Abb. 21) beruht auf dem gleichen Grundsatze und findet besonders in der Maßanalyse viel Verwendung.

Abb. 20. Stechheber. Abb. 21. Pipette.

Sowohl Stechheber wie Pipette wären viel eher berechtigt, den Namen Saugheber zu führen, denn beide werden im allgemeinen so verwendet, daß man die Flüssigkeiten mit dem Munde ansaugt.

Aus der Verschiedenheit des Luftdruckes ergibt sich aber noch eine weitere sehr bedeutsame Tatsache. Wir haben kennengelernt, daß das Wasser bei 100° C siedet, d. h. in den gasförmigen Zustand übergeht. Hierbei ist die selbstverständliche Voraussetzung, daß auf dem Wasser der normale Luftdruck lastet. Wenn wir jedoch Wasser auf einem hohen Berge zum Sieden bringen, wo der Luftdruck erheblich niedriger ist, beobachten wir, daß der Siedepunkt erheblich unter 100° liegt, so daß wir sogar aus diesem Umstande ebenfalls einen gewissen Rückschluß auf die Höhe des betreffenden Berges ziehen können. In der Praxis hat man sich diesen Umstand dadurch zu Nutze gemacht, daß man Apparate baute, die es ermöglichten, Wasser in einem stark luftverdünnten Raume zum Sieden zu bringen, die sog.

Vakuumapparate. Dieselben bestehen aus einem geschlossenen Kessel, der erhitzt werden kann und oben mit einer Luftpumpe in Verbindung steht, die ununterbrochen die in dem Kessel befindliche Luft bzw. die gebildeten Wasserdämpfe absaugt. Wird Wasser in einem solchen Apparat erhitzt, so können wir den Siedepunkt ganz bedeutend herabsetzen, bis auf etwa 30° C, und sogar darunter. Die ausgedehnteste Verwendung finden die Vakuumapparate in den Zuckerfabriken, um Zuckerlösungen bei möglichst niedriger Temperatur einzudampfen und zur Krystallbildung zu bringen; ferner in der Malzextraktfabrikation. In beiden Fällen würde beim Eindampfen bei gewöhnlicher Siedetemperatur und Atmosphärendruck unter Braunfärbung teilweise Zersetzung des Zuckers eintreten, wie wir es in der Zuckermelassebildung doch noch etwas haben.

13. Krystallisieren, Präcipitieren.

Sehr viele Stoffe, die in Wasser (oder einer anderen Flüssigkeit) gelöst sind, zeigen beim Verdunsten der Lösungsflüssigkeit das Bestreben, in einer ganz bestimmten, ihnen eigentümlichen Form, die man als Krystallform bezeichnet, sich abzuscheiden. Die Bildung einer solchen Krystallform ist stets davon abhängig, daß sich der betreffende feste Stoff in Lösung oder mindestens in geschmolzenem, also flüssigem Zustande befindet. So z. B. scheidet sich Schwefel, wenn man ihn schmelzt und in einem Gefäße erstarren läßt, in nadelförmigen Krystallen aus; wenn wir nämlich die erstarrte Masse zerschlagen, so findet sich in der Mitte eine Höhlung, die mit schmalen Krystallnadeln durchsetzt ist. In ähnlicher Weise müssen wir uns auch die Bildung der zahlreichen Krystalle denken, die in der Natur vorkommen und uns besonders als Edelsteine bekannt sind.

Von besonderem Interesse für uns sind jedoch nur diejenigen Krystallformen, die sich aus wässerigen Lösungen abscheiden. Die Krystalle selbst zeigen sehr verschiedene Formen, die man in bestimmte Systeme eingeteilt hat. So kennt man ein reguläres, ein quadratisches, ein hexagonales System und andere. Indessen krystallisieren die einzelnen Stoffe stets nur in einem bestimmten Krystallsysteme aus, das ihnen eigentümlich ist. Besonders wichtig ist der Umstand, daß an der Bildung der Krystalle häufig bestimmte Wassermengen teilnehmen, die man als Krystallwasser bezeichnet. Diese Wassermengen sind, wie wir später in der Chemie noch kennenlernen werden, nicht willkürlich, sondern die Anteilnahme des Wassers an der Bildung der Krystalle vollzieht sich nach ganz bestimmten chemischen Gesetzen. Indessen nehmen nicht alle Stoffe, die aus Wasser auskrystallisieren, Krystallwasser auf. So enthalten z. B. die meisten Haloidsalze, d. h. die einfachen Verbindungen der Halogene mit Metallen, kein Krystallwasser. Indessen übt das Krystallwasser einen entscheidenden Einfluß auf die Bildung der Krystallform selbst aus; wenn wir nämlich aus wasserhaltigen Krystallen das Krystallwasser durch vorsichtiges Erhitzen verjagen, so verliert der Krystall seine Form und zerfällt zu Pulver, ja solche Krystalle, die eine lebhafte Färbung aufweisen, wie z. B. Kupfer- und Eisenvitriol, verlieren außerdem auch noch mehr oder weniger diese Färbung.

Dieser Vorgang der Wasserentziehung bei Krystallen vollzieht sich, wenn auch langsamer, schon bei gewöhnlicher Temperatur, und man bezeichnet ihn als Verwittern. Es ergibt sich daraus die Regel, daß wir chemische Präparate, die Krystallwasser enthalten, nicht an warmen und trockenen Orten, sondern in kühlen und feuchten Räumen aufzubewahren haben, jedenfalls aber sehr gut verschlossen, da der Verlust des Krystallwassers einen unmittelbaren wirtschaftlichen Verlust bedeutet.

Der Gips ist ein in der Natur vorkommendes Calciumsulfat, das 2 Molekeln Krystallwasser enthält. Wenn man dieses Mineral vorsichtig erhitzt, so daß es etwa $1^1/_2$ Molekeln Krystallwasser verliert, so bildet sich ein weißes Pulver, das, mit Wasser angerührt, das verlorengegangene Krystallwasser sofort wieder chemisch bindet und die natürliche Härte des Minerals wiedergewinnt, worauf ja die mannigfaltige Verwendung dieses Präparates, das wir gebrannten Gips nennen, beruht. Sobald wir aber das natürliche Mineral auf über 160° erhitzen, so daß sämtliches Krystallwasser verlorengeht, verliert es die Fähigkeit, das Krystallwasser wieder chemisch zu binden, und man bezeichnet es dann als totgebrannt. Genau so verhält sich auch künstlich hergestelltes Calciumsulfat.

Wenn wir Stoffe aus einer Lösung zum Auskrystallisieren bringen wollen, so erreichen wir dies dadurch, daß wir durch Verdampfen des Lösungsmittels eine möglichst stark gesättigte Lösung herstellen und dann abkühlen lassen. Es wird sich hierbei ein großer Teil des vorher in Lösung befindlichen Stoffes in Krystallform abscheiden und eine kalt gesättigte Lösung übrigbleiben. Diese führt den Namen Mutterlauge. Will man aus ihr weitere Salze ausscheiden, so muß man das Lösungsmittel weiter verdampfen, und es wiederholt sich der obenbeschriebene Vorgang. Zum Teil sind solche Mutterlaugen auch wohlbekannte Handelswaren, wie z. B. Goczalkowitzer Mutterlauge, Kreuznacher Mutterlauge usw.

Je größer die Menge der Salzlösung ist, aus der sich Krystalle abscheiden sollen, und je langsamer die Abkühlung vor sich geht und ferner je ruhiger die Lauge während der Abkühlung steht, um so größer werden auch diese Krystalle selbst, was wir z. B. an unserer Krystallsoda sehen können. Wir haben aber häufig ein Interesse daran, kleinere und leichter zu handhabende Krystalle zu gewinnen, was sich auf sehr einfache Weise dadurch erreichen läßt, daß die Salzlösungen beim Auskrystallisieren nicht der Ruhe überlassen, sondern durch lebhaftes Umrühren in Bewegung gehalten werden. Man nennt diesen Vorgang gestörte Krystallisation und erreicht dadurch die Bildung sehr kleiner pulverförmiger Krystalle, die man auch als Krystallmehl bezeichnet. Von bekannteren Präparaten, die in Form eines solchen Krystallmehls in den Handel kommen, sind zu erwähnen: Alaun, Kaliumnitrat und Kaliumchlorat.

Krystalle in Perlenform erhält man durch rhythmisches Schaukeln der Krystallisierbottiche, die die Form eines halbierten Zylinders haben. Das bekannteste Präparat in Perlenform ist Natrium thiosulfuricum.

Wir können aber auch aus Lösungen chemische Stoffe zur Abscheidung bringen, wenn wir eine zweite Lösung hinzufügen, die mit der ersten eine, wie es der Chemiker nennt, Wechselzersetzung eingeht; es bilden sich dann zwei neue chemische Stoffe. Ist nun einer dieser neugebildeten Stoffe in dem Lösungsmittel unlöslich oder schwer löslich, so scheidet er sich in Form eines feinen Pulvers ab; man nennt diesen Vorgang Ausfällen oder Präcipitieren. Wenn wir z. B. eine Lösung von Natriumcarbonat mit einer solchen von Calciumchlorid zusammenbringen, so entstehen zwei neue Stoffe, nämlich Calciumcarbonat und Natriumchlorid. Das erstere scheidet sich, weil im Wasser unlöslich, als feines Pulver aus und wird auf diese Weise im Großen hergestellt. Es ist uns als Calcium carbonicum praecipitatum wohlbekannt. In derselben Weise gewinnen wir durch Zusammenfügen einer Lösung von Mercuronitrat (Hydrargyrum nitricum oxydulatum) mit Natriumchlorid zwei neue Stoffe, nämlich Quecksilberchlorür und Natriumnitrat, wobei sich der erstere, der uns unter dem Namen Kalomel bekannt ist, als unlöslich ausscheidet. Ferner bilden sich durch Zusammenfügen der Lösungen von Bleiacetat und Kaliumchromat zwei neue Stoffe, nämlich Bleichromat und Kaliumacetat, von denen sich der erstere, weil unlöslich, als schweres gelbes Pulver abscheidet, das wir als Chromgelb kennen.

14. Reinigung und Klärung von Flüssigkeiten. Kolieren. Filtrieren. Dekantieren. Zentrifugieren.

Eine Tätigkeit, die an den jungen Drogisten sehr häufig herantritt, besteht in der Befreiung von Flüssigkeiten von Verunreinigungen. Dieselben bestehen nicht nur in Stroh- oder Korkstückchen, sondern weitaus häufiger in feinen Schlammteilchen oder Trübungen, die das schöne, klare Aussehen der betreffenden Flüssigkeit stören und die daher beseitigt werden müssen.

Um gröbere Verunreinigungen zu entfernen, genügt meist das Durchgießen der Flüssigkeiten durch Flanell oder Leinwand. Diese

Art des Durchseihens bezeichnet man als **Kolieren**. Am besten benutzt man dazu ein sog. **Tenakel** (Abb. 22), über dessen Stifte man das Seihtuch spannt; dann setzt man es auf einen Trichter und gießt durch.

Durch die Zeugfaser des Seihtuches werden nur gröbere Verunreinigungen zurückgehalten, nicht aber die feineren, schlammartigen Teilchen. Um diese zu entfernen, bedient man sich des **Filterpapiers**, das aus nicht geleimtem Papier in den Fabriken hergestellt wird. Das Filterpapier wird zu einem sog. Sternfilter zusammengefaltet und dann in den Trichter eingelegt. Hierbei ist zu beachten, daß einmal der enge Hals des Trichters nicht zu fest an dem Halse der Flasche anliegt, auf die man ihn gesetzt hat, damit die Luft aus der Flasche entweichen kann, und andererseits, daß das Filter möglichst nur mit den Kanten an der Trichterwand anliegt. Häufig benutzt man auch durchlöcherte Einsätze, um ein schnelles Filtern zu ermöglichen. Neuerdings sind auch sehr praktische Trichter in den Handel gekommen, die entweder mit tiefen Rippen, vom Trichterrande nach der Trichterpiepe verlaufend, versehen sind und Rippentrichter heißen oder eine, vom oberen Rande beginnende, schlangenförmig nach unten verlaufende und nach außen liegende Rille oder Vertiefung tragen, so daß die filtrierte Flüssigkeit auf einer schiefen Ebene ungehindert durch das Filterpapier in den Trichterhals laufen kann.

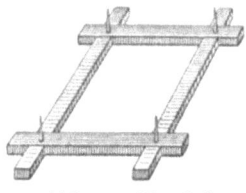

Abb. 22. Tenakel.

Dadurch wird eine erhebliche Beschleunigung des Filterns erreicht. Im allgemeinen kann man eine **Beschleunigung** des Filterns auch durch **Erwärmung** der betreffenden Flüssigkeiten erzielen, was besonders für fette Öle in Betracht kommt. Ferner gibt es auch sog. Saugfilterapparate oder Nutschen genannt und sog. Druckfilterapparate, um eine Beschleunigung des Filtrierens zu erzielen. Beide kommen für den Drogisten wohl weniger in Frage, da zu ersteren eine Saugpumpe, zu letzteren ein fest verschraubbares Trichtergefäß mit Fahrradpumpe gehört. Läuft eine Flüssigkeit trotz mehrmaligen Aufgießens immer noch nicht klar durchs Filter, so kann man die Filterporen dadurch erheblich verkleinern, daß man einen kleinen Teil der Flüssigkeit mit Lindenkohlenpulver oder Talkumpulver anschüttelt und aufs Filter gießt. Meist wird man hiermit gute Resultate erzielen. Es ist jedoch zu bemerken, daß für Eau de Cologne, Parfümerien usw. Lindekohle nicht verwendet werden darf, da sie den Geruch zum Teil zerstört, mindestens aber ändert.

Im allgemeinen gilt als Grundsatz: ,,Setzt eine Flüssigkeit auch bei längerem Stehen nicht klar ab, so ist auch ein Filtrieren meist fruchtlos." Bei solchen Flüssigkeiten müssen die Trübungsteilchen auf kolloidchemischem Wege zum Zusammenballen und Ausflocken gebracht werden. Hierzu verwendet man Tanninlösungen, Gelatinelösungen, Hausenblasenlösungen, Eiweiß, gebrannten Alaun usw.

Säuren und Laugen, die das Filtrierpapier zerstören würden, reinigt man, indem man in die Trichterpiepe etwas Faserasbest oder Glaswolle hineindrückt.

Wenn sich die schlammförmigen Verunreinigungen leicht als Bodensatz ausscheiden, so läßt man sie in Ruhe absetzen, worauf man die geklärte Flüssigkeit durch sehr vorsichtiges Abgießen oder Abziehen mittels Heber gewinnt, was Dekantieren genannt wird. Diese Methode wird besonders angewendet, wenn größere Flüssigkeitsmengen in Frage kommen und auch die nötige Zeit zur Verfügung steht.

Hat man eine breiige Masse in seine flüssigen und festen Bestandteile zu zerlegen, wie z. B. beim Abschleudern der Mutterlauge von den Salzkrystallen, so benutzt man dazu eine Zentrifuge. Dies ist eine durchlöcherte Trommel, die meist mit einem Nesseltuchsack ausgelegt wird und nun in ungeheuer schnelle Umdrehungen versetzt wird (1500—3000 Umdrehungen pro Minute). Durch die hierdurch entwickelte Schleuderkraft wird alle Flüssigkeit durch das Tuch und die Trommellöcher hindurchgeschleudert und von einem Außenmantel aufgefangen, während das trockene Salz in der Trommel zurückbleibt.

Aber noch eine andere Art von Zentrifugen kennen wir, und das sind die Milchzentrifugen, von vollständig anderer Bauart, aber ebenfalls auf dem Prinzipe der Schleuderkraft aufgebaut. Bei ihnen dreht sich ein hutpilzähnliches Gebilde mit ungeheurer Geschwindigkeit um die Pilzstielachse, während auf den mittelsten sog. toten Punkt des Hutes Milch langsam aufflließt. Dieselbe rinnt am Pilzhut herunter und kommt dabei auf immer schneller laufende Teile des Pilzes. Wird auf diese Weise die Zentrifugalkraft größer als die Adhäsionskraft, so werden die Milchteilchen von dem Pilz abgeschleudert. Nun haben aber die Fetteilchen der Milch eine andere Adhäsion als die Magermilch, und sie werden daher auch an einer anderen Stelle des Pilzes abgeschleudert, und beide werden getrennt aufgefangen.

15. Reinigung und Gewinnung fester Stoffe. Auslaugen. Ausziehen. Auswaschen. Schlämmen.

Fast alle Erzeugnisse, die uns die Natur unmittelbar bietet, sind mehr oder weniger durch Stoffe verunreinigt, deren Beseitigung zumeist unumgänglich notwendig ist, wenn wir diese Naturerzeugnisse für irgendwelche praktischen Zwecke verwerten wollen.

Eine sehr wichtige Methode ist hierbei das Auslaugen, wobei der Rohstoff zumeist zerkleinert oder zerquetscht und dann der Einwirkung einer Flüssigkeit ausgesetzt wird, die die in ihm enthaltenen und zu gewinnenden Bestandteile löst, worauf man nach Verdampfen der Lösungsflüssigkeit die gewünschten Bestandteile erhält. So wird z. B. der Zucker aus den Zuckerrüben durch Wasser, das Fett aus den Knochen (in den Knochenleimfabriken) durch Trichloräthylen ausgelaugt und nach dem Verdampfen der betreffenden Flüssigkeiten für sich gewonnen.

Ein dem Auslaugen sehr ähnlicher Vorgang ist das Ausziehen oder Extrahieren. Hierbei werden die Rohstoffe möglichst zerkleinert (zerschnitten, zerstampft oder gepulvert), mit der geeigneten Auszugsflüssigkeit übergossen und tüchtig umgeschüttelt. Nach etwa 8—10 Tagen, während welcher Zeit die Masse öfters geschüttelt oder aufgerührt werden muß, wird dann die Flüssigkeit, die die löslichen Bestandteile der betreffenden Rohstoffe inzwischen herausgezogen hat, abgegossen, der Rückstand wird dann durch Abpressen oder Abzentrifugieren möglichst vollständig von dem Lösungsmittel getrennt und durch Filtration geklärt. Einen solchen Auszug in flüssiger Form nennt man Tinktur. In neuerer Zeit hat man jedoch für die Herstellung von Tinkturen ein besseres Verfahren, das sog. Perkollationsverfahren, Abb. 23, das ich an Hand der Zeichnung erklären werde. In einem langgezogenen Glastrichter a, der unten mit einem Hahn verschließbar ist, wird in den unteren Teil eine Porzellansiebplatte b eingelegt und das zu extrahierende grob gemahlene Material daraufgeschichtet. Eine Flasche c, durch dessen Kork eine Glasröhre geht, wird mit dem notwendigen Lösungsmittel gefüllt und verkehrt auf den Perkollationstrichter gesetzt. Das Glasrohr zieht man so weit heraus, als man Extraktionsflüssigkeit im Perkollationstrichter haben will. Dann öffnet man den Hahn d, aber nur so weit, daß die Tinktur tropfenweise ablaufen kann. Man erreicht hierbei, daß der erste Ablauf als konzentriertes Extrakt abfließt, während zuletzt nur eine ganz dünne Tinktur heraustropft. Durch Mischung erhält man die gewünschte Tinktur, während das Rohmaterial restlos ausgelaugt ist. Durch Pressen, Zentrifugieren oder Abdestillieren kann man aus dem Rückstand das Lösungsmittel, das sich noch darin befindet, wiedergewinnen.

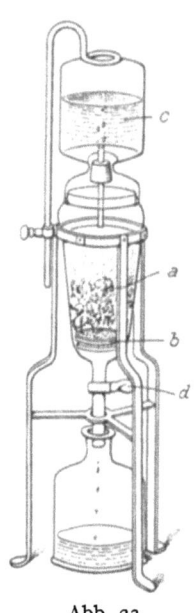

Abb. 23.
Perkollator.

Unter Macerieren versteht man das Ausziehen bei gewöhnlicher Zimmertemperatur, unter Digerieren bei einer Temperatur von 35—40° C.

Unter Extrakt im engeren Sinne verstehen wir den zähflüssigen oder festen Rückstand, den wir aus dem Auszuge nach Verdampfung der Auszugsflüssigkeit erhalten. Als Auszugsflüssigkeiten werden Wasser, Spiritus, verdünnter Spiritus, Ätherweingeist, Äther, Wein u. a. m. verwendet. Oft muß dieses Eindampfen im Vakuum stattfinden, um eine Zerstörung des Extraktes durch Hitze zu vermeiden, z. B. Extractum Malti.

Während bei dem Auslaugen und Ausziehen bzw. Extrahieren die zu gewinnenden Stoffe löslich, die Verunreinigungen bzw. Rohstoffe aber unlöslich sind, liegt die Sache bei dem Auswaschen genau umgekehrt. Hierbei werden unlösliche Stoffe von löslichen Verunreinigungen dadurch befreit, daß man letztere durch die Einwirkung einer geeigneten Lösungsflüssigkeit beseitigt. Dieses Verfahren wird vielfach bei der Herstellung chemischer Präparate angewendet, um sie in reinem Zustande zu erhalten. So z. B. ist das frisch ausgefüllte Calc. carbonic. praecipitat. noch mit Natr. chlorat. durchsetzt, von dem es durch gründliches Auswaschen mit Wasser befreit wird.

Um einen wasserunlöslichen pulverförmigen oder gemahlenen Rohstoff in seine gröberen und feineren Partikelchen zu teilen, benutzt man die Methode des Schlämmens. Der natürliche, bereits gemahlene Rohstoff, z. B. Kreide oder Ocker, wird in einem großen Behälter gründlich mit Wasser umgerührt, wodurch die feineren Teilchen mit dem Wasser eine trübe Flüssigkeit bilden, während die gröberen und vor allem schwereren Bestandteile, wie Sand, Steine usw., zu Boden sinken. Die trübe Flüssigkeit wird dann abgelassen, wobei die schwereren Teile als Bodensatz zurückbleiben, und die feineren noch schwebenden Teilchen werden in besonderen Behältern zum Absetzen gebracht. Dieses Schlämmen kann natürlich auch öfters wiederholt werden, wodurch eine immer größere Feinheit des gewonnenen Pulvers erreicht wird, was für Malfarben bekanntlich äußerst wichtig ist. Der grobe Bodensatz kommt wieder in die Mühle zurück, wird nochmals gemahlen und wieder geschlämmt.

16. Geschäftliche Praxis.

Wir kommen nunmehr zu der praktischen Herstellung der Präparate, die in den Drogenhandlungen geführt und am besten auch selbst hergestellt werden. Die Entwicklung der Technik hat es zwar mit sich gebracht, daß die Zahl der Zubereitungen, die früher von den Drogisten selbst angefertigt zu werden pflegten, immer mehr zurückgegangen ist und daß der Spezialitätenhandel mehr und mehr an Raum gewinnt. Trotzdem sollte jeder Drogist danach streben, alle Zubereitungen, deren Herstellung er ohne besondere Schwierigkeiten und kostspielige maschinelle Vorrichtungen vornehmen kann, tunlichst selbst herzustellen. Der Vorteil, der ihm daraus entsteht, beruht nicht nur auf dem größeren Gewinne, den er selbstverständlich von dem Verkaufe eigener Zubereitungen hat, sondern noch mehr von dem geschäftlichen Rufe, den seine Firma dadurch bei der Kundschaft gewinnt. Bei der Kürze des Raumes können wir uns hierbei natürlich nur ganz im allgemeinen über die Herstellung der verschiedenen Zubereitungen unterrichten; wer sich genauere Aufschlüsse und vor allem gute Vorschriften verschaffen will, dem sei das Vorschriftenbuch von Buchheister (zweiter Teil der Drogistenpraxis) angelegentlichst empfohlen.

17. Die Arzneizubereitungen des D. A.

Das Deutsche Arzneibuch (fünfte Ausgabe) und die Arzneimittelverordnung vom 22. X. 1901 führen folgende Zubereitungen auf, die für den Drogisten von Belang sind:

Aquae destillatae, destillierte Wässer. Die Begriffsbestimmung des D. A. der destillierten Wässer als „Lösungen oder Mischungen von flüchtigen Pfanzenstoffen und Wasser" ist vom rechtlichen Standpunkte aus unhaltbar. Die Destillation ist eine von einer Lösung oder Mischung durchaus abweichende Zubereitungsform, was am klarsten daraus hervorgeht, daß einige Destillate im Verz. B der Arzneimittelverordnung aufgenommen sind, trotzdem im Verz. A unter Nr. 5 flüssige Gemische und Lösungen ausdrücklich als verboten genannt sind. Auch der Umstand, daß unter den freigegebenen Ausnahmen unter Nr. 5 Karmelitergeist aufgeführt ist, steht dem nicht entgegen, da Karmelitergeist sowohl durch Mischung als auch durch Destillation hergestellt werden kann.

Capsulae, Kapseln zur Aufnahme abgeteilter Arzneimittel, bestehen aus Stärkemehl oder Gelatine. Papierkapseln mit Arzneimitteln fallen nicht unter Verz. A.

Cerata, Cerate sind Zubereitungen, deren Grundmasse aus Wachs, Fett, Öl, Ceresin oder Ähnlichem besteht, die also unseren Pomaden entsprechen.

Emplastra, Pflaster sind äußerlich anzuwendende Zubereitungen, deren Grundmasse entweder aus Verbindungen von Bleioxyden (besonders Lithargyrum) mit Fettsäuren oder aus Mischungen von Fett, Öl, Wachs, Harz und Terpentin oder verschiedenen dieser Stoffe besteht. Bleipflaster wird durch Zusammenkochen von je 1 Teil Erdnußöl, Schweinefett und Bleiglätte mit der nötigen Menge Wasser und nachheriges Auskneten der Masse mit warmem Wasser hergestellt, um das freigewordene Glycerin zu beseitigen. Heftpflaster wird durch Zusammenschmelzen von 100 T. Bleipflaster, 10 T. gelbem Wachs, 10 T. Dammarharz, 10 T. Kolophonium und 1 T. Terpentin dargestellt.

Die Arzneizubereitungen des D. A.

Emulsiones, Emulsionen stellen milchige Verreibungen von Fettstoffen mit Wasser dar, die durch Zusatz von Bindemitteln, wie Traganth, Gummi arabic. usw., vor der Abscheidung bewahrt werden. Die bekannteste Emulsion, die Lebertranemulsion, ist nur als Nähr- und Kräftigungsmittel dem freien Verkehr überlassen.

Extracta, Extrakte. Das D. A. bezeichnet als solche „eingedickte Auszüge aus Pflanzenstoffen oder eingedickte Pflanzensäfte". Diese Begriffsbestimmung ist wissenschaftlich unhaltbar. Abgesehen davon, daß es doch auch Auszüge aus tierischen Stoffen gibt (Fleischextrakt), sind abgepreßte Pflanzensäfte, auch wenn sie eingedickt sind, niemals Extrakte im sprachlichen Sinne. Sondern nur dadurch, daß die wirksamen Bestandteile eines pflanzlichen (oder tierischen) Rohstoffes durch Anwendung einer geeigneten Lösungsflüssigkeit, vgl. Nr. 15, evtl. durch gleichzeitige Anwendung von Wärme, gelöst, d. h. herausgezogen, extrahiert und dann durch Verdampfen der Lösungsflüssigkeit konzentriert werden, wird ein Extrakt, ein Auszug gewonnen. Ein Pflanzensaft ist ein Naturerzeugnis, wie z. B. fettes Öl, das auch durch Auspressen gewonnen wird. Durch bloßes Verdampfen seines natürlichen Wassergehaltes kann daraus niemals eine Zubereitung im Sinne der Arzneimittelverordnung vom 22. X. 1901 entstehen.

Linimenta, Linimente sind flüssige oder feste Mischungen, die Seife oder Seife und Fette enthalten. Freigegeben ist Liniment. ammoniat. und Brandliniment (Kalkwasser mit Leinöl).

Mixturae, Mischungen sind Gemische verschiedener Flüssigkeiten in beliebigem Verhältnisse.

Pastilli, Pastillen und Tablettae, Tabletten werden entweder aus gepulverten, auch mit einem Bindemittel versetzten Rohstoffen durch Druck hergestellt, oder die Rohstoffe werden in eine bildsame Masse, gelegentlich mit bindenden Zusätzen, gebracht und ausgewalzt, aus der sie dann mittels geeigneter Geräte, z. B. Pastillenstecher, in runde, ovale oder andere Form gebracht werden. Salmiakpastillen werden aus Lakritzenextrakt unter Zusatz von Ammoniumchlorid, Zucker, Traganth und ätherischen Ölen dargestellt. Um sie vor dem Feuchtwerden zu bewahren, werden sie auch mit Blattsilber oder Aluminium überzogen. Pfefferminzplätzchen werden dargestellt, indem man das nötige Pfefferminzöl, mit Spiritus verdünnt, in einen Glashafen bringt und diesen so lange dreht, bis alle seine Wandungen von dem Öle benetzt sind; dann werden die Zuckerplätzchen hineingebracht und das Gefäß so lange weitergedreht, bis alle Plätzchen gleichmäßig durchtränkt sind.

Pulveres mixti sind Mischungen von feinstgepulverten Rohstoffen; die Mischungen werden zumeist im Reibmörser vorgenommen. Beim Mischen von Natriumbicarbonat, Weinsäure und Zuckerpulver zur Herstellung des deutschen Brausepulvers ist darauf zu achten, daß Weinsäure- und Zuckerpulver gegebenenfalls durch Wärme gut getrocknet werden, nicht aber das Natriumbicarbonat, da letzteres sonst einen Teil der Kohlensäure verlieren würde.

Sapones medicati, arzneiliche Seifen sind nach dem D. A. Arzneizubereitungen, deren Grundmasse aus Seife besteht. Sie können „von fester, salbenartiger, halbflüssiger oder flüssiger Beschaffenheit sein". Nach der Arzneimittelverordnung sind alle Seifen zum äußerlichen Gebrauche ohne Ausnahme auch als Heilmittel freigegeben.

Sirupi, Sirupe sind dickflüssige Lösungen von Zucker in wässerigen, weingeist- oder weinhaltigen Flüssigkeiten. Die am häufigsten gebrauchten Fruchtsirupe werden durch Verkochen von 7 T. sog. Muttersaft mit 13 T. Zucker hergestellt. Nur Obstsirupe sind zu Heilzwecken dem freien Verkehr überlassen.

Species, Teegemische. Hier hat das D. A. nicht nur Gemische von zerkleinerten, sondern auch von unzerkleinerten Bestandteilen als Teegemische bezeichnet. Nach der Arzneimittelverordnung sind aber nur „trockene Gemenge von Salzen oder zerkleinerten Substanzen oder von beiden untereinander" zu Heilzwecken dem freien Verkehr entzogen, d. h. Teegemische aus ganzen Drogen (Früchten, Blüten) sind frei.

Styli caustici, Ätzstifte, sind zwar im D. A. nicht aufgeführt, auch ausnahmslos nach der Arzneimittelverordnung als Heilmittel verboten, doch ist zu bemerken, daß Ätzstifte zur Entfernung von Hühnerwarzen nach gerichtlichen Urteilen nicht als Heilmittel, sondern als kosmetische Mittel zu betrachten und freigegeben sind, da Hühnerwarzen nur einen Schönheitsfehler, aber keine Krankheit darstellen. Zur Beseitigung von Hühneraugen sind Ätzstifte ebenfalls freigegeben.

Unguenta, Salben. Die Salben bestehen aus einer Salbengrundlage, denen die arzneilich wirksamen Stoffe beigemischt sind. Als Salbengrundlage dienen: Fett, Öl, Lanolin, Vaselin, Ceresin, Glycerin, Wachs, Harz, Pflaster u. a. m. oder Mischungen dieser Stoffe. Besteht eine Salbe aus einem Gemische fester und flüssiger Fette, so ist der Stoff mit dem höchsten Schmelzpunkte zuerst zu schmelzen und dann die leichter schmelzbaren Stoffe der Reihe nach hinzuzufügen und bis zum Erkalten umzurühren. Erhält eine Salbengrundlage in ihr unlösliche Zusätze (Borsäure, Zinkoxyd usw.), so sind diese Zusätze mit Olivenöl oder mit etwas Salbenmasse erst knötchenfrei zu verrühren, und dann erst ist der Rest der Salbenmasse nach und nach zuzusetzen. In Wasser lösliche Salze sind in wenig Wasser zu lösen und dann mit der Salbenmasse zu verreiben. Coldcream wird dargestellt, indem man 7 T. Cera alba, 8 T. Cetaceum und 60 T. Ol. Amygdalar. pingue zusammenschmilzt und dann mit 25 T. Aqua Rosar. abreibt. Die

Arzneimittelverordnung gestattet außerdem den Zusatz von Glycerin, Lanolin und Vaselin. Pappelsalbe wird durch Ausziehen von Gemmae Populi mit geschmolzenem Fette oder durch Versetzen von geschmolzenem Fett mit Pappelknospenöl dargestellt; ferner enthält sie meist etwas Oleum Lauri expressum sowie einige ätherische Öle, wie Ol. Rosmarini, Ol. Juniperi usw. Ein Kunsterzeugnis, das nicht aus Pappelknospen bzw. Pappelknospenöl hergestellt ist, gilt nicht als Pappelsalbe. Graue Salbe ist als Mittel gegen Ungeziefer freigegeben. Sie darf jedoch nicht über 10% Quecksilber enthalten, da sie sonst laut Verordnung über die Abgabe stark wirkender Arzneimittel vom 13. V. 1896 und 22. III. 1898 unter Rezeptzwang fällt. Dargestellt wird sie entweder durch Verreiben von Fett mit 10 proz. metallischem Quecksilber oder noch bequemer durch Verreiben der 30 proz. Ungt. Hydrarg. ciner. D. A. 5 mit der doppelten Gewichtsmenge Fett.

Vina medicata, medizinische Weine sind Auszüge, Mischungen oder Lösungen von Arzneimitteln und Wein.

18. Seifen.

Die Seifen werden aus Fetten und Ölen tierischer und pflanzlicher Herkunft, durch Verseifen mit Alkalilaugen bereitet. Die sog. Mineralfette, wie Vaseline, Paraffin und Ceresin, verseifen sich nicht mit Alkalilaugen und sind daher für die Seifenherstellung unbrauchbar.

Durch Verkochen von tierischen oder pflanzlichen Ölen, Fetten oder Harzen mit Alkalilaugen wird die in den Fetten enthaltene schwache Base Glycerin durch die starke Alkalibase herausgetrieben, und an ihre Stelle setzt sich die Alkalibase. Fette bestehen chemisch aus fettsaurem Glycerin; Seife besteht aus fettsaurem Alkali. Unter Alkali verstehen wir Kali oder Natron. Verkochen wir daher mit Natronlauge, so erhalten wir Natronseifen; diese sind im allgemeinen fest und hart und heißen Kernseifen; verkochen wir mit Kalilauge, so erhalten wir Kaliseifen; diese sind im allgemeinen weich und heißen Schmierseifen.

Natronseifen.

Die Natronseifen werden auf drei verschiedene Methoden hergestellt:

1. die Herstellung von Kernseife auf Unterlauge;
2. die Herstellung von Leimseifen.

Bei diesen beiden Verfahren geht man von Fetten aus;

3. die Herstellung von Kernseifen vermittels Carbonatverseifung.

Bei diesem Verfahren geht man von Fettsäuren aus.

1. Kernseifen auf Unterlauge.

Bei diesem Verfahren werden die Fette gewöhnlich mit etwas Harz gemischt mit einer berechneten Menge Natronlauge so lange unter Ersatz des verdampfenden Wassers gekocht, bis ein gleichmäßiger, in Wasser klar löslicher Seifenleim entstanden ist. Setzt man diesem Seifenleim einige Handvoll Kochsalz oder eine konzentrierte Kochsalzlösung zu, so scheidet sich die Kernseife als krümelige Masse auf der Oberfläche ab und wird mit durchlöcherten Schöpfern herausgeholt. In der Kochsalzlösung, die man Unterlauge nennt, bleibt das ganze Glycerin, unverseifte Natronlauge und alle Unreinigkeiten von Lauge und Öl zurück. Diese Unterlauge wandert in die Glycerindestillation, wo nach Entfärben mit Knochenkohle das Glycerin abdestilliert wird. Die krümelige Kernseife wird in Wasser gelöst, nochmals mit Kochsalz ausgesalzt, abgeschöpft, mit wenig kaltem Wasser abgespült und in Blöcke zusammengeschmolzen, nach dem Erkalten mit Stahldraht in Stücke geschnitten und gepreßt.

2. Leimseifen.

Zwei Fette, nämlich das Cocosfett und das Palmenfett, haben die Eigentümlichkeit, daß sie sich mit Kochsalz als Kernseife nicht aussalzen lassen, dafür aber ein hartes Seifenstück bilden, obgleich alles Glycerin, alles Wasser der Natronlauge und alle Unreinigkeiten der Öle und der Natronlauge in ihnen darin sind. Sie brauchen zum Zwecke der Verseifung auch gar nicht gekocht zu werden, sondern ein schwaches Anwärmen der Fette genügt vollständig, um Verseifung zu erzielen, daher heißen sie auch kalt gerührte Seifen. Sie sind also keine Kernseifen und daher minderwertig.

3. Kernseife mittels Carbonatverseifung.

Hierbei müssen die Fette nach irgendeinem Verfahren, die meist patentiert sind, erst in Fettsäure und Glycerin gespalten werden. Ein nicht patentiertes Verfahren hierfür ist die Verseifung der Fette mit Kalkmilch, wodurch sich wasserunlösliche Kalkseife und Glycerin bildet, und Zerlegung der gewaschenen Kalkseife mit einer starken Säure (Salz- oder Schwefelsäure) in Calciumchlorid bzw. -sulfat und Fettsäure. Die geschmolzenen Fettsäuren werden in eisernen Behältern mit Dampfschlangen erwärmt und unter Zusatz von ganz wenig Wasser mit wasserfreier Soda (Ammoniaksoda) direkt auf Kernseife verkocht, wobei die schwache Kohlensäure der Soda durch die stärkere Fettsäure herausgetrieben wird. Die Masse läßt man dann in Kühlgefäßen mit abnehmbaren Wänden erstarren, schneidet mit Stahldraht in Stücke und preßt.

Seifen. 67

Je nach der Qualität teilt man die Natronseifen nun ein in:

1. Überfettete Seifen. Das sind Kernseifen auf Unterlauge verkocht, sehr sauber nachgewaschen und beim Zusammenschmelzen wieder mit bis 10% Fett vermischt. Hierzu zählen die Toilettenseifen. Oft werden sie mit ätherischen Ölen parfümiert. Will man sie mit Blütenölen parfümieren, so werden sie jetzt in feine Späne gehobelt, mit den Blütenölen durchknetet und unter hohem Druck zusammengepreßt. Sie heißen nun pilierte Seifen und müssen mindestens 80% Fettsäuregehalt aufweisen.

2. Kernseifen werden entweder auf Unterlauge gesotten oder im Carbonatverfahren erzeugt. Sie müssen gegen Lackmus absolut neutral reagieren und dürfen beim Eintrocknen nur ca. 10% an Gewicht verlieren. Hierher zählen unsere Waschkernseifen; sie müssen einen Fettsäuregehalt zwischen 60—80% aufweisen.

3. Geschliffene Seifen. Diese haben wir heute nicht mehr im Handel; sie sollen dadurch hergestellt worden sein, daß man Kernseifen mit Wasser und Natronlauge geschönt hat.

4. Kalt gerührte Seifen sind nach dem Leimseifenverfahren hergestellt und kommen unter dem Namen Cocosseife, Palmölseife, Mandelseife, Elfenbeinseife und anderen Phantasienamen in den Handel. Sie müssen 45% Fettsäuregehalt aufweisen.

5. Gefüllte Seifen sind Leimseifen, denen man noch so viel Füllmasse (als da sind Wasserglas, Stärke, Talkum, Kaolin, Soda, Kapillärsirup, Farben usw.) zugesetzt hat, daß sie gerade noch als Stück geschnitten werden können. Ihr Fettsäuregehalt darf nicht unter 15% sein.

6. Transparentseifen (oft fälschlich als Glycerinseifen bezeichnet) sind Leimseifen (kalt gerührt), denen man, noch während sie warm waren, Alkohol, Sirup, Glycerin, Ricinusöl usw. zugesetzt hat, wodurch sie durchscheinend geworden sind. Sie zählen zur Gruppe 4—5.

Kaliseifen.

Kaliseifen werden durch Verkochen von Fetten bzw. Ölen, denen gewöhnlich etwas Harz zugesetzt ist, mit Kalilauge hergestellt. Da sie nicht aussalzfähig sind, kann man auch das Glycerin sowie die überschüssige Kalilauge nicht daraus entfernen. Es sind also Leimseifen.

Wir teilen sie ein in:

1. Glatte Schmierseifen; dieselben müssen fast stearinsäurefrei und durchscheinend sein. Ihr Fettsäuregehalt darf nicht unter 38% sein.

2. Naturkornschmierseifen. Dieselben müssen eine bestimmte Menge Stearin- bzw. Palmitinsäure enthalten, die man durch Beimischen von stearin- und palmitinsäurereichen Fetten, z. B. Talg, Palmöl usw., hineingebracht hat. Beim Lagern dieser Seifen scheidet sich das

stearin- bzw. palmitinsaure Kali als „Korn" aus. Fettsäuregehalt nicht unter 38%.

3. Kunstkornschmierseifen sind solche, bei denen das „Korn" durch Unterrühren von granulierten Kalk- oder Kreidestückchen vorgetäuscht wird.

Unter Sapo venetus versteht man eine aus Baumöl gekochte Natronkernseife; unter Sapo kalinus eine aus Leinöl gekochte medizinische Kaliseife.

Der Wert einer Seife wird bestimmt: 1. durch den Wassergehalt; 2. durch den Fettsäuregehalt einschließlich der Harzsäure.

Den Wassergehalt bestimmt man einfach dadurch, daß man ein genau gewogenes Stückchen Seife (ca. 20—30 g) fein schnitzelt und im Trockenschrank bei etwa 110—125° C trocknet. Durch nachfolgende Wägung erfährt man, wieviel Wasser dabei verdunstet ist.

Den Fettsäuregehalt ermittelt man in der Weise, daß man ein genau gewogenes Stückchen Seife in Wasser auflöst, erwärmt und dann die Fettsäure durch Zusatz von Salzsäure abscheidet. Man bringt jetzt die Fettsäure in ein graduiertes Rohr (bei den Fettsäurebestimmungskolben ist der Hals bereits graduiert) und liest dort den Fettsäuregehalt einfach ab, oder man läßt erkalten und wiegt das auf der Salzsäure schwimmende mit Wasser gewaschene Stückchen Fettsäure. Ist sie flüssig, so schmilzt man ein genau gewogenes Stück Wachs oder Paraffin dazu und kann jetzt nach dem Erkalten wiegen. Natürlich muß man das Wachs bzw. Paraffin vom Gewicht abziehen.

Nach § 1 der Arzneimittelverordnung vom 22. X. 1901 sind alle Seifen zum äußerlichen Gebrauch auch zu Heilzwecken dem freien Verkehr überlassen.

19. Verbandstoffe.

Seit uns die Wissenschaft lehrt, daß bei der Heilung von Wunden die peinlichste Sauberkeit und sorgfältige Desinfektion derselben die unerläßlichen Vorbedingungen für eine schnelle und gute Heilung und die Vermeidung des Wundfiebers sind, hat die Herstellung der Verbandstoffe einen ungeahnten Aufschwung genommen, und die Bedeutung derselben ist auch dadurch von der deutschen Regierung anerkannt worden, daß sie alle Verbandstoffe ohne Einschränkung dem freien Verkehre außerhalb der Apotheken überlassen hat. Die Grundlage der meisten Verbandstoffe bildet die Verbandwatte und der Verbandmull, der aus der ersteren gewebt wird. Die Verbandwatte wird aus den Gespinstfasern der Baumwollfrucht gefertigt, indem dieselbe von den an der Gespinstfaser festsitzenden Samen durch Kämmen befreit wird. Dann wird die entsamte Faser gelockert (gekrempelt, kardiert) und entfettet. Nachher wird die Verbandwatte durch Be-

Verbandstoffe.

handlung mit einer Lösung von Natriumhypochlorit und nachfolgendes Auswaschen mit schwacher Salzsäure gebleicht; durch nochmaliges anhaltendes Waschen mit reinem Wasser müssen sodann alle noch in ihr enthaltenen fremden Bestandteile entfernt werden. Gute Verbandwatte muß auf Wasser geworfen sofort untersinken und in der Hand gedrückt knirschen. Anderenfalls enthält sie noch Fettbestandteile. Auseinandergezupft und gegen das Licht gehalten darf sie nur noch ganz wenige Knötchen enthalten, die meist aus Samenteilchen bestehen. Der aus ihr hergestellte Mull muß denselben Anforderungen entsprechen und so gewebt sein, daß sowohl im Schuß wie in der Kette mindestens je 12 Fäden laufen. Das Gewicht von 1 qm darf nicht unter 30,0 g sein.

Außer dieser Verbandwatte findet auch noch Holzwolle, ein feines Gespinst aus Holzfasern, Verwendung; sowie Jute, die das Fasergespinst einer indischen Binsenart darstellt. Die letzteren beiden werden jedoch mehr als sog. Packwatte und in der Tierarzneipraxis verwendet, zumal Jute nur geringe Saugfähigkeit besitzt. Zum Schluß wäre noch Lint zu nennen, ein verfilztes Gewebe, das im allgemeinen nur zum Aufstreichen von Salben dient. Seit dem Kriege 1914—18 ist auch Zellstoffwatte zu den Verbandstoffen noch hinzugetreten, die im Felde die Verbandwatte fast vollständig zu ersetzen imstande war, jetzt aber wieder mehr und mehr von ihr verdrängt wird, so daß man Zellstoff nur noch als Unterlage bei Entbindungen und bei solchen Kranken verwendet, die nässende Geschwüre über den ganzen Körper haben. Ferner als Einlage für Monatsbinden.

Ein weiteres Verbandmaterial sind die Binden. Ihre Normallänge beträgt 4 oder 8 m, ihre Breite 4—6—8—10—15—20 cm. Wir kennen zu Wundverbänden Mull- und Kambrikbinden; für Bruchverbände Leinen-, gesteifte Gaze- und Gipsbinden; für Krampfadern Trikotschlauch- und Idealbinden. Als Schutzbinden Jutebinden und Kreppapierbinden; für Verbrennungen die mit Wismutsubnitrat bzw. -tribromphenylat getränkten Brandbinden.

Alle Verbandstoffe werden in den Fabriken sterilisiert, d. h. keimfrei gemacht, indem man sie in geeigneten Apparaten stark erhitzt und alle etwa vorhandenen Keime und Bakterien dadurch abtötet. Um sie vor Neuinfizierung zu schützen, werden sie oft imprägniert, d. h. mit antiseptischen Zusätzen versehen, und wir kennen: Sublimatgaze, Jodoformgaze, Salicylwatte, Carbolwatte u. a. m. Auch mit arzneilich wirksamen Bestandteilen imprägniert man Verbandstoffe, wie z. B. Dermatolgaze, Wismutbinden, Gichtwatte usw. Zu diesem Zwecke werden die chemischen Stoffe in Lösung gebracht, der Verbandstoff damit durchtränkt, ausgedrückt, und dann vorsichtig getrocknet. Schließlich haben wir noch des Catgut zu erwähnen, das aus präparierten Schafsdärmen hergestellt wird. Es wird unter Carbolöl aufbewahrt und dient zum Vernähen von Schnittwunden bei inneren

Operationen, wo ein nachträgliches Entfernen der Nähte, wie es bei Verwendung von antiseptischer Nähseide notwendig ist, nicht möglich ist. Es verheilt im Laufe der Zeit mit der Wunde vollständig. Ein anderes ähnliches Präparat ist das Silkwormgut, das aus dem zähflüssigen Sekret der Spinndrüsen des Seidenwurmes gemacht wird.

20. Desinfektions- und Räuchermittel.

Der Handel mit Desinfektionsmitteln und ihre Herstellung geht mit der Verbandstoff-Fabrikation zeitlich Hand in Hand. Zu Ende der 60er und zu Anfang der 70er Jahre des 19. Jahrhunderts hatten verschiedene Gelehrte, vor allem der englische Chirurg Lister, erkannt, daß die kleinsten Lebewesen, die sog. Bakterien, in bezug auf die Heilung und Verbreitung von Krankheiten vielfach eine verhängnisvolle Rolle spielten. Zunächst wurde der Einfluß der Bakterien bei der Wundbehandlung erkannt, aber auch weiter, daß die Bakterien und Bacillen die Hauptträger der sog. ansteckenden Krankheiten bilden, ja, daß die Eigenart vieler längst bekannter Krankheiten erst durch die Bakteriologie erkannt und nachgewiesen werden konnte, wie z. B. bei Tuberkulose, Cholera usw. Je mehr diese Erkenntnis auch in die breiteren Volksschichten eindrang, um so mehr nahm auch die Anwendung und damit der Handel und die Herstellung der Mittel einen Aufschwung, die zur Vernichtung dieser Krankheitsträger und Erreger dienten, der sog. Desinfektionsmittel. Auch hier hat die Regierung die ungeheure Bedeutung dieser Frage klar erkannt und die Desinfektionsmittel ebenfalls dem freien Verkehr überlassen. Nur soweit sie als Heilmittel, d. h. bei der Wundbehandlung, Verwendung finden, bestehen gewisse Beschränkungen, auf die wir später in der Fachgesetzgebung zu sprechen kommen. Leider zeichnen sich die meisten Desinfektionsmittel durch starke Giftigkeit aus, und nur wenige, wie z. B. Salicylsäure, Borsäure, Benzoesäure, Ameisensäure und Seifenspiritus, sind ungiftig. Die übrigen, von denen besonders Carbolsäure, Kreosot, Formalin, Kresolseifenlösungen, Sublimat usw. zu erwähnen sind, sind giftig; das bei weitem wirksamste, aber zugleich auch giftigste Desinfektionsmittel ist das Quecksilbersublimat, das sein Vorhandensein infolge Geruchlosigkeit nicht einmal anzeigt, während die meisten anderen giftigen Mittel stark riechen.

Die Wundbehandlung versucht es daher, Wundstellen möglichst von Bakterien freizuhalten bzw. zu befreien und kennt daher sowohl eine aseptische als auch eine antiseptische Behandlung. Bei der aseptischen Behandlung versucht man die Bakterien von der Wunde fernzuhalten, was man durch Abschließen der Wunde von der äußeren Luft erreicht. Hierbei verwendet man bei kleineren Wunden ein Bestreichen mit Collodium elasticum, oder bei größeren Wunden benutzt man einen Mastisolverband mit frisch sterilisiertem Mull. Bei der antiseptischen Behandlung werden die Wunden mit Carbolwasser, Wasserstoffsuperoxyd usw. ausgewaschen und mit Jodoform-, Sublimatgaze usw. bedeckt, wodurch jeder Bacillenkeim, ob er sich auf der Wunde bereits befindet oder durch die Luft hinzugebracht wird, sofort abgetötet wird.

Unter Räucheressenzen versteht man spirituöse Lösungen von Harzen, Balsamen, ätherischen Ölen und anderen aromatischen Stoffen in Spiritus. Ihre Verwendung geschieht in Räucherlampen oder durch Aufgießen auf heiße Platten. Unter Räucheressig einen mit verdünnter Essigsäure bewirkten Auszug von aromatischen Kräutern unter Zusatz von ätherischen Ölen und Balsamen, der jedoch weniger zu Räucherzwecken als vielmehr zum Versprengen an heißen Tagen im Zimmer sowie als erfrischende Abreibung des ganzen Körpers im Sommer sowie des Gesichtes nach dem Rasieren oder als Zusatz zum Waschwasser verwendet wird. Die schwarzen Räucherkerzchen haben als Grundlage die Lindenkohle, die roten Sandelholzpulver, denen wohlriechende Stoffe, wie Sassafraspulver, ätherische Öle, Balsame, Harze usw. zugefügt und die dann durch ein Bindemittel, wie Traganthschleim, zu einer teigartigen Masse verarbeitet, geformt und getrocknet werden. Unter Räucherpulvern versteht man Gemische von zerkleinerten, lebhaft gefärbten Blüten, wie Flor. Cyani, Calendulae, Rhoeados und geschnittener Veilchenwurzel, welch letztere verschieden gefärbt wird, die mit Lösungen von Harzen, ätherischen Ölen usw. versetzt sind. Ihre Verwendung geschieht durch Aufstreuen auf heiße Bleche oder Platten.

21. Wohlgerüche (Parfümerien).

Abgesehen von den ätherischen Ölen, die mittels Destillation gewonnen werden, finden wir in den Blüten vieler Pflanzen Wohlgerüche, die zwar von wunderbarer Feinheit, aber auch so zart sind und in so geringer Menge, daß ihre Gewinnung auf dem Wege der Destillation einfach unmöglich ist. Das Haupterzeugungsland für diese Wohlgerüche ist Frankreich, das in der am Mittelmeer gelegenen Riviera den Anbau solcher Blüten betreibt. Die Gewinnung der Wohlgerüche geschieht, wenn Destillation nicht zum Ziele führt, dadurch, daß der Wohlgeruch der Blüten zunächst auf Fette übertragen wird; entweder werden peinlichst gereinigte, feste Fette, in Kästen ausgegossen, so daß sie den Boden bedecken, und die Kästen werden dann mit frischen Blüten gefüllt und zugedeckt (*enfleurage*-Verfahren); oder die Blüten werden in angewärmtes flüssiges Fett gebracht; in beiden Fällen nehmen die Fette bald den Wohlgeruch vollständig in sich auf, die davon freien Blüten werden entfernt und frische Blüten mit dem

Fette zusammengebracht; dieses Verfahren wird so lange wiederholt, bis das Fett vollständig mit dem Wohlgeruche gesättigt ist. Diese Fette, die man „Grasser Blumenfette" nennt, werden zur Herstellung der sog. „Extraits" verwendet.

In neuester Zeit werden die Blüten auch dadurch ihrer Blütenöle beraubt, daß man die Blüten mit niedrig siedenden fettlösenden Lösungsmitteln, wie höchst gereinigter Petroleumäther, niedrigsiedende Kohlenwasserstoffe usw., auszieht und dann das Lösungsmittel im Vakuum bei einer 35—40° C nicht übersteigenden Temperatur abdestilliert. Die so erhaltenen Produkte heißen konzentrierte Blütenöle. Selbstverständlich müssen die verwendeten Lösungsmittel, ohne Geruch zurückzulassen, verdampfbar sein.

Die Extraits gewinnt man aus den Blumenfetten dadurch, daß man die Fette mit 80 proz. Spiritus ausschüttelt, wodurch der Wohlgeruch auf den Spiritus übergeht. Das Ausschütteln der Extraits wird jetzt vielfach in Deutschland vorgenommen. Die mit Alkohol ausgeschüttelten Blumenfette, die immer noch etwas Blütenöl enthalten, werden dann zur Herstellung der Blumenpomaden benutzt.

Unter „Essence" verstehen wir eine Lösung von ätherischen Ölen oder von künstlichen Riechstoffen in 80 proz. Spiritus.

Es hat sich gezeigt, daß man den Geruch eines Extraits und einer Essence bedeutend nachhaltiger machen kann, wenn man ihm ganz kleine Mengen von Ambra, Moschus oder Zibet zusetzt, daher nennt man diese drei Mittel in der Parfümerie „Fixiermittel".

Die heute üblichen Wohlgerüche (Parfümerien) sind Mischungen von Extraits, Essences, Blütenölen, künstlichen Riechstoffen und Fixiermitteln. Von den künstlich hergestellten Riechstoffen sind die bekanntesten: Jonon = Veilchenduft; Cumarin = Waldmeisterduft; Linaloeöl = Maiglöckchenduft; Terpineol = Fliederduft; Heliotropin = Heliotropduft; Vanillin = Vanilleduft.

Die Wohlgerüche kommen auch in der Form von Riechkissen, Riechstiften, Riechsteinen in den Handel. Riechkissen sind kleine, zumeist seidene Säckchen, die ein mit künstlichen Riechstoffen stark parfümiertes Veilchenwurzelpulver (Rhizoma Iridis) enthalten. Unter Riechsalzen versteht man Mischungen, deren Grundlage zumeist Ammoniumcarbonat ist, das mit Wohlgerüchen, wie Kölnischem Wasser, Lavendelspiritus und anderen spirituösen Lösungen ätherischer Öle, getränkt und zuweilen auch durch Zusatz von Salmiakgeist verstärkt ist. Kölnisches Wasser (Eau de Cologne) besteht aus einer Lösung verschiedener ätherischer Öle in Spiritus. Vor allem ist ein gutes Orangenblütenöl nötig, das dem Kölnischen Wasser den Charakter geben muß; modifiziert wird der Geruch dann nach Geschmack und Mode sehr verschieden. Als Verdünnungsmittel für den Spiritus nimmt man Orangenblütenwasser oder Rosenwasser. Das Kölnische Wasser ist der verbreitetste aller Wohlgerüche in der ganzen Welt, auf dessen deutsche Herstellung wir mit Recht stolz sein können. Zu beachten ist, daß dieses Erzeugnis mindestens zwei Jahre lagern muß, bis sich die verschiedenen in ihm enthaltenen Gerüche zu einem einheitlichen Gesamtgeruche vereinigt haben.

22. Kosmetische Mittel.

Im gesetzestechnischen Sinne sind unter kosmetischen Mitteln solche zu verstehen, welche zur Reinigung, Pflege und Färbung der Haut, Haare und Mundhöhle dienen. Das Branntweingesetz nennt außerdem noch solche zur Pflege der Nägel.

Zur Pflege der Haut dienen, abgesehen von den zahlreichen Toilettenseifen, besonders Hautcreme. Wir unterscheiden dieselben in: 1. fettende Hautcreme; 2. nichtfettende Hautcreme.

1. Die fettenden Hautcreme sind pastenartige Fettstoffe, die in ihrer Bereitung etwa den flüssigen Fettemulsionen entsprechen. Ihre Zusammensetzung ist nach Geschmack und Preis außerordentlich verschieden; der bekannteste ist der Cold-cream (kalte Salbe), der nach der Arzneimittelverordnung auch mit Glycerin, Lanolin oder Vaseline bereitet werden kann.

2. Nichtfettende Hautcreme sind entweder Gelatinelösungen mit Glycerin oder Stärkeverkochungen mit Glycerin. Sie erhalten außer der Parfümierung noch die verschiedensten Zusätze, wie z. B. Gurkenmilch, Birkensaft, Borax usw.

Auch Schönheitswässer zum Waschen des Gesichtes werden viel benutzt. Beliebt ist eine Mischung von Rosenwasser mit ca. 8—10% Benzoëtinktur, wobei zu beachten ist, daß man zuerst das Rosenwasser abwägt und dann tropfenweise unter Umschütteln die Benzoëtinktur hinzufügt. Durch Zusatz von 2—5% Borax kann man die Emulsion schöner und haltbarer machen.

Um die übergroße Fettigkeit der Haut aufzusaugen, werden Puder angewendet, Pulvermischungen, deren Grundlage Talkum, Magnesiumcarbonat und Stärkemehl ist; hierbei ist dem Reisstärkemehl wegen seines kleinsten Korns unter allen Stärkemehlen der Vorzug zu geben. Zur Parfümierung dienen verschiedene Wohlgerüche, ebenso werden mitunter arzneilich wirksame Stoffe, wie Salicylsäure, Borsäure u. a. m. zugemischt, um die schädlichen Wirkungen des Hautschweißes auszugleichen.

Zum Färben der Haut dienen trockene Schminken, eine Art stark gefärbter Puder in Tablettenform gepreßt (von ca. 5 cm Durchmesser), und Fettschminken, die aus stark gefärbten Salbenmischungen und Ceraten bestehen; zum Rotfärben dienen Carmin, Eosin; für Weiß Zinkweiß, Blanc fix und Wismutsubnitrat, für Gelb und Naturfarbig französischer Ocker und Satinober oder Orangeocker. Die verschiedenen Teintschminken sind gefärbte Fettmischungen und besonders für Schauspieler bestimmt. Zum Abschminken dient Vaselin, Cocosfett, Cold-cream usw.

Zur Pflege der Haare dienen besonders Haaröle. Es sind verschieden parfümierte nicht trocknende fette Öle (Pfirsichkernöl, Olivenöl, Erdnußöl), mit denen vorher geschnittene Klettenwurzel auf dem Wasserbade ausgezogen worden ist.

Ferner verwendet man als Haarfettungsmittel Brillantine, von denen wir drei Arten kennen:

1. Die Schüttelbrillantine besteht aus gleichen Teilen nichttrocknenden fetten Öles und 90 proz. Alkohol (parfümiert).

2. Die klare Brillantine besteht aus gleichen Teilen Ricinusöl und 96 proz. Alkohol (parfümiert).

3. Die Stangenbrillantine ist eine weiche Haarpomade, die in Blechschiebedosen gehandelt wird.

Pomaden bestehen aus Fettstoffen verschiedener Zusammensetzung, bei deren Herstellung alle leicht ranzig werdenden Fette, wie Cera alba, Cera japonica und Stearin, auszuschalten sind. Dagegen sind Ol. Olivar., Ol. Cacao, Cera flava, Paraffin. solid., Adeps benzoatus u. a. m. gut zu verwenden. Die Parfümierung kann man auch durch Zusatz der Grasser Blumenfette bewirken. Um das Haar in einer bestimmten Lage festzuhalten, wird den Frisierpomaden etwas Harz zugesetzt.

Haarwässer sind wässerige oder spirituöse parfümierte Mischungen, denen gewisse Bestandteile zugefügt sind, die teils reinigend, teils gerbend, teils kräftigend auf den Haarboden wirken sollen. Schäumende Haarwässer enthalten Seife, oft auch Borax oder Natriumbicarbonat, als hautreizende Mittel werden Tinct. Capsici u. a. m. zugesetzt.

Zum Haarfärben verwendet man bei lebendem Haare Silber- und Wismutsalze, ferner Pyrogallol, Eikonogen und überhaupt die Stoffe, die in der Photographie als Entwickler dienen. Für totes Haar (Zöpfe) Kupfer- und Bleisalze, die in Verbindung mit Schwefel das braunschwarze Schwefelkupfer bzw. Schwefelblei bilden. Auch Walnußschalenextrakt soll nachdunkelnd aufs Haar wirken. Zum Blondfärben verwendet man Wasserstoffsuperoxyd, das mit etwas Salmiakgeist alkalisch gemacht worden ist.

Ganz besonders wichtig für den Drogenhandel sind die Mittel zur Zahn- und Mundpflege, die zumeist sehr gutgehende Handverkaufsartikel bilden. Die Grundlage der Zahn- und Mundwässer bildet Spiritus bzw. verdünnter Spiritus, dem zugesetzt wird: als Geschmackszusätze verschiedene ätherische Öle, wie Ol. Menth. piperit., Caryophyllor., Anisi, Foeniculi, Eucalypti usw.; als adstringierende Zusätze Tinct. Myrrhae, Ratanhiae, Catechu; als antiseptische Zusätze Acid. salicylic., Thymol, endlich auch färbende Zusätze, wozu außer den bereits genannten Tinct. Ratanhiae und Catechu auch Tinct. Coccionellae u. a. m. dienen.

Die Grundlage der Zahnpulver bildet Calc. carbonic. praec. und Magnes. carb., denen als Geschmackszusätze ebenfalls die bereits genannten ätherischen Öle sowie Rhiz. Iridis pulv., Rhiz. Calami pulv. und Camphor., als färbende Mittel Eosin oder Carmin zum Rotfärben und Carbo Tiliae zum Schwarzfärben beigefügt werden. Schäumende Zahnpulver erhält man durch Zusatz von Sapo medicatus pulv.; bleichende Zahnpulver durch Zusatz von Natriumperborat.

Zahnpasten sind Zahnpulver, die mit Glycerin und Wasser zu einer Paste angerieben sind und dann durch die Salbenmühle gegangen sind. Sie haben daher dieselben Zusätze wie Zahnpulver, nur kann man hier Natriumperborat besser durch Perhydrol ersetzen; ferner setzt man ihnen Kaliumchlorat zu, wenn sie zahnsteinlösend wirken sollen.

Bartwichse wird bereitet durch Zusammenreiben von Gummi arabic. pulv. mit Seifenpulver unter Wasserzusatz, Erwärmen des gebildeten Schleimes und Zusetzen von etwas heißem Wachs. Die Masse wird bis zum Erkalten umgerührt, parfümiert und gegebenenfalls durch Zusatz von etwa 10% Glycerin haltbar gemacht.

Bei der Herstellung der kosmetischen Mittel ist auf gute Beschaffenheit aller Zusätze großer Wert zu legen; besonders das Pfefferminzöl, das bei den Mundwässern eine große Rolle spielt, sollte stets von nur allerbester Qualität sein.

23. Nahrungs=, Nähr= und Genußmittel.

Wenngleich der Handel mit den eigentlichen Nahrungsmitteln nur wenig in das Gebiet der Drogenhandlung übergreift, so hat sich doch eine bestimmte Gruppe derselben, die sog. Nährmittel, mehr und mehr unter den mannigfachen Artikeln, die der Fachdrogist führt, eingebürgert. Nahrungsmittel im Sinne des Nahrungsmittelgesetzes sind Stoffe, die dazu dienen sollen, den Verdauungsorganen des Menschen — nicht auch des Tieres — zugeführt, im Stoffwechselprozesse zur Ernährung des menschlichen Körpers, zum Aufbau seiner Organe zu dienen. Nährmittel sind als verstärkte, gesteigerte (konzentrierte, potenzierte) Nahrungsmittel zu betrachten und gewinnen dadurch noch nicht die Bedeutung eines Heilmittels im Sinne der Kaiserlichen Verordnung, weil sie zweckentsprechend zumeist nur in kleinen Mengen gebraucht werden. Der § 6 der G.-O. spricht ausdrücklich nur von Apothekerwaren. Und Nahrungsmittel, gleichviel welcher Art, sind niemals zu den Apothekerwaren gezählt worden. Wohl spielt die zweckentsprechende Ernährung eines Kranken eine hochwichtige Rolle in dem Heilungsverfahren, manchmal sogar eine noch wichtigere als die wirkenden Arzneien, es kann also unter Umständen jedes Nahrungsmittel, in zweckentsprechender Form und Menge vom Arzte als Diät verordnet, zum Heilmittel werden, niemals aber zu einer Apothekerware[1]).

Unter Genußmitteln sind Stoffe zu verstehen, die zwar ebenfalls vom menschlichen Körper verbraucht werden, aber keinerlei Nährwert besitzen. Es gehören hierzu hauptsächlich Kaffee, Tee, alkoholische Getränke, Gewürze usw. Ein beliebter Handverkaufsartikel sind die Essenzen zur Herstellung spirituöser Getränke, die konzentrierte spirituöse Pflanzenauszüge oder Lösungen ätherischer Öle oder Gemische beider darstellen, denen nach Bedarf ein zweckentsprechender Farbstoff zugefügt ist.

Backpulver sind Mischungen von Cremortartari, Natriumbicarbonat und Mehl oder von Cremortartari und Natriumbicarbonat in getrennten Beuteln. Statt Cremortartari ist vor allem im Kriege, doch auch jetzt noch, Calcium biphosphoricum verwendet worden. Häufig wird auch Ammoniumcarbonat allein oder mit Pottasche gemischt als Treibmittel vor allem in der Pfefferkuchenbäckerei verwendet.

Unter Labessenz versteht man einen weinigen Auszug aus Kälber- oder Schweinemagen oder auch eine Lösung von Pepsin in Wein. Wird Labessenz der Milch zugesetzt, so scheidet sich der Käsestoff aus. Die davon befreite Milch heißt süßer Molken und bildet ein gutes Ernährungsmittel für Genesende.

Die Obstsäfte, die teils zur Herstellung spirituöser Getränke, teils zur Bereitung der Fruchtsirupe dienen, werden durch Auspressen des betreffenden Obstes in Fruchtpressen gewonnen. Für den ersteren Fall werden sie dann weiter mit 10% Spiritus versetzt, um die schleimigen Pektinstoffe, die jeder frisch gepreßte Saft enthält, zur Ausscheidung zu bringen, im letzteren Falle wird der Saft mit einigen Prozent Zucker versetzt und in ein lose bedecktes Gefäß gebracht, worauf bei mäßiger Wärme eine Gärung eintritt. Nach vollendeter Gärung, d. h. wenn die Pektinstoffe gefällt sind, was man

---

[1]) In Übereinstimmung hiermit führt der Amtsrichter Th. von der Pfordten in seiner Erläuterung zu dem „Gesetz, betr. den Verkehr mit Nahrungsmitteln usw." (Verlag Oskar Beck, München), auf S. 16 aus: Ein Heilmittel kann zugleich die Bedeutung eines Nahrungs- und Genußmittels haben (vgl. R.G. IV, 393), man denke z. B. an Beeftee, an Fleischextrakte. Gleichgültig ist es für den Begriff des Nahrungs- und Genußmittels, unter welcher Bezeichnung es in den Verkehr gebracht wird — ob es z. B. als chemisches Präparat, als Medizin bezeichnet wird —, wenn es nur tatsächlich der Ernährung oder dem Genusse dient.

iran erkennt, daß sich der Saft mit der halben Raummenge Wein-
ist ohne Trübung mischt, wird er klar abgezogen und gefiltert.
T. Saft ergeben mit 13 T. Zucker verkocht 20 T. Fruchtsirup.

Da die Arzneimittelverordnung nicht Fruchtsäfte im all-
meinen, sondern nur Obstsäfte mit Zucker, Essig oder Fruchtsäuren
ngekocht dem freien Verkehre überläßt, so ist die Frage, was unter
bst zu verstehen sei, nicht unwesentlich. Alles Obst hat Samenkerne
ıd kann roh gegessen werden, und zwar wird entweder nur der
ern gegessen (z. B. Nüsse) oder das saftige Fleisch, das den Kern
ngibt (z. B. Pflaume, Kirsche). Das Fleisch selbst ist entweder fest,
eiartig oder weich. Hiernach unterscheidet man Stein-, Kern-,
eeren-, Schalenobst und Kürbisse. Daher sind Fruchtsirupe,
e keine Obstsaftverkochungen sind, zu Heilzwecken dem freien Ver-
hr nicht überlassen, z. B. Syrup. Rhamni catharticae.

24. Farben.

Wir unterscheiden Farbstoffe, die für die Färberei, und solche,
e für die Malerei bestimmt sind. Beide Gruppen unterscheiden sich
hr wesentlich schon durch die Art ihrer Anwendung. Die Farbstoffe
r die Färberei sind durchweg organischer Natur und entstammen
m Pflanzenreiche, einige, wie Sepia und Carmin, auch dem Tierreiche,
ler es sind Teerfarbstoffe. Vor allem müssen sie aber in Wasser löslich
in oder in einen wasserlöslichen Körper verwandelt werden können
ndigo).

Die Anwendung dieser Farbstoffe geschieht derart, daß aus
nen eine Farbbrühe hergestellt und die zu färbenden Stoffe in
eselbe eingetaucht werden, worauf durch Anwendung eines ge-
gneten Beizmittels der Farbstoff als unlösliche Verbindung in der
offaser niedergeschlagen wird. Als Beizmittel dienen hauptsächlich
laun, essigsaure Tonerde, Bleiessig, Zinnsalz, Grünspan, Kalium-
ıromate, Kupfer- und Eisenvitriol und eine Reihe weiterer Chemi-
ılien. Im Haushalt wäre eine solche Behandlung nicht möglich, und
werden hier ausschließlich Teerfarbstoffe verwendet. Diese Industrie
t heute schon so weit fortgeschritten, daß wir Stoffarben erhalten
önnen, die nicht mehr aufgebeizt zu werden brauchen, ja sogar gar
cht mehr in der Farbbrühe gekocht zu werden brauchen und dabei
uriger und farbenreicher sind wie die pflanzlichen Farbstoffe der
ärberei. Auch absolut lichtechte Teerfarbstoffe sind heute schon im
andel, wovon die Indanthrenfarbstoffe die erste Stelle einnehmen.

Die Anwendung der Farben in der Malerei ist dagegen eine wesent-
h andere. Die möglichst fein gemahlenen, am besten geschlämmten
arbstoffe, die fast ausschließlich anorganischer Natur sind, werden als
lfarbe mit Firnis, als Wasserfarben mit Leimwasser oder Stärkekleister,

zu einer dünnen Masse angerührt und mittels Pinsel aufgetragen. Unter der Deckkraft einer Farbe versteht man ihre Fähigkeit, mit einer möglichst kleinen Menge eine möglichst große Fläche derart zu überdecken, daß man den Untergrund nicht mehr erkennen kann. Die Deckkraft einer Farbe wird wesentlich durch möglichst feine Schlämmung erhöht. Außer der Deckkraft wird der Wert einer Farbe nur durch ihren Farbenton und ihre Haltbarkeit bestimmt. Die chemische Zusammensetzung der Malerfarben spielt für die Bewertung also keine Rolle. Nur insofern kommt die chemische Zusammensetzung einer Farbe in Betracht, als man gewisse Farben nicht miteinander vermischen darf, um einer chemischen Zersetzung und damit Vernichtung des Farbentones vorzubeugen. So z. B. dürfen bleihaltige Farben, wie Bleiweiß, Chromgelb, unechtes Chromgrün, nicht mit Farben vermischt werden, die ihrerseits schwefelhaltig sind, wie Ultramarinfarben und Zinnober; es würde sich sonst allmählich schwarzes Schwefelblei bilden und die Farbe rasch nachdunkeln. Aus demselben Grunde dürfen schwefelhaltige Farben nicht mit Glättefirnis angerührt werden. Auch der Kalk, der ja den Untergrund für Wandanstriche bildet, wirkt auf manche Farben zersetzend, wie z. B. auf Berlinerblau. Deshalb werden sog. kalkechte Farben als solche besonders in den Handel gebracht. Unter Lasurfarben versteht man solche Farben, die aufgetragen den Untergrund noch durchscheinen lassen. Sie werden nur in der Holzmalerei und als Beize verwendet. Zu ihnen gehört Kasselerbraun, Sienagelb und -rot und einige Farblacke.

Die anorganischen Farbstoffe teilt man in Erdfarben und chemische Farben ein. Die ersteren finden sich fertig vorgebildet in der Natur und werden von anhaftenden Verunreinigungen durch Mahlen und Schlämmen befreit. Durch Glühen, auch unter Zusetzung gewisser chemischer Stoffe, werden die verschiedenen Farbentöne gewonnen. Die chemischen Farben werden erst künstlich in Fabriken durch verschiedene chemische Verfahren dargestellt, wobei man die Erzielung verschiedener Farbtöne durch die Anwendung geeigneter Darstellungsweisen in der Hand hat. Zu den Erdfarben zählen z. B. die verschiedenen Ockerarten, Umbra, Mahagonibraun, Terra de siena u. a. m. Zu den chemischen Farben: Bleiweiß, Zinkweiß, Berlinerblau, Chromgelb, Ultramarinblau usf.

Bronzen werden aus Legierungen von Kupfer, Zink und Zinn oder den Abfällen bei der Herstellung bronzener Geräte dargestellt. Für Silberbronze verwendet man Aluminium. Die legierte Masse wird in Stangen gegossen, die gewalzt und gehämmert werden, bis sie papierdünne Blätter bilden, die dann in besonderen Poch- und Stampfwerken bis zur Pulverform gebracht werden. Um ein Zusammenkleben zu vermeiden, werden die Blättchen in den Pochwerken mit Gummi arabic. gemischt, das dann mit Wasser herausgelöst wird. In besonderen Verstäubungsapparaten werden die feineren und leichteren Teile von den schwereren getrennt. Die verschiedenen Farbtöne werden teils durch besondere Legierungsverhältnisse, teils durch besondere Behandlung beim Erhitzen, die sog. Patentbronzen auch durch Färben mit Teerfarben gewonnen. Als Goldbronze wird oft Schwefelzinn (Musivgold) verwendet.

Silicatfarben sind Mischungen von Wasserglas mit Erdfarben und Wasser. Sie sind feuersicher und werden daher besonders zum Anstreichen von Theaterkulissen usw. verwendet.

Ölfarben werden dadurch hergestellt, daß man die trockenen Farbstoffe zuerst mit wenig Firnis anrührt und durch eine Farbmühle gehen läßt, um eine möglichst feine Verteilung der Farben zu erreichen. Diese dick angerührten Farben kann man auch vorrätig halten, muß aber dann stets dafür sorgen, daß sie unter Wasser sind, um eine Oxydierung und Häutchenbildung zu verhüten. Für den Gebrauch werden sie dann mit der nötigen Menge Firnis versetzt.

Der Rohstoff für die Herstellung der Teerfarben ist der Steinkohlenteer, und zwar kommen von dessen Bestandteilen besonders Benzol, Toluol, Xylol, Anthracen, Naphthalin usw. in Betracht. Die Teerfarben werden in einer sehr großen Anzahl von Farbtönen hergestellt und finden wegen ihrer leichten Anwendbarkeit, Ausgiebigkeit und Farbenpracht zahlreiche Anwendung. Auch in bezug auf Lichtechtheit, die früher viel zu wünschen übrig ließ, ist man heute bereits so weit, daß man sehr viele Teerfarben heute schon absolut lichtecht herstellen kann, wie z. B. die vorgenannten Indanthrenfarben.

Unter Farblacken — nicht zu verwechseln mit Lackfarben! — versteht man Farbstoffe, die durch Ausfällen einer organischen Farbstofflösung mittels eines Beizmittels gewonnen werden, wie z. B. Sepialack, Krapplack, Carminlack, Florentiner Lack u. a. m.; sie werden teils in der Kosmetik, teils in der Kunstmalerei und zu Tuschen verwendet. Auch Teerfarbstoffe, die man auf Kaolin, Chromrot oder Minium niedergeschlagen hat, sind Farblacke. Zu ihnen gehört: Kalkgrün, Kalkblau, Signalrot, Zinnober imitiert usw.

Stoffarben sind zum Handverkauf fertig verpackte mit Gebrauchsanweisung versehene Teerfarbstoffe, die in neuerer Zeit meist in Tabletten gepreßt gehandelt werden. Unter Aufbürstfarben versteht man fertige Lösungen obiger Teerfarben, die für Möbelstoffe Verwendung finden. Mitunter ist ihnen zu Reinigungszwecken auch etwas Quillajaabkochung zugesetzt.

Als Stempelfarben für Metallstempel dienen feine Verreibungen von Erdfarben mit Rüböl oder Leinöl; für Kautschukstempel konzentrierte Lösungen von Teerfarbstoffen, vor allem Methylviolett in Glycerin.

25. Firnisse und Lacke.

Die Anwendung von Firnissen und Lacken als Überzug über verschiedene Körper hat den Zweck, entweder die betreffenden Körper vor atmosphärischen Einflüssen zu schützen, oder ihnen ein wohlgefälligeres Aussehen zu verleihen. Die Grundlage der verschiedenen Firnisse bildet ein trocknendes Öl, die der Lackanstriche ein Harz. Dadurch, daß Firnisanstriche durch Sauerstoffaufnahme erhärten, wird ihr Gewicht größer, während Lackanstriche durch Verdunstung des Lösungsmittels an Gewicht leichter werden.

Zur Firnisbereitung dient fast nur das Leinöl, für Kunstmalereifirnisse auch Mohnöl, die für diesen Zweck jedoch völlig frei von schleimigen Bestandteilen sein müssen, da sonst das Trocknen erheblich verzögert wird. Um das zu erreichen, läßt man die Öle längere Zeit lagern, wobei sich die Pflanzenschleimteile allmählich zu Boden setzen; andererseits wird dadurch das Leinöl durch Sauerstoffaufnahme aus der Luft an solchem angereichert. Ein auf diesem natürlichen Wege oxydiertes Leinöl würde zwar das beste sein, doch würde das Trocknen zu lange dauern, auch würde es ein jahrelanges Lagern erfordern. Man zieht daher die künstliche Zuführung von Sauerstoff durch Kochen des Leinöls mit Stoffen vor, die ihrerseits leicht Sauerstoff aus der Luft aufnehmen und diesen dann wieder an das Leinöl abgeben, wie z. B. leinölsaures Blei, = Mangan oder = Kobalt. Man unterscheidet daher im Handel: Glättefirnisse, Manganfirnisse und Kobaltfirnisse. Für die Kunstmalerei soll man jedoch keine sauerstoffübertragenden Chemikalien zusetzen, da dadurch Einwirkungen auf die Farben, die zum größten Teil chemische Farben sind, möglich wären. Die Herstellung geschieht im großen in der Weise, daß die Öle in großen Kesseln unter Zusatz der entsprechenden Chemikalien, bei Kunstfirnissen natürlich ohne dieselben, erhitzt werden, was entweder durch offenes Feuer oder durch überhitzten Wasserdampf geschehen kann. Im ersteren Falle darf die Befeuerung nur von einem anstoßenden, durch Brandmauer getrennten, Nebenraume aus vorgenommen werden, um eine Feuergefahr durch etwa überfließendes Leinöl auszuschließen. Da das Leinöl beim Erhitzen stark schäumt, werden die Kessel nur zu etwa $^2/_3$ gefüllt und müssen einen Überlaufsrand besitzen, damit eventuell überschäumendes Öl nicht auf den Erdboden fließt. Der auf diese Weise gewonnene Firnis hat in wenigen Stunden so viel Sauerstoff aufgenommen, wie er beim Lagern in Monaten und Jahren aufgenommen haben würde, jedoch zum Teil auf Kosten der Haltbarkeit der Anstriche. Ein guter Firnis soll auf Glas oder Blech dünn aufgestrichen in ungefähr 12 Stunden erhärten. Gebleichte Firnisse gewinnt man dadurch, daß gelagertes Leinöl in ganz flachen Gefäßen mehrere Wochen der Einwirkung der Sonnenstrahlen ausgesetzt wird. In neuerer Zeit

Firnisse und Lacke.

bleicht man mit Knochenkohle und Benzoylsuperoxyd. Standöl ist ein gebleichter und ebenfalls stark eingekochter Firnis, der mitunter als Ersatz für helle Lacke angewendet wird, besonders bei Gegenständen, die viel dem Sonnenlichte ausgesetzt sind. Der sog. Buchdrucker-Firnis stellt einen so stark eingekochten Firnis dar, daß er ganz zähe geworden ist und auf Papier nicht mehr fettet. Unter Sikkativ-mitteln versteht man solche Stoffe, die dem Firnis beigefügt das Trocknen beschleunigen sollen; das flüssige Sikkativ besteht in der Regel aus leinölsaurem Blei, Mangan bzw. Kobalt, das in Terpentinöl gelöst ist. Das pulverförmige Sikkativ ist borsaures Manganoxydul, es wird manchmal mit Zinkweiß vermischt. Auf 1 Kilo streichfertige Ölfarbe rechnet man etwa 50 g bis höchstens 100 g Sikkativ als Zusatz.

Von den Lacken unterscheidet man: 1. Fettlacke oder Öllacke, 2. Terpentinöllacke, 3. Spiritus- und Ätherlacke, 4. wässerige Lacke oder Appreturen.

Zur Herstellung der fetten Lacke dienen nur Bernsteine und echte Kopale; die Kopal- und Bernsteinlacke werden dadurch hergestellt, daß die Harze bei etwa 300—350° geschmolzen werden, wobei Kopalöl, Bernsteinöl und Bernsteinsäure abdestillieren und ein sog. Kopal- bzw. Bernsteinkolophon zurückbleibt. Dieses wird nun noch heiß in kochendem Leinölfirnis gelöst. Nach der vollständigen Lösung in Leinölfirnis wird die Masse etwas abgekühlt und dann unter fortwährendem Umrühren die nötige Menge Terpentinöl zugesetzt. Man soll die Lacke stets gut verschlossen aufbewahren, um ein freiwilliges Verdunsten des Terpentinöls zu vermeiden. Von den verschiedenen Kopalarten sind für diese Lacke nur die fossilen Kopale verwendbar. Um sie weicher und geschmeidiger zu machen, setzt man ihnen Elemi, venetianischen Terpentin oder Kautschuk zu. Der letztere Zusatz bedingt die besten Ergebnisse. Eine Verfälschung der Bernstein- und Kopallacke findet mitunter durch Kolophonium statt, wodurch die Lacke aber spröde und rissig werden und der Überzug leicht abspringt. Unter Schleiflacken versteht man solche Fettlacke, die sich nach dem Erhärten durch Schleifmittel, wie Glas- und Schmirgelpapier, abreiben lassen. Es sind die magersten Kopal- bzw. Bernsteinlacke. Nach dem Abreiben wird ein neuer Lackanstrich gemacht und ebenfalls abgeschliffen. Nachdem dies mehrere Male geschehen ist, wird entweder ein sehr fetter (leinölfirnishaltiger) Kopal- bzw. Bernsteinlack, ein sog. Emaillelack, aufgetragen, oder der Überzug wird zum Schlusse poliert. Diese etwas umständliche und auch teure Anwendungsweise wird für Anstriche verwendet, die besonders stark den Witterungseinflüssen ausgesetzt sind, wie z. B. Eisenbahnwagen, Droschken, Automobile usw.

Bei den Terpentinöllacken ist die Herstellungsweise eine bedeutend einfachere. Es werden hier die betreffenden Harze einfach in warmem Terpentinöl gelöst, da diese Harze im Gegensatz zu echten Kopal- bzw. Bernsteinharzen in Terpentinöl völlig löslich sind. Hierbei verwendet man meist das sog. Deplazierungsverfahren, das darin besteht, daß man die Harze in einem Siebe oder in einem Leinwandlappen eingebunden, dicht unter die Oberfläche des Lösungsmittels hängt und zum Lösen schmale hohe Gefäße verwendet (vgl. Abb. 24). Dieses Verfahren hat zwei Vorteile; einerseits bleiben die Verunreinigungen auf dem Siebe bzw. in dem Leinwandlappen zurück und der Lack wird nicht erst damit verunreinigt; zweitens aber, und hierin liegt der Hauptvorteil, fällt die spezifisch schwerere Harzlösung zu Boden und neues Lösungsmittel wird von unten in die Höhe gedrückt, wodurch das Harz immer von frischem Lösungsmittel umspült wird. Hierdurch wird die Lösungsdauer bedeutend verkürzt. Die bekanntesten Terpentinöllacke sind: aus Cowrikopalen = Ahornlacke; aus Dammarharzen die Dammarlacke; aus Asphalt = Eisenlack; aus Kolophon die sog. Sarglacke. Auch die Terpentinöllacke können durch Zusatz von venetianischem Terpentin oder Ricinusöl elastischer gemacht werden.

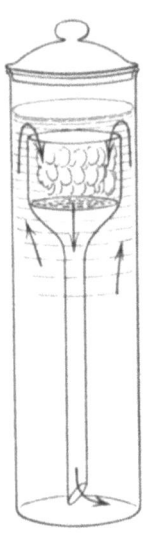

Abb. 24. Deplazierungsgefäß.

Zur Herstellung der Spirituslacke werden Schellack, Manilakopal, Sandarak und zur Verbilligung Kolophon verwendet. Bei der Verarbeitung des wichtigsten Harzes, des Schellacks, ist darauf zu achten, daß die Lösung desselben in Spiritus ohne Erwärmung vor sich geht, da sonst das im Schellack enthaltene Wachs mit in Lösung geht und bei nachfolgender Filtration die Filterporen verkleben würde. Zur Herstellung der Spirituslacke wird ebenfalls das oben beschriebene Deplazierungsverfahren angewendet. Der für die Lackfabrikation verwendete Spiritus ist mit Terpentinöl vergällt, zur Herstellung von Polituren auch mit Methylalkohol. Unter Polituren versteht man unfiltrierte, d. h. Schellackwachs enthaltende, Schellacklösungen, die auf die zu polierende Fläche aufgetragen und bis zum völligen Trocknen verrieben werden. Als erweichender Zusatz für Spirituslacke werden ebenfalls venetianischer Terpentin und Ricinusöl verwendet. Zum Färben von Spirituslacken werden meist Teerfarben gebraucht, doch auch andere spirituslösliche Farbstoffe finden Verwendung, z. B. für Messinglack der Gummi Gutti, für Polisander- und Mahagonilacke das Drachenblut.

Niemals darf zum Erweichen irgendwelcher Lacke gewöhnlicher Terpentin verwendet werden. Terpentinöllacke würde der Wassergehalt des gewöhnlichen Terpentins trübe machen, und bei Spiritus-

Firnisse und Lacke.

lacken würde eine Herabsetzung der Alkoholprozente eintreten, wodurch unter Umständen Ausscheidung der Harze stattfinden könnte.

Unter **Mattlacken** versteht man solche, denen durch gewisse Zusätze die Fähigkeit genommen worden ist, nach dem Erhärten zu glänzen. Als hierfür geeigneter Zusatz wird besonders Wachs verwendet; bei Spirituslacken auch spirituöser Salmiakgeist, Äther und Campher. Sie müssen vor dem Gebrauch stets aufgeschüttelt werden.

Unter **wässerigen Lacken** oder Appreturen versteht man zumeist Lösungen von Schellack in heißer Borax- oder Sodalösung. Sie sind jedoch von geringer Haltbarkeit und werden im allgemeinen nur für Schuhwerk, Markttaschen, Lederzeug usw. verwendet. Wir kennen sie hauptsächlich schwarz und braun gefärbt.

Unter **Kautschuklacken** versteht man Fettlacke, denen eine Lösung von Kautschuk in Benzol, leichtem Campheröl, Terpentinöl und Leinöl zugesetzt ist. Es sind die dehnbarsten Lacke und werden zum Lackieren von Leder und anderen biegsamen Sachen verwendet.

Esterlacke sind solche Lacke, bei deren Herstellung nicht die Harze an sich, sondern die sog. Harzsäureester verwendet werden.

Wir kennen zwei verschiedene Arten:

1. Die Veresterung von Kolophon mit Kalk, wodurch die sog. Kalkoder Hartharze entstehen, die dann in Terpentinöl gelöst und mit mehr oder weniger Firnis versetzt, die sog. Firnisersatze, Lackfirnisse usw. bilden. Sie standen während des Krieges in Blüte, werden aber heute kaum noch verwendet, da ihre Haltbarkeit nicht besonders ist.

2. Die Veresterung von Kolophon mit Glycerin, Resorcin, Zucker usw. Diese Harze geben sehr gute Lacke, ähnlich den Cowrikopallacken, doch sind sie nach dem Kriege von diesen wieder vollständig verdrängt worden.

Unter dem Namen **Zapon-** oder **Celluloidlacke** werden Lacke in den Handel gebracht, die Lösungen von Celluloid in Amylacetat und Aceton darstellen. Sie werden als Messinglacke und zum Lackieren der glänzenden Postkarten usw. verwendet.

Zum Auftragen der Bronzen verwendet man entweder das **Anlegeöl**, eine dem Standöl ähnliche Zubereitung, mit dem die zu bronzierenden Gegenstände überstrichen werden, worauf man die trockene Bronze mittels Wattebausch aufträgt, oder **Bronzetinktur**, die eine Lösung von Dammarharz und Wachs in Terpentinöl oder auch in Benzin darstellt. Bei beiden Präparaten ist aber darauf zu achten, daß sie völlig säurefrei sind, da sonst die Bronzeanstriche sehr schnell mißfarbig werden.

6*

26. Tinten.

Die im Handel befindlichen Tinten lassen sich in drei Gruppen teilen: 1. die Eisengallus- oder Dokumententinte, 2. die Blauholz- oder Schultinte, 3. die Teerfarbstofftinten.

1. **Eisengallustinte.** Die früher fast allein gebrauchte Tinte war die Gallustinte, die man durch Abkochen von gestoßenen Galläpfeln unter Zusatz von Eisenvitriol und Gummi arabicum herstellte und mit Carbolsäure konservierte, um sie vor Schimmel zu schützen. Sie fließt grau aus der Feder und wird erst durch Einwirkung der Luft tiefschwarz, indem sich das fast farblose, aber leicht lösliche gerbsaure Eisenoxydul in tiefschwarzes unlösliches gerbsaures Eisenoxyd umwandelt. Aus diesem Grunde färbt man Eisengallustinten stets mit stahlblauer Teerfarbe an. Sie muß stets schwach salzsauer sein, weswegen Stahlfedern von ihr stark angegriffen werden. Federn von Füllfederhaltern sind deshalb stets vergoldet. Schriftzüge von Eisengallustinte sind aber mit chemischen Mitteln nicht oder wenigstens nicht so entfernbar, daß man den Entfernungsversuch nicht nachweisen könnte. Besonders für die Niederschreibung wichtiger Dokumente und Urkunden ist die Gallustinte aus obigem Grunde sehr geeignet.

2. **Blauholztinte.** Für Schulzwecke und geschäftliche wie private Korrespondenz ist die Anwendung von Blauholztinten allgemein geworden, die durch eine Abkochung von Blauholzextrakt unter Zusatz von Eisenvitriol und chromsaurem Kalium erzeugt werden. Durch einen Zusatz von Gummi arabicum oder Dextrin werden sie nach Bedarf dünner oder dickflüssiger hergestellt und ebenfalls mit Carbolsäure konserviert. Da sie keine freie Säure enthält, greift sie die Feder bedeutend weniger an, fließt auch schön blaurot aus der Feder und die Schriftzüge verändern selbst nach Jahrzehnten und länger ihre Farbe nicht. Blauholztinte ist aber mit chemischen Mitteln ziemlich entfernbar.

Die im Handel befindlichen sog. Kaisertinten, Schultinten, Bureautinten usw. sind fast stets Mischungen von Eisengallus- und Blauholztinte.

Kopiertinten sind Blauholztinten mit einem Zusatz von Sirup und Indigosolution, wodurch eine höhere Farbkraft sowie beim Anfeuchten eine gewisse Klebrigkeit erreicht wird.

3. **Teerfarbstofftinten** sind Auflösungen von Teerfarbstoffen in heißem Wasser unter Zusatz von etwas Gummi arabicum bzw. Dextrin. Sie lassen sich sehr leicht vor allem in den verschiedensten Farben herstellen, doch ist ihre Haltbarkeit auf dem Papiere beschränkt, und schon Sonnenbeleuchtung kann sie zum Verschwinden bringen. Daher sind wohl auch nur bunte Teerfarbstofftinten im Handel, während schwarze wohl kaum gehandelt wird.

Der Vollständigkeit halber will ich noch erwähnen, daß man durch Auflösen von Berlinerblau in Oxalsäurelösung eine blaue Tinte, und durch Auflösen von Carmin in Salmiakgeist eine rote Tinte erzeugen kann.

Die **Hektographentinte** stellt eine starke Lösung von Teerfarben, besonders Methylviolett, in Wasser dar, der Essigsäure zugesetzt ist.

Hektographen sind Apparate, die zur Vervielfältigung von Schriftstücken dienen; sie bestehen aus einem flachen Blechkasten, in dem sich die **Hektographenmasse** befindet, oder aus einem Stück Leinwand, das so oft durch geschmolzene Hektographenmasse gezogen ist, daß sich auf beiden Seiten eine 1—2 mm starke Schicht gebildet hat.

Hektographenmasse besteht aus in Wasser aufgequollenem und im Wasserbade verflüssigtem Leim bzw. Gelatine, der ein bestimmter Prozentsatz Glycerin zugesetzt ist.

Wäschezeichentinte besteht aus einer mit Ruß versetzten Höllensteinlösung; vor ihrer Anwendung ist der betreffende Stoff mit Boraxlösung zu befeuchten und auszuplätten, damit die Schriftzüge nicht verlaufen. Als **Geheimtinten** oder sog. sympathetische Tinten werden Lösungen von Kobaltsalzen verwendet, die unsichtbare Schriftzeichen liefern, die erst beim Erwärmen farbig hervortreten.

27. Wäscheartikel, Fleckenreinigungs= und Bleichmittel.

Bei der Wäschereinigung kommt es zumeist darauf an, die in der schmutzigen Wäsche enthaltenen Fettstoffe zu beseitigen. Zu diesem Zwecke werden bekanntlich Seifen und alkalische Stoffe verwendet, wobei die letzteren die Fette emulgieren und die Seife durch die Schaumbildung die gelösten Verunreinigungen gewissermaßen hinwegträgt. Ein kleiner Überschuß von Alkali in den betreffenden Waschseifen wird daher nur vorteilhaft wirken. Das mildeste Alkali, der Salmiakgeist, wird daher auch vielfach zur Wäschereinigung verwendet, und die Salmiak-Schmierseifen haben mehr und mehr Aufnahme gefunden. Ferner verwenden wir als mildes Alkali die Soda sowie das Wasserglas. Wenn nun auch durch dieses Verfahren die verschiedenen Fettstoffe beseitigt werden, so finden sich doch häufig in der Wäsche Flecke, zu deren Beseitigung die Seife allein nicht ausreicht, so daß man zur Anwendung besonderer Hilfsmittel gezwungen ist. In sehr vielen Fällen werden bleichende Mittel ausreichen, wozu besonders Chlorkalk und Eau de Javelle, neuerdings auch Wasserstoffsuperoxyd und gewisse Salze, die leicht Sauerstoff abgeben, wie die Perborate, benutzt werden. Bei der Anwendung von chlorhaltigen Mitteln ist aber unbedingt darauf zu achten, daß die betreffenden Stellen und Wäschestücke sorgfältig mit reichlichem Wasser nachgewaschen werden, dem man zuletzt Antichlor zugesetzt hat, um die zerstörende Wirkung des Chlors aufzuheben. Da im anderen Falle, speziell beim Lagern der Wäsche im Schrank, zurückgebliebener Chlor in die Wäsche Löcher hineinfrißt. Zur Entfernung von Höllensteinflecken betupft man die Stellen mit konzentrierter Jodkaliumlösung oder Cyankaliumlösung und wäscht das gebildete Jodsilber mit Natriumthiosulfatlösung heraus. Kaliumpermanganatflecke entfernt man mit dünner Salzsäure oder starker Weinsäurelösung; Jodflecke entfernt man mit Salmiakgeist oder Natriumthiosulfatlösung. Rotwein- und Teerfarbstoffflecke entfernt man mit Eau de Javelle; Rostflecke mit Kleesalzlösung; bei Tintenflecken in weißen Stoffen muß man mit Eau de Javelle erst den Blauholzfarbstoff zerstören, worauf man mit Kleesalz den zurückgebliebenen Eisenfleck entfernt. Tinte aus bunten Stoffen versuche man mit konzentrierter Weinsäurelösung zu entfernen.

In allen diesen vorgenannten Fällen ist natürlich sorgfältig nachzuwaschen.

Die bei weitem am häufigsten vorkommenden Flecke sind die von Fett und Ölfarbe. Zu deren Beseitigung benutzt man Benzin oder besser das nicht brennbare Benzinoform (Tetrachlorkohlenstoff), das mit Magnesiumcarbonat zu einem Brei verrührt worden ist, den man auf die betreffenden Stellen aufträgt und nach dem Trocknen abbürstet. Flecken von Ölfarbe und Teer werden, besonders wenn sie schon etwas älter sind, zunächst mit Fett oder Butter erweicht und dann wie Fettflecke behandelt. Auch Terpentinöl, Salmiakgeist, Äther und andere Stoffe werden vielfach zur Entfernung solcher Flecke angewendet, und es lassen sich durch geschickte Vereinigungen derartiger Mittel sog. Fleckwässer zusammenstellen, die in gewissem Sinne als allgemeine Reinigungsmittel für Fett- und Ölflecke gelten können. In neuerer Zeit kommen Lösungen von Hexanol und Methylhexanol in Seifenlösungen unter verschiedenen Phantasienamen, wie Efesol usw., in den Handel und stellen vorzügliche Fett- und vor allem Ölfarbenreinigungsmittel dar. Staub- und Schmutzflecke entfernt man entweder mit dünnem Salmiakgeist, mit Gallseife oder Quillajarindenabkochung. Blaubeerflecke lassen sich leicht dadurch entfernen, daß man die Flecke mit Wasser befeuchtet und einen angezündeten Schwefelfaden darunterhält und dann mit Wasser auswäscht. Die Herstellung eines Universalfleckmittels, das jeden Fleck entfernt, ist eine absolute Unmöglichkeit, da die Natur der verschiedenen Flecke eine durchaus verschiedene Behandlung erfordert, eine Binsenwahrheit, von der das Publikum vielfach leider noch nicht durchdrungen ist.

In der Drogenkunde werden wir noch Stoffe kennenlernen, die sich zur Reinigung von Wollstoffen ganz besonders eignen, weil sie dieselben nicht angreifen, wie Quillajarinde und Seifenwurzel, und wir wollen uns hierbei merken, daß tierische Wolle gegen Alkali besonders empfindlich ist, weshalb man beim Waschen wollener Stoffe überhaupt die Anwendung von Alkali vermeiden muß, also auch von alkalischen Seifen. Baumwolle und auch Leinwand verhalten sich genau umgekehrt; sie sind unempfindlicher gegen Alkali. Daher erklärt es sich auch, daß Handwerker, die viel mit alkalischen Stoffen, wie z. B. Kalk, arbeiten, also Maurer, Stuckateure und Anstreicher, während der Arbeit Anzüge aus Leinwand tragen, da dieselben von Kalk nicht angegriffen werden. Aus dem Gesagten ergibt sich auch, was man anzuwenden hat, wenn Kleidungsstücke versehentlich mit Säuren oder Laugen bespritzt worden sind: Säureflecken werden mit einer schwachen Base, nämlich Salmiakgeist, Flecken von Lauge oder Kalk dagegen mit einer schwachen Säure, nämlich Essig, behandelt.

Da es bei der Wäschereinigung auf eine möglichst vollständige Lösung der Verunreinigungen ankommt, so ist dafür selbstverständlich am geeignetsten ein Wasser, das seinerseits überhaupt nichts gelöst in sich enthält, wie das Regenwasser; während umgekehrt ein sehr salzreiches Wasser, wie z. B. die Gebirgsquellwässer, sehr ungeeignet sind, da nicht nur ihre Lösungskraft schwächer ist, sondern die darin enthaltenen Salze auch zersetzend auf die angewendete Seife wirken, was man beim Händewaschen in Quellwasser jederzeit beobachten kann. Hartem Wasser, das zum Waschen dienen soll, setzt man daher etwas Soda oder Borax zu.

28. Schutzmittel für Holz, Leder und Metall.

Diese Artikel gehören mit zu den lohnendsten und gangbarsten einer modernen Drogenhandlung; ihre Selbstherstellung ist daher dringend zu empfehlen.

Um geringwertigen Hölzern ein besseres Aussehen zu geben, werden sie mit Holzbeizen behandelt. Man verwendet dazu Auszüge von pflanzlichen Farbstoffen in geeigneten Mischungsverhältnissen, Teerfarblösungen oder auch erdige Farbstoffe. Die bekanntesten sind die Nußbaum-, Eichenholz-, Mahagoni- und Ebenholzbeize. Häufig wird das gebeizte Holz noch gefirnißt oder lackiert. Metallbeizen sind Lösungen verschiedener chemischer Stoffe, wie z. B. Liqu. Stibii chlorati, Schwefelleberlösung, holzessigsaure Eisenlösung, Brünnierflüssigkeit usw., die auf Metallen eine künstliche Oxydschicht oder Sulfidschicht erzeugen. Sie dienen entweder, um ein natürliches Rosten zu verhindern, wie beim Brünieren der Gewehrläufe, oder dem Metalle eine andere Farbe zu geben, wie Tulasilber usw.

Zur Erhaltung des Fußbodens, vor allem des Parketts, dienen die verschiedenen Bohnermittel. Echtes Bohnerwachs gewinnt man durch Verseifung von Bienenwachs mit Pottaschelösung, während die verschiedenen Bohnermassen aus Mischungen von Ceresin und anderen Wachsarten mit Terpentinöl oder Ersatzmitteln bestehen. Zur Herstellung von echtem Bohnerwachs sind Ceresin und Mineralwachse überhaupt nicht verwendbar, da sie sich nicht verseifen lassen. Flüssige Bohnermassen sind entweder Lösungen von echtem Bohnerwachs in heißem Wasser, oder es sind Lösungen von Carnaubawachs in warmem Terpentinöl. All diese Mittel werden mittels Lappen oder Pinsel auf den Fußboden aufgetragen, trocknen gelassen und dann mit Wollappen oder Bohnerbürste nachgerieben, um eine glatte, glänzende Fläche zu erzielen. Saalglätte zum Glattmachen von Tanzsälen besteht aus Talkum und Paraffin, mitunter auch mit Ocker gefärbt, oder es sind Ceresin-Paraffin-Verschmelzungen, welche geschmolzen im Saale nur verspritzt werden, wobei der Tänzer das Verbohnern selbst ausführt. Neuerdings finden auch die Fußbodenöle vielfache Verwendung, von denen man staubbindende und trocknende unterscheidet. Erstere bestehen aus dünnflüssigen Vaseline- bzw. Zentrifugenölen und finden Verwendung bei Linoleum, Parkett- oder rohem Fußboden, nicht bei gestrichenem Fußboden, letztere aus Firnis, chinesischem Holzöl oder Fußbodenlack. Firnis und Lack sind bereits besprochen; chinesisches Holzöl, auch Wood-oil genannt, wird aus den Samen von Aleuritis cordata gewonnen, einem in China heimischen Baume, und trocknet sehr schnell, einen harten Überzug bildend.

Zur Erhaltung des Leders dienen solche Stoffe, die durch ihren Fettgehalt dem Leder die Geschmeidigkeit erhalten oder wiedergeben sollen. Es dienen hierzu vor allem das Lederwalkfett oder Degra, ferner Fischtran, Ricinusöl, Vaseline usw.

Lederfette sind Verschmelzungen von Degra, Fischtran, Ricinusöl mit verschiedenen Wachsarten, um die geeignete Konsistenz zu erzielen, oder es ist Vaseline.

Schuhcreame sind Bohnerwachse oder Bohnermassen, die man durch Zusatz von etwas Carnaubawachs bzw. Paraffin. solidum gehärtet hat und oft recht verschieden mit fettlöslichen Teerfarbstoffen anfärbt. Schuhwichse ist heute vollständig aus dem Handel gedrängt; sie bestand aus Melasse, Elfenbeinschwarz, Schwefelsäure, Galläpfelauszug und Eisenvitriollösung, die bekannteste Marke war „Perleberger".

Zum Schutze des Eisens gegen Rost dienen die verschiedenen Maschinenöle, die Vaselinöle von verschiedenem Stoffgewichte sind. Ihr Wert und ihre Ausgiebigkeit steigen mit ihrer Schmierfähigkeit und Viscosität oder Zähflüssigkeit, die nach Englerschen Graden im Viscosimeter oder Zähflüssigkeitsmesser gemessen wird.

So haben Nähmaschinen- bzw. Zentrifugenöle etwa 2° Engler
           Maschinenöle für Werkzeugmaschinen „ 4° „
           Heißdampf- oder Autozylinderöle „ 6° „

Auch Vaseline findet zum Einfetten und Schmieren Verwendung. Soll das Fett auch beim Erwärmen nicht flüssig werden, so verwendet man sog. Staufferfett oder konsistentes Maschinenfett, das ist ein Maschinenöl, das durch Verkochen mit einer Kalkölsäureseife konsistent gemacht und dann durch eine Salbenmühle gerieben ist. Wagenfette sind etwas ganz Ähnliches, nur verwendet man keine Kalkölsäureseife, sondern eine Kalkharzsäureseife aus sog. Stocköl hergestellt.

Als Metallputzmittel dienen flüssige, salbenförmige und feste Stoffe, zu deren Herstellung als Poliermittel: Polierrot, Zinnasche, Kieselkreide, Calc. carbonic. praecip., Trippelerde, Kieselgur usw. verwendet wird. Die ersten beiden dienen zum Polieren von Edelmetallen, die letzteren für alle anderen Metalle. Bei flüssigen Putzmitteln sind obige Poliermittel mit einer Ölsäure-Ammoniakseife emulgiert; bei salbenförmigen mit Ölsäure verrieben, bei festen mit Seifenpulver gemischt zu Stücken gepreßt.

29. Ungeziefermittel.

Wenngleich nach der Giftverordnung unter Ungeziefermitteln solche gegen schädliche Tiere schlechtweg zu verstehen sind, so werden im gewöhnlichen Sprachgebrauche unter Ungeziefer nur Insekten, Parasiten und niedere Organismen verstanden, die für Menschen, Tiere und Pflanzen lästig, häufig auch sehr schädlich werden.

Bis zu einem gewissen Grade ein Universalmittel gegen Insekten ist das Insektenpulver, das aus den feinst gemahlenen Blüten verschiedener Pyrethrum- und Chrysanthemumarten besteht. Es wird häufig mit Quillajarindenpulver, Pfefferpulver usw. vermischt, doch wird es damit nicht wirksamer für Insekten, sondern nur stärker zum Niesen reizend für den Menschen.

Wir werden jetzt einzelne Insekten- und andere Ungezieferarten besprechen.

Wanzen. Sie sind von den Insekten so ziemlich die zählebigsten, daher schwer zu bekämpfen. Tapezierer verwenden mit Vorliebe eine Abkochung von Koloquinthen, die dem Kleister zugesetzt wird, um die Zimmerwände bis zu einem gewissen Grade dauernd vor Ansiedelungen der Wanzen zu schützen. Auch sonst ist Koloquinthentinktur, der man noch etwas Formalin oder Certan zusetzen kann, ein sehr gutes Wanzenmittel, wenn man an die Brutstellen herankann. Zweckmäßig setzt man ihr etwas Schmierseife zu, um zu verhindern, daß die Tinktur an dem fettigen Chitinpanzer der Wanzen abläuft. Auch das von der Firma Friedr. Bayer in den Handel gebrachte Naphthalinpräparat Certan soll sich gut bewährt haben. Sitzen die Wanzen aber im Deckenstuck usw., so muß die Wohnung mit Schwefligsäuregas 12 Stunden lang ausgeräuchert werden. Am besten erzeugt man das Gas durch Verbrennen von Schwefel in der gut abgedichteten Stube. Sehr handlich sind dabei die im Handel befindlichen Schwefeltürme, Atlaskerzen usw. Uhren und andere Präzisionswerke sind vorher aus der Stube zu entfernen, Betten aufzudecken, Schränke zu öffnen usw.

Zur Vertilgung der **Schaben** (Schwaben) bewährt sich außer Insektenpulver besonders Borax mit Mehl vermischt, dem jedoch kein Zucker beizumischen ist. Von giftigen wirksamen Mitteln wären zu erwähnen kieselfluorwasserstoffsaures Kali, das mit Zucker und Mehl gemischt unter den Namen Tanatol, Vieregol, Fixalin usw. gehandelt wird. Es fällt zwar noch nicht unter das Giftgesetz, ist aber innerlich genommen äußerst gefährlich, wie verschiedene Todesfälle gezeigt haben. Ferner wäre Schweinfurtergrün mit Puderzucker gemischt noch als zwar langsam, aber sehr nachhaltig wirkendes Mittel zu erwähnen, doch fällt dies unter Abt. I des Giftgesetzes und ist nur gegen Erlaubnisschein zu verabfolgen.

Fliegen werden außer durch verstäubtes Insektenpulver durch **Fliegenleim** (Fliegenruten, Fliegenband) und **Fliegenpapier** bekämpft. Man hat von letzterem giftfreies und arsenhaltiges; das erstere enthält hauptsächlich eine Quassiaabkochung nebst verschiedenen Zusätzen, das letztere außerdem arsenige Säure und unterliegt den Vorschriften der Giftverordnung.

Motten. Wir wollen uns merken, daß von Motten nur **tierische Stoffe** (Pelze, Wolle, Seide) befallen werden, niemals aber **pflanzliche** (Baumwolle, Leinwand).

Gegen **Motten** bildet Naphthalin das bei weitem beliebteste Vertilgungsmittel, obgleich die fressende Mottenmade sich vom Naphthalin nicht stören läßt, sondern nur der fliegende Mottenschmetterling weicht den Naphthalindämpfen aus. Sonst bildet Insektenpulver, nicht zu sparsam verwendet, ein sehr gutes Schutzmittel. Ferner haben sich auch die Dämpfe von p-Dichlorbenzol als vorzügliches Tötungsmittel für Mottenmaden und -schmetterlinge bewährt, und der Firma **Fritz Schulz jun.** ist diese Verwendung patentamtlich geschützt. Auch Mottenäther finden wir im Handel; es sind Lösungen von Naphthalin oder p-Dichlorbenzol in Benzinoform oder Benzin. Den sichersten Schutz bildet das Behandeln der wollenen Kleidungsstücke mit Motten-Eulan, einem Spezialmittel der Firma **Friedr. Bayer.**

Mücken werden durch verschiedene insektenpulverhaltige Räuchermittel abzuhalten versucht, doch ist der Erfolg meist nur mäßig. Gegen Mückenstiche, ebenso gegen Bienenstiche wie Stiche von Insekten überhaupt, hilft sofort nach dem Stiche ein Betupfen mit Salmiakgeist; gegen das lästige Jucken ein Einreiben mit Mentholstiften bzw. Spiritus und bei Schwellung essigsaure Tonerde. Zur Vertilgung der Brut hat man neuerdings Petroleum angewendet, das auf Tümpel usw. gegossen wird, in denen sich die Mückenbrut befindet, auch hat man die Teiche mit solchen Fischarten besiedelt, die besonders gern Mückenlarven fressen. Ebenso hat das Ausräuchern von Kellerräumen, die ebenfalls als Winterlager für die Mückenbrut bevorzugt sind, günstige Erfolge gehabt.

Gegen **Läuse** in ihren verschiedenen Arten haben sich Quecksilbersalbe und Sabadillessig noch als die wirksamsten Mittel bewiesen. Auch Kresolseifenlösungen wirken gut. Es ist nur notwendig, die Mittel nach 2—3 Tagen nochmals anzuwenden, um eventuell ausgekrochene junge Tiere sofort wieder zu töten.

Ameisen und **Schnecken** werden am besten durch Aufwischen mit Kupfervitriollösung ferngehalten.

Zahlreich sind die Mittel gegen **Mäuse**, besonders die **Feldmäuse**. Zur Vertilgung der Hausmäuse sind besonders geeignet: eine Pasta aus geriebener Meerzwiebel mit Mehl auf Brotstücke gestrichen, Barytpillen aus frisch gefälltem Bariumcarbonat und Mehl, Strychningetreide (Abt. II des Giftgesetzes), der jedoch nach der Giftverordnung nur bis 0,5% Strychnin. nitric. enthalten darf und rot gefärbt sein muß. Neuerdings werden zur Vertilgung der Mäuse und Ratten besondere **Bakterienkulturen**, die typhusartige Erkrankungen hervorrufen, mit großem Erfolge angewendet. Für Feldmäuse werden der **Löfflersche Mäusetyphusbacillus**, für Ratten, Wühlmäuse und Hausmäuse die **Ratinkulturen** verwendet. Bei deren Anwendung sind jedoch die entsprechenden Vorschriften genau zu beachten. In neuerer Zeit werden auch mit Talliumsalzen imprägnierte Getreidekörner als sehr wirksam gegen Mäuse verwendet.

Gegen **Ratten** verwendet man vor allem Phosphorlatwerge. Er wird dargestellt, indem man gelben Phosphor unter Wasser schmilzt und mit Kieselgur und Mehl zu einer weichen Masse verreibt. Durch einen höheren Mehlzusatz wird dann eine Pillenmasse gewonnen, die in Pillenmaschinen zu Phosphorpillen verarbeitet werden kann. Phosphorpräparate sind stets mit Mehl zu bestreuen, um ein Leuchten im Dunkeln zu verhindern. Ferner verwendet man gegen Ratten Arsenikpulver, das man mit Wurst mischt oder zwischen Bücklinge streut. Sowohl Phosphorbrei wie Arsenik sind Gifte der Abt. I.

30. Pflanzenschädlinge.

Im Anschlusse an die verschiedenen Ungeziefermittel wollen wir unsere Aufmerksamkeit all den Mitteln zuwenden, die zur Bekämpfung der pflanzlichen Krankheiten dienen. Wie wir später gelegentlich der Besprechung der Arzneimittelverordnung sehen werden, sind Mittel gegen pflanzliche Krankheiten **keine Heilmittel im gesetzestechnischen Sinne**, also ohne Einschränkung dem freien Verkehre überlassen.

Die **pflanzlichen Krankheiten** sind fast durchweg parasitären Wesens und, ähnlich wie bei Menschen und Tieren, durch ungünstige Lebens- und Daseinsbedingungen, mangelhafte oder unrichtige Ernährung, ungünstige Standorte, klimatische Einflüsse bedingt; so sind Mangel an Licht, Überfluß oder Mangel an Wasser, ungenügend durchlüfteter und gelockerter Boden, Mangel an mineralischen Nährstoffen die Ursachen für die Empfänglichkeit der Pflanzen für Pilzkrankheiten. Ganz besonders ungünstig wirkt eine Überernährung der Pflanzen mit stickstoffhaltigen Düngemitteln, wodurch zu zartwandige Zellgewebe entstehen, die einer Infektion nur geringen Widerstand entgegensetzen können.

Um die **Widerstandsfähigkeit der Pflanzen gegen parasitäre Krankheiten zu erhöhen**, ist es vor allem notwendig, soweit es in unserem Vermögen steht, den Pflanzen naturgemäße Lebensbedingungen zu schaffen. Dazu würde gehören, daß ihnen **genügend Licht** geschafft wird, was durch entsprechend weites Einpflanzen geschieht, daß man bei Topfpflanzen das Wasser nicht zu lange im Untersatze stehen läßt, daß man in der Landwirtschaft zu hohes Grundwasser durch geeignete Drainageanlagen wegbesorgt und vor allem die für die einzelnen Pflanzenarten notwendigen künstlichen Dungstoffe dem Boden zuführt.

Bei den Kulturpflanzen erkennt man die **Pilzkrankheiten** häufig schon ohne Mikroskop an den weißen oder farbigen, oft rötlichen Flecken, Beschlägen, Pusteln und Streifen auf den Blättern, jungen Stengeln und Früchten. Zur genauen Feststellung einer Pilzkrankheit muß man sich jedoch an eine landwirtschaftliche Versuchsstation oder ein ähnliches Institut wenden, da hierzu ganz besondere Kenntnisse der Pflanzenpathologie gehören. Tierische Schädlinge verraten sich meist durch Fraßstellen an einzelnen Pflanzenteilen oder durch die Gegenwart von Eiern, Larven, Gespinsten, Puppen usw.

Wir wollen nunmehr an eine Besprechung der einzelnen Pflanzenkrankheiten und ihre Behandlungsmethoden herantreten.

Die echten Mehltaupilze (Erysiphe- bzw. Uncinulaarten), deren Namen von den grauweißen Mycelfäden herrührt, die besonders die Blätter bedecken, unterscheiden sich von den falschen (Peronosporaarten) dadurch, daß ihr Pilzgewebe (Mycelium) oberflächlich wuchert, während die falschen Mehltaupilze fadenförmig das Blattinnere durchziehen. Man findet die Mehltauarten besonders auf Wein, Kartoffeln, Rosenkohl, Erbsen und anderen Gemüsepflanzen. Zur Bekämpfung des **echten Mehltaus** dient an trockenen, sonnigen Tagen das Bestäuben mit Sulfur praecipitatum, an kühleren feuchten Tagen das Besprengen mit einer Lösung von kolloidalem Schwefel oder mit einer Lösung von 250 g Kal. sulfurat. und 750 g Sapo virid. in 100 Liter Wasser. Gegen den **falschen Mehltau** wendet man das Bespritzen mit **Bordelaiser Brühe** an. Dieselbe stellt eine Mischung von einer Lösung von Kupfervitriol (2 : 48 Wasser) und Kalkmilch (2 : 50 Wasser) dar.

Der amerikanische Stachelbeermeltau ist erheblich gefährlicher als der deutsche. Während der letztere in der Regel nur die Stengel und Blätter als weißer oder grauer Beschlag befällt, geschieht das bei dem amerikanischen auch bei den Früchten, und der Beschlag wird schließlich braun und zähe. Zur Bekämpfung desselben dienen genügende Kalkzufuhr zum Boden und Bespritzen der Sträucher mit Schwefelleber (300—400 g auf 100 Liter Wasser), was noch vor dem Ausbruch des Laubes etwa alle 14 Tage zu geschehen hat.

Die Erkennung der sog. Brandkrankheiten auf dem Getreide und anderen Pflanzen ist sehr schwierig und wird am besten den berufenen landwirtschaftlichen Versuchsstationen überlassen. Die wirksamste Bekämpfung derselben besteht erfahrungsgemäß in dem Beizen des Saatgetreides mit einer Lösung von $1/2$ kg Kupfervitriol in 100 Liter Wasser. Das Saatgetreide wird 8—10 Stunden darin belassen und dann mit Kalkmilch (1 T. Kalk auf 100 T. Wasser) begossen und durchgearbeitet. Auch die Formaldehydbeize hat sich bewährt. 250 g Formalin (40 proz.) werden mit 100 Liter Wasser vermischt, das Getreide 15—30 Minuten darin belassen, öfters umgerührt und bald ausgesät. In neuerer Zeit kommen zwei Spezialpräparate in den Handel, und zwar Uspulun von Friedr. Bayer und Germisan.

Der sog. Schorf der Obstbäume wird durch die Pilzgattung Fusicladium (pyrinum und dendriticum) hervorgerufen. Es bilden sich auf den Blättern schwärzlich umsäumte Flecke, ebenso auf den Früchten, wo sie sich verkorken und bisweilen strahlig aufplatzen. Gegenmittel: Bordelaiser Brühe von 1—2% oder Schwefelleber ($1-1 1/4$ kg auf 100 Liter Wasser).

An Äpfelbäumen, seltener Birn- und Kirschbäumen, kommen öfter sog. Krebsgeschwülste vor, die jedoch nicht auf die Einwirkung von Bakterien, sondern zumeist mechanische oder durch Frost hervorgerufene Verletzungen zurückzuführen sind. Man schneidet die wunden Stellen bis in das gesunde Holz aus und bringt dann heißen Steinkohlenteer darauf. Auch die Behandlung mit Obstbaum-Carbolineum (aber nach genauer Vorschrift) ist zu empfehlen, ferner Düngung mit Kalk und Thomasmehl.

Zu den gefährlichsten Feinden der Äpfelbäume (seltener Birnbäume) gehört die Blutlaus. Sie saugt sich an den zarteren Stengeln und Trieben sowie den Wurzeln an und bringt durch ihre ungeheure Vermehrung oft den ganzen Baum zum Absterben. Man erkennt die befallenen Stellen leicht an den weißen, gespinstartigen Stellen der Bäume. Zur Bekämpfung der Blutlaus dienen: Lösungen von 3 kg Tabakextrakt, 6 kg Schmierseife, 5 Liter vergälltem Spiritus in 150 Liter Wasser, Beschütten des freigelegten Wurzelhalses mit Tabakstaub und Aufschütten von Erde, Bepinselung der Blutlausherde mit Leinöl oder verdünntem Lysol. Als Spezialpräparat bringt Friedr. Bayer „Ustin" in den Handel.

Zum Festhalten zahlreicher Insektenlarven, Insekten und Raupen benutzt man Klebgürtel aus Brumata- oder Raupenleim. Derselbe wird hergestellt durch Zusammenschmelzen von 1 T. Kolophonium, 1 T. dickem Terpentin, 1 T. Schweinefett und 5 T. Rüböl oder 36 T. Kolophonium, 20 T. Burgunder Pech, 36 T. Rüböl, 5 T. Holzteer und 3 T. gewöhnlichem Terpentin. Um den geglätteten Baum wird ein etwa 20 cm breiter Streifen von starkem Papier gebunden und beiderseits mit dem Leime bestrichen.

Insektenfanggürtel bestehen aus Wellpappe, in deren Rillen sich die Insekten ansammeln und die dann verbrannt werden.

Die Erdflöhe, kleine Käfer, fressen besonders die jungen Pflanzen von Kohl, Rüben, Senf, Raps usw. und werden am besten bekämpft: mittels geteerter Brettchen, mit denen man die Pflanzen durchstreift oder sie auch auslegt; durch Bestreuen mit zerfallenem Ätzkalk, was beides tunlichst frühmorgens zu geschehen hat; durch Bestreuen mit Schwefelblumen oder einer Mischung von Ätzkalk und Tabakstaub; durch Besprengen mit Tabakaufguß (1 : 90 T. Wasser) oder Wermutwasser oder Petroleumseifenbrühe (100 Liter Wasser, $3^1/_3$ kg Petroleum und $^1/_4$ kg Schmierseife).

Der gefährlichste Feind der Weinberge ist die Reblaus (Phylloxera vastatrix); zu deren Vertilgung sich Schwefelkohlenstoff noch immer als das geeignetste Mittel gezeigt hat, wenngleich ein unbedingt zuverlässiges und die Weinpflanze nicht zugleich schädigendes Mittel leider bisher noch nicht gefunden worden ist. Auf einen Morgen Land rechnet man etwa 75 kg Schwefelkohlenstoff. Erkrankte Pflanzen müssen ausgegraben und verbrannt werden.

Die überaus häufig vorkommenden Blattläuse und Schildläuse bekämpft man mit folgenden Mitteln: Tabakseifenbrühe, Quassiaseifenbrühe, Petroleumseifenbrühe, Lysollösung und Kalkschwefelmilch.

Um die lästigen Unkräuter Hederich und Ackersenf zu vertilgen, bildet eine 20 proz. Eisenvitriollösung das geeignetste Mittel, die man auf die Getreidefelder gießt, und zwar in staubfeiner Verteilung, am besten in der Mittagssonne.

Ein planmäßiger Vogelschutz bietet noch eines der sichersten Mittel gegen das zu starke Überhandnehmen schädlicher Insekten. Durch das Anbringen von Nistkästen und regelmäßige Fütterung im Winter kann viel zur Erhaltung der Vögel getan werden, ebenso durch die Anlage dichter Vogelschutzgehölze.

31. Feuergefährliche und Explosivstoffe.

Unter Explosivstoffen und explosiven Gemischen versteht man Stoffe oder Gemische von festen, flüssigen oder gasförmigen Stoffen, die die Eigentümlichkeit besitzen, daß sie bei einer Entzündung nicht

Feuergefährliche und Explosivstoffe.

allmählich, sondern in ihrem vollen Umfange plötzlich verbrennen; die dadurch entstehenden Verbrennungsgase bzw. gasförmigen Umsetzungsstoffe nehmen dann einen unendlich viel größeren Raum ein als der Explosivstoff selbst und üben daher auf ihre unmittelbare Umgebung einen so starken Druck aus, daß eine zerstörende Wirkung die Folge ist. Explosiv sind Gemische aller brennbaren Gase mit Sauerstoff oder Luft; zu den brennbaren Gasen gehören Wasserstoff, Schwefelwasserstoff, Leuchtgas, Acetylengas und die Dämpfe von Äther, Benzin, Benzol, Alkohol, Schwefelkohlenstoff und anderen leicht entzündlichen Flüssigkeiten. Auch Kohlenstaub und Mehlstaub mit Luft gemischt können heftige Explosionen hervorrufen.

Räume, in denen feuergefährliche Flüssigkeiten lagern, dürfen nur mit der Davyschen Sicherheitslampe betreten werden. Dieselbe besteht aus einem metallenen runden Behälter, der den Leuchtstoff (Petroleum oder Öl) enthält, einem darauf dicht aufsitzenden, sehr starken Glaszylinder und einem auf diesem befindlichen Drahtzylinder. Die Wirkung beruht darauf, daß ein durch die Maschen des Drahtzylinders tretendes explosives Gasgemisch sich zwar an der im Inneren brennenden Flamme entzündet, die Flamme selbst aber nicht nach außen schlagen kann, weil durch das Metall des Drahtnetzes die sich bildende Wärme sofort ausgestrahlt wird, so daß die außerhalb befindlichen explosiven Gase nicht bis zur Entzündung erhitzt werden können, d. h. mit anderen Worten, die Gase innerhalb der Drahtgaze explodieren wohl und die Lampe geht aus, aber die Gase außerhalb der Lampe werden von dieser Explosion nicht entzündet. Die Lampe ist also keine explosionssichere, sondern eine explosive Gase anzeigende Lampe. Natürlich darf die Lampe jetzt nicht mehr angezündet werden, sondern durch Lüften des Raumes muß dem explosiven Gasgemisch erst Abzug geschaffen werden.

Auf derselben Grundlage beruhen die explosionssicheren Gefäße, bei denen der Drahtzylinder von der Öffnung aus nach innen gehend angebracht ist; im Falle eines Feuers kann zwar die darin befindliche feuergefährliche Flüssigkeit durch die Öffnung verbrennen, der Inhalt selbst aber nicht innerhalb des Gefäßes zur Explosion kommen, solange das Drahtnetz noch nicht glüht.

Bei der Abgabe feuergefährlicher Flüssigkeiten muß auf den Abgabegefäßen des Käufers die Bezeichnung „feuergefährlich" angebracht sein. Zu beachten ist, daß Sägespäne oder Putzwolle, mit denen verschüttetes Leinöl oder Firnis aufgenommen worden ist, bald verbrannt oder sonstwie unschädlich gemacht werden müssen, da sonst leicht eine Selbstentzündung eintreten kann. Dasselbe kann beim Zusammentreffen von Terpentinöl mit Chlorkalk eintreten.

Bei der Selbstbereitung von bengalischen Flammen ist zu beachten, daß alle Bestandteile völlig trocken vermischt werden, daß nur gewaschener Schwefel verwendet werden darf und daß das Kaliumchlorat, wenn es mit hineinkommen soll, stets zuletzt und nicht in einem Reibmörser zugesetzt wird. Magnesiumflammen stellt man dar, indem man Schellack vorsichtig schmilzt, die Schmelze ausgießt, pulvert und mit 20 proz. Magnesiumpulver vermischt.

Für den Fall, daß in einer Drogenhandlung ein kleines Feuer ausbrechen sollte, z. B. beim Herstellen von Bohnermasse oder ähnlichen leicht brennbaren Dingen, so ist darauf zu achten, wenn die sofortige Löschung mit nassen Tüchern, Sand oder einem Feuerlöschapparat nicht gelingen sollte, daß sofort der Haupthahn der Gasleitung geschlossen und alle in zu großer Nähe befindlichen feuergefährlichen Flüssigkeiten, wie Äther, Benzin, aber auch Spiritus, Terpentinöle, Lacke usw. an einen sicheren Ort geschafft werden. Brennendes Benzin, Petroleum, Terpentinöl u. a. m. lassen sich nicht mit Wasser löschen, da sie auf diesem schwimmen, sondern nur mit nassen Tüchern, Hadern und ähnlichen Dingen. Sehr gut als Feuerlöschmittel wirkt auch Natr. bicarbon., wenn es händevoll mit höchster Gewalt mitten in die Flammen geschleudert (nicht bloß gestreut!) wird. Auch Tetrachlorkohlenstoff (Benzinoform) ist ein vorzügliches Feuerlöschmittel, nur muß man dann sobald als möglich für Lüftung sorgen, da die sich entwickelnden Gase betäubend wirken.

32. Die Lichtbildnerei (Photographie).

Die immer weiter um sich greifende Liebhaber-Lichtbildkunst hat allmählich den Handel mit lichtbildnerischen Artikeln zu einem sehr wichtigen Teile des Drogenhandels werden lassen, so daß wir ihm eine, wenn auch nur kurze Besprechung widmen wollen. Wer sich eingehender damit beschäftigen will, sei auf die zahlreichen Werke auf diesem Gebiete verwiesen. Es lassen sich hier nur gewisse allgemeine Grundregeln wiedergeben, der Schwerpunkt liegt bei der Lichtbildnerei in der praktischen Übung, verbunden mit Lust und Liebe zur Sache.

Die praktische Ausübung der Lichtbildnerei läßt sich am besten in zwei Tätigkeiten zergliedern: in die Erzeugung des Negativs und die Erzeugung des Positivs.

Zu der ersten, sehr wichtigen Hauptarbeit bedürfen wir eines Lichtbildapparates, einer sog. Kamera. Man unterscheidet Atelier-, Reise- (Abb. 25), Hand-, Klapp-, Magazin- und andere Kameras, je nach den verschiedenen Verwendungsmöglichkeiten. Ein scharfer Unterschied zwischen den verschiedenen Kameraarten läßt sich nicht ziehen, im allgemeinen dient die Stativkamera zur Aufnahme von Gegenständen, die sich kurze Zeit völlig bewegungslos

Die Lichtbildnerei (Photographie).

verhalten müssen, während die Handkamera besonders für bewegte Vorgänge angewendet wird.

Der Stativapparat besteht aus der Kamera mit dem sog. Balgen, dem Objektiv, dem Visierscheibenteil, der Kassette und dem Stativ. Stative sind feste Gestelle, auf denen die Kameras festgeschraubt werden. Zum Zwecke der bequemen Beförderung sind sie zum Zusammenklappen oder Ineinanderschieben eingerichtet.

Den Hauptteil des Lichtbildapparates bildet das an der Vorderseite der eigentlichen Kamera angebrachte Objektiv. Es besteht aus einer Zusammenstellung von convexen und concaven Glaslinsen (Abb. 26 und 27).

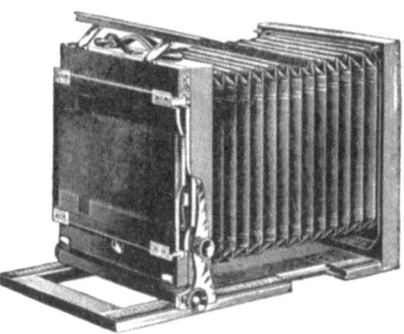

Abb. 25. Reisekamera.

Die Erzeugung eines Lichtbildes beruht im ganzen auf folgender physikalischer Erscheinung: die Lichtstrahlen, die von einem Gegenstande ausgehen, der sich vor einer Sammellinse befindet, werden auf ihrem Wege durch die Linse derart gebrochen, daß sie sich in einer bestimmten Entfernung hinter der Linse zu einem Bilde des betreffenden Gegenstandes vereinigen. Dieses Bild ist dann ein umgekehrtes. Objektive kommen in großer Mannigfaltigkeit in den Handel: Landschaftslinsen, Aplanate und Anastigmate (richtig zeichnend), Weitwinkelobjektive, die für ein großes Gesichtsfeld bestimmt sind, Porträtobjektive, die besonders lichtstark und von großer Tiefe sind, Fernobjektive und Reproduktionsobjektive.

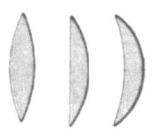 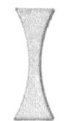 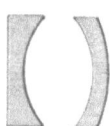

Abb. 26. Sammellinsen.
1. biconvex
2. planconvex
3. periskopisch convex.

Abb. 27. Zerstreuungslinsen.
1. biconcav
2. planconcav
3. periskopisch concav.

Von den Linsen, die aus besonderen Glasarten in optischen Anstalten (besonders Zeiss in Jena) hergestellt werden, finden als photographisches Objektiv nur Zusammenstellungen von mindestens zwei Linsen, die meist miteinander verkittet sind, Verwendung, weil eine einfache Sammellinse nie eine scharf begrenzte Linie geben würde; oder mit dem fachmännischen

Ausdruck: ein Objektiv muß achromatisch sein. Das einfachste aus zwei Linsen ist die Landschaftslinse; kombiniert man zwei Landschaftslinsen, so erhält man ein Aplanat usw. Unter der Brennweite (Abb. 28 und 29) versteht man die Entfernung zwischen Objektiv und

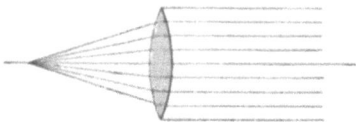

Abb. 28. Die Brennweite einer convexen Linse.

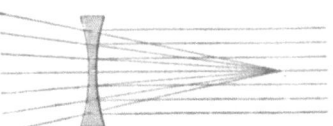

Abb. 29. Die negative Brennweite einer concaven Linse.

Mattscheibe bei scharfer Einstellung auf einen weit entfernten Gegenstand. Bei einem einfachen Brennglase ist das der Punkt, an dem durch die Vereinigung der Sonnenstrahlen ein punktförmiger weißer Fleck entsteht.

Um die Schärfe des Bildes zu sichern, benutzt man die sog. Blenden. Man unterscheidet Einsteckblenden, die aus Blechscheiben mit verschieden großen Öffnungen bestehen, Revolverblenden (Abb. 30), drehbare Scheiben mit verschieden großen Öffnungen, und Irisblenden (Abb. 31), bei denen man durch Drehung eines Hebels die Blendenöffnung beliebig vergrößern oder verkleinern kann.

Eine ganz besondere Art bilden die Stereoskopkameras (Abb. 32), die durch eine Scheidewand in zwei Hälften geteilt sind und zwei Objektive von ganz genau gleicher Brennweite besitzen müssen.

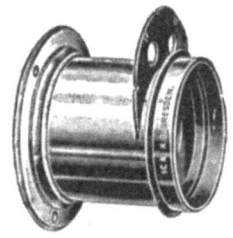

Abb. 30. Die Revolverblende.

Die körperliche Wirkung der Stereoskopbilder entsteht dadurch, daß jedem Auge getrennt das Bild vorgelegt wird, das das Auge in der Wirklichkeit sehen würde und das darum für das rechte Auge anders ist als für das linke, weil die Entfernung des Auges voneinander eine Verschiedenheit des Standortes bedingt, von dem aus das Auge den Gegenstand sieht. Um dem Auge die entsprechend verschiedenen Bilder bieten zu können, muß man also den Gegenstand von zwei Standorten aus aufnehmen, die mindestens so weit voneinander entfernt sind wie ein Auge vom anderen. Bewegte Gegenstände (und solche bei Sonnenschein wegen der Veränderlichkeit des Schattens) lassen sich nicht mit zwei Aufnahmen nacheinander durch einen Apparat für das Stereoskop aufnehmen; man benutzt dazu die Stereoskopkamera.

Die Lichtbildnerei (Photographie). 99

Einen der wichtigsten Gegenstände des Handels mit photographischen Artikeln bilden die Trockenplatten. Es sind das Glasplatten, auf denen sich eine Gelatineschicht mit feinst verteiltem lichtempfindlichen Bromsilber befindet und deren Herstellung folgende ist: Gelatine wird in warmem Wasser gelöst und zuerst mit Kaliumbromid, dann mit Silbernitrat versetzt, wobei sich Silberbromid und Kaliumnitrat durch Wechselzersetzung bildet. Da Silberbromid in Wasser unlöslich ist, bleibt es in feinster Verteilung in der Gelatine, es bildet sich eine Emulsion von Bromsilbergelatine. Diese wird nach dem Abkühlen und Erstarren zerschnitten, das Kaliumnitrat mit kaltem Wasser ausgewaschen und geschmolzen auf Glasplatten gegossen.

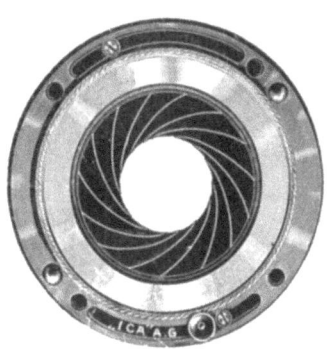

Abb. 31. Irisblende.

Diese müssen mit peinlichster Sorgfalt vor Licht geschützt aufbewahrt werden.

Von Trockenplatten unterscheidet man gewöhnliche für Zeit- und Momentaufnahmen, orthochromatische, lichthoffreie und Diapositivplatten. Orthochromatische sind farbenempfindliche Platten, die durch geeignete Zusätze von Farbstoffen nicht nur für blaues, violettes und ultraviolettes Licht, sondern auch für rotes, gelbes und grünes Licht empfindlich gemacht worden sind. Sie geben also nicht etwa farbige Bilder, wie die Autochromplatten, sondern nur die Farben der Natur in der Farbenabstufung des Grau wieder, in dem sie unser Auge sieht, und nicht in der Farbenabstufung ihrer Lichtwellengröße, wie sie das Bromsilberkorn der Platte empfindet.

Lichthoffreie Platten dienen zur Aufnahme von Gegenständen in greller Beleuchtung neben tiefen Schatten.

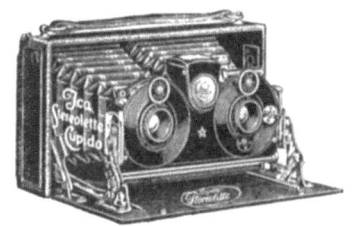

Abb. 32. Stereoskopkamera.

Zur Aufnahme und Beförderung der lichtempfindlichen Platten dienen die sog. Kassetten, von denen man einfache, Doppel-, Wechsel-, Magazin- und Rollkassetten unterscheidet. Da die Platten gegen alles weiße Licht äußerst empfindlich sind, muß das Arbeiten mit ihnen, besonders das Einlegen in die Kassette, in einem Raume erfolgen, der nur von **rotem Lichte** (Dunkelkammerlampe, Abb. 33) erhellt ist. Bei der Orthochromplatte darf auch das Rotlicht noch nicht einmal hell sein. Die mit der Bromsilberemulsion überzogene Seite der Platte, die matt und nicht glänzend erscheint, muß so in die Kassette eingelegt werden, daß sie nach dem **Deckel** der Kassette zu liegt.

Als Ersatz für die schweren Glasplatten, deren Mitnehmen besonders für die Reise sehr umständlich ist, hat man sog. **Films** hergestellt. Es sind das Häute aus **Celluloidfolie**, die mit Bromsilberemulsion überzogen sind. Sie kommen teils in bestimmte Größen zerschnitten, teils in Form von **Bändern** in den Handel; die letzteren finden für kinematographische Aufnahmen weitestgehend Verwendung. In neuester Zeit stellt man sogar Platten aus durchscheinendem Papier her.

Bei den **Ferrotypplatten** dient nicht Glas, sondern **schwarzlackiertes Eisenblech** als Träger der Bromsilberemulsion. Sie werden in der **Schnellphotographie** verwendet und liefern unmittelbar ein positives Bild.

Wir kommen jetzt zum heikelsten Teile der lichtbildnerischen Tätigkeit, dem **Belichten der Platte**. Dasselbe geschieht dadurch, daß nach dem Einsetzen der mit Platten gefüllten Kamera der Schieber aufgezogen und der Objektivverschluß geöffnet wird. Je nach der Zeitdauer, in der man die Belichtung der Platte vor sich gehen läßt, unterscheidet man **Moment-** (höchstens eine halbe Sekunde) und **Zeitaufnahmen**. Von Momentverschlüssen unterscheidet man: **Fallbrett-, rotierende, Jalousie-, Schlitz- und Sektorenverschlüsse**.

Das richtige Belichten der Platte, je nach der Größe des aufzunehmenden Gegenstandes, nach der herrschenden Witterung, der Tagesstunde, der Jahreszeit usw. ist nun die **Kunst**, in die sich der

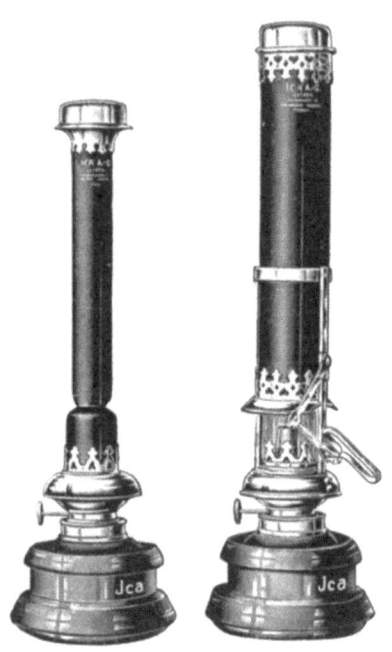

Abb. 33. Dunkelkammerlampen für Petroleum.

Die Lichtbildnerei (Photographie).

Lichtbildliebhaber nur durch fleißige Übung hineinzuarbeiten vermag. Hier heißt es: Probieren geht über Studieren, und durch anfängliche Mißerfolge darf man sich nicht abschrecken lassen.

Die heute im Handel befindlichen Belichtungstabellen, Belichtungsuhren und Lichtmesser erleichtern das richtige Belichten ganz bedeutend, doch muß man sich auch auf sie erst einarbeiten und anfänglich einige Mißerfolge in Kauf nehmen.

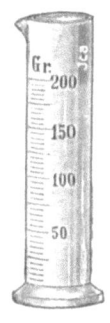

Abb. 35. Meßzylinder.

Nach erfolgter Aufnahme wird die Kassette mit den belichteten Platten in die Dunkelkammer gebracht. Es ist das ein Raum, der mit peinlichster Sorgfalt vor dem Zutritte irgendwelchen weißen Lichts geschützt sein muß und nur durch rotes Licht erleuchtet werden darf. In diesem Raume muß sich alles für die darin vorzunehmenden Arbeiten notwendige Zubehör befinden, wie eine Dunkelkammerlampe (Abb. 33), Entwickelungsschalen (Abb. 34), Meßzylinder (Abb. 35), Plattenzange (Abb. 36), Trockenständer (Abb. 37), Wässerungskasten (Abb. 38) usw. Sehr wichtig sind die Dunkelkammerlampen, die für Petroleum-, Gas- oder elektrisches Licht eingerichtet sein können. Es empfiehlt sich, nur solche Lampen zu benutzen, deren Glasscheiben oder Zylinder spektroskopisch darauf geprüft worden sind, ob sie nur rotes Licht durchlassen.

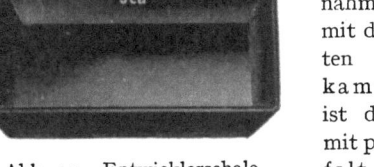

Abb. 34. Entwicklerschale.

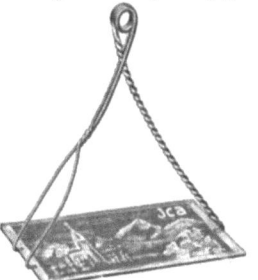

Abb. 36. Plattenzange.

Die Platte selbst zeigt hier zunächst keinerlei sichtbare Veränderung. Sobald wir sie jedoch in einer Entwicklerschale mit einem sog. Entwickler behandeln, sehen wir allmählich eine Veränderung vor sich gehen. Durch den Einfluß der Entwicklerflüssigkeit wird das Brom der Bromsilberemulsion, das durch den Einfluß des Lichtes im Bromsilbermolekel, wie man annimmt, nur gelockert worden ist, entzogen, und das auf diese Weise reduzierte, metallische Silber lagert sich an den belichteten Stellen je nach der Stärke der Belichtung, die die einzelnen Stellen getroffen hat, mit grauschwarzer Farbe ab. Das so gewonnene Bild ist ein negatives, da gerade die dunkelsten Stellen den am meisten vom Licht betroffenen entsprechen.

Die als Entwickler dienenden Stoffe sind fast durchgehend organische Verbindungen, die die Eigenschaft haben, in alkalischer Lösung mit großer Begier Sauerstoff oder die Halogene Chlor, Brom, Jod aufzunehmen. Bei Gegenwart reduzierter Substanzen, wie z. B. Bromsilber, dessen Brom bereits durch Belichtung eine Lockerung im Molekel Bromsilber erfahren hat, entzieht der Entwickler dem Bromsilber das Brom, während Silber metallisch abgeschieden wird. Die gebräuchlichsten Entwickler sind: Hydrochinon, Rodinal, Glycin, Metol, Amidol, Pyrogallol u. a. m. Sie sind fast alle alkalische Entwickler, d. h. ihre reduzierende Wirkung tritt erst durch Zusatz von Alkali oder Alkalicarbonat genügend schnell ein. Ihre Lösungen werden durch Zusatz von Natriumsulfitlösung haltbar gemacht.

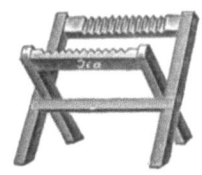

Abb. 37. Trockenständer.

Es kann nun vorkommen, daß eine Platte zu lange — überbelichtet — oder zu kurze Zeit belichtet worden ist. Im ersteren Falle ist das Bild bald mit einem grauen Schleier bedeckt und meist unbrauchbar. Mitunter können solche Platten durch Zusatz von Bromkaliumlösung zum Entwickler noch einigermaßen brauchbar werden. Vermutet man Überbelichtung, so entwickelt man solche Platten in einem gebrauchten Entwickler. Sind die Platten zu kurze Zeit belichtet, so werden zum Beschleunigen der Entwicklung einige Tropfen Natriumhydroxyd zugesetzt. Im allgemeinen gilt die Regel, daß eine überbelichtete Platte noch einen besseren Abzug gibt als eine unterbelichtete.

Nachdem die Platte entwickelt und in Wasser gebadet worden ist, folgt das Fixieren derselben. Es soll dadurch das auf der Platte noch befindliche Bromsilber aufgelöst und entfernt werden, so daß nur das reduzierte Silber zurückbleibt, das das Bild im Negativ darstellt. Als Fixierbad dient hauptsächlich eine Lösung von Natriumthiosulfat, der zwecks besserer Haltbarkeit häufig Natriumbisulfitlösung zugesetzt wird. Der Fixierungsvorgang ist erst dann beendet, wenn auf der Rückseite der Platte kein weißes

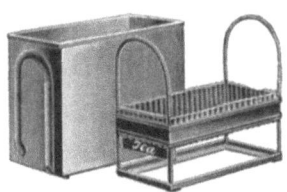

Abb. 38. Wässerungskasten.

Bromsilber mehr zu sehen ist; zur Entfernung des Fixiernatrons muß die Platte dann gründlich, mindestens eine halbe Stunde in fließendem Wasser (Wasserleitung) ausgewaschen werden, da sie sonst bald verdirbt.

Sollte die Platte durch Belichtungs- oder Entwicklungsfehler zu dünn geworden sein, so muß sie verstärkt werden, was aber erst geschehen kann, nachdem durch mindestens dreistündiges Baden der Platte in kaltem Wasser, das immer wieder durch frisches ersetzt werden

Die Lichtbildnerei (Photographie). 103

...uß, das letzte Fixiernatron ausgewaschen ist. Als Verstärker dient
...ne Quecksilberchloridlösung, in die die Platte so lange gelegt wird,
...s sie grau oder weiß und dichter geworden ist. Nach gründlicher
...'aschung wird sie in dünnes Salmiakgeistwasser gelegt, wodurch das
...egativ geschwärzt wird, dann ausgewaschen und getrocknet. Diesem
...gentlichen Verstärken kann bei besonders flauen Platten noch eine
...Verstärkung durch Abschwächen" vorangehen, wodurch die hellsten
...:ellen des Negativs bis zur Glasklarheit abgeschwächt werden. Dieser
...organg, auch ,,Klären" genannt, wird besonders bei Lichtbildern
...n Diapositive angewendet, im Bedarfsfalle auch schon beim Negative.
... diesem Abschwächen werden die Platten mit einer Lösung von
...atriumthiosulfat und Ferricyankalium unter Zusatz von etwas Essig-
...ure oder auch mit Ammoniumpersulfat behandelt und in Natrium-
...lfitlösung gebadet. Dieses Ver-
...hren erfordert große Vorsicht,
... die abschwächende Flüssigkeit
...cht nur nach dem Herausheben
...er Platte, sondern anfangs selbst
...och im sofort anzuschließenden
...'asserbade nachwirkt und so leicht
...s ganze Bild verschwinden kann.
...'ill man Negative haltbarer und
...r die Retouche geeigneter machen,
... werden sie lackiert. Als

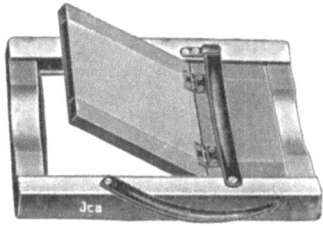

Abb. 39. Kopierrahmen.

...egativlack dient eine Lösung von Schellack und Sandarak in
...iritus unter Zusatz von Ricinusöl, wobei jedoch die Platte etwas
...wärmt werden muß, oder Zaponlack, bei dem eine Erwärmung
...cht nötig ist.

Nach der Fertigstellung des Negativbildes wird das positive Bild
...rgestellt, oder, wie man sagt, kopiert. Zum Kopieren werden licht-
...npfindliche Papiere verwendet, die in einem Kopierrahmen (Abb. 39)
...it dem Negative bedeckt und der Einwirkung des Tageslichtes ausgesetzt
...erden. Dadurch werden gerade umgekehrt die Stellen, die im Negative
...ll sind, auf dem Positive dunkel, weil die Lichtstrahlen mehr wirken
...innen, und umgekehrt. Von Kopierpapieren unterscheidet man
...lche ohne Entwicklung, sog. Auskopierpapiere, wie z. B.
...bumin-, Chlorsilberkollodium- (Celloidin-) und Chlorsilbergelatine-
...risto-) Papier; ferner Entwicklungspapiere, wie Bromsilber-
...d Chlorsilber-Gelatinepapier, Platinpapier und Pigmentpapier. Das
...g. Blaudruckverfahren beruht darauf, daß ein Zeichenpapier das
...it einer Mischung einer Kaliumferricyanidlösung und einer grünen
...erriammoniumcitratlösung getränkt, dem Lichte ausgesetzt an den
...ellen, an denen das Licht wirken kann (also beim Belichten unter
...nem Negativ an den klaren Stellen), Berlinerblau bildet.

Da belichtete Auskopierpapiere beim Fixieren eine häßliche braungelbe Farbe annehmen, so müssen sie getont werden. Den Purpurton erhalten sie in einer Goldchloridlösung, wobei das Silber des Bildes teilweise gegen Gold ausgetauscht wird. Außer Goldchlorid dienen noch zu getrennten Tonbädern Rhodanammonium und Natriumacetat. Tonfixierbäder, in denen das Fixieren und Tonen der Bilder gleichzeitig vorgenommen wird, enthalten außer den genannten Stoffen und Fixiernatron noch Bleiacetat oder Bleinitrat. Nach dem Fixieren und Tonen muß man die Bilder sorgfältig auswaschen, um jede Spur von Fixiernatron zu entfernen.

Die Klebstoffe, die zum Aufziehen der Bilder auf den Karton dienen sollen, dürfen nicht sauer sein. Man verwendet hierzu eine Mischung von hellem Dextrin mit Stärke und schließt letztere durch Erhitzen mit Boraxlösung auf. Um ihn vor dem Schimmeln zu bewahren, muß er konserviert werden. Um fertigen Bildern einen Hochglanz zu geben, werden sie entweder auf Spiegelglasscheiben gequetscht oder durch ein angewärmtes Walzenpaar gezogen, satiniert.

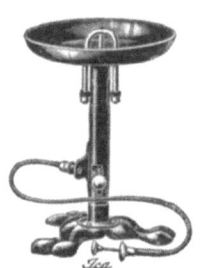

Abb. 40. Blitzlampe.

Das Pigmentdruckverfahren beruht darauf, daß Chromate die Gelatine bei Belichtung unlöslich machen. Die Pigmentpapiere haben einen Überzug von Gelatine, die mit einem Farbstoffe versetzt ist, und werden erst durch das Baden in Kaliumdichromatlösung lichtempfindlich gemacht. Wenn sie dann unter einem Negative belichtet und hierauf in ca. 40° C Wasser mit einem weichen Pinsel ausgewaschen (entwickelt) werden, so werden dabei die unbelichteten Stellen weggespült, während die belichteten Stellen stehenbleiben.

Die sog. Blitzlichtaufnahmen erfolgen bei dem höchst intensiven Licht, das durch das Verbrennen von Magnesiumpulver erzeugt wird und blitzähnlich entsteht und wieder verschwindet. Ein gutes Lichtbild - Blitzpulver wird durch höchst vorsichtiges Vermischen von 15 T. Kaliumpermanganatpulver und 10 T. Magnesiumpulver hergestellt. Zum Entzünden wird Salpeterpapier oder eine Blitzlampe (Abb. 40) benutzt. Es werden auch Blitzlichtpatronen hergestellt, die eine genaue Mengenverwendung für die einzelne Aufnahme ermöglichen. Das aus dem Magnesiumpulver sich entwickelnde Magnesiumoxyd bildet eine weiße Wolke, die sich langsam senkt und alle Gegenstände mit einem feinen Staub belegt. Man versucht diese Unannehmlichkeit dadurch herabzumindern, daß man über das Blitzpulver einen Sack aus dichtem Leinen hält, die Wolke möglichst auffängt und den Sack schließt. Auch wenn man Magnesium durch Aluminium ersetzt und als Oxydationsmittel die Salze der seltenen

Erdmetalle, wie Cer usw., verwendet, entsteht eine kaum merkliche Wolke.

Schließlich wollen wir noch die Vergrößerung von Lichtbildern erwähnen. Es dienen dazu Apparate, die ähnlich wie die als Kinderspielzeug bekannte Laterna magica (Skioptikon) eingerichtet sind. Das von der Lichtquelle im Apparat ausgehende Licht geht, nachdem es einen Kondensator (Sammler) passiert hat, erst durch eine Negativplatte und dann durch ein Objektiv, so daß es auf einem in entsprechender Entfernung aufgestellten Schirm ein umgekehrtes Schattenbild hervorruft. Wird auf dem Schirme ein entsprechend großes Stück Bromsilberpapier befestigt, so kann dasselbe nach erfolgter Belichtung wie eine exponierte Platte mit Entwicklerlösung behandelt werden. Solche Vergrößerungen können natürlich nur in einem Dunkelraume vorgenommen werden. Aber auch am Tageslicht lassen sich Vergrößerungen ausführen, wenn man einen dementsprechend konstruierten Tageslichtvergrößerungsapparat (Abb. 41) besitzt.

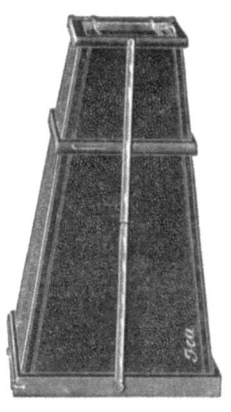

Abb. 41. Tageslicht-Vergrößerungsapparat.

Am Schluß wäre noch zu erwähnen, daß die meisten Kameras eine Libelle (Abb. 42) eingebaut haben, um zu vermeiden, daß der Apparat bei der Aufnahme schief steht.

Wenngleich mit dem Gesagten natürlich noch bei weitem nicht das Wesen der Lichtbildnerei erschöpft ist, so sind dem jungen Drogisten doch gewisse Grundlagen für weitere Studien gegeben. Alle Chemikalien, die zur Lichtbildnerei gebraucht werden, müssen natürlich chemisch rein sein, und bei allen lichtbildnerischen Arbeiten ist die peinlichste Sauberkeit und Sorgfalt unerläßlich für den Erfolg, der aber dann auch reichlich die aufgewendete Mühe belohnt.

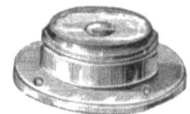

Abb. 42. Libelle.

Damit hätten wir das Wichtigste besprochen, was der junge Drogist von Laboratoriumsarbeiten und dahingehörigen Vorgängen wissen muß.

33. Botanik.

Die Botanik oder Pflanzenlehre beschäftigt sich mit der Erkennung (Morphologie), der Einteilung (Systematik), dem inneren Aufbau (Anatomie), den Lebensvorgängen (Physiologie) und der Untersuchung der wirksamen und medizinisch (oder anderweitig) verwertbaren Bestandteile (Pharmakognosie) der Pflanzen. Sie macht uns besonders mit denjenigen Pflanzen und Pflanzenteilen bekannt, die der Mensch in irgendeiner Weise zu seinem Nutzen verwendet, entweder als Arzneimittel, Nahrungsmittel oder in der Technik.

Die Grundorgane aller Pflanzen (und aller Tiere) sind die Zellen, die von verschiedenster Form und Größe sind. Die lebenden Zellen haben eine Zellwand, auch Membran genannt, die das Protoplasma oder Zellsaft einschließt. Eingebettet im Protoplasma haben wir den Zellkern oder Erbanlage und das Zentralkörperchen, von dem alle Lebensäußerungen in der Zelle ausgehen. Die Membran besteht aus einem dünnen Häutchen, das Gase und Flüssigkeiten durchläßt; mitunter tritt aber auch eine Verdickung, Verholzung oder Verschleimung der Membran ein. Das Protoplasma ist eine schleimige Masse, die sich bei der lebenden Zelle in ständiger Zirkulation befindet. In dem Protoplasma findet sich auch das Chlorophyll oder Blattgrün eingebettet, das das durch die Atemöffnungen aus der Luft aufgenommene Kohlensäuregas in Kohlenstoff und Sauerstoff spaltet und den Aufbau der Kohlenhydrate (Cellulose, Stärke, Dextrin, Gummi und Zucker) aus dem Kohlenstoff bewirkt. Hierzu bedarf die Pflanze allerdings des Lichtes, und wir sehen, daß die Pflanze in der Nacht diese oben bezeichneten chemischen Arbeiten einstellt. Durch die Wurzeln erhält die Pflanze aus dem Erdboden die gelösten Mineralsalze, die in den sog. Gefäßbündeln gleich einem Wasserleitungsnetz nach jedem Teile der Pflanze gedrückt werden. Außer diesem aufsteigenden Saftstrom hat die Pflanze auch noch einen absteigenden, der die in den Blättern gebildeten Kohlenhydrate an alle Stellen der Pflanze führt, wo sie gebraucht werden. Bei den einkeimblättrigen Pflanzen liegt dieses Röhrensystem unregelmäßig über den ganzen Stengel verteilt, bei den zweikeimblättrigen dicht unter der äußeren Rinde bzw. der Oberhaut kreisförmig als Ring angeordnet. Bei den Bäumen heißt er Cambialschicht und liegt zwischen Splintholz und Rinde.

Außer den obenbenannten Kohlenhydraten baut die Pflanze in ihrem Lebensprozeß auch noch die verschiedensten anderen Stoffe auf, die sie teils als Abfallsprodukte, teils als Schutzmittel gegen Witterungsverletzungen und das Gefressenwerden, teils aus anderen uns unbekannten Ursachen erzeugt. Hierzu gehören die Alkaloide, ätherische Öle, Harze und Balsame, Bitterstoffe, organische Säuren, Fette, fette Öle und Wachse, Farbstoffe usw. Ferner müssen wir auch die anorganischen Ablagerungen von Kieselsäure, Kalksalzen usw. hier zuzählen.

Da sich der ganze Pflanzenkörper aus einzelnen Zellen aufbaut und trotz Vergrößerung des Pflanzenkörpers eine Vergrößerung der Einzelzellen nicht eintritt, so kann ein Wachsen der Pflanze nur durch

Zellvermehrung stattfinden. Diese Zellvermehrung erfolgt nun entweder dadurch, daß sich die Einzelzellen in der Mitte einschnüren und in der Mitte sich eine Zellwand bildet, nachdem vorher das Zentralkörperchen und der Zellkern sich mitten durchgespalten haben und je ein halber Kern und ein halbes Körperchen auf die eine Seite sowie auf die andere Seite der neugebildeten Zellwand gewandert waren. Man nennt dies die Zellteilung, die die Regel bildet. Die beiden Halbzellen wachsen jetzt wieder zu Normalzellen aus, und das Spiel beginnt von neuem. Aber noch eine zweite Art von Zellvermehrung kennen wir, nämlich die Vermehrung durch Sprossung. Bei ihr teilt sich Zellkern und Zentralkörperchen genau wie vorbesprochen, aber jetzt bildet sich zwischen den beiden Halbierungsstücken nicht eine neue Zellmembran, sondern die beiden abgeteilten Hälften wandern nach der Zellwand und beulen diese stark aus, so daß ein Sproß oder Ast entsteht, der sich dann von der Mutterzelle abschnürt, dann auswächst und jetzt selbst als Mutterzelle eine neue Tochterzelle erzeugen kann.

Die Ernährung einer Pflanze geschieht teils durch die Wurzeln aus dem Erdboden, aus dem die Pflanze vor allem die mineralischen Nährsalze erhält, auf die wir in der Düngemittellehre noch näher einzugehen haben, teils durch die Blattspalten aus der Luft, aus der sie die Kohlensäure nimmt.

34. Aufbau der Pflanzen. Fortpflanzung.

Die Algen, Flechten und Pilze, die zu den niederen Pflanzen, den sog. Kryptogamen, gehören, zeigen die einfachste Art des Pflanzenaufbaues. Sie stellen sehr einfache Gebilde durch Aneinanderreihung von Zellen dar und sind daher auch wenig haltbar und wenig widerstandsfähig gegen Witterung und Kälte. Sind sie blattgrünfrei wie die Pilze, so sind sie nicht einmal imstande, selbst zu assimilieren, d. h. Kohlensäure der Luft zu zerlegen, sondern sie leben zumeist von Verwesungsstoffen pflanzlicher und auch tierischer Herkunft. Sie heißen Lagerpflanzen.

Die nächsthöhere Pflanzengruppe sind die Moose (Musci). Sie bilden bereits Stengel und Blätter aus, haben aber noch keine Gefäßbündel, in denen eine Säftezirkulation stattfindet, und brauchen demzufolge auch noch keine Wurzeln. Sie stellen in der Drogenkunde keinen Vertreter (denn alle als Moose bezeichneten Drogen sind Algen oder Flechten), und wir brauchen uns daher nicht näher mit ihnen zu befassen.

Die Fortpflanzung dieser niederen Pflanzen, die keine eigentlichen Wurzeln haben und sich nur wenige Zentimeter über den Erdboden erheben, geschieht meist durch Ausbildung sog. Sporen, an irgendeiner Stelle der Pflanze meist zu vielen gehäuft. Diese Sporen sind nichts anderes als gewöhnliche Zellen, die sich mit einer korkigen oder ledrigen Membran umgeben und sowohl Kälte wie Trockenheit ohne Schaden überdauern können und im nächsten Frühjahr oder der nächsten Regenperiode zu einer neuen Pflanze auswachsen können. Im Gegensatz zum Samen ist also die Spore kein Geschlechtsprodukt der Pflanze, besitzt auch aus diesem Grunde keinen Keimling und keine Samenlappen und ist immer nur einzellig.

Außer diesen beschriebenen niederen Pflanzen gibt es aber auch eine Klasse höhere Gefäßbündel führende Pflanzen, die ebenfalls nur Sporen erzeugen und so überwintern. Sie heißen gefäßführende Kryptogamen, und zu ihnen gehören: 1. die Farne, 2. die Schachtelhalme, 3. die Bärlappgewächse. Die Sporen der Farne bilden sich meist auf der Rückseite der Blätter aus; die Sporen der Schachtelhalme in besonderen Sporenträgern an der Spitze des Stengels, die Sporen der Bärlappgewächse in den Blattachseln.

Die Fortpflanzung der höheren Pflanzenarten, die wir als Phanerogamen bezeichnen, ist wesentlich umständlicher. Diese weisen bereits deutlich gegliederte Geschlechtsorgane auf, die in den Blüten der Pflanzen systematisch geordnet als Staubgefäße und Fruchtknoten mit Griffel und Narbe sich vorfinden.

Die Blüten der Phanerogamen stehen an dem Blütenstiel auf dem Blütenboden, der seinerseits die einzelnen Blütenteile: **Kelch, Blumenblätter, Staubgefäße und Stempel** trägt.

Der **Kelch** ist unmittelbar am Blütenboden befestigt und bildet den äußeren krautartig grünen Teil der Blüte.

Die **Blumenblätter** oder die **Blumenkrone** stehen in oder auf dem Kelche und zeichnen sich meist durch schöne Färbung aus. Sie können entweder einzeln stehen, dann heißt die Blumenkrone getrenntblättrig, oder sind mehr oder weniger untereinander verwachsen, dann heißt sie verwachsenblättrig. Auf ihrem Grunde befinden sich häufig kleine, den Honig enthaltende **Honigdrüsen** oder **Nektarien**. Häufig sind Kelch- und Blumenblätter nur in einen Kreis von Blättern angeordnet, oder der Kelch ist nicht grün, sondern ebenfalls in der Farbe der Blumenkronenblätter gefärbt. Eine solche Blütenhülle nennt man ein **Perigon**.

Die **Staubgefäße** oder **Staubblätter** stellen die männlichen Geschlechtsorgane der Pflanzen dar; sie bestehen aus den dünnen **Staubfäden**, die an der Spitze die **Staubbeutel** tragen, die ihrerseits den befruchtenden **Blütenstaub** (Pollen) enthalten.

Der **Stempel** oder **Pistill** stellt das weibliche Geschlechtsorgan der Pflanze dar. Es ist ein dem Mörserpistill ähnliches Gebilde, das in seinem unteren, bauchig erweiterten Teile den Fruchtknoten enthält, in dem die **Samenknospen** oder **Eichen** lagern; im oberen Teile endet der Stempel in einen **Griffel**, auf dem die sog. **Narbe**

Aufbau der Pflanzen. Fortpflanzung.

aufsitzt; sie ist klebrig bei insektenblütigen Pflanzen, fedrig bei windblütigen.

Wenn in einer Blüte sowohl Staubgefäße wie Stempel vorhanden sind, nennt man sie Zwitterblüte, sind beide getrennt voneinander, so nennt man die Pflanze eingeschlechtig. Von den letzteren werden diejenigen als einhäusig bezeichnet, bei denen auf derselben Pflanze sowohl männliche wie weibliche Blüten vorkommen, und als zweihäusig, bei denen männliche und weibliche Blüten auf verschiedenen Einzelpflanzen sich vorfinden.

Die Blüten stehen entweder einzeln oder zu sog. Blütenständen vereinigt. Die bekanntesten Blütenstände sind: die Ähre, der Kolben,

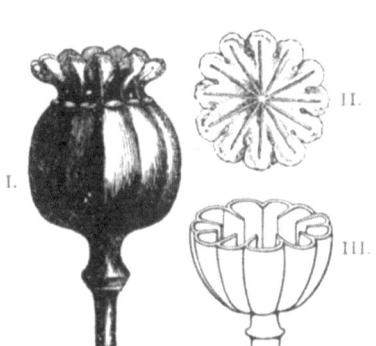 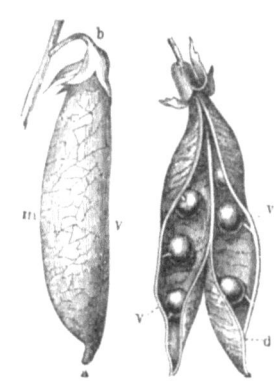

Abb. 43. I. Kapselfrucht (Porenkapsel) von Papaver somniferum. II. Die Narbe von oben gesehen. III. Querschnitt durch die Frucht.

Abb. 44. Hülsenfrucht (legumen) von Pisum sativum (Erbse).

das Köpfchen, das Körbchen, das Kätzchen, die zusammengesetzte Ähre usw. Alle diese Blütenstände haben ungestielte Blüten. Ferner die Traube, die Dolde, die Rispe, die Doldentraube, die Doldenrispe, die zusammengesetzte Dolde, die Trugdolde usw. Diese Blütenstände haben gestielte Blüten. Zur Zeit der Befruchtung öffnen sich die Staubbeutel und verstäuben den befruchtenden Blütenstaub. Die Verteilung des Blütenstaubes auf die Narben wird durch Schmetterlinge, Käfer, Bienen und andere Insekten besorgt, die auf der Suche nach Honig in die Blüten eintauchen und auf ihren rauhen und behaarten Körpern den Blütenstaub weitertragen. Durch die Absonderung eines klebrigen Stoffes zur Zeit der Befruchtungsreife des Fruchtknotens hält die Narbe den auf sie gebrachten Blütenstaub fest; derselbe wächst zu einem Schlauche aus, der bis zu den im Fruchtknoten befindlichen Samenknospen reicht; dadurch werden diese befruchtet und bilden sich zu Samen aus, die von dem zur Frucht ausgewachsenen Fruchtknoten eingeschlossen sind.

Ist die Fruchtwand holzig verdickt, so nennt man die Früchte trockene, ist sie fleischig oder saftig, so nennt man sie saftige Früchte. Unter den trockenen Früchten unterscheidet man 1. solche,

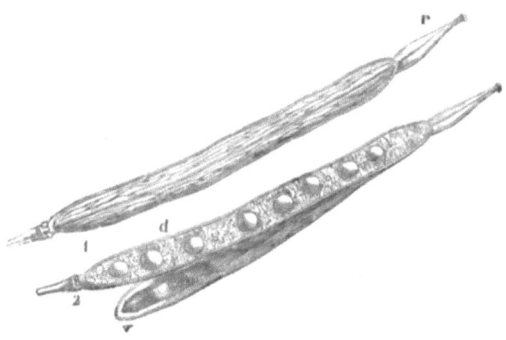

Abb. 45. 1. Schote. 2. Dieselbe aufgesprungen und eine Klappe davon entfernt, um die Scheidewand und die darin sitzenden Samen zu zeigen.

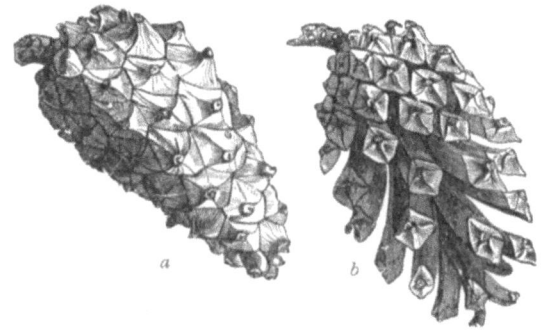

Abb. 46. Fruchtzapfen der Kiefer (Strobuli Pini silvestris).
a fast zur Reife gelangt, mit geschlossenen Schuppen, *b* völlig reif, die Schuppen aufspringend und die Samen ausgestreut.

die bei der Reife nicht aufspringen, wie Schließfrüchte (Haselnuß), meist einsamig, Spaltfrüchte (Fenchel, Anis, Kümmel), mehrsamig und 2. solche, die bei der Reife aufspringen, wie die Hülsenfrüchte (Abb. 44, Erbse, Bohne), Schotenfrüchte (Abb. 45, Senf, Raps) und Kapselfrüchte (Abb. 43, Mohn). Bei den Nadelhölzern sind die Fruchtblätter holzig verdickt, ihre Früchte heißen Zapfenfrüchte (Abb. 46); verwachsen die Fruchtblätter miteinander, ohne holzig, sondern fleischig zu werden, so haben wir die Zapfenbeere (Abb. 47, Wacholder).

Aufbau der Pflanzen. Fortpflanzung.   III

Von den saftigen Früchten sind zu erwähnen die Steinfrüchte (Pflaume, Kirsche) und die Beerenfrüchte (Stachelbeere, Johannisbeere). Wenn mehrere Einzelfrüchte zu einem Fruchtstande sich vereinigen, spricht man von Sammelfrüchten (Abb. 48, Ananas, Himbeere, Brombeere).

Häufig kommt es auch vor, daß außer dem Fruchtknoten noch andere Teile der Blüte, wie z. B. Blütenboden und Blütenstiel, an der Fruchtbildung teilnehmen, indem sie sich fleischig verdicken und dann die eigentlichen Früchte einschließen, wie z. B. bei der Feige (Abb. 50) und Hagebutte (Abb. 49); diese Früchte nennt man Scheinfrüchte.

Wie wir bereits oben gesehen haben, geht der Samen aus der befruchteten Samenknospe hervor; er besteht aus der Samenschale, dem Samenlappen und dem Keimling. Mitunter ist er noch mit einem Samenmantel (Arillus) umgeben, wie z. B. die Muskatnuß, deren Samenmantel uns als Macis oder fälschlich Muskatblüte bekannt ist.

Die Unterscheidung zwischen einem Samen und einer Frucht ist nicht immer ganz leicht. Äußerlich unterscheiden sich beide dadurch, daß man

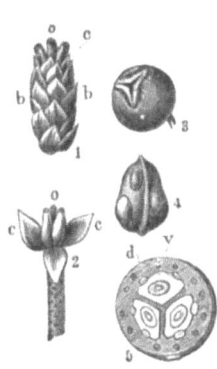

Abb. 47. Juniperus communis. Wacholder.

1. Weibliche Blüte. 2. Dieselbe von den schuppenförmigen Hochblättern (b) befreit, mit ausgebreiteten Fruchtblättern (c). o die drei Eichen. 3. Zapfenbeere. 4. Ein mit Öldrüsen besetzter Same. 5. Querdurchschnitt der Zapfenbeere. An der Spitze der reifen Frucht (3) sind die Spitzen der verwachsenen Fruchtblätter noch erkennbar.

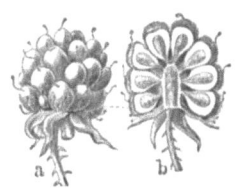

Abb. 48. Sammelfrüchte.

a Brombeere. b Dieselbe im Vertikalschnitt.

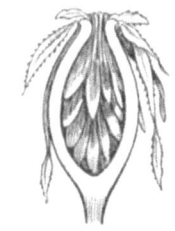

Abb. 49. Scheinfrucht von Rosa canina (Hagebutte im Längsschnitt).

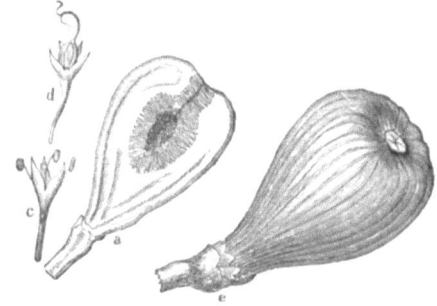

Abb. 50. Scheinfrucht des Feigenbaumes (Ficus Carica).

a Längsschnitt, b die Scheinfrucht, c männliche Blüte, d weibliche Blüte.

an einer Frucht, und selbst an der kleinsten, wie z. B. dem Kümmel, noch die Reste der Narbe sehen kann. Bei genauerer Untersuchung mit dem Mikroskop kann man auf dem Querschnitt einer Frucht außer der den Samen umschließenden Samenschale eine darumliegende Fruchtschale erkennen, die meist mit starken Gefäßbündeln und Öldrüsen durchsetzt ist.

35. Teile der Pflanzen.

Die Hauptteile der Pflanzen im botanischen Sinne sind: 1. die Wurzel, 2. der Stengel oder Stamm, 3. die Blätter, 4. Blüten, 5. die Früchte und 6. die Samen. Für den Drogenhandel kommen in Betracht: die ganzen Pflanzen (Kräuter), Wurzeln, Knollen, Zwiebeln, Wurzelstöcke, Stengel oder Stamm (Holz), Knospen, Blätter, Blüten, Früchte, Samen, Sporen und Haare; von pflanzlichen Abscheidungsstoffen Gummi, Harze, Gummiharze, Kautschukstoffe, Balsame sowie fette und ätherische Öle, Zucker, Stärke, organische Säuren, Alkaloide usw., die zwar in den Pflanzen fertig vorgebildet sind, aber zum Teil erst durch besondere Gewinnungsweisen in brauchbarem Zustande gewonnen werden.

Die Wurzeln (Abb. 51 und 52) bilden den unterirdischen Teil der Pflanzen, der die Aufgabe hat, den Pflanzen einen festen Halt im Boden zu gewähren und ihnen aus dem Erdboden die flüssige Nahrung mittels der Wurzelfäserchen zuzuführen. Man unterscheidet Hauptwurzeln, die aus dem Würzelchen des Keimlings entstanden sind, und Neben- oder Seitenwurzeln, die sich aus der Hauptwurzel abzweigen; zu erwähnen sind noch die sog. Saugwurzeln, die die Nährstoffe nicht unmittelbar aus dem Boden entnehmen, sondern aus dem Gewebe anderer Pflanzen heraussaugen.

Irrtümlicherweise rechnete man früher auch verschiedene zum Teil unterirdische Stengelteile der Pflanzen zu den Wurzeln, die ihrer Eigenart nach jedoch als Stengelorgane zu betrachten sind, nämlich die Wurzelstöcke, Knollen und Zwiebeln.

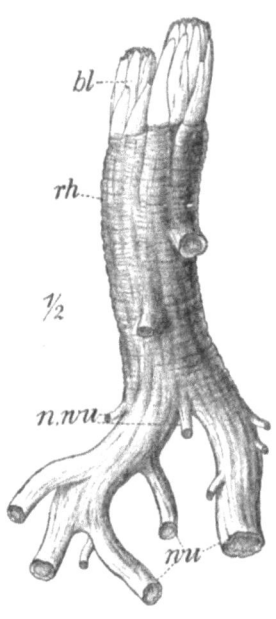

Abb. 51. Radix Gentianae.
bl Reste des Blattschopfes, *rh* Rhizonteil, *wu* Hauptwurzel, *n.wu* Nebenwurzel.

Die Hauptunterschiede zwischen einem Stengelorgan und einer Wurzel sind: 1. Stengelorgane können an beliebigen Stellen Blattknospen entwickeln, Wurzeln nicht. 2. Stengelorgane können, wenn sie dem Licht ausgesetzt werden, an allen Teilen Blattgrün entwickeln, Wurzeln entwickeln nie Blattgrün. 3. Stengelorgane können Mark enthalten, Wurzeln nicht.

Der Wurzelstock (Rhizoma, Abb. 53), der von allen unterirdischen Stengelorganen am meisten mit echten Wurzeln verwechselt worden ist, stellt eine wurzelähnliche Verdickung des unterirdischen Stengels dar. Von der echten Wurzel unterscheidet er sich vor allem durch blattartige Ansätze bzw. deren Narben und eine Knospe, die der Spitze aufsitzt; zudem fehlt dem Wurzelstocke die durch Absterben verlorengegangene Hauptwurzel, an deren Stelle nur schwache Nebenwurzeln die Ernährung der Pflanze übernehmen. Ferner enthält der Wurzelstock oft das der echten Wurzel stets fehlende Mark, wodurch er sich besonders als Teil des Stammes kennzeichnet. Beispiele für Wurzelstöcke sind: Rhiz. Calami, Curcumae, Galangae, Zingiberis u. a. m.

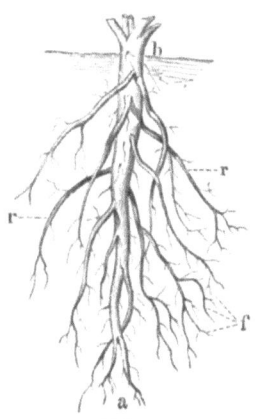

Abb. 52.
$a-b$ Hauptwurzel. r Seiten- oder Nebenwurzel.

Die Knolle (Tuber, Abb. 54) ist ein unterirdischer, fleischig verdickter Teil des Stengels, der blattlos ist, aber Blattknospen treibt. Beispiele von Knollen: Kartoffel-, Salepknollen.

Die Zwiebel (Bulbus, Abb. 55) ist ebenfalls ein unterirdischer, verdickter Stengelteil. Den unteren Teil bildet der fleischige Zwiebelboden, dem die kleinen Wurzeln entspringen; nach oben wachsen die dicken fleischigen übereinander liegenden Blätter, die nach außen zu immer dünner werden und schließlich absterben; aus ihrer Mitte entwickeln sich die Blattknospen, die zu neuen Pflanzen auswachsen.

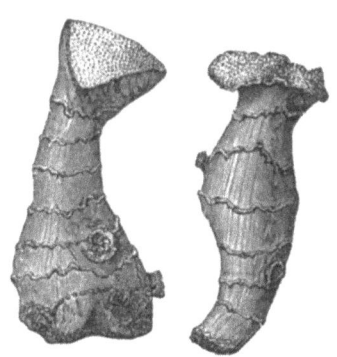

Abb. 53. Rhiz. Galangae.

Beispiele von Zwiebeln: Meerzwiebel, Speisezwiebel.

Der Stamm, bei kleineren Pflanzen auch Stengel genannt, stellt den nach oben wachsenden Teil der Pflanze dar, der den Zweck hat,

Blätter, Blüten und Früchte zu tragen und zu vermeiden, daß diese auf der Erde aufliegen, damit sie soviel wie möglich Licht und besonders Sonne empfangen können. Bei einjährigen Pflanzen ist er krautartig, bei mehrjährigen holzig. Wenn die Verzweigung des Stammes bald vom Boden aus eintritt, so daß die Hauptachse nur verkümmert ist, nennt man ihn strauchartig, tritt die Verzweigung erst in einer gewissen Entfernung über dem Boden ein, so heißt er baumartig oder Baum. Für den Drogenhandel liefert uns der Stamm das Holz (lignum), wie Lignum Quassiae, Guajaci u. a. m., und die Rinde (Cortex), wie Cortex Quercus, Quillajae, Frangulae u. a. m.

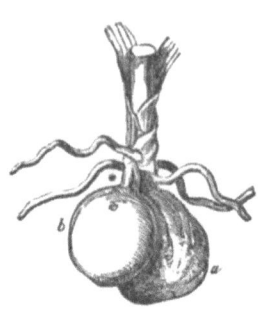

Abb. 54. Wurzelknollen von Orchis morio.

a alte, *b* jüngere Wurzelknolle.

Von den Knospen (Gemmae) kommen nur sehr wenige für den Drogenhandel in Betracht, wie z. B. die Gemmae Populi. Ebenso sind die Haare der Pflanzen, die aus der oberen Hautschicht hervorgehen und die Aufgabe haben, die Luftfeuchtigkeit festzuhalten, ohne besondere Bedeutung für den Drogenhandel. Manche Haare wachsen sich zu Stacheln aus, die für die Pflanze ein Schutzmittel darstellen, z. B. Brombeere. Diese sind jedoch nicht mit den Dornen zu verwechseln, die nicht aus dem Hautgewebe entstanden sind, sondern durch Verkümmerung von Seitenästen, da sie im Inneren aus Holz bestehen, z. B. Schlehdorn.

Die Blätter einer Pflanze unterscheiden wir nach ihrem Zweck für die Pflanze in Keimblätter oder Kotyledonen, die dem aufgehenden Samen die erste Nahrung bieten; Schuppenblätter oder Deckblätter, die meist den jungen Sproß schützen und auch stützen; Laubblätter, die die Ernährung der Pflanze aus der Kohlensäure der Luft übernehmen sowie den Sonnenstrahl für die Umwandlung in Kohlenhydrate fangen; Hoch- oder Vorblätter, die den Schuppen- oder Deckblättern ent-

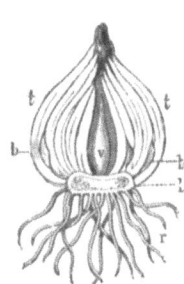

Abb. 55. Längsschnitt einer schaligen Zwiebel.

l Zwiebelboden, *v* Terminalknospe, *b* Brustzwiebeln, *t* Häute, *r* Nebenwurzeln.

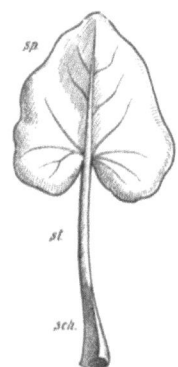

Abb. 56. Laubblatt (Folium).

sp Blattfläche, *st* Blattstiel, *sch* Blattscheide.

sprechen, sich jedoch unter der Blüte befinden; ferner Kelchblätter, Blütenblätter, Staubblätter, Fruchtblätter, die die Blüte einer Pflanze darstellen.

Die Laubblätter (Abb. 56) bestehen aus Blattstiel (es gibt jedoch auch ungestielte Laubblätter)

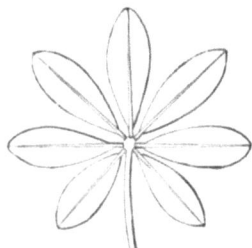

Abb. 57. Handförmiges Blatt.

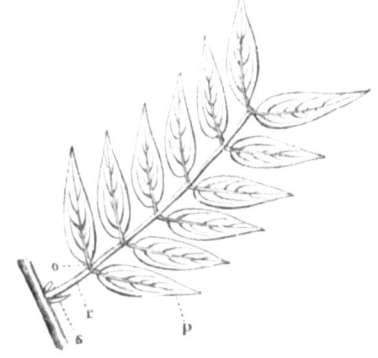

Abb. 58. Einfach und paarig gefiedertes sechspaariges Blatt (Sennesblätter) von Cassia angustifolia.
p Fliederblättchen, *r* Blattspindel, *s* Nebenblättchen.

und Blattfläche mit den Blattnerven; das Staubblatt aus Staubbeutel und Staubfaden; das Fruchtblatt aus Fruchtknoten mit Keimling, Griffel und Narbe.

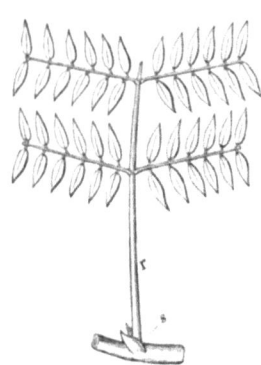

Abb. 59. Doppeltgefiedertes Blatt.

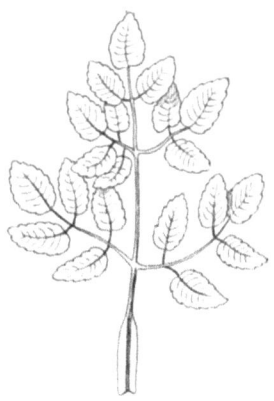

Abb. 60. Unpaarig, doppeltgefiedertes Blatt.

Die Laubblätter einer Pflanze unterscheiden wir:
1. nach ihrer allgemeinen Form in einfache und zusammengesetzte Blätter.

Zur einfachen Blattform gehören: linealische, lanzettliche, eiförmige, elliptische, spatelförmige, herzförmige, nierenförmige, pfeilförmige, spießförmige, rautenförmige, schildförmige Blattformen.

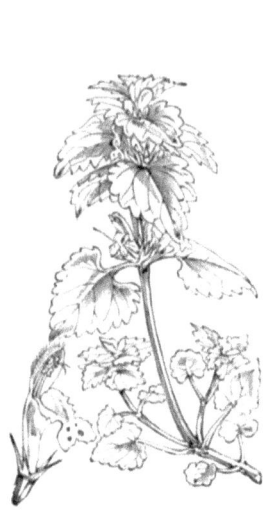

Abb. 61. Gegenständiger Blattstand von Lamium album.

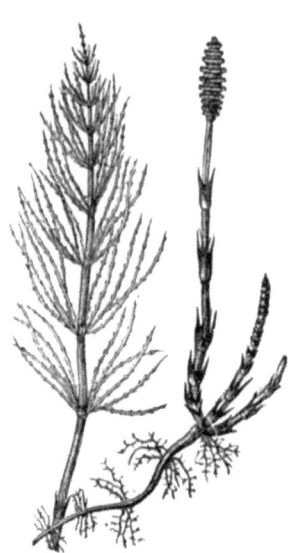

Abb. 62. Quirlständiger Blattstand von Equisetum arvense.

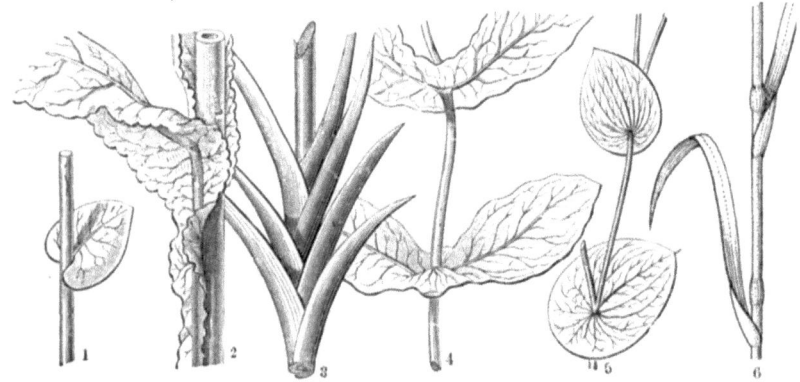

Abb. 63. 1 stengelumfassender, 2 herablaufender, 3 schwertförmiger, 4 zusammengewachsener, 5 durchwachsener, 6 scheidenförmiger Blattsitz.

Zur zusammengesetzten Blattform gehören: die paarig (Abb. 58), unpaarig (Abb. 60), doppelt (Abb. 59), dreifach, handförmig (Abb. 57), fußförmig, leierförmig, gefiederten Blattformen; auch die dreizähligen und doppelt dreizähligen Blattformen gehören hierher.

2. nach ihrer Randung in:

glatten, gesägten, gezähnten, gekerbten, gebuchteten, geschweiften, gelappten, fiederspaltigen Blattrand;

3. nach der Art ihrer Befestigung am Stengel unterscheidet man gestielte und ungestielte Blätter. Von den gestielten Blättern unterscheidet man wieder den spiraligen, gegenständigen (Abb. 61), quirlständigen (Abb. 62), rosettigen Blattstand.

Von den nichtgestielten = sitzenden Blättern unterscheidet man wieder: den stengelumfassenden, herablaufenden, schwertförmigen, zusammengewachsenen, durchwachsenen, scheidenförmigen Blattsitz (Abb. 63).

36. Einteilung der Pflanzen.

Der schwedische große Naturforscher Linné war der erste, der eine durchgreifende Einteilung der gesamten Pflanzenwelt versuchte, und wenn auch heute nicht mehr nach seiner Systematik gearbeitet wird, so hat er doch das große Verdienst erworben, Ordnung in die Einteilung der Pflanzen hineingebracht zu haben. Er teilte alle Pflanzen in zwei große Hauptgruppen: 1. die Blütenpflanzen (Phanerogamen), 2. in blütenlose Pflanzen (Kryptogamen). Die ersteren teilte er nach der Zahl, Größe und Anordnung der Staubgefäße in 23 Klassen, während er unter die 24. Klasse die Kryptogamen (die Algen, Flechten, Pilze, Moose und Farnkräuter) rechnete.

Dieses Linnésche System wurde daher als künstliches System der Einteilung bezeichnet, weil es einen willkürlich herausgegriffenen Teil der Pflanzen, die Staubgefäße, zum Ausgangspunkte der Einteilung macht. Im Gegensatze dazu bezeichnete man die Einteilungssysteme späterer Naturforscher als natürliche Systeme, weil mehr Ähnlichkeit der Pflanzen Berücksichtigung fand. In letzter Zeit arbeitet man wohl allgemein nach dem System von Alexander Braun, das von Eichler, Engler, Wettstein und anderen Forschern weiter ausgebildet worden ist. Es teilt sämtliche gefäßführenden Phanerogamen und Kryptogamen in etwa 125 Familien ein. Jede Familie teilt sich, wenn nötig, wieder in Gattungen, und die Pflanzen innerhalb einer Gattung werden dann durch Hinzufügung eines Eigenschaftswortes voneinander unterschieden. Bei den wissenschaftlichen Namen der Pflanzen bedeutet also das Hauptwort die Familie bzw. Gattung, das Eigenschaftswort die Art, z. B. Arnica montana.

37. Ätherische Öle.

Die ätherischen Öle, die mit wenigen Ausnahmen in den Pflanzen fertig vorgebildet sich vorfinden, bilden einen sehr wichtigen Teil des Drogenhandels, da sie mit wenigen Ausnahmen — Ol. Chamomillae, Cubebae, Matico, Sabinae, Santali, Sinapis und Valerianae — dem freien Verkehre überlassen sind. Anschließend hieran wollen wir noch bemerken, daß nur Bittermandelöl blausäurehaltig, Kirschlorbeeröl, Sadebaumöl und Senföl giftig sind, und zwar zu den Giften der Abteilung II gehören; alle übrigen sind ungiftig. Von den nicht fertig vorgebildeten ätherischen Ölen kommen besonders das Bittermandelöl und das Senföl in Betracht, die sich erst auf Zusatz von heißem Wasser zu den betreffenden gemahlenen Samen unter Mitwirkung besonderer darin enthaltener Fermente bilden. Die ätherischen Öle finden wir in den verschiedensten Teilen der Pflanze, die meisten naturgemäß in den Blüten, denen sie ihren Duft verleihen, z. B. Ol. Lavand., Rosae, Aurantii flor.; ferner in den Blättern, z. B. Ol. Menth. pip., Menth. crisp., Salviae; im Holze, z. B. Ol. Sassafras; in den Wurzeln und Wurzelstöcken, z. B. Ol. Valerianae, Calami, Iridis; in den Früchten, z. B. Ol. Foeniculi, Carvi, Anisi; in den Fruchtschalen, z. B. Ol. Citri, Bergamottae, Aurantii cort.; in den Samen, z. B. Ol. Cardamomi, und endlich auch in der ganzen Pflanze, wie z. B. Ol. Absynthii, Camphora.

Ihrer Zusammensetzung nach bestehen die ätherischen Öle entweder aus einem Kohlenwasserstoff, Terpen genannt, oder aus einer Mischung eines Terpens mit einem Kohlenstoff-Wasserstoff-Sauerstoff-Körper, der dann meist mit Natronlauge verseifbar ist (also säureähnliche Eigenschaften hat) und daher ein Phenol genannt wird, mit geringen Mengen von zusammengesetzten Estern, Aldehyden, Alkoholen, Ketonen und organischen Säuren. Diese Penole sind meist die Träger des Geruches, während das Terpen mehr oder weniger nur terpentinölartig riecht. Die ätherischen Öle sind in 96—99 proz. Alkohol, Äther und fetten Ölen in jedem Verhältnisse löslich und untereinander in jedem Verhältnisse mischbar, unlöslich dagegen in Wasser, dem sie jedoch den ihnen eigentümlichen Geruch und Geschmack mitteilen. Ihr Siedepunkt und Erstarrungspunkt ist außerordentlich verschieden. Der letztere wird bedingt durch den Gehalt an solchen Phenolen, die bei gewöhnlicher Temperatur fest sind. Solche Phenole nennt man Stearoptene. Sie lassen sich bei Abkühlung des ätherischen Öles auf ca. $-10°$ C in festen Krystallen abscheiden. Beim schweren Camphoröl ist das so abgeschiedene Stearopten ausnahmsweise ein Kohlenwasserstoff. Der jetzt übrigbleibende flüssige Bestandteil heißt Elaeopten. Durch Ausfrieren läßt sich die Abscheidung des Stearoptens fabrikationsmäßig durchführen, wie z. B. bei Ol. Menth.

pip. und Ol. Thymi, deren Stearoptene dann als Menthol und Thymol in den Handel kommen. Ist das Phenol eines ätherischen Öles jedoch flüssig, wie z. B. beim Kümmelöl, so scheidet man es vom Terpen durch Ausschütteln mit dünner Natronlauge, trennt dann das nicht verseifbare Terpen von dem verseiften Phenol mittels Scheidetrichter und zerlegt die Natronlaugeverseifung mit Salzsäure, wodurch das Phenol wieder in Freiheit gesetzt wird und auf der salzsauren Natronlösung schwimmt. Durch längeres Lagern terpenreicher ätherischer Öle wandeln sich diese Terpene leicht in Terpentinöl um, wodurch natürlich Geruch und Geschmack sehr ungünstig beeinflußt werden. Man kann diesen Vorgang wenn auch nicht gerade aufheben, so doch bedeutend aufhalten, wenn man die ätherischen Öle mit 10—50 proz. 96 er Alkohol verschneidet, doch dürfen diese ätherischen Öle nicht als ,,rein" abgegeben werden. So z. B. darf man Ol. Citri niemals längere Zeit ohne einen Alkoholzusatz lagern lassen.

Aber noch einen zweiten Nachteil haben die Terpene; denn diese lösen sich nur in hochprozentigem Alkohol klar auf, während die Phenole oft schon in 40—50 proz. Alkohol klar löslich sind. Aus diesem Grunde werden terpenfreie ätherische Öle vor allem in der Likörfabrikation sehr bevorzugt, ferner kommt noch hinzu, daß ihr Geruch feiner und ihre Lagerfähigkeit besser ist. Terpenfreie ätherische Öle nennt man daher auch konzentrierte ätherische Öle.

Betreffs der Aufbewahrung der ätherischen Öle ist zu bemerken, daß sie leicht Sauerstoff aus der Luft aufnehmen, zumal wenn das Licht dabei mitwirkt, und dann verharzen, was man an den Flaschenhälsen der Standflaschen leicht beobachten kann; daher müssen sie vor Licht, Luft und auch Wärme geschützt werden. Vorräte werden am besten in kühlen, dunklen Kellern aufbewahrt, die Flaschen müssen möglichst gefüllt, gut verkorkt und aus braunem Glase sein. Es empfiehlt sich auch, nie zu große Vorräte einzukaufen, sondern öfter frische Ware zu beziehen.

Die Darstellung geschieht zumeist durch Destillation der vegetabilischen Rohstoffe mit Wasser über freiem Feuer oder Manteldampf oder vermittels Durchleiten von direktem Dampf durch die pulverisierten oder kleingeschnittenen Vegetabilien. Einige, wie z. B. die Schalenöle, wie Ol. Citri, Bergamottae, auch mitunter Ol. Caryophyllor., werden durch Pressung gewonnen. Solche gepreßten ätherischen Öle sind stets mehr oder weniger gefärbt, um sie farblos oder wenigstens nur ganz wenig gefärbt zu erhalten, werden sie einer Destillation unterworfen und heißen nun rektifizierte ätherische Öle. Die Ausbeute an ätherischem Öle ist bei den verschiedenen Pflanzen außerordentlich verschieden, was natürlich eine entsprechende Preisbildung zur Folge hat; so ergeben z. B. etwa 5000 kg frische Rosen nur 1 Kilogramm Rosenöl, während die Nelken über 20% ätherisches Öl enthalten.

Eine ebenso wichtige wie schwierige Frage ist die des Nachweises der **Verfälschungen** von ätherischen Ölen. Es kommen da hauptsächlich Verfälschungen mit fetten Ölen, Alkohol und minderwertigen ätherischen Ölen in Betracht.

Den Zusatz **fetter Öle** kann man leicht daran erkennen, daß ein Tropfen des verfälschten Öles, auf weißes Kanzleipapier getropft, nach dem Verdunsten einen **dauernden Fettfleck** hinterläßt.

Um eine Verfälschung mit **Alkohol** nachzuweisen, verfährt man folgendermaßen. Hat man ein phenolfreies Öl vorliegen, so wirft man in einen Reagierzylinder, in dem sich etwas des fraglichen Öles befindet, ein Körnchen Fuchsin. Bleibt das Öl vollständig farblos, so liegt Alkoholverfälschung **nicht** vor. Färbt sich das Öl aber mehr oder weniger rot, das folgende Ursachen haben kann: 1. das Öl ist alkoholhaltig, 2. das Öl ist phenol- bzw. säurehaltig, 3. das Öl ist verharzt, so versucht man noch einmal mit der sog. Tanninprobe. Man nimmt in den Reagierzylinder nur wenige Tropfen des Öles und wirft einige Körnchen sog. „krystallisiertes" Tannin (Merck) hinein und läßt ca. 10—20 Minuten stehen. Löst sich jetzt das Tannin zu einem trüben Schlamm, oder wird es klebrig, so daß es an der Reagierglaswandung festklebt, so ist eine Verfälschung mit Alkohol sehr wahrscheinlich. Ein solches fragwürdiges Öl wird jetzt mit einer konzentrierten Kochsalzlösung ausgeschüttelt, wobei der Alkohol in die Kochsalzlösung übergeht, mittels Scheidetrichter wird nunmehr die Kochsalzlösung vom ätherischen Öl getrennt und einer Destillation unterworfen. Der Alkohol destilliert über und kann jetzt im Destillat mittels Jodoformreaktion und durch Feststellen des spezifischen Gewichtes nachgewiesen werden. Diese Methode gibt sogar genau die Menge des Alkohols an.

Am schwierigsten ist die Prüfung auf den Zusatz **minderwertiger ätherischer Öle,** da viele so ähnliche chemische Zusammensetzung aufweisen, daß ein Nachweis von Verfälschungen nur auf Grund chemischer Reaktionen vielfach sehr schwierig und auch nur dann möglich ist, wenn die Verfälschung besonders groß ist. Entscheidend ist für die Praxis hier Geruch und Geschmack, und für ersteren besonders ist eine feine Nase und reichliche praktische Übung notwendig. Um den Geruch zu prüfen, verschneidet man das ätherische Öl mit reinstem Alkohol, taucht einen Streifen Fließpapier hinein, schwenkt ihn einige Zeit an der Luft hin und her und prüft dann mit der Nase von Zeit zu Zeit den Geruch. Reine Öle behalten den gleichen Geruch bei, verschnittene ätherische Öle verändern ihren Geruch, und zwar riecht man das ätherische Öl mit dem niedrigsten Siedepunkt zuerst, das mit dem höchsten zuletzt. Auf diese Weise kann eine geübte Nase z. B. einigermaßen erkennen, welche ätherischen Öle in einer Eau-de-Cologne-Art enthalten sind.

Die Geschmacksprobe führt man folgendermaßen aus: Man träufelt auf ein Stück Zucker einen Tropfen des Öles oder verreibt einen Tropfen Öl mit Zucker im Mörser. Diesen Ölzucker läßt man in einem Glase lauwarmen Wassers langsam ohne Umrühren zergehen, auf diese Weise wird das Öl zugleich mit dem Zucker auf das feinste im Wasser verteilt, und es tritt der Geruch stärker hervor; auch hier wird man bei einem Gemische ätherischer Öle die einzelnen nacheinander durch den Geruch unterscheiden können. Gleichzeitig läßt sich da auch der Geschmack am besten prüfen, was für manche ätherische Öle, wie z. B. Ol. Menthae pip., sehr wichtig ist.

Verwendung finden die ätherischen Öle zumeist zur Darstellung der Wohlgerüche und Liköre; medizinisch werden sie, abgesehen von den eingangs erwähnten, die dem freien Verkehre entzogen sind, fast nur zur Verbesserung des Geschmackes oder Geruches bei der Herstellung von Arzneien verwendet.

38. Fette und fette Öle.

Die Fette finden sich sowohl im tierischen wie im pflanzlichen Körper als Abscheidungsstoffe vor. Die pflanzlichen Fette sind vor allem in den Samen, seltener im Fruchtfleische enthalten. Man gewinnt sie zumeist durch Pressung, neuerdings werden die Preßrückstände zur restlosen Gewinnung des Öles mit Schwefelkohlenstoff oder besser Trichloräthylen, welches nicht brennbar ist, extrahiert. Die Pressung hat den Nachteil, daß der Pflanzenschleim (Eiweißbestandteile), der in den Früchten und Samen stets reichlich vorhanden ist, mehr oder weniger mit in das Fett übergeht und es dann trübt. Auch der Geschmack und die Haltbarkeit werden dadurch ungünstig beeinflußt. Bei den sog. trocknenden Ölen, wie z. B. Ol. Lini, ist der Pflanzenschleim für die Weiterverarbeitung zu Firnis geradezu hinderlich, weshalb Leinöl erst durch monatelanges Lagern und allmähliches Absetzenlassen vom Pflanzenschleime befreit werden muß. Die tierischen Fette finden sich meist unter der Haut auf der Bauchseite, zwischen dem Dünndarm als sog. Schmer, ferner als Emulsion in der Milch und bei Fischen in der Leber. Man gewinnt die tierischen Fette durch Auspressen, Ausschmelzen oder durch Abscheidung aus den Rohstoffen vermöge der Einwirkung von Wasserdampf, wie z. B. bei Dampftran.

Soweit Fette durch Auspressen gewonnen werden, stellen die Bestandteile, die freiwillig durch den eigenen Druck der aufeinandergehäuften Rohstoffe ausfließen, Fette von feinster Güte dar, während man durch gelinden und dann stärkeren Druck geringere Arten gewinnt; durch Auskochen der Rückstände, oder besser durch Extrahieren mittels Trichloräthylen oder Schwefelkohlenstoff, wird dann die schlechteste Art gewonnen, die jedoch meist nur zu technischen Zwecken Verwendung findet. So stellt z. B. das freiwillig ausfließende Öl der Früchte des Olivenbaumes ein fast farbloses Öl, auch Jungfernöl genannt, von feinstem Wohlgeschmacke dar, während das aus den Preßrückständen durch Extraktion oder Auskochen gewonnene Öl als Baumöl nur technische Verwendung findet.

In physikalischer Beziehung stellen die Fette teils flüssige, teils feste Stoffe dar, die sich schlüpfrig (fettig) anfühlen und spezifisch leichter als Wasser sind. Sie bestehen aus verschiedenen Fettsäuren, die an Glycerin chemisch gebunden sind, und zwar aus Palmitinsäure, Stearinsäure, Margarinsäure, Leinölsäure, Ölsäure, Buttersäure u. a. m. Bei den festen Fetten überwiegen die erstgenannten drei Fettsäuren, während in den flüssigen Fetten die Ölsäure und Leinölsäure vorwalten.

Da alle Fette dazu neigen, Sauerstoff aus der Luft aufzunehmen und besonders unter dem gleichzeitigen Einflusse von Licht und Wärme freie Fettsäuren abzuscheiden, d. h. ranzig zu werden, so müssen sie gut verschlossen in dunklen und kühlen Räumen, am besten in Kellern aufbewahrt werden. Etwa bereits ranzig gewordene Fette lassen sich dadurch verbessern, daß man sie sorgfältig mit Soda- oder Pottaschelösung durchknetet und dann mit Wasser die Alkalilösung bzw. -verseifung herauswäscht. Bei manchen fetten Ölen ist die Neigung, Sauerstoff aus der Luft aufzunehmen, ganz besonders stark, wie bei Leinöl und Mohnöl; in dünnen Schichten aufgestrichen, verhärten sie schließlich zu einer festen, lederigen Masse; man nennt sie deshalb trocknende (sprachlich richtiger eintrocknende) Öle, während diejenigen, welche auch nach längerer Berührung in dünn ausgestrichener Schicht mit Luft keine Hautbildung zeigen, nichttrocknende Öle heißen, zu ihnen gehört Olivenöl, fettes Mandelöl, Pfirsichkernöl und Erdnußöl. Die anderen Öle, die mehr oder weniger eine Haut bilden, wenn sie längere Zeit dünn ausgestrichen der Luft ausgesetzt sind, heißen halbtrocknende Öle, und ihre bekanntesten Vertreter sind: Lebertran, Ricinusöl, Sesamöl, Rüböl usw. So sehr geeignet die eintrocknenden Öle zur Firnisbereitung sind, so wenig dürfen sie zur Herstellung von kosmetischen Präparaten, wie Haarölen und Pomaden, benutzt werden; aber auch die halbtrocknenden Öle, wie z. B. das Sesamöl, sind für diese Zwecke nicht zu empfehlen.

Durch Kochen mit Alkalilaugen werden die Fette unter Abscheidung von Glycerin in fettsaure Alkalien, d. h. Seifen, übergeführt; mit den Metalloxyden der Schwermetalle ergeben sich wasserunlösliche Pflaster. Abgesehen von dieser und anderen technischen Verwendungsarten dienen die meisten Fette als unentbehrliche Nahrungsmittel, wobei die Güte der einzelnen natürlich eine große Rolle spielt. Neuerdings werden auch Kunstspeisefette, Margarine genannt, als Nahrungsmittel sehr viel verwendet. Man stellt sie dadurch her, daß man irgendwelche Fette oder Öle, wie z. B. Palmfruchtfett, Cocosfett, Baumwollsaatöl, Waltrane usw., mittels eines besonderen patentierten Nickelmohrverfahrens mit Wasserstoffgas härtet und geruchlos macht. Jetzt kann man auch noch Rindertalg usw. darunterschmelzen. Das Fett wird dann geschmolzen und mit Vollmilch emulgiert; dann wieder herausgebuttert, gesalzen und gefärbt. Nach dem Margarinegesetze muß die Margarine, bevor sie in den Handel gebracht wird, mit 10% Ol. Sesami versetzt sein, damit sie leichter durch die Untersuchung von echter Naturbutter unterschieden werden kann. Gereinigtes Cocosöl wird zum Kochen und Backen unter verschiedenen Namen, wie Palmin, Vegetalin usw., gehandelt.

Das Untersuchen von Fetten und fetten Ölen auf Verfälschungen ist nicht ganz leicht und muß in gerichtlichen Fällen dem Spezialchemiker überlassen bleiben, der durch Feststellung der sog. Säurezahl, Verseifungszahl, Jodzahl usw., die für jedes Öl auf Grund langjähriger Versuche als Normen festgestellt sind, die Identität eines Öles nachweisen kann. Außerdem stehen ihm aber auch noch einige leichter ausführbare Spezialreaktionen für Fette und fette Öle zur Verfügung, die auch jeder Drogist ausführen kann und die wir nachstehend erwähnen.

1. Die Schmelzpunkts- und Erstarrungspunktsbestimmung; erstere für Fette, letztere für Öle.

2. Die Salpetersäureprobe. Laut D. A. 5 werden gleiche Volumen Acid. nitric. fumans D. A. 5 und Aqua destill. gemischt. Mit dieser Säure werden gleiche Teile des Öles geschüttelt und zur Schichtentrennung beiseite gestellt. Nur fettes Mandelöl echt und Olivenöl behalten ihre hellgelbe Farbe, alle anderen Öle verfärben sich von Pfirsichrot bis Dunkelbraun.

3. Die Furfurolprobe zeigt nur Waltrane und Sesamöl an. Man schüttelt Acid. hydrochloric. fumans 1,19 spez. Gew., dem einige Körnchen Zucker zugesetzt sind, mit dem fraglichen Öle kräftig durch und stellt zur Schichtentrennung beiseite. Nach etwa 10 Minuten ist die Salzsäure bei Waltranen rosa, bei Sesamöl dunkelviolett gefärbt. Diese Reaktion auf Sesamöl ist äußerst scharf.

4. Die Elaidinprobe unterscheidet trocknende Öle von nichttrocknenden. Gleiche Raumteile des Öles und Acid. nitric. pur. D. A. 5 werden durchgeschüttelt, dann etwas Kupferdraht oder -blech hinzugefügt und beiseite gestellt. Hierbei erstarren die nicht eintrocknenden Öle nach 2—24 Stunden zu festen Massen von verschiedener Färbung, eintrocknende Öle erstarren nicht und bleiben völlig flüssig, halbtrocknende Öle werden mehr oder weniger breiig.

39. Balsame, Harze, Gummi.

Den ätherischen Ölen stehen die echten Balsame nahe, die ein Gemisch von ätherischen Ölen und Harzen darstellen. Sie fließen teils freiwillig aus den Bäumen aus, teils aus künstlichen Einschnitten in dieselben, bei einzelnen, wie z. B. Perubalsam, erst durch Anwendung von künstlicher Wärme, indem man die Wundränder anzündet, oder um den Baum ein Feuer macht. Auf die Wundstellen bindet man dann Lappen, die den ausfließenden Balsam aufsaugen und, wenn vollgesaugt, mit Wasser ausgekocht werden. Der Balsam sammelt sich auf dem Wasser, wird abgegossen bzw. abgeschöpft, während die Lappen getrocknet und von neuem auf die Wundstellen aufgebunden werden. Die Balsame sind zähflüssig, von aromatischem Geruche und meist kratzendem Geschmacke. Dünn aufgestrichen, erhärten sie allmählich durch Verdunstung des ätherischen Öles, zum Teil wohl auch durch Verharzung des ätherischen Öles unter Sauerstoffaufnahme, an der Luft vollständig. In Weingeist, Chloroform, fetten und ätherischen Ölen sind sie löslich, nicht aber in Wasser, einzelne, wie Peru- und Tolubalsam, auch nicht in Benzin. Verwendung finden die Balsame in der Heilkunde, Kosmetik und Technik.

Als Harze bezeichnet man pflanzliche Abscheidungsstoffe, die als zähflüssige Massen aus der Rinde hervorquellen und dann an der Luft erhärten. Sie stellen Gemenge verschiedener Pflanzensäuren, besonders Harzsäuren, dar, die wie die Balsame in Alkohol, Chloroform, fetten und ätherischen Ölen löslich sind, nicht aber in Wasser. Erhitzt schmelzen sie und verbrennen mit stark rußender Flamme. Die Harze sind als das Endergebnis der Oxydation der ätherischen Öle zu betrachten, während die Balsame eine Art Übergang zwischen beiden bilden. Unter fossilen Harzen verstehen wir solche, die durch sehr langes Lagern in der Erde als letzte Resterzeugnisse von Wäldern, die in früheren Erdepochen untergegangen sind, sich derart verändert haben, daß sie in den gewöhnlichen Lösungsmitteln nicht mehr löslich sind; erst Schmelzen und starkes Erhitzen, wobei ein Teil als Destillat überdestilliert, kann den Rückstand, den man als Kopal- oder Bernsteinkolophon bezeichnet, in heißem Leinölfirnis löslich machen, und diese Mischung kann man dann in Terpentinöl lösen. Dafür liefern sie aber auch die besten und dauerhaftesten Lacke. Zu den fossilen Harzen gehören der Bernstein sowie die echten Kopalarten.

Diejenigen Harze, die mit wasserlöslichem oder mindestens in Wasser quellbarem Gummi gemischt aus den Pflanzen ausfließen, nennt man Gummiharze. Sie sind zum Teil in Spiritus oder Terpentinöl löslich, zum Teil in Wasser. Mit Wasser verrieben geben sie eine

Emulsion. Ihre Hauptvertreter sind Myrrhe, Gummigutti, Stinkasant, Weihrauch u. a. m. Sie bilden den Übergang zu denjenigen pflanzlichen Ausscheidungsstoffen, deren Hauptmerkmal ihre Löslichkeit in Wasser, dagegen die Unlöslichkeit in Spiritus und Terpentinöl ist, den sog. Gummiarten, deren wichtigste das bekannte Gummi arabicum bildet. In chemischer Beziehung gehören die Gummis zu den Kohlenhydraten und sind Zwischenprodukte der Pflanze zwischen Cellulose und Stärke. Einzelne Gummiarten, wie z. B. Traganth, lösen sich nicht klar in Wasser, sondern quellen nur auf, alle aber liefern Lösungen von klebriger Beschaffenheit und werden als sehr geschätzte Klebstoffe viel verwendet.

40. Stärke und Zucker.

Sowohl Stärke wie Zucker gehören zu den Kohlenhydraten, und die Pflanzen, die diese Stoffe abscheiden, liefern uns die wichtigsten Nahrungsmittel. Hierher gehören die verschiedenen Getreidearten, die Kartoffel, Zuckerrübe usw. Die Stärke findet sich fertig vorgebildet in Form kleinster Körnchen teils in den Samen (Getreidearten), teils in den Wurzeln, Wurzelstöcken und Knollen (Kartoffel, Pfeilwurzel). Die Gewinnung erfolgt im allgemeinen dadurch, daß das Zellgewebe der Samen bzw. Knollen durch Gärung gelockert und dann mechanisch zerrissen wird. Die Stärke wird dann mit kaltem Wasser, in welchem Stärke unlöslich ist, auf Sieben herausgewaschen oder durch Aufrühren herausgeschlämmt, auf Zentrifugen möglichst das Wasser abgeschleudert und bei gelinder Wärme getrocknet. In kaltem Wasser ist Stärke unlöslich. Dagegen mit etwas kaltem Wasser angerührt und dann mit kochendem Wasser übergossen, quillt sie zu einer plastischen Masse auf, die man Kleister nennt. Man kann dieses Verkleistern auch auf kaltem Wege erzeugen, wenn man die mit kaltem Wasser angerührte Stärke mit etwas Alkalilauge, Alkalicarbonat oder Alkaliborat versetzt. Diese verkleisterte Stärke findet auch technisch große Anwendung als Buchbinderkleister, Malerleim, Kochstärke und Rohstärke für den Haushalt.

Erhitzt man Stärkemehl in sich drehenden Tonröhren auf etwa 160° C, so färbt sie sich langsam hellbraun und wird in Wasser klar löslich. Das derart entstandene Dextrin hat zwar dieselbe chemische Zusammensetzung wie die Stärke, ist aber in physikalischer Beziehung durch die klare Löslichkeit in kaltem Wasser von ihr verschieden. Feuchtet man die Stärke vorher mit etwas dünner Salpetersäure oder einem Malzaufguß schwach an, so vollzieht sich die Dextrinierung der Stärke bereits bei Temperaturen von 100° C und darunter, und wir erhalten den sog. weißen Dextrin. Stärke und Dextrin sind außerdem durch die sog. Jodprobe leicht zu unterscheiden: Stärke wird durch Jodlösung blau, Dextrin dagegen weinrot gefärbt.

Der Zucker findet sich sehr weit verbreitet in der Pflanzenwelt vor. Fabrikmäßig wird er jedoch meist nur aus den Pflanzen hergestellt, die genügend große Mengen besitzen, wie das Zuckerrohr (bis 30%) und die Zuckerrübe (9—14%); in kleineren Mengen ist er in den meisten Früchten, vor allem im Obste enthalten. Während früher der Zucker fast ausschließlich aus dem daran sehr reichen Zuckerrohre gewonnen wurde, hat sich im letzten Jahrhunderte die Rübenzuckerindustrie zu einem der wichtigsten Zweige unserer Volkswirtschaft entwickelt. Die Darstellung des Zuckers aus den Zuckerrüben, die uns naturgemäß am meisten angeht, ist kurz zusammengefaßt etwa folgende: Die von anhaftender Erde durch Abwaschen befreiten Rüben werden in besonderen Schnitzelmaschinen in lange Streifen oder Schnitzel zerschnitten und dann mit warmem Wasser völlig ausgelaugt. Diese dünne Zuckerlösung ist jedoch noch stark mit Eiweiß und Schleimsubstanzen verunreinigt. Diese werden durch Verrühren mit Kalkmilch herausgefällt. Aus dem nun schleim- und eiweißfreien Rübendünnsaft schlägt man den Kalk durch Einleiten von Kohlensäure als Calciumcarbonat nieder; durch Schwefeldioxyd werden dann die färbenden Substanzen entfernt; die möglichst gereinigte Zuckerlösung wird schließlich über Knochenkohle gefiltert und im Vakuumapparate eingedampft, bis sich die Zuckerkrystalle auszuscheiden beginnen, worauf in den Zentrifugalmaschinen die Trennung der Zuckerkrystalle von der Melasse erfolgt. Die Melasse geht noch 1—2 mal in den Vakuumapparat zurück, bis bei der Krystallisation die Salze der Rübe anfangen, die Krystallisation zu stören, worauf sie in die Kraftfutterfabriken zur Herstellung von Melassekraftfutter wandert. Die Zuckerkrystalle, Rohzucker genannt, gehen in die Raffinerien, wo sie durch Decken, Entfärben, Blauen und Umkrystallisieren auf Kornzucker, Teezucker, Hutzucker, Melis und Kandis verarbeitet werden.

Wir kennen verschiedene Zuckerarten und wollen hier die drei bekanntesten kurz besprechen. 1. Der Rohr- oder Rübenzucker wird aus der Zuckerrübe und dem Zuckerrohr gewonnen, schmeckt stark süß, ist in Wasser leicht löslich, krystallisiert gut und ist nicht direkt vergärungsfähig, sondern vergärt erst nach Inversion zu Alkohol und Kohlensäure, d. h. nachdem er in Stärkezucker und Fruchtzucker (Invertzucker) aufgespalten ist. 2. Der Trauben- oder Stärke- und der Fruchtzucker sind zwar beides nicht genau dasselbe, sie unterscheiden sich aber nur dadurch voneinander, daß der Fruchtzucker den Lichtstrahl im Polarisationsapparate nach links, der Traubenzucker nach rechts ablenkt, weswegen sie auch Lävulose = linksdrehend und Dextrose = rechtsdrehend genannt werden. Sie schmecken nur schwach süß, sind leicht in Wasser löslich, nur sehr schwer oder gar nicht krystallisierbar und mit Hefe direkt zu Alkohol und Kohlensäure vergärbar. Wir finden sie in allen süßen Früchten, ferner bildet sich der Trauben- oder Stärkezucker beim Vermaischen der Kartoffelstärke in den Brennereien bei der Herstellung von Malzextrakt aus Gerste, auch besteht der sog. Capillärsirup und Bonbonsirup aus ihnen. 3. Der Milchzucker findet sich im Molken der Milch und wird durch Eindampfen des Molkens gewonnen. Er schmeckt nur schwach süß, ist in Wasser schwer löslich, krystallisiert gut und vergärt nicht zu Alkohol, sondern zu Milchsäure und Kohlensäure.

41. Düngemittel.

Da der Handel mit Düngemitteln in vielen Drogenhandlungen eine nicht geringe Rolle spielt und die künstlichen Düngemittel für die Landwirtschaft von größter Bedeutung sind, so wollen wir auch diesen Artikeln einige Aufmerksamkeit zuwenden.

Diese Bedeutung zuerst in ihrem vollen Umfange richtig gewürdigt zu haben, ist das Verdienst des großen deutschen Chemikers Justus von Liebig. Er untersuchte sowohl die chemische Zusammensetzung der Pflanzenaschen, besonders der Kultur- und Nutzpflanzen und ihrer Organe, als auch der Beschaffenheit des Bodens, auf dem sie wachsen. Auf Grund seiner Untersuchungen kam er zu dem Ergebnisse, daß eine Pflanze um so besser und kräftiger gedeihen müsse, je mehr der Boden, auf dem sie wächst, diejenigen Nährstoffe enthält, die sie besonders zu ihrem Aufbaue und Wachstume benötigt. Diese Untersuchungen bewirkten dann, daß die Verwendung der künstlichen Düngemittel bzw. der Handel mit ihnen einen ungeahnten Umfang erreicht hat.

Unter künstlichen Düngemitteln versteht man solche von fester Form, meist als Salze, während die natürlichen, Stallmist und Jauche, flüssig oder pastenförmig sind. Bevor wir auf diese näher eingehen, müssen wir erwähnen, daß die Pflanze außer festen und flüssigen Nährstoffen, die ihr durch die Wurzelfasern zugeführt werden, auch gasförmige Nahrung aufnimmt, und zwar Kohlenstoff in der Form von Kohlensäure durch die Blätter. Die Blätter der Pflanze haben nämlich eine doppelte Aufgabe zu erfüllen. Durch ihre Spaltöffnungen nehmen sie 1. Sauerstoff aus der Luft auf, den die Pflanze genau wie jedes tierische Lebewesen zur Atmung nötig hat bzw. durch die Atmung dem Inneren ihres Körperbaues zuführt. Diese Atmung geht ganz gleichmäßig am Tage wie in der Nacht vor sich. 2. Nehmen die Spaltöffnungen der Pflanze aus der Luft aber auch Kohlensäure auf, spalten diese in ihren Chlorophyllkörperchen in Kohlenstoff und Sauerstoff verarbeiten den Kohlenstoff zu Kohlenhydraten und geben den Sauerstoff wieder von sich. Das kann kein Tier. Dieser Vorgang spielt sich jedoch nur am Tage ab, da die Zerlegung von Kohlensäure in Kohlenstoff und Sauerstoff nur unter Mitwirkung des Lichtes vor sich gehen kann. Aus diesem Grunde erleben wir und können wir durch Experimente nachweisen, daß die Pflanze am Tage Sauerstoff produziert (denn der geringe Sauerstoffverbrauch durch Atmung steht in keinem Verhältnis zu der unverhältnismäßig größeren produzierten Menge), während sie in der Nacht Sauerstoff verbraucht, weil die Kohlensäureaufspaltung infolge von Mangel an Licht vollständig aufhört. Aus diesem Grunde ist das Wandern in Wald und Flur so belebend auf den Körper; auch in Krankenzimmern sind besonders Blattpflanzen sehr zu empfehlen, doch soll man bei Lungenleidenden in der Nacht die Pflanzen aus dem Schlafzimmer entfernen. Diese Aufnahme der gasförmigen Nahrung durch die Spaltöffnungen der Pflanze nennt man ,,Assimilation".

Der Wert eines Düngemittels richtet sich nach seinem Gehalt an 1. Stickstoff, der sowohl als Ammonium wie auch als Salpetersäure (natürlich gebunden) vorliegen kann; 2. Kali, das sowohl als Chlorkalium als auch als Sylvinit, Kainit usw. vorliegen kann; 3. Phosphor, der als citronensäurelösliche (citratlösliche) Phosphorsäure vorliegen soll und als aufgeschlossenes Knochenmehl, aufgeschlossene Thomasschlacke, Superphosphatmehl usw. gehandelt wird. Weniger beliebt sind unaufgeschlossene, d. h. unlösliche Phosphate, weil sie erst sehr langsam von der Pflanze selbst aufgeschlossen werden müssen. Unwichtiger sind Calcium (als Calciumoxyd) und Magnesium. Zum Aufbaue der Pflanzen tragen zwar noch andere Elemente mit bei, wie Schwefel, Eisen usw., doch sind dieselben allentfalls in genügender Menge im Boden vorhanden. Die Anwendung der künstlichen Düngemittel geschieht entweder dadurch, daß man sie mit Egge, Pflug und Grabscheite möglichst innig mit dem Erdboden vermischt (Grunddüngung), wie es z. B. bei Thomasmehl, Guano, Knochenmehl usw. geschieht, oder einfach auf den Erdboden aufstreut, was bei leicht löslichen Salzen, wie z. B. Chilisalpeter, oder bei sog. mittelbaren Düngemitteln, wie z. B. Kalk, vorgenommen wird (Kopfdüngung), Garten- und Zimmerpflanzen werden am einfachsten dadurch gedüngt, daß man Blumendünger, ein Gemisch verschiedener Pflanzennährsalze, in Wasser löst (etwa eine Messerspitze auf 1 Liter Wasser) und mittels Gießkanne dem Erdboden zuführt oder mittels Teelöffel den Erdboden um die Pflanze herum lockert, das Düngesalz dazwischenstreut und den Boden wieder festdrückt. Zimmerpflanzen dürfen jedoch nicht im Winter gedüngt werden.

Außer solchen wasserlöslichen Düngemitteln, die unmittelbar durch die Wurzelfasern aufgenommen werden, haben wir noch sog. mittelbare (indirekte) Düngemittel. Diese bewirken eine schnellere Zersetzung der im Boden vorhandenen Nährstoffe oder machen sie leichter löslich; hierzu gehören Kalk, Gips und Mergel (mit Sand oder Ton verunreinigter roher kohlensaurer Kalk).

Von besonderer Wichtigkeit ist die Wirkung der verschiedenen künstlichen Düngemittel auf die Pflanzen. Es bewirken: 1. die stickstoffhaltigen Düngemittel eine besonders kräftige Entwicklung des Blattwuchses, der jungen Triebe und befördern die Bildung von Eiweißstoffen und Samen; 2. die kalihaltigen eine lebhaftere Bildung des Blattgrüns und damit auch der Kohlenhydrate, besonders der Stärke, ferner die Bildung von Blüten und Früchten; 3. die phosphorsäurehaltigen eine Kräftigung der Stengel, Ausbildung der Samen und besonders die Bildung von Eiweißstoffen. Welchem Düngemittel der Vorzug zu geben ist, ist davon abhängig, was dem Boden am meisten fehlt und kann nur durch Bodenuntersuchung festgestellt werden.

Die Wirkung selbst ist natürlich eine um so schnellere, je leichter das betreffende Dungsalz im Wasser löslich ist, um so langsamer, je schwerer der Düngstoff löslich ist. Im letzteren Falle hält dafür aber auch die Wirkung viel länger an, was man als Nachwirkung bezeichnet. Bei manchen solcher nur sehr schwer löslichen oder sich zersetzenden rohen Düngemitteln, wie z. B. Knochenmehl, manchen Guanosorten, Phosphorit, Hornspänen usw., kann man eine leichtere Löslichkeit dadurch erzielen, daß man sie durch chemische Stoffe, zumeist durch Schwefelsäure, in leichter lösliche Verbindungen überführt, was man dann Aufschließen nennt. Ein solcher natürlicher Aufschließungsvorgang vollzieht sich im Ackerboden durch die Einwirkung von Bakterien sowie durch die Bildung von Wurzelsäuren an den Faserwurzelchen zum Teil von selbst.

Die Bodenbakterien sind überhaupt für die Verwendbarmachung von Stickstoff als Düngemittel von größter Wichtigkeit. Nicht genug, daß sie es verstehen, unlösliche, also für die Pflanze nicht verwendbare Stickstoffverbindungen, wie Eiweißstoffe, Blut, Hornmehl usw., in lösliche Verbindungen überzuführen, gelingt es einigen Bodenbakterien, die gern auf Leguminosenwurzeln leben, sogar Luftstickstoff in eine für die Pflanze verwendbare und assimilierbare Form überzuführen. Da dieser Vorgang meist auf einer Art Salpeterbildung vor sich geht, nennt man ihn Nitrifikation.

Kaufmännisch wichtig ist die Frage, wonach der Wert eines künstlichen Düngemittels zu beurteilen ist. Hierfür entscheidend sind: 1. der Prozentgehalt an wirksamen Stoffen (Stickstoff, Kali und Phosphorsäure); 2. die Schnelligkeit der Wirkung, d. h. die größere oder geringere Löslichkeit in Wasser; 3. die physikalische Beschaffenheit, d. h. ob es fein oder grob gemahlen ist; 4. die Haltbarkeit und 5. das Fehlen schädlicher Bestandteile. Als wertlose Zusätze bzw.

Verfälschungen findet man mitunter: Schwerspat, feinen Sand, Kohlenstaub, Kreide usw. Als schädliche Bestandteile sind zu betrachten: Chlormagnesium, Chlorcalcium, Rhodan- und Cyanverbindungen und freie Mineralsäuren.

Wir kommen nunmehr zu der Besprechung der einzelnen künstlichen Düngemittel. Zu den wichtigsten stickstoffhaltigen Düngemitteln gehören: Chilisalpeter, Kalisalpeter, Norgesalpeter, Kalkstickstoff, gewisse Guanoarten, wie Peruguano, Hornspäne und Ammoniumsalze, besonders Ammoniumsulfat, ferner Ammoniumchlorid, -nitrat, -phosphat und in neuerer Zeit Harnstoff. Guano besteht aus dem eingetrockneten Miste von Seevögeln, die in ungeheuren Scharen manche Inseln des Ozeans bevölkern. Der bei weitem meiste Guano kommt von den Chinchainseln, einer kleinen, an der Westküste von Peru gelegenen Inselgruppe. Guano ist um deswillen besonders wertvoll, weil es sowohl Stickstoff als Phosphorsäure und auch Kali enthält. Der Stickstoffgehalt beträgt etwa 7%, der Gehalt an Phosphorsäure und Kali schwankt je nach der Handelssorte und je nachdem, ob er aufgeschlossen ist oder nicht, zwischen 9,5—14% Phosphorsäure bzw. 1—3% Kali. Manche Guanosorten enthalten auch nur Phosphorsäure, die sog. Phosphatguanos. Unter Poudrette versteht man angesäuerten und dann getrockneten und gemahlenen Menschendung.

Da unsere atmosphärische Luft zu fast 80% aus Stickstoff besteht, so lag die Frage von jeher nahe, ob man nicht diese unerschöpfliche Quelle der Natur sich nutzbar machen könnte, um daraus stickstoffhaltige Verbindungen in größeren Mengen zu gewinnen. Nur wenige Pflanzen, wie die Leguminosen (Klee, Lupine, Wicke) sind imstande, durch Zusammenwirkung mit gewissen pflanzlichen Mikroorganismen den Stickstoff der Luft zu assimilieren, d. h. in Stickstoffverbindungen überzuführen, die den Pflanzen zur Ernährung dienen können, ein Umstand, der für die Fruchtfolge der Felder von großer Wichtigkeit ist. In neuerer Zeit hat man jedoch Herstellungsverfahren erfunden, die es ermöglichen, den Luftstickstoff sowohl in Salpeter- als auch in Ammoniumverbindungen überzuführen, ohne diese Erzeugnisse zu sehr zu verteuern. Von diesen aus dem Luftstickstoffe unmittelbar hergestellten Düngemitteln kommen der Norgesalpeter, ein Kalksalpeter von etwa 13%, und der Stickstoffkalk, ein Calciumcyanamid von 18—20% Stickstoff, bereits in den Handel. Der letztere wirkt im Anfang giftig auf die Pflanze, nach einigen Tagen jedoch wandelt er sich in andere Verbindungsstufen um und wird schließlich ebenfalls zu Salpeter. Welche ungeheure Bedeutung die Verwertung des Luftstickstoffes hat, hat sich in dem vergangenen Weltkriege in glänzendster Weise gezeigt.

Von Kalisalzen kommen hauptsächlich die Staßfurter Abraumsalze in Betracht. Wie Südamerika für den Chilisalpeter, so ist das

Deutsche Reich das Hauptgewinnungsland für diese Salze, für die es eine Art Monopolstellung einnimmt. Die wichtigsten Kalirohsalze sind Kainit, Carnallit und Silvinit, wovon das erstere 12,4%, die beiden letzteren etwa 9% Kali enthalten, außerdem noch Kaliumchlorid. Durch Reinigen und Umkrystallisieren stellt man aus diesen Rohsalzen die konzentrierten oder Fabrikationssalze her, deren Kaligehalt dann bis 40% beträgt.

Zu den wichtigsten phosphorsäurehaltigen Düngemitteln gehören: 1. das Superphosphat mit etwa 16—18% wasserlöslicher Phosphorsäure; 2. das Ammoniaksuperphosphat, das ein Gemisch von Superphosphat mit Ammoniumsulfat in verschiedenen Mischungsverhältnissen darstellt; 3. das Thomasphosphatmehl oder schlichtweg Thomasmehl genannt. Dasselbe wird als Nebenerzeugnis bei der Entphosphorung des Eisens gewonnen. Von Bedeutung ist jedoch nur derjenige Gehalt an Phosphorsäure, der in Citronensäure löslich ist, weshalb man hier von einem Gehalte an citratlöslicher Phosphorsäure spricht, der etwa 13—20% beträgt; 4. das Knochenmehl, das zum größten Teile aus dreibasisch phosphorsaurem Kalke besteht; 5. Alkaliphosphate, die wegen ihrer leichten Löslichkeit besonders wertvoll sind.

Der Kalk, der meist als Calciumoxyd, gebrannter Kalk, weniger als Calciumcarbonat angewendet wird, wirkt zumeist als mittelbares Düngemittel; er bewirkt eine schnellere Zersetzung bzw. Verwesung der im Erdboden vorhandenen organischen Abfallstoffe, stumpft als Base etwa vorhandene frische Säuren, Humussäuren, ab und beschleunigt die Salpeterbildung. Die Beförderung der Verwesung organischer Substanzen bewirkt bei genügender Menge derselben die Bildung des sog. Humusbodens, der einen äußerst wertvollen Untergrund darstellt, da die bei der Verwesung sich bildende Kohlensäure auf die im Boden vorhandenen mineralischen Nährstoffe aufschließend wirkt und den Boden lockert. In Gärtnereien werden vielfach organische Abfälle aller Art, abgefallene Blätter, ausgejätetes Unkraut usw., in mächtige Haufen geschichtet und mit gelöschtem Kalk durchgearbeitet, deren Verwesungs- und Umsetzungsstoffe dann sowohl der Gärtnereierde als auch besonders der Erde für Topfpflanzen beigemischt wird.

Bei der Salpeterbildung, besonders von Stallmist und Jauche, entstehen auch Ammoniak und flüchtige Ammoniumverbindungen, deren Verlust dadurch vermieden werden kann, daß man sie durch geeignete Zusätze, sog. Erhaltungs- oder Konservierungsmittel, in eine nicht flüchtige Form überführt. Hierzu verwendet man Torfstreu, humushaltige Erde usw.; auch mit verdünnter Schwefelsäure hat man versucht, die Ammoniumbasen zu binden, doch ist man davon wieder abgekommen, da die Schwefelsäure auf die Bodenbakterien ungünstig einwirkte. Man darf aber auch ammoniakhaltige Düngesalze nicht mit solchen mischen, die ein Freiwerden, d. h. einen Verlust des Ammoniaks, herbeiführen würden. Man darf also nicht mischen: Kalk einerseits mit aufgeschlossenem Guano, Poudrette, Stallmist, Jauche, Ammoniumsulfat oder anderen Ammoniumsalzen andererseits. Kalk darf man aber auch nicht mit Superphosphat oder anderen löslichen Phosphaten mischen, weil sich sonst unlösliche Phosphate bilden würden, auch unaufgeschlossenes Thomasmehl wirkt ähnlich wie Kalk.

42. Die wichtigsten Artikel der Drogenkunde.

Soweit sie in der **Gehilfen-Prüfung**
des Deutschen Drogisten-Verbandes
verlangt werden.

Abkürzungen:

G. 1, 2 oder 3 = gehört zu den Abt. 1, 2 oder 3 der Gifte.
Verz. A = Verzeichnis A der Arzneimittelverordnung, d. h. eine Zubereitung, deren Verkauf als Heilmittel im Kleinhandel der Apotheke vorbehalten ist.
Ausn. v. Verz. A = der Artikel fällt wohl unter Verz. A, ist aber in dem Verz. A als Ausnahme aufgeführt und daher auch zu Heilzwecken dem freien Verkehr überlassen.
Verz. B = Verzeichnis B der Arzneimittelverordnung, d h. ein Stoff, der für den Kleinhandel außerhalb der Apotheke verboten ist.
D. A. 5 = Deutsches Arzneibuch, 5. Ausgabe.
med. = medizinisch.
H.S. = Handelssorten.
Schm.P. = Schmelzpunkt.
Erst.P. = Erstarrungspunkt.
Sied.P. = Siedepunkt.

Lateinische und deutsche Bezeichnungen, gesetzliche Bestimmungen	Gewinnung, Abstammung, Vaterland	Eigenschaften, Handelssorten, Verfälschungen	Wirksame Bestandteile, Verwendung
Adeps Lanae Wollfett	im Wollschweiße der Schafe. Gewonnen durch Ansäuern der sodahaltigen Wollwaschwässer aus den Wollkämmereien mit verdünnter Salzsäure	roh eine braune, zähe, übelriechende Masse; gereinigt ein gelbliches, zähes Fett. Schm.P. ca. 40°C.	zur Herstellung von Lanolin (s. dieses)
Adeps suillus Axungia Porci, Schweinefett	Fett des Hausschweins, Sus scrofa. Durch Auspressen und Waschen oder durch Ausschmelzen gewonnen	weißes, mildes, aber leicht ranzig werdendes Fett; nach dem D. A. 5 kann es durch Zusatz von 2% Benzoë haltbarer gemacht werden (Adeps benzoatus). Schm.P. 36—46°C.	als Nahrungsmittel, zu Salben, Pomaden. **D. A. 5** verlangt Nierenfett
Agar-Agar	Fucus amylaceus (Algenart); gallertartige Alge, die durch Kochen gelöst, durchgeseiht und dann auf heißen Metallplatten getrocknet wird	in Form von Bandfäden oder viereckigen Stangen (Tjen-Tjan)	Stärke und Schleim; als Ersatz für Gelatine zu Speisezwecken, zu Hautcreams, Appreturzwecken, Stempelkissen, Nährgelatine.
Aloe	eingedickter Saft der Blätter verschiedener Aloearten; Südafrika und tropische Länder Aloe africana und andere	feste, in der Wärme weich werdende Masse von dunkelgrüner bis dunkelbrauner Farbe; in heißem Wasser und in Weingeist löslich. H.S. Aloe lucida oder capensis = durchscheinend glänzend; Aloe hepatica oder barbados = lederfarbig matt	Bitterstoff (Aloin) und Harz; Verw. als scharfes Abführmittel (Drasticum) und zu Holzbeizen.
Amygdalae amarae bittere Mandeln	Samen von 2 Spielarten des Amygdalus communis; Süd-	Jordan-, Malaga-, Bari-, Girgentimandeln u. a. m. Echte	süße M.: fettes Öl (s. d., Oleum Amygdalar. pingue), Emulsin.

Repetitorium der Drogen aus dem Pflanzen- und Tierreiche. 135

Amygdalae dulces süße Mandeln Arrow-root, Pfeilwurzelmehl	europa, Italien, Nordafrika	Mandelkleie stellt die Rückstände aus der Mandelölpresserei dar mit Natr. bicarb., Borax u. Seifenpulv. gemischt. Künstl. ist ein Gemisch von Weizenmehl, fettem Öl, Natr. bicarb., Borax, Seifenpulver mit Bittermandelöl aromatisiert. Aqua Amygdalar wird aus den Preßrückständen der bitteren Mandeln abdestilliert	Zucker, Gummi; bittere M., außerdem noch Amygdalin; dasselbe bildet mit Emulsin, Wasser und Wärme das Oleum Amygdalarum amararum cum acido hydrocyanico **G. 2** und muß zu Genußzwecken von der Blausäure befreit werden. Verw. M. als Genußmittel, zur Herstellung von Mandelöl, -kleie und äther. Öl.
Amylum Marantae Pfeilwurzelmehl	aus den Wurzelstöcken von Maranta arundinacea durch Ausschlämmen gewonnen	St. Vincent und Brasilien; krümeliges Pulver von angenehmem Geruche	beliebtes Nährmittel für kleine Kinder.
Amylum Oryeae Reisstärke	aus den Reissamen durch Ausschlämmen gewonnen	in Strahlen oder Stücken. Kleinstes Korn unter den Stärkearten, daher zu Pudern besonders geeignet	zum Kaltstärken der Wäsche, zu Haut- und Kinderpudern.
Amylum Solani tuberosi Kartoffelstärke (Kartoffelmehl)	aus den Knollen von Solanum tuberosum durch Ausschlämmen gewonnen	in Stücken oder Pulver	zu Kleister, zum Binden des Fleisches in der Wurstfabrikation, zur Dextrinbereitung, als Kochstärke und in der Küche.
Amylum Tritici Weizenstärke	aus den Samen des Weizens durch Ausschlämmen gewonnen	in Stücken oder als Pulver	zum Stärken der Wäsche (Kochstärke), zu Haut- und Kinderpudern.
Antophylli Mutternelken	die reifen Früchte von Caryophyllus aromaticus (Eugenia aromatica). Molukken, Ostindien, Westindien, Afrika	von länglicher, den Eicheln ähnlicher Form und brauner Farbe	äther. Öl. Verw. wie die Nelken als Bluterregungsmittel in der Volksheilkunde.

Lateinische und deutsche Bezeichnungen, gesetzliche Bestimmungen	Gewinnung, Abstammung, Vaterland	Eigenschaften, Handelssorten, Verfälschungen	Wirksame Bestandteile, Verwendung
Aqua flor. Aurantii Orangenblütenwasser	bei der Darstellung des Ol. flor. Aurant. als Nebenerzeugnis gewonnen; künstl. durch Schütteln von Orangenblütenöl mit Wasser	Echtes Orangenblütenwasser ist wegen der darin enthaltenen Schleimteile stets trübe, künstlich hergestelltes dagegen klar. Man soll sie durch Schütteln mit Salpetersäure voneinander unterscheiden können	in der Parfümerie vor allem zum Kölnischen Wasser.
Asa foetida Stinkasant, Teufelsdreck	Gummiharz, aus den angeritzten Wurzeln von Ferula asa foetida durch Ausfließen und Erhärten gewonnen. Kleinasien, Persien	übelriechende, mit weißen Stücken durchsetzte braune Masse, auf dem Bruche oft pfirsichrot	Harz, Gummi, äther. Öl. Verw. med. innerlich als krampfstillendes Mittel, als Tinktur gegen leicht blutendes Zahnfleisch (wird von Tinct. Myrrhae vollständig ersetzt).
Asphaltum Asphalt, Judenpech	bituminöses Harz, durch natürliche, trockene Destillation organischer Abfallstoffe im Erdinnern entstanden. Syrien, Californien	löslich in Terpentinöl, Benzin; teilweise löslich in Alkohol. Beste Sorten syrischer und amerikanischer A.	zu Eisenlacken.
Balsamum canadense Canadabalsam	durch Anritzen der Balsamfichte, Pinus balsamica, ausfließender dünner Balsam. Canada	außergewöhnlich klare, hellgelbe, zähflüssige Masse von aromatischem Geruche	Harz und äther. Öl. Verw. zum Kitten optischer Linsen, Kleben mikroskopischer Präparate, in der Porzellanmalerei.
Balsamum Copaivae Copaivabalsam	Balsam, aus verschiedenen Copaiferaarten ausfließend; das **D. A. 5** schreibt Copaifera officinalis, guajanensis und coriacea vor. Südamerika, Westindien	in Alkohol, Äther, Benzin, fetten und äther. Ölen löslich. H.S. Para, Marakaibo und westind. Balsam. Verf. Gurjunbalsam	äther. Öl, Harz und Copaivasäure. Verw. med. gegen Geschlechtskrankheiten, in der Lackfabrikation und Porzellanmalerei. Caps. c. bals. Copaivae mit Ausn. v. Verz. A.

Balsamum gurjunicum Gurjunbalsam	Balsam verschiedener Dipterocarpusarten. Ostindien	ähnlich dem Copaivabalsam, jedoch mit stark grüner Fluorescenz bei auffallendem Licht	Harz, äther. Öl; Verfälschungsmittel für Copaivabalsam, als Überzugslack in der Kunst- und Ölmalerei.
Balsamum peruvianum Balsamum indicum Perubalsam	von Myroxylon pereirae, einem in Mittel- und Südamerika heimischen Baume gewonnen. Die Rinde wird stellenweise gelöst und der Balsam durch Feuerbrände zum Ausfließen gebracht, mit wollenen Tüchern aufgesogen und ausgekocht	Balsam von dunkelrötlichbrauner Farbe, in gleichen Teilen Weingeist klar, in fetten Ölen nicht vollständig löslich. Reiner Perub. gibt nichts an Benzin ab, sonst Verfälschung mit fetten Ölen; 1 g Balsam muß sich in einer Lösung von 3 g Chloralhydrat in 2 g Wasser klar lösen	äther. Öl, Harz, Zimtsäure, Vanillin. Verw. med. gegen Krätze und Hautkrankheiten, in der Parfümerie und Kosmetik, zu Haarwuchsmitteln.
Benzoë	Harz verschiedener Styraxarten; Hinterindien, Sundainseln	I Siam-B., außen gelbliche oder rötliche Tränen von feinstem Geruch und weißem Bruch; II Sumatra-B., braune Massen mit weißen Mandeln; III Penang-B., braune, stark mit Holz- und Rindenteilen verunreinigte Masse	Siam-B. enthält Benzoesäure, Zucker und Vanillin; Sumatra- und Penang-B. außerdem noch Zimtsäure. Nachgewiesen wird letztere durch Kochen mit Kaliumpermanganatlösung: (Geruch nach bitteren Mandeln.) Das **D.A. 5** läßt nur zimtsäurefreie Siam-B. zu. Verw. zu Tinct. Benzoes Ausn. v. Verz. A. als Kosmetikum, zur Herstellung von Acid. benzoic, in der Parfümerie und zu Räuchermitteln.
Bulbus Scillae Meerzwiebel **G. 3.** sicc. **Verz. B.**	Zwiebel von Urginea und Scilla maritima. Mittelmeerküsten	in frischem Zustande oder geschnitten und getrocknet	Scillitoxin, Scillipikrin usw. Verw. als Ungeziefermittel, besonders gegen Mäuse; med. als harntreibendes und Brechmittel

Lateinische und deutsche Bezeichnungen, gesetzliche Bestimmungen	Gewinnung, Abstammung, Vaterland	Eigenschaften, Handelssorten, Verfälschungen	Wirksame Bestandteile, Verwendung
Camphora Campher	Stearopten des äther. Öles von Laurus oder Cinnamomum camphora. Japan, China, Insel Formosa. Ist in allen Teilen des Baumes vorhanden. Der rohe Campher wird als krümlige Masse durch Abkühlung aus dem schweren Campheröl gewonnen. Dieses wird durch Destillation des Campherholzes hergestellt. Das flüssig bleibende Öl nach der Abscheidung des Camphers heißt leichtes Campheröl	Farblose Tafeln, die in Alkohol, Äther, fetten und äther. Ölen löslich sind. Meist wird er erst in Europa durch Sublimation mit Sand und Ätzkalk raffiniert und bildet dann weiße Brote von etwa 2½ kg Gewicht. Das leichte Campheröl wird vor allem in Japan und China als Harzlösungsmittel in der Lackindustrie verwendet. Man kennt auch einen künstlichen Campher, der aus Terpentinöl hergestellt wird. Außerdem einen synthetischen C., letzterer meist teurer als echter	med. äußerlich zu Einreibungen usw.; zur Darstellung des Campherpulvers wird derselbe vorher etwas mit Spiritus angefeuchtet; in der Celluloidfabrikation und als Mottenmittel Spirit. camphorat. Ausn. v. Verz. A.
Caricae Feigen	Scheinfrüchte von Ficus Carica. Südeuropa, Afrika, Kleinasien	I Smyrnafeigen in Kistchen; II Caricae in coronis, Kranzfeigen aus Griechenland; luftig aufzubewahren	Frucht- und Traubenzucker. Verw. als Nahrungs- und Genußmittel, zur Herstellung von Feigenkaffee, auch als Zusatz zu Brusttee; zum Erweichen von Zahngeschwüren.
Carminum Carmin	Farbstoff der Cochenille, durch Auskochen mit Sodalösung und Ausfällen mit Schwefelsäure (C. Naccarat) oder Ausfällen mit Alaun (Carminlack) gewonnen	prachtvoll roter, sehr ausgiebiger Farbstoff, in Salmiakgeist völlig löslich, wenn mit Schwefelsäure gefällt; bei Carminlack bleibt Tonerde als unlöslich zurück. Carminlösungen werden durch Auflösen in 2 T.	zum Färben von Genußmitteln, Pudern, Schminken, zu Carmintinte und Carminfarblacken.

Carrageen Fucus crispus fälschl. Irländ. Moos	gen. Chondrus crispus (Algenart). Küsten der Nordsee und des Atlantischen Ozeans, auch Ostamerika, ist also kein Moos	Salmiakgeist, Versetzen mit etwas Glycerin und nachheriges Verjagen des Ammoniaks durch vorsichtiges Erwärmen hergestellt / kommt roh und mit schwefliger Säure gebleicht in Preßballen bis 150 kg in den Handel	Hauptbestandteil Chondrin, Schleim, Spuren von Jod und Brom. Verw. med. als Hustenmittel, in der Technik als Appreturmittel und Schlichte, zu Wasserfarben usw.
Caryophylli Nelken	die Blütenknospen von Jambosa caryophyllus und Eugenia aromatica. Molukken, Ostindien, Westindien, Südamerika u. a. m.	die Nelken müssen voll und schwer sein, beim Drücken mit dem Fingernagel muß äther. Öl austreten. Auf Wasser müssen sie senkrecht schwimmen oder untergehen. I Amboina-, II Zanzibarnelken	Hauptbestandteil äther. Öl (s. d.) etwa 25%. Verw. als Gewürz, med. als bluterregendes Mittel. Tinct. Caryophyll. Ausn. v. Verz. A.
Cassia fistula Röhren-Cassia, Mannabrot	Früchte von Cassia fistula. Südamerika, Westindien, Ägypten	bis 60cm lange, 2—4 cm dicke röhrenartige Früchte	Zucker und Fruchtsäuren, Gerbstoff; braunes Fruchtmus von süßem, etwas zusammenziehendem Geschmacke. Verw. als Genußmittel, med. schwaches Abführmittel.
Catechu Terra japonica	die eingedickte Abkochung des Kernholzes von Acacia, Mimosa und Areca catechu. Ostindien, Sundainseln, Ostasien	I Mimosen- oder Pegu-C., schwarzbraune glänzende Tafeln; II Gambir C., kleine braune Würfel; III Palm-C., schwarze Tafeln oder Kuchen	Catechusäure und Catechugerbsäure. Verw. in der Färberei und Gerberei, med. als adstringierendes Mittel.
Cellulose Zellstoff	wird aus Holzmehl dadurch gewonnen, daß das Lignin des	farblose bis weiße Masse, die in ungeleimten dünnen Blät-	Verw. als Filtriermaterial; mit Harzleim getränkt als Schreib-

Lateinische und deutsche Bezeichnungen, gesetzliche Bestimmungen	Gewinnung, Abstammung, Vaterland	Eigenschaften, Handelssorten, Verfälschungen	Wirksame Bestandteile, Verwendung
	Holzes mittels Calciumbisulfitlauge herausgelöst wird. (Die reinste Cellulose ist Baumwollfaser)	tern unser Fließ- oder Filtrierpapier darstellt	papier; mit Schwefelsäure amyloidiert als Pergamentpapier; mit Salpeter-Schwefelsäure als Kollodiumwolle und Schießbaumwolle; mit Campher als Celluloid; zu Fäden verarbeitet als Kunstseide.
Cellulosewatte Zellstoffwatte	dünnes gekreptes Papier wird in ca. 15facher Lage übereinander gelegt. Es darf nur sehr schwach geleimt sein, damit es saugfähig ist	sehr weiches, gut saugendes, elastisches Papierfabrikat. Halbgebleicht gelblich, gebleicht weiß	Verw. als Ersatz für Watte.
Cera alba weißes Wachs **Cera flava** gelbes Wachs	Abscheidungsstoff der Honigbiene Apis mellifica. Mitteleuropa, Amerika	gelbe bis bräunliche Masse von honigartigem Geruche, bei 63° C schmelzend, von körnigem Bruche. Durch Bleichen mit Chlor oder Sonnenlicht wird das Wachs entfärbt und weiß. Durch die Handwärme wird es knetbar. Mit Pottaschelösung verseifbar. In Äther, Benzin, Terpentinöl löslich	verschiedene Wachssäuren, wie Cerotinsäure, Melissylsäure, Myricin usw., aber kein Glycerin. Verw. in der Kerzenfabrikation, zu Pomaden, Salben, Pflastern, Bohnerwachs, Schuhcream usw.
Cera Carnauba Carnaubawachs Cearawachs	Pflanzenwachs, das sich aus den Blättern der Wachspalme Corypha cerifera abscheiden läßt. Südamerika	gelbliche, graue bis grünliche, sehr harte Stücke, bei 85° C schmelzend, leicht zerreiblich, schwer verseifbar	Verw. wegen seiner großen Härte und Haltbarkeit zu guten Bohnermitteln, Möbelpolituren, Ledercream usw.

Cera japonica Japanwachs	Pflanzenfett aus den Früchten einer japanischen Sumachart, Rhus succedanea	viereckige Tafeln von blaßgelber Farbe, meist weiß beschlagen. Wie Wachs knetbar. Schm.P. 52° C.	verschiedene Wachs- und Fettsäuren; Ersatz für Bienenwachs, zu Salben, Pomaden usw.
Cetaceum Sperma ceti Walrat	Wachs aus den Schädelhöhlen des Pottwals, Physeter macrocephalus, gewonnen. Man läßt das Walrat in der Kälte sich abscheiden als blättrig-krystallinische Masse, wobei das flüssige Spermöl zurückbleibt	weiße, schuppenförmige, auf dem Bruche perlmuttglänzende Masse von schwachem Geruche und Geschmacke. Schm.P. 50° C. Leicht löslich in Äther, Chloroform, Schwefelkohlenstoff. Hinterläßt auf Papier keinen Fettfleck	Palmitinsäure und Cetylalkohol. Verw. zu Pomaden, Salben, Cold-cream Ausn. v. Verz. A, Stärkeglanz.
Chlorophyll Blattgrün	in allen grünen Teilen der Pflanzen vorkommend	flüssig als spirituöser Extrakt oder mit Mehl oder Stärke verknetet als Saftgrün in Stangen. Nicht lichtecht!	zum Färben von Genußmitteln, Likören, Pomaden usw.
Coccionella Cochenille	die getrockneten Weibchen der Nopalschildlaus, Coccus cacti, die auf verschiedenen Cactusarten gezüchtet werden. Mittelamerika, Afrika	mit Chloroform geschüttelt muß Coccionella obenauf schwimmen; untersinkende Teile sind mineralische Verfälschungen	Carmin (s. d.), sehr ausgiebiger, prachtvoller roter Farbstoff. Verw. zum Färben von Genußmitteln, Pudern, Schminken usw. Cochenilletinktur wird durch Ausziehen von C.-Pulver mit Wasser und Pottasche und Versetzen mit Alaun und Cremor tartari hergestellt.
Colla Piscium Ichthyocolla Hausenblase	gereinigte und getrocknete Schwimmblase verschiedener Hausen- und Störarten. Rußland	in kaltem Wasser nur quellbar, in heißem Wasser fast völlig löslich; die Blätter sind opalisierend. I a Saliansky in foliis, II Colla Piscium i. fragm. I Honduras, II Vera Cruz, III Teneriffa	tierischer Leim von höchster Klebkraft. Verw. zu Porzellankitt, zum Klären von Spirituosen, zu Englischheftpflaster.
Colophonium Colophon	das mittels Destillation mit Manteldampf oder über freiem	durchsichtige, gelbliche bis bräunliche Massen, in Terpen-	Verw. zu zahlreichen technischen Präparaten, Raupenleim,

Lateinische und deutsche Bezeichnungen, gesetzliche Bestimmungen	Gewinnung, Abstammung, Vaterland	Eigenschaften, Handelssorten, Verfälschungen	Wirksame Bestandteile, Verwendung
	Feuer vom Terpentinöl befreite wasserfreie Harz verschiedener Larix- und Pinusarten. Mitteleuropa, Amerika	tinöl, fetten Ölen und Spiritus leicht löslich	Lacken, Wagenfett, in der Seifenfabrikation, zu Pflastern, Pomaden, als Geigenharz usw.
Cortex Cascarae sagradae Cortex Rhamni Purshianae, Sagradarinde	Rinde von Rhamnus Purshiana Nordamerika	grau bis graubraune, röhrenförmige Stücke, von bitterem Geschmacke	Emodin, Chrysophansäure. Abführmittel meist als Extr. Cascar. sagr. und Sagradawein.
Cortex Chinae Chinarinde Verz. B.	Rinde verschiedener Cinchonaarten aus der Familie der Rubiaceen. Ursprüngliches Vaterland Südamerika, jetzt in Ostund Westindien, Java, Ceylon, Afrika angebaut	I C. Chinae succirubrae, Sorte des D. A. 5; II frühere Sorten C. Chinae regiae und C. Chinae fuscae. Die häufigsten Chininsalze sind Chinin. hydrochloric. und sulfuric.	Chinin, Cinchonin und andere Alkaloide. Das **D. A. 5** verlangt von beiden Alkaloiden zusammen einen Gehalt von mindestens 6,5%. Verw. als kräftiges Fiebermittel, zu Bitterschnäpsen, zu Haarwässern.
Cortex Cinnamomi ceylanici Ceylonzimt, Kaneel	I hellere, dünnere, von der Borke befreite Rinde von Cinnamomum ceylanicum. Ceylon, Ostindien, Tropen	I echter Ceylonzimt, Kaneel, in Fardehlen (Bündeln) von etwa 1 kg Gewicht, ca. 50—60 cm lang	hellgelbes, süßlich schmeckendes äther. Öl von feinem Geruch. Verw. als Küchengewürz, das Öl in der Parfümerie.
Cortex Cinnamomi cassiae Kassiazimt	II dunklere, stärkere Rinde von Cinnamomum Cassia. Ostindien, Afrika, tropische Länder	II Cassia, in Bündeln von etwa 1 kg, in Würfelkisten von etwa 25—30 kg	dunkelgelbes, scharf brennend schmeckendes äther. Öl. Verw. med. als blutanregendes Mittel und in der Likörfabrikation.
Cortex Frangule Faulbaumrinde	Rinde von Rhamnus frangula, außen mit vielen weißen kleinen Korkwarzen besetzt.	die Rinde darf nur nach längerem, ca. einjährigem Lagern verwendet werden, wobei die frisch	Frangula- und Chrysophansäure (abführend), Frangulin (gelber Farbstoff). Verw. als

Cortex fructuum Aurantii Pomeranzenschale	Europa, Mittelasien	gelbgrünliche Innenfärbung in rotbraune übergeht; sonst verursacht sie Leibschneiden und Erbrechen	äther. Öl, aber nur in der äußeren Fruchtschale. Verw. als Gewürz, in der Likörfabrikation, med. als appetitanregendes Mittel, in Tinct. Aurantii, Tinct. amara, Tinct. Rhei vinosa.
	Fruchtschale von Citrus Aurantium. Südeuropa. Die vom inneren wertlosen Mark befreite Schale heißt Flavedo Aurantii oder Cort. Aurantii expulpatus	Verfälschungen mit Apfelsinenschalen leicht an der Oberfläche zu erkennen; Apfelsinenschale ist glatt, außerdem hell, C. Aurantii hat rauhe höckerige dunkelorange Oberfläche. Confectio Aurantii durch Einkochen mit Zucker gewonnen	
Cortex fructuum Citri Zitronenschale	Fruchtschale von Citrus limonum. Südeuropa, Italien, Mittelmeerländer	spiralig gedreht, von gelber Farbe. Confectio Citri aus den fleischigen Schalen von Citrus medica durch Einkochen mit Zucker gewonnen	äther. Öl (s. d.). Verw. als Gewürz, in der Likörfabrikation. med. als appetitanregendes Mittel. Conf. Citri in der Bäckerei.
Cortex fructuum Curaçao Curaçaoschale	Ist eine grünschalige Spielart der Pomeranze; angebaut auf der holl. Insel Curaçao (kleine Antillen)	der Pomeranzenschale ähnliche Fruchtschale, außen grün	äther. Öl; Verw. in der Likörfabrikation.
Cortex Quercus Eichenrinde	Rinde von Quercus robur. Europa	braunrote Rinde von zusammenziehendem Geschmacke	Gerbsäure. Verw. in der Gerberei und als zusammenziehendes Mittel. Zubereitung zu Bädern.
Cortex Quillajae Quillaja-, Panama-Seifenrinde	Quillaja saponaria. Chile, Südamerika	von der Borke befreite hellgraue Rindenstücke; Staub stark Niesen erregend; Quillajasaponin innerlich gen. ruft Magen- und Darmkatarrh hervor	Saponin, bis 10 % Quillajasäure. Verw. zum Waschen wollener Stoffe, zu schaumbildenden Kopfwaschwässern, Brauselimonaden usw. (Vorsicht!)

Abführmittel.

Lateinische und deutsche Bezeichnungen, gesetzliche Bestimmungen	Gewinnung, Abstammung, Vaterland	Eigenschaften, Handelssorten, Verfälschungen	Wirksame Bestandteile, Verwendung
Cortex suberis Korkholzrinde	Quercus suber. Spanien, Portugal, Nordafrika	Platten von 5—10 cm Dicke. Suberes medicinales, Medizinkorke	Verw. zu Flaschenkorken, Korksohlen, Schwimmgürteln usw.
Crocus Safran	rotbraune Narben von Crocus sativus. Südfrankreich, Spanien. Soll möglichst wenig Griffel enthalten	I Gatinais (Landschaft in Südfrankreich), nur aus den Narben bestehend. II hispanicus, vielfach mit den gelben Griffeln und auch wohl mit Staubfäden durchsetzt. Verfälschungen: mit Öl, hinterläßt auf Papier einen Fleck; mit Glycerin oder Sirup verfälschter Safran backt beim Drücken zusammen; mit Curcuma verf. Safran färbt Petroleumäther gelb; mineralische Verfälschungen sinken beim Schütteln mit Wasser zu Boden; Verfälschungen mit fremden Blütenteilen erkennt man vorher durch Auflegen auf dünnes Salmiakgeistwasser die Blütenteile zum Ausbreiten gebracht hat	sehr reich (bis 60%) an Crocin, ausgiebigem gelbem Farbstoff, in Wasser und Alkohol löslich. Verw. zum Färben von Genußmitteln, Essenzen; med. als Anregungsmittel. An kühlen Orten vor Licht geschützt aufbewahren.
Dextrinum Dextrin, Röstgummi, Gommeline, Leiogomme	Umwandelungserzeugnis der Stärke durch Erhitzung; s. d.	in kaltem Wasser völlig löslich; die Lösung wird mit Jod weinrot	beliebtes Klebmittel
Extractum Liquiritiae Lakritzen	eingedickter wässeriger Auszug der Süßholzwurzel (s. d.). Die	Succ. Liquir. depur.: der rohe Lakritzen wird in Lagen wech-	Verw. als beliebtestes Hustenmittel, auch mit Anis dem

fälschlich Succus Liquiritiae genannt Ausn. v. Verz. A	Wurzeln werden mit Wasser ausgekocht, der Auszug eingedampft, mit Mehl oder Stärke verknetet, bis er zu Stangen geformt werden kann. Die Stangen werden einzeln mit der Fabrikmarke versehen. Succ. Liquir. crud. in dicken, 10 bis 12 cm langen Stangen, auf dem Bruch muschelig und glänzend; Handelsmarken Baracco, Duca di Atri, Bayonner u. a. m. oder in bacillis oder in dünnen Stängelchen zerbrochen mit Anis als Cachou, auch als Pulver	selweise mit Stroh in Fässer geschichtet und mit Wasser ausgezogen, wobei Verunreinigungen und Stärke, die in kaltem Wasser unlöslich ist, durch das Stroh zurückgehalten werden, dann filtriert und eingedampft. In den Handel kommt er als Succ. Liquir. dep. inspiss.	freien Verkehr überlassen. Ausn. v. Verz. A. Ferner sind Ausn. v. Verz. A: Salmiakpastillen auch mit Lakritzen und Geschmackzusätzen, welche nicht zu den Stoffen des Verz. B gehören.
Extractum Malti Malzextrakt Ausn. v. Verz. A.	eingedickter oder zur Trockene gebrachter Auszug von gekeimter gequetschter Gerste (inspissatum und siccum)	fader, süßlicher Geschmack. Nach dem **Verz.** A auch mit Eisen, Lebertran oder Kalk freigegeben. Ausn. v. Verz. A.	diätetisches Nähr- und Heilmittel, gegen Husten (Malzbonbons).
Extractum Pini silvestris Kiefernadelextrakt Ausn. v. Verz. A.	durch Auskochen von Kiefern-, Fichten- und Tannennadeln unterm Destillierhelm, durchseihen, bis zur Sirupdicke eindampfen und das überdestillierte äther. Öl wieder dazu mischen	schwarze zähe Flüssigkeit, schimmelt, wenn sie kein äther. Öl enthält	Extraktstoffe äther. Öl. Verw. Zubereitung zu Bädern.
Fabae Tonco Tonkabohnen	Samen von Dipterix odorata. Südamerika	3—4 cm lange, schwarzglänzende Bohnen, oft mit Cumarinkristallen bedeckt. I holländische, II kleinere englische	Cumarin. Verw. in der Parfümerie- und Schnupftabakfabrikation.

Drechsler-Schneider, Drogist. 4. Aufl.

Lateinische und deutsche Bezeichnungen, gesetzliche Bestimmungen	Gewinnung, Abstammung Vaterland	Eigenschaften, Handelssorten, Verfälschungen	Wirksame Bestandteile, Verwendung
Flores Arnicae Arnikablüten Wohlverleihblüten	Arnica montana. Mitteleuropa in bergigen Gegenden	Flor. Arnicae c. calicibus; Flor. Arnicae s. calicibus. Das D.A.5 verlangt letztere	äther. Öl, Arnicin, Gerbsäure. Verw. med. als Aufguß oder als Tinktur zur Behandlung von Quetschungen, kleineren Wunden (blutstillend). Tinct. A = Ausn. v. Verz. A.
Flores Cassiae Zimtblüten	von versch. Cinnamomumarten, Ostindien, Molukken		äther. Öl. Verw. als Gewürz.
Flores Chamomillae romanae römische Kamillen	Anthemis nobilis. Südeuropa, Deutschland, Belgien, England	I sächsische, klein, aber stärker riechend; II belgische, groß, aber weniger kräftig riechend	äther. Öl. Verw. wie die gewöhnliche Kamille, auch zu Kräuterbädern, Riechkissen und als Haarwaschmittel; soll das Haar heller machen.
Flores Chamomillae vulgaris Kamillenblüten	Matricaria chamomilla. Mitteleuropa	echte Kamillen haben einen hohlen Blütenboden, die Hundskamillen nicht. I deutsch; II ungarisch	blaues äther. Öl (Verz. B). Verw. als beliebtes Volksmittel zum Schwitzen, zu Bädern, Kopfwaschungen, sowie in Leinenbeuteln gegen Rheuma und zum Aufziehen von Geschwüren.
Flores Chrysanthemi Insektenpulverblüten, auch Flores Pyrethri	verschiedene Chrysanthemum- und Pyrethrumarten. Dalmatien, Persien, Montenegro, Kaukasus	I Dalmatiner Insektenpulver aus geschlossenen und wild gewachsenen Blüten. Farbe graugelblich. II persisches, Farbe rötlichgrau. Je feiner gemahlen, um so kräftiger die Wirkung. Probe: man bringt einige Fliegen unter eine Glasglocke	harzige Bestandteile; worauf die Wirkung eigentlich beruht, ist noch nicht ganz einwandfrei festgestellt; gegen Insekten mit hartem Panzer, z. B. Wanzen, weniger wirksam wie gegen solche mit weichem Körper (Fliegen, Mücken, Motten).

		oder Wasserglas und legt etwas Insektenpulver hinein; je schneller es tödlich (nicht nur betäubend) wirkt, um so kräftiger und feiner pulverisiert ist es. Verf. mit Curcumapulver: färbt mit Speichel auf die Haut gerieben diese gelb. Pfefferpulver, Quillajapulver: reizt zwar zum Niesen, ist gegen Insekten aber wirkungslos	Gut verschlossen aufzubewahren. Wirkt auch durch Räucherung. Insektenräucherkerzen.
Flores Lavandulae Lavendelblüten	Lavandula officinalis und L. spica. Mittelmeerländer, Frankreich, England im Gebirge	Das D. A. 5 verlangt die Blüten von Lavandula spica Linné	Ol. Lavandulae (s. d.). Verw. zu Bädern, Kräuterkissen, Mottentee, in der Parfümerie und als Zusatz zum Rauchtabak.
Flores Lupuli Hopfenblüten, auch Strobuli Lupuli gen.	Humulus lupulus. Deutschland, Österreich, Donauländer	zapfenförmige getrocknete Blütenstände von bräunlicher Farbe	Lupulin (Bitterstoff), äther. Öl. Verw. in der Brauerei, med. zu Bädern und zur Füllung von Krankenkissen.
Flores Malvae arboreae Stockrosen, schwarze Malven	Althaea rosea. Deutschland, Südeuropa	werden mit und ohne Kelch gehandelt	Farbstoff, Gerbstoff, Schleim. Verw. zum Färben von Essig, Wein, Likören.
Flores Malvae vulgaris blaue Malvenblüten	Malva silvestris. Deutschland	frisch hellpurpur, getrocknet blaue Blüten mit Kelch	Schleim. Als Hustenmittel und zu Gurgelwässern.
Flores Millefolii Scharfgarbenblüten	Achillea millefolium. Deutschland	weiße, in Trugdolden stehende Körbchenblüten	Bitterstoff, Harz, äther. Öl. Beliebtes Blutreinigungsmittel in der Volksmedizin.
Flores Sambuci Holunderblüten, fälschlich Fliedertee genannt	Sambucus nigra. Mitteleuropa, Deutschland	in Trugdolden und gerebbelt; dürfen nicht nach Regenwetter oder taufeucht gesammelt werden, da die Blüten sonst braun werden	äther. Öl, Schleim, Gerbstoff, Verw. als schweißtreibendes Mittel.

Lateinische und deutsche Bezeichnungen, gesetzliche Bestimmungen	Gewinnung, Abstammung, Vaterland	Eigenschaften, Handelssorten, Verfälschungen	Wirksame Bestandteile, Verwendung
Flores Tanaceti Rainfarnblüten	Tanacetum vulgare; in ganz Europa wild wachsend	gelbe Blütenkörbchen ohne Strahlenblüten; meist als Pulver gehandelt	äther. Öl; Tanacetin (Santonin ähnlich). Verw. gegen Spul- und Madenwürmer (große Mengen wirken schädlich).
Flores Tiliae Lindenblüten	Blüten verschiedener Tiliaarten, cordata, platyphyllos u. a. m. Europa	Blüten mit Vorblatt, cum bracteïs, und ohne Vorblatt, sine bracteïs	äther. Öl, Schleim, Gerbstoff. Verw. als schweißtreibendes Mittel, auch als Haustee.
Flores Verbasci Wollblumen, Königskerzblüten	Verbascum phlomoïdes und thapsiforme. Deutschland, Ungarn	Aufbewahrung gut getrocknet in sehr dicht schließenden Blechbüchsen; Einsammlung nie nach Regen oder taufeucht, sondern nur bei Sonnenschein; sehr hygroskopisch und dann braun werdend	Schleim, Zucker. Verw. als Hustenmittel, zu Brusttee.
Folia Digitalis Fingerhutblätter **G. 2; Verz. B**	Digitalis purpurea. Mitteleuropa	eiförmige, runzlige Blätter von schwach narkotischem Geruche. Die Blätter sind von wildwachsenden blühenden Pflanzen zu sammeln	Digitalin, Digitoxin (G. 1) Alkaloïde. Verw. med. gegen Herzleiden.
Folia Farfarae Huflattichblätter	Tussilago farfara. Mitteleuropa	Blätter höchstens 8—10 cm groß, auch auf der Unterseite filzig behaart; Verf. Blätter von T. petasites, größer, auf der Unterseite wenig filzig	Schleim. Beliebtes Hustenmittel, zu Brusttee.
Folia Juglandis Nußblätter	Juglansregia. Mitteleuropa	eiförmige Fiederblättchen von bitterlich herbem Geschmacke	Gerbsäure, äther. Öl. Verw. als blutreinigender Tee.

Folia Lauri Lorbeerblätter	Laurus nobilis. Mittelmeerländer	grüne ledrige Blätter, lanzettförmig	äther. Öl; Verw. als Küchengewürz
Folia Melissae Melissenblätter	Melissa officinalis. Deutschland	langgestielte Blätter von angenehm citronenartigem Geruche und würzigem Geruch. Nur junge Blätter im Frühjahr zu sammeln	äther. Öl, Gerbstoff. Verw. als magenstärkendes Mittel, zur Herstell. v. Karmelitergeist. Dieser ist sowohl als Destillat wie auch als Mischung frei. Ausn. v. Verz. A.
Folia Menthae crispae Krauseminzblätter	Mentha crispa, aus der Mentha aquatica durch Kultur hervorgegangen. Deutschland	die Blätter sind rundlich, sitzend, auf beiden Seiten behaart, stark gekräuselt. Geschmack scharf brennend	äther. Öl. Verw. in der Likörfabrikation als magenstärkendes Mittel und zum Waschen schwarzer Stoffe.
Folia Menthae piperitae Pfefferminzblätter	Mentha piperita, aus Mentha aquatica und viridis durch Kultur erzeugt. Mitteleuropa, England, Nordamerika, Japan.	die Blätter sind gestielt, nur auf der Unterseite spärlich behaart; Geschmack kräftig aromatisch, kühlend	äther. Öl (s. d.). Verw. in der Likörfabrikation, med. als magenstärkendes Mittel gegen Leibschmerzen und gegen Durchfall.
Folia Rosmarini Folia Anthos, Rosmarinblätter	Rosmarinus officinalis. Mittelmeerländer	Geruch und Geschmack aromatisch, campherartig	äther. Öl, Harz, Gerbsäure. Verw. zu Kräuterbädern und -kissen.
Folia Salviae Salbeiblätter	Salvia officinalis. Süd- und Mitteleuropa, in Thüringen angebaut	I deutsche; II italienische	äther. Öl, Harz und Gerbsäure, Verw. zum Gurgeln und Mundspülen bei Halsentzündungen.
Folia Sennae Sennesblätter	Cassia angustifolia und acutifolia. Küstenländer des Roten Meeres, Ostindien, Ägypten	I Alexandriner, klein, meist zerbrochen; II Tinnevelly, größer, lanzettlich. S. dürfen	Chrysophansäure, Kathartinsäure, Harz usw. Verw. als lindes Abführmittel auch in

Lateinische und deutsche Bezeichnungen, gesetzliche Bestimmungen	Gewinnung, Abstammung, Vaterland	Eigenschaften, Handelssorten, Verfälschungen	Wirksame Bestandteile, Verwendung.
		wegen des Harzgehaltes nur gebrüht, nicht gekocht werden, da sie sonst Leibschneiden verursachen. Von Harz durch Spiritus befreite S. heißen Fol. Sennae deresinata	Form von Brustpulver, Senneslatwerge usw.
Folia Stramonii Stechapfelblätter **G. 2, Verz. B**	Datura stramonium. Asien, in Deutschland wild wachsend	widerlich narkotischer Geruch	Hyosciamin (andere Bezeichnung Daturin) **G. 1.** Alkaloïd. Verw. med. geg. Asthma als Räucherpulver und Zigaretten.
Folia Theae Teeblätter	Thea chinensis. China, Japan auch Südamerika	schwarz. Tee; Pecco, Souchong, Kongo; die Blätter werden einer Gärung unterworfen und dann erst getrocknet; grüner Tee Gunpowder und Imperial; die Blätter werden noch feucht zusammengerollt und auf Kupferpfannen schwach geröstet	Theïn (mit dem Coffeïn identisch), äther. Öl, Gerbstoff. Beliebtes Genußmittel. Gut verschlossen aufzubewahren zieht Gerüche an. Tee-Extrakt frei. Ausn. v. Verz. A.
Folia Trifolii fibrini Bitterklee	Menyanthes trifoliata. Deutschland	dreiteilige Blätter von schwachem Geruche	Menyanthin, ein Bitterstoff. Verw. zu Bitterschnäpsen und als magenstärkender Tee.
Folia uvae ursi Bärentraubenblätter	Arctostaphylos oder Arbutus uva ursi. Norddeutschland, Alpen	Blattform spatelförmig mit vertieftem Nervennetz. Verwechslungen mit den Blättern der Preiselbeere sind leicht daran zu erkennen, daß diese umgeschlagenen Rand haben und	Arbutin, Gerbstoff, Bitterstoff. Verw. gegen Blasenleiden.

Folliculi Sennae Muttersennesblätter	die Hülsenfrüchte des Sennesstrauches	die Unterseite rostrot punktiert ist, Blattform elliptisch. Buxbaumblätter Spitze oft eingekerbt, Blattform ebenfalls elliptisch flachgedrückte Hülsen von dunkler Farbe	Bestandteile wie bei Fol. Sennae. Verw. als Abführmittel.
Fructus Amomi Piment, Nelkenpfeffer, englisches Gewürz	Pimenta officinalis oder Amomum pimentum. Südamerika, Westindien	I Jamaika Piment; II mexikanischer P.	äther. Öl, nelkenähnlich, Harz, Gerbstoff. Verw. als Gewürz.
Fructus Anisi stellati Sternanis, Badian	Illicium anisatum. China, Cochinchina, Japan	sternförmige Kapselfrüchte, die verwandten, aber giftigen Skimifrüchte von Illicium religiosum haben einen mehr gebogenen Schnabel mit Spitze	äther. Öl. Verw. als Gewürz und in der Likörfabrikation med. hustenlindernd.
Fructus Anisi vulgaris Anis	Pimpinella anisum. Orient, Rußland angebaut in Sachsen Thüringen	Teilfrüchte von graugrüner Farbe und süßlich aromatischem Geruche	äther. Öl und Zucker. Verw. med. als hustenlinderndes Mittel, in der Likörfabrikation und als Gewürz.
Fructus Aurantii immaturi Unreife Pomeränzel	unreife Früchte von Citrus aurantium. Südeuropa	kugelige Früchte, schwer und hart von grünlichbrauner Farbe	äther. Öl, Bitterstoff. Verw. als Gewürz, in der Likörfabrikat. u. als appetitanregend. Mittel (z. B. in Tinct. amara).
Fructus Capsici Piper hispanicus, spanischer Pfeffer, Paprika	Capsicum annuum. Südamerika, Europa (Ungarn)	Geschmack brennend scharf, aber aromatisch; beim Pulvern muß Mund und Nase durch ein nasses Tuch geschützt werden. I Rosenpaprika; II merkantile Ware	Capsicin, scharfes Harz, roter Farbstoff. Verw. als Gewürz und med. als Hautreizmittel (Tinct. und Empl. Capsici).

Lateinische und deutsche Bezeichnungen, gesetzliche Bestimmungen	Gewinnung, Abstammung, Vaterland	Eigenschaften, Handelssorten, Verfälschungen	Wirksame Bestandteile, Verwendung
Fructus Capsici cayennensis Piper cayennense, Cayennepfeffer	Verschiedene Capsicumarten. Capsicum minimum u. A. Südamerika	kleinere Schoten, 1—3 cm lang	Bestandteile und Verwendung wie vorher, aber ohne Aroma.
Fructus Cardamomi Kardamomen	Elettaria cardamomum. Ostindien, Elettaria major, Ceylon, China, Madagaskar	I Malabar-K., klein, weißlich; II Ceylon-K., länglich, graubraun; das D. A. 5 verlangt die erstere Sorte	äther. Öl (nur in den Samen), Stärke usw. Verw. als Gewürz, in der Likörfabrikation; med. zu Tinct. aromat., als anregendes Mittel.
Fructus Carvi Kümmel	Teilfrüchte von Carum carvi. Deutschland (Prov. Sachsen), Holland	I holländischer Kümmel; II schlesischer Kümmel Kümmelspreu sind die Fruchtstielchen, die beim Reinigen mittels Windsichter abgesondert werden	äther. Öl, (s. d.) Stärke, Zucker. Verw. als Gewürz, in der Likörfabrikation, med. als magenstärkendes u. blähungtreibendes Mittel.
Fructus Ceratoniae Siliqua dulcis, Johannisbrot, Carobbe	Ceratonia siliqua. Mittelmeerländer, Italien	glänzendbraune Früchte von schleimig-süßem Geschmacke	Fruchtsäure und Zucker. Verw. als Genußmittel, für Kaffeesurrogaten, Tabaksaucen, med. zum Brusttee.
Fructus Citri Zitronen	Citrus limonum. Südeuropa, Nordafrika, Italien, Spanien	Gelbe Frucht mit aromatischer Schale und saurem Saft	sie liefern uns: Cort. citri, Ol. citri, Succus citri, Acid. citric. (s. d.) Genußmittel; med. zu Zitronenkuren bei Gicht und Rheumatismus. Succus Citri ist trübe, schleimig, nur durch Zusätze (Alkohol, Benzoësäure, Ameisensäure usw.) haltbar. Diese müssen deklariert werden.

Fructus Colocynthidis Koloquinten G. 3	Citrullus colocynthis. Ägypten, orientalische Länder	die apfelgroße, leichte Frucht kommt nur geschält in den Handel. Geschmack bitter	Colocynthin (Alkaloid), Harz. Verw. als Zusatz zu Kleister und Essenzen gegen Wanzen; med. scharf abführend.
Fructus Coriandri Koriander Schwindelkörner	Coriandrum sativum. Orient, in Südeuropa kultiviert	getrocknet aromatischer Geruch und Geschmack, frisch unangenehmer Geruch, schwindelerregend	äther. Öl, Verw. als Gewürz.
Fructus Cynosbati Hagebutten	Rosa canina, in ganz Europa wild wachsend	Dunkelrote Fruchtschale wird meist sine seminibus gehandelt	Fruchtsäure Zucker, Verw. in der Küche zu Tunken und Suppen und zur Hiftweinbereitung.
Fructus Foeniculi Fenchel	Teilfrucht von Foeniculum vulgare. Deutschland, besonders Thüringen und Sachsen	I Kammfenchel; II Strohfenchel	äther. Öl, Verw. als Gewürz; med. als Aqua foeniculi zu Augenwasser. Mel foeniculi als Hustenmittel, beides frei. Ausn. v. Verz. A.
Fructus Juniperi Wachholderbeeren	Zapfenbeere von Juniperus communis. Europa	dunkelviolette überwinterte Beere; bleibt im 1. Jahre grün. I italienische; II deutsche	äther. Öl, Harz, Traubenzucker. Verw. in der Branntweinfabrikation, zu Räuchermitteln; med. als harntreibendes und der Saft der Beeren als blutreinigendes Mittel, gepulvert in der Tierarzneipraxis. Ol. ligni Juniperi ist nur ein Gemisch von Ol. Juniperi baccar. mit Ol. Terebinth.
Fructus Myrtilli Blaubeeren, Bickbeeren, Heidelbeeren	Vaccinium myrtillus. Mitteleuropa	blauschwarze Beere, nicht zu abgeschlossen aufzubewahren, da sie sonst leicht schimmeln	Gerbsäure, Zucker, Fruchtsäuren. Farbstoff. Verw. getrocknet gegen Durchfall, der frische Saft zu Heidelbeerwein und zum Färben von Essig, Wein, Likören usw.

Lateinische und deutsche Bezeichnungen, gesetzliche Bestimmungen	Gewinnung, Abstammung, Vaterland	Eigenschaften, Handelssorten, Verfälschungen	Wirksame Bestandteile, Verwendung
Fructus Sabadillae Sabadillfrüchte Läusesamen G 2	Schoenocaulon officinale. In Mittelamerika, teils wild wachsend, teils angebaut	länglichlanzettliche, 5—9 mm lange, glänzend schwarzbraune Samen enthaltende Früchte	Veratrin (Alkaloid **G. 1, Verz. B**) Sabadillin (ebenfalls giftig). Verw. zu Acetum Sabadillae gegen Kopfläuse.
Fructus Sambuci Hollunderbeeren	Sambucus nigra. Europa	Früchte von violetter Farbe	Fruchtsäuren, Zucker. Verw. zur Herstellung von Succus Sambuci; in der Volksheilkunde. Blutreinigungsmittel.
Fructus Tamarindorum Tamarinden	Tamarindus indica. Ost- und Westindien, Afrika	schotenähnliche mit schwarzem Mus angefüllte Frucht; mit heißem Wasser angerührt, durch ein Sieb gerieben, entsteht die Pulpa Taramind. depur.; sie wird oft mit Zucker gesüßt	Zucker, Zitronensäure. Verw. als gelindes Abführmittel, zu Tabaksaucen.
Fructus Vanillae Vanille	Vanilla planifolia und andere Arten. Mexiko, Zentral- und Südamerika. Gärtnerisch gezüchtet auf Bourbon und Tahiti (dort künstlich befruchtet)	die schotenähnlichen Früchte werden einer Gärung unterzogen, wodurch sie sich schwärzen und das Vanillin sich erst ausbildet. I Bourbon-V. mit Vanillinkristallen besetzt; II Tahiti-V. ohne Vanillinkristalle sind Züchtungsproducte und werden unreif geerntet; III Pompona-V. und Vanillon, von wildwachsenden Sträuchern Verf. Tahiti-V oder des Vanil-	Vanillin, Heliotropin, Fett, Zucker, äther. Öl. Verw. als Gewürz und in der Parfümerie; med. als anregendes Mittel. Tinct. Vanillae frei. Ausn. v. Verz. A.

Fungus igniarius Boletus igniarius, Feuerschwamm	Polyporus fomentarius, an Buchen und Eichen wachsender Löcherpilz. Mitteleuropa; er wird eingeweicht, mit Holzhämmern geklopft und getrocknet	I Fungus chirurgor. Wundschwamm ohne Salpeterzusatz; hellbraun weich; II F. igniarius dunkelbraun mit Salpeter getränkt	I zum Blutstillen, veraltet. II als Feuerschwamm.
Gallae Gallapfel	I chinesische Gallen, durch den Stich einer Blattlaus auf den Blättern von Sumacharten entstanden; II türkische Gallen, (Aleppo), durch den Stich der Blattwespe, Cynips tinctoria, auf den Blättern der Galleiche, Quercus infectoria, entstanden III Knoppern, durch den Stich der Gallwespe angeschwollene Fruchtbecher verschiedener Eichenarten; IV Valonen, die Fruchtbecher von Quercus valonia und anderer Arten	I unregelmäßige lappige innen hohle Gebilde; II rundliche höckrige harte Gebilde (sollen möglichst ohne Schlupfloch sein; III unregelmäßige eckige Gebilde die verkrüppelte Eichel einschließend; IV sind normale Fruchtbecher	I 60—70% Gerbsäure; II 50 bis 60% Gerbsäure; III u. IV 20 bis 45% Gerbsäure. Verw. zur Herstellung des Tannins, in der Gerberei und Färberei, Tintenfabrikation; med. als zusammenziehendes Mittel. Das **D.A.5** verlangt türkische Gallen (II).
Gallipot	natürlich eingedickter Fichtenterpentin. Frankreich	gelbliche, weiche bis erhärtete Masse	Terpentinöl, Harz, Wasser, Verw. zur Gewinnung des Res. Pini burg. und Ol. Terebinth., zu technischen Präparaten. Als Fruchtharz zum Vergießen eingelegter Früchte.
Gummi Cerasi Kirschgummi	Gummi von Prunus cerasus. Europa	gelbliche bis rötliche und dunkelbraune Stücke, nur teilweise in Wasser löslich	billiger Ersatz für Gummi arabicum, als Appreturmittel.

(lins beraubte Bourbon V. wird mit Perubalsam bestrichen und mit Benzoesäure bepudert)

Lateinische und deutsche Bezeichnungen, gesetzliche Bestimmungen	Gewinnung, Abstammung, Vaterland	Eigenschaften, Handelssorten, Verfälschungen	Wirksame Bestandteile, Verwendung
Gummi Mimosae fälschl. arabischer Gummi genannt	Gummi verschiedener Akaciaarten. Sudanländer, Oberägypten, Nubien, Mittelafrika	weiße bis gelbliche, nicht hygroskopische, völlig in Wasser lösliche, in Spiritus unlösliche Stücke. Kordofan-, Gedda-, Kairogummi u. a. m.	Arabinsäure, Zucker usw. Bewährtes Klebemittel. Um Säuerung des Schleims zu verhindern nimmt man statt H_2O gleiche Teile H_2O und Kalkwasser.
Gummi senegal Senegalgummi	Gummi von Acacia vera u.a.m. Senegambien	gelbliche, hygroskopische, in Wasser völlig lösliche Stücke. Zum Pulverisieren nicht geeignet, weil Wasser anziehend. Galam-, Bonda-Gummi	Ersatz für echten Gummi arabicum.
Gutta-Percha	der eingetrocknete Milchsaft von Bäumen aus der Familie der Sapotaceen. Ostindien und Sundainseln. Gutta-Percha depurata wird dargestellt durch Lösen in Benzol, filtrieren und Ausscheiden durch Alkohol; die sich abscheidende weiße Masse wird geknetet und in Stängelchen gerollt; unter Wasser aufzubewahren	graubraune bis rötlichgelbe, blättrige Massen, in Chloroform, Schwefelkohlenstoff löslich, unlöslich in Wasser, widerstandsfähig gegen Säuren und Laugen, außer konz. Schwefel- und Salpetersäure. Guttaperchapapier, Percha lamellata muß vor Luft geschützt werden, weil es sonst durch Oxydation brüchig wird	Verw. zu unterseeischen Kabeln, physikal. Apparaten, zur Islierung elektr. Leitungen, zur Aufbewahrung von Acid. hydrofluoric. (Guttaperchaflaschen), die Guttapercha dep. als Zahnkitt, das G.papier zu wasserdichten Verbänden. Obgleich es sich wie Kautschuk mit Schwefel vulkanisieren läßt und dann in allen Lösungsmitteln unlöslich wird, wird es meist unvulkanisiert verarbeitet. Es ist ein Kohlenwasserstoff.
Gutti Gummi-resina Gutti Gummigutt G. 2	eingetrockneter Baumsaft verschiedener Garciniaarten. Siam, Hinterindien, Ceylon	I röhrenförmige Stücke, durch Erhärten des Saftes in Bambusröhren gewonnen; II Schollengummigutt in flachen Stücken, Farbe dunkelorangegelb	Harz, Gambogiasäure und Gummi. Verw. in der Malerei als Tuschfarbe, zum Messinglack; in der Tierheilkunde als starkes Abführmittel.

Herba Absynthii Wermuthkraut	Artemisia absynthium. Mitteleuropa. Im Gebirge in Alpengärten angebaut	von trockenen Standorten in der Blütezeit zu sammeln, beiderseitig graufilzige Blätter	Absynthiin (Bitterstoff) und äther. Öl. Verw. zu Bitterschnäpsen und als magenstärkendes Mittel.
Herba Artemisiae Beifußkraut	Artemisia vulgaris. Deutschland	nur oberseitig filzig behaarte, nicht bitter, sondern aromatisch schmeckende Blätter	äther. Öl. Verw. als Gewürz, besonders für Gänsebraten.
Herba Cardui benedicti Kardobenediktenkraut	Cnicus benedictus. Mittelmeerländer, Deutschland	dornig gezähnte Blätter H. S. cum oder sine capsulis	Cnicin (Bitterstoff), Harz, äth. Öl. Verw. zu Bitterschnäpsen u. als magenstärkendes Mittel.
Herba Centaurii Tausendgüldenkraut	Erythraea centaurium. Deutschland, auf Gebirgswiesen	mit den trichterförmigen, rosenroten Blüten zu sammeln	Erythrocentaurin, (Bitterstoff). Verw. in der Likörfabrikation, med. als appetitanregendes Mittel (z. B. in Tinct. amara).
Herba Conii Schierlingskraut **G. 2, Verz. B**	Conium maculatum. Deutschland an Bachufern	Geruch betäubend, widerlich, der dem Petersilienkraut fehlt, mit dem es manchmal verwechselt wird; auch am gefleckten Stengel zu erkennen	Coniin G. 1 und Konhydrin (sehr giftige Alkaloide). Verw. med. gegen Keuchhusten, Asthma. Im Altertum zur Vollziehung von Todesurteilen (Giftbecher).
Herba Equiseti Schachtelhalm, Zinnkraut	I Equisetum arvense (Sandäckern); II E. hiemale (Sumpfgegend Mitteleuropa)	H. S. I Herb. Equiseti arvensis, kleiner Schachtelhalm; II Herb. Equiseti majoris, großer Schachtelhalm	Kieselsäure. Verw. I med. als harntreibender Tee, II techn. wegen des großen Gehaltes an Kieselsäure zum Schleifen von Holzarbeiten und zum Scheuern von Zinngefäßen (daher auch Zinnkraut genannt)
Herba Galeobsidis Hohlzahnkraut Lieber'sche Kräuter	Galeobsis ochroleuca im westl. und südl. Deutschland	Stengel vierkantig, Blüten gelb, Unterlippe weiß; Stengel darf an den Knoten nicht verdickt sein	Geschmack salzig bitter. Verw. als Hustenmittel.

Lateinische und deutsche Bezeichnungen, gesetzliche Bestimmungen	Gewinnung, Abstammung, Vaterland	Eigenschaften, Handelssorten, Verfälschungen	Wirksame Bestandteile Verwendung
Herba Majoranae Majoran, Meiran	Origanum majorana. Deutschland	I gerebelte Blätter, II geschnittenes Kraut	äther. Öl. Verw. als Wurst- und Küchengewürz, zu Bädern, Schnupftabak; med. äußerlich als Ungt. Majoranae.
Herba Meliloti Steinklee	Melilotus officinalis und altissimus. Europa, Asien	zu sammeln sind die Blätter und blühenden Zweige. Blüten gelb	Cumarin (Waldmeistergeruch). Verw. zu Tabaksoßen, in der Parfümerie zu Riechkissen usw.
Herba Millefolii Schafgarbe	Achillea millefolium. Europa	fiederspaltige, graugrüne Blätter	Bitterstoff, Gerbstoff. Verw. als Volksmittel.
Herba Patschuli Patschulikraut	Pogostemon patschuli Ostindien	kräftig riechendes graugrünes Kraut von aromatisch bitterem Geschmack	äther. Öl. Verw. zur Herstellung des äther. Öles in der Parfümerie und gegen Motten.
Herba Serpylli Quendel, Feldthymian	Thymus serpyllum. Deutschland wild wachsend	mit den Blüten zu sammeln	äther. Öl, Verw. zu Bädern, Kräuterkissen, Mottentee, der Spiritus Serpylli als Einreibung.
Herba Thymi Thymian	Thymus vulgaris. Deutschland	als Gewürzpflanze angebaut	äther. Öl, Thymol. Verw. zu Bädern, Kräuterkissen, Mottenpulver, Gewürz (besonders Wurst); zur Herstellung von Thymianöl und Thymol; med. gegen Keuchhusten.
Herba Violae tricoloris Herba Jaceae, Stiefmütterchenkraut	Viola tricolor. Deutschland	in der Blütezeit zu sammeln; blaublütig bevorzugt	Salicylsäureverbindungen. Verw. als Blutreinigungstee, leichter Abführtee.

Indigo	von verschiedenen Indigoferaarten. Ost- und Westindien, Mittelamerika, Ägypten u. a. m. Die zerschnittenen Zweige der Pflanzen werden mit Wasser 12 Std. ziehen gelassen. Es löst sich ein gelber Farbstoff; die Lösung wird in Bassins gepeitscht und dadurch mit der Luft in Berührung gebracht, wodurch der Farbstoff oxydiert, erst grün und schließlich blau wird. Letzterer setzt sich als unlöslicher Schlamm ab, wird durchgeseiht und getrocknet	flache, dunkelblaue, tafelförmige Stücke, mit dem Fingernagel geritzt kupferfarbigen Glanz zeigend. Löslich in Chloroform, Nitrobenzol. In rauchender Schwefelsäure löst sich I. zu Indigoschwefelsäure, Indigosolution, aus der durch Natriumcarbonat und Kochsalz Indigocarmin ausgefällt wird, das entweder (en pâte) oder als Pulver in den Handel kommt	Indigoblau (Indigotin), sehr schwankend, 10—60%, durch Titration mit Chlorkalklösung oder praktische Versuche bestimmbar. Neuerdings wird Indigo auch synthetisch hergestellt, aus Anthranilsäure mit Glycerin und Kalilauge, das fast 100% enthält und den natürlichen Indigo immer mehr verdrängt. — Verw. in der Färberei.
Kautschuk Gummi elasticum	ist der durch Räuchern geronnene Milchsaft zahlreicher Hevea- und Euphorbiumarten. Auch Ficusarten liefern Kautschuk. Tropisches Südamerika (meist aus Urwäldern), Ostwestindien (meist aus Plantagen)	braune bis schwarze knetbare Massen, löslich in Chloroform, Schwefelkohlenstoff, Benzol, unlöslich in Wasser, Alkohol und Fetten. Mit Schwefel zusammengeschmolzen oder in eine Chlorschwefelsösung getaucht entsteht der vulkanisierte K., nicht mehr klebend und nicht knetbar, dafür elastisch und dehnbar, aber in allen Lösungsmitteln unlöslich. I Paragummi; II Kartagenagummi. Kautschukersatz = Factis aus Leinöl hergestellt, nur bis 10% als Streckungsmittel brauchbar	Kohlenwasserstoffverbindungen, die sich nicht ohne Zersetzung verflüchtigen lassen. Verw. zu zahlreichen Apparaten und Instrumenten, zu Pflastern, Klebstoffen, Kitten usw. bis 15% S-Gehalt = Weichgummi, bis 30% S-Gehalt = Hartgummi, gestreckt durch Zusatz von Talcum, Schlämmkreide, Gips. Auch Glätte oder Minium, doch dann für Kindersauger verboten. Verw. Vulkan. Gummi für Kindersauger, Schläuche, Stempel, Flaschendichtungen usw. Aufbewahrung: vor Licht und Luft geschützt bei gleichmäßiger mittlerer Temperatur. Eingerieben mit Glycerin, dem einige Tropfen Äther zugesetzt sind.

Lateinische und deutsche Bezeichnungen, gesetzliche Bestimmungen	Gewinnung, Abstammung Vaterland	Eigenschaften, Handelssorten, Verfälschungen	Wirksame Bestandteile, Verwendung
Lacca in tabulis Schällack (Der Lack ist von den Zweigen abgeschält, daher ist Schällack zu schreiben)	Harzmasse, durch die Lackschildlaus, Coccus lacca, auf den Zweigen verschiedener Bäume, wie Croton laccifera u. a. m. in Ostindien usw. hervorgerufen. Das Weibchen schwillt nach der Befruchtung an und umgibt sich mit einer Harzmasse, in die es die Eier ablegt und sich schließlich unter Rotfärbung der Masse auflöst.	Stock- oder Körnerlack, die rohe, durch Abklopfen der Zweige gewonnene Masse. Rubinschällack, durch Schmelzen des Stocklacks und Ausgießen in Tafeln gewonnen. Orange- und Lemonschällack, durch Behandeln des Rubinlacks mit schwacher Natronlauge oder Sodalösung, wodurch der Farbstoff zum größten Teil herausgelöst wird, und Neutralisieren mit Salzsäure. Dann durch Ausgießen in dünne Tafeln gewonnen Der Farbstoff des Rubinschallacks, der in den Sodalaugen bei der Orangeschällackherstellung in Lösung geht, wird mit Alaun gefällt und kommt als Lac. dye in den Handel Weißer Schällack, Lacca alba; der Schällack wird geschmolzen, mit Eau de Javelle entfärbt und dann durch Säuren zersetzt, wobei allerdings das Schällackwachs zerstört wird und damit auch seine Lagerfähigkeit begrenzt ist. Die Masse wird zopfartig geflochten; muß unter Wasser aufbewahrt werden	Harz, ca. 10% Pflanzenwachs. Deshalb ist nur weißer Sch. in Spiritus völlig löslich; beim Lösen von Orange-Sch. muß Wärme vermieden werden, damit das Wachs nicht mit in Lösung geht, sonst ist ein klarer Spirituslack auch durch Filtration nicht zu erzielen. Verw. zu Spirituslacken, Polituren, Lederappretur, Harzkitten, Magnesiumflammen. Weiße Schällackspirituslösung als Fixativ für Kreidezeichnungen. Schällack enthält 3 bis 5% Colophon, um ihn leichter schmelzbar zu machen. Größere Mengen, die als Verfälschung anzusprechen sind, werden durch Ausziehen des gepulverten Schällacks mit Chloroform ermittelt, es dürfen sich nicht über 10% im Chloroform lösen.

Repetitorium der Drogen aus dem Pflanzen- und Tierreiche.

Lacca musica Lackmus	blauer Farbstoff, aus der Roccella tinctoria und anderen Flechten durch Behandeln mit Pottasche, Ammoniak und Kalkmilch gewonnen	wird durch Säuren rot gefärbt; der rote durch Alkalien wieder blau. Kleine blaue Täfelchen	Verw. als Lackmustinktur und -papier als wichtiges Reagens.
Lanolinum Lanolin	15 T. Adeps Lanae depur. werden mit 3 T. Paraffin liquid. und 5 T. Aqua in der Wärme vermischt	weiche Salbe, nur sehr schwer ranzig werdend, wird von der Haut sehr gut aufgenommen	vorzügliche Salbengrundlage, zu Lanolincream, Pomaden, Seifen.
Larvae Formicarum fälschl. Ova Formicarum Ameiseneier	sind nicht die Eier, sondern die Larven bzw. Puppen der Ameisen, Formicaarten. Rußland, Deutschland	ca 3—5 mm lange gelbgraue Cokons	Verw. als Fisch- und Vogelfutter für Weichfresser.
Lichen islandicus fälschlich Isländisches Moos,	Cetraria islandica, Flechtenart, also kein Moos. An den Bäumen vieler Gebirgsgegenden. Mittel- und Nordeuropa	grüngraues verzweigtes Gebilde, der Bitterstoff ist durch Auslaugen mit Wasser zu entfernen, Lichen island. ab amaritie liberatus	Lichenin (Flechtenstärke), Cetrarsäure und Bitterstoff. Verw. als Hustenmittel.
Lignum campechianum Blauholz	Hämatoxylon campechianum. Mittelamerika. Die geraspelten Späne werden angefeuchtet einer Gärung unterzogen, wobei sich Hämatoxylin in gelbgrünlichen Blättchen bildet	H.S. Yukatan, Jamaika, Domingo. Aufbewahrung feucht und kühl. Mit Wasser ausgekocht und eingedampft ergibt es Extractum ligni campechiani, beste Marke Sandford	Hämatoxylin, durch Sauerstoffaufnahme in Hämatein übergehend. Verw. zum Schwarzfärben und zahlreichen anderen Mischfarben, zur Tintenfabrikation mit Eisenvitriol oder Kaliumdichromatlösung.
Lignum Guajaci Lignum sanctum, Guajakholz, Pockholz, Franzosenholz	Guajacum officinale und sanctum. Westindien	sehr schweres, braunes bis dunkelgrünes hartes Holz. Für den arzneilichen Gebrauch ist der weiße Splint vor dem Raspeln zu entfernen	Harz (etwa 20—25%), Resina Guajaci, von dunkelgrüner Farbe, äther. Öl, Farbstoff. Verw. med. zu Blutreinigungs- und Holztee, technisch zur Herstellung von Kegelkugeln, festen Maschinenlagern usw. das Harz: med. als Abführmittel, techn. zu Lacken.

Lateinische und deutsche Bezeichnungen, gesetzliche Bestimmungen	Gewinnung, Abstammung, Vaterland	Eigenschaften, Handelssorten, Verfälschungen	Wirksame Bestandteile, Verwendung
Lignum Quassiae Quassiaholz, Fliegenspäne	Quassia amara und Picrasma excelsa. Westindien, Brasilien, Ostindien	I Surinam in langen Stangen, II Jamaika in dicken Scheiten. Ist gerbstoffrei, sonst verfälscht mit Rhus Metopium	Quassiin (Bitterstoff). Verw. als Mittel gegen Fliegen (Fliegenpapier); med. als magenstärkendes Mittel. In der Tierarznei zu Klistieren gegen Würmer und zu Waschungen bei Ungeziefer.
Lignum santalinum Sandelholz, rot	Pterocarpus santalinus. Ostindien	Kaliaturholz sind die schweren und dunklen Stücke. Meist als Pulver	saures Harz, sich in Spiritus mit roter, in Alkalien mit violetter Farbe lösend, in Wasser unlöslich, zu roten Räucherkerzchen, zum Färben von Lacken, Polituren.
Sandelholz weiß	Santalum album. Ostindien	wird im Drogenhandel nicht gehandelt	äther. Öl, (Verz. B) dickflüssig. Verw. med. gegen Geschlechtskrankheiten.
Luffa Luffaschwämme	Fruchtskelett von Momordica Luffa (Gurkenart). Ägypten, Japan, griechische Inseln	aufgeschnitten und nicht aufgeschnitten (röhrenförmig)	Verw. zu Frottierapparaten, -tüchern, Waschlappen u. a. m.
Lycopodium Bärlappsporen Blitzpulver, Hexenmehl	Sporen von Lycopodium clavatum. Mitteleuropa, Rußland	leicht bewegliches, gelbes Pulver. Mit Chloroform geschüttelt muß L. oben schwimmen, mineralische Verfälschungen sinken zu Boden. Verfälschungen mit gefärbter Stärke, Nadelholzpollen usw. unter dem Mikroskop zu erkennen	Verw. als Einstreupulver für wunde Haut bei kleinen Kindern, in der Feuerwerkerei und als Formerpuder in der Gelbgießerei.

Macis Arilli Macidis, fälschlich Muskatblüte	Samenmantel von Myristica moschata, fragrans u. a. Arten. Molukken, tropische Länder	orangefarbige lappige Blätter, Bombay-Macis ist wertlos, sie enthält einen dunkelgelben Farbstoff, der durch Alkalien rot gefärbt wird, während echte Macis unverändert bleibt	reichlich äther. Öl und wenig fettes Öl. Verw. als Gewürz.
Mel Honig	Abscheidungsstoff der Honigbiene, Apis mellifica. Europa, Amerika	I Mel hortense, deutscher Gartenhonig, II Mel americanum in verschiedenen Marken. Mel depuratum wird dargestellt, indem 40 T. Honig mit 60 T. Wasser und 3 T. Bolus alba auf dem Wasserbade erwärmt, heiß gefiltert und durch Eindampfen auf ein Stoff-Gew. von 1,340 gebracht werden	Fruchtzucker, Glykose, aromatische Stoffe, Ameisensäure, Wachs usw. Verw. als Genußmittel; med. als Hustenmittel und Geschmacksverbesserungsmittel. Mel rosat., auch mit Borax und Mel Foeniculi sind frei, Ausn. v. Verz. A.
Mentholum Menthol	Stearopten des Pfefferminzöls, japanisches ist am reichsten an Menthol, gewonnen durch Ausfrierenlassen oder Verseifen.	kleine, farblose, nadelförmige Krystalle	zu Mundwasser, Menthoxol, Migränestiften, Mentholsalben gegen Hautjucken.
Moschus	das Abscheidungserzeugnis einer am Unterleib des männlichen Moschustieres befindlichen, runden oder länglichrunden Drüse, die nach außen keine Öffnung hat und daher muß das Tier zur Gewinnung getötet werden. Das Moschustier, Moschus moschiferus, kommt in Mittelasien, Tibet, Sibirien vor	I M. tonquinensis aus Tibet, Tonkin; Beutel fast kreisrund. II M. sibiricus oder cabardinus. Beutel mehr länglich. M. in vesicis, im Beutel, M. ex vesicis, aus dem Beutel entfernt. M. bildet braune, krümelige Stückchen, Verfälschung mit Bockblut (Sanguis Hirci) erkennt man bei der Erhitzung auf Platinblech. Bockblut riecht nach verkohltem Horn	Verw. in der Parfümerie als Fixativ; med. wenig als Erregungsmittel bei Herzschwäche. Künstlicher Moschus heißt Tonquinol. Bei ausgetrockneten schwach riechenden M. wird der Geruch durch Zusatz von Ammoniak verstärkt.

Lateinische und deutsche Bezeichnungen, gesetzliche Bestimmungen	Gewinnung, Abstammung, Vaterland	Eigenschaften, Handelssorten, Verfälschungen	Wirksame Bestandteile, Verwendung
Myrrha Gummi-resina Myrrhae, Myrrhe	Gummiharz verschiedener Commiphoraarten. Südarabien, Abessinien, Küsten des Roten Meeres	gelbliche, rötliche bis braune Stücke oder Klumpen	Harz (ca. 40%), Gummi (etwa 60%). Verw. zu Tinct. Myrrhae frei Ausn. v. Verz. A. als Adstringens, zu Mundwässern, zu Räuchermitteln usw.
Oleum Amygdalarum pingue Oleum A. dulce	fettes Öl der süßen und bitteren Mandeln (s. d.), durch kalte Pressung gewonnen	blaßgelbes, dünnflüssiges Öl. Bei — 10° C darf es noch keine festen Bestandteile abscheiden. Mit Pfirsichkernöl, sog. Öl. Amygdal. gallic., verfälschtes Mandelöl ist mit der Salpetersäureprobe nachweisbar (s. fette Öle)	Verw. als feinstes Speiseöl med. zu Emulsionen, Salben, in der Kosmetik zu feinen Haarölen und Pomaden.
Oleum Amygdalarum amararum aethereum Bittermandelöl	durch Destillation der Placent. Amygdal. amar. unter Zusatz von Plac. Amygd. dulc. mit Wasser hergestellt. Das Emulsin der süßen und Amygdalin der bitteren Mandeln zersetzen sich erst durch den Einfluß von Wasser und Wärme zu äther. M.-Öl, Blausäure und Zucker. Auch künstlich durch Einwirkung von Natriumamalgam auf Benzoesäure oder aus Toluol hergestellt	ist blausäurehaltig (G. 2), wovon es durch Behandeln mit Kalkmilch und nachfolgender Destillation befreit werden kann. In Spiritus klar löslich. Gut verschlossen in kleinen Flaschen abgefüllt aufzubewahren. Bei Luftzutritt bildet sich durch Sauerstoffaufnahme Benzoesäure als fester krystallinischer Bodensatz. Verf.: Nitrobenzol (G. 2) spec. Gew. 1,2, in Spiritus trübe löslich	blausäurehaltig. Bittermandelöl gibt mit oxydierter Eisenvitriollösung und Natronlauge gekocht, dann mit Salzsäure angesäuert einen tiefblauen Niederschlag (Berliner Blau). Verw. in der Parfümerie, das blausäurefreie als Kuchengewürz. Wird heute vollständig durch künstlich hergestelltes Benzaldehyd ersetzt. Muß zu Genußzwecken chlorarm sein.
Oleum animale foetidum Stinkendes Tieröl	durch trockene Destillation von Kadaverabfällen in Abdeckereien	sehr übelriechendes, dunkelbraunes bis schwarzes Öl	Pyridinbasen. Verw. in der Landwirtschaft zum Abwehren der Stechfliegen vom Vieh.

Oleum Arachidis Erdnußöl	aus den Samen der Arachis hypogaea. Nordafrika	hellgelb, geruchlos, von mildem Geschmacke; erstarrt bei ca. 0° C.	Ersatz für Olivenöl; med. zu Salben und Pflastern. Margarinefabrikation, heißgepreßte dunkelfarbige Ware zu Seifen. Zur Maulwurfvertreibung und techn. zur Pyridingewinnung.
Oleum Aurantii corticis Pomeranzenschalenöl	bitteres P. von Citrus aurantium amara; süßes P. oder Apfelsinenöl von Citrus aurantium sinensis	Ol. Aurant. cortic. amar. und Ol. Aurant. cortic. dulc., blaßgelbliches Öl	in der Likörfabrikation und Parfümerie
Oleum Aurantii florum Oleum Neroli, Orangenblütenöl, Neroliöl	Durch Dampfdestillation aus den Blüten bei minderwertigen Ölen auch der Blätter von Citrus aurantium. Südfrankreich, Italien, Spanien. Neuerdings auch synthetisch dargestellt	I Ol. Neroli aus den vom Kelch befreiten Blüten; II Ol. bigarade, aus den Blüten, Blättern u. Fruchtschalen der Apfelsine; III Ol. petitsgrains, aus den Blättern und unreifen Früchten der Pomeranze unter Zusatz von Blüten	in der Parfümerie; wichtigster Bestandteil der Eau de Cologne. Aqua florum Aurantii ist entweder das Destillationswasser oder wird durch Verschütteln von Wasser mit Ol. Neroli gewonnen. Ersteres soll mit Salpetersäure sich rosa färben. Verw. ebenfalls Parfümerie.
Oleum Bergamotte Bergamottöl	Citrus bergamia. Italien, Sizilien	grünes Öl. Mit Apfelsinen- oder Pomeranzenöl verfälscht löst es sich, mit der Hälfte 90 proz. Weingeist gemischt, nicht klar	in der Parfümerie zur Eau de Cologne und als Haarölparfümierung.
Oleum Cacao Kakaobutter	aus den Samen von Theobroma Cacao heiß ausgepreßtes Fett	festes, blaßgelbliches, nach Kakao riechendes Fett. Schm. 30—34° C. Muß in 2 T. Äther klar löslich sein, sonst mit Talg verfälscht. Wird nur schwer ranzig	Verw. zu Salben, Stuhlzäpfchen, Pomaden, Schminken, Hautcreamen.

Lateinische und deutsche Bezeichnungen, gesetzliche Bestimmungen	Gewinnung, Abstammung, Vaterland	Eigenschaften, Handelssorten, Verfälschungen	Wirksame Bestandteile, Verwendung
Oleum Carvi Kümmelöl	äther. Öl von Carum carvi	besteht aus dem Phenol Carvol, dem wertvolleren Teil und dem Terpen Carven; Kümmelspreuöl zum Parfümieren billiger. Seifen	in der Likörfabrikation hauptsächlich Carvol, zu Gewürzessenzen; med. gegen Blähungen und als appetitanregendes Mittel.
Oleum Caryophyllorum Nelkenöl	aus den Nelken (s. d.) durch Pressung oder Destillation gewonnen	frisch blaßgelbliches, durch Luftzutritt bräunlich werdendes äther. Öl. Wegen des Säuregehaltes ist die Fuchsinprobe nicht anwendbar. Stoff-Gew. 1,044 bis 1,070	Eugenol (Nelkensäure), Verw. zu Mundwässern, Gewürzessenzen, geg. Zahnschmerzen.
Oleum Citronellae Oleum Melissae ostindicae, Zitronellöl, Indisches Melissenöl	durch Destillation aus dem Citronengras, Andropogon nardus, in Ostindien und Ceylon gewonnen	gelblich, melissenartig riechendes Öl	Verw. zum Parfümieren billiger Haaröle, Pomaden, Seifen usw.
Oleum Cocos Cocosfett, -butter	durch Auspressen oder Ausziehen der Fruchtschalen (Kopra gen.) von der Cocospalme, Cocos nucifera, gewonnenes Pflanzenfett. Tropen	weißes, festes Fett, frisch gepreßt flüssig und nicht allmählich, sondern plötzl. erstarrend. Wird leicht ranzig, daher gut verschlossen aufzubewahren Schm. P. 20—25° C	Palmitin-, Capron- und andere Fettsäuren. Verw. in der Seifenfabrikation (Leimseifen) und zu Kunstspeisefetten (Palmin, Palmona). Die an der Sonne getrocknete Kopra enthält 60—70% Fett.
Oleum Eucalypti Eucalyptusöl	äther. Öl der Blätter von Eucalyptus globulus, eines in Australien heimischen Baumes	farbloses Öl von aromatischem, etwas campherähnl. Geruche	Hauptbestandteil Eucalyptol, Verw. zu Mundwässern, als Mittel gegen Fliegen; med. gegen Erkrankungen der Atmungsorgane.

Oleum Geranii Geraniumöl	äther. Öle verschied. Geranium- und Pelargoniumarten	I Ol. Geranii gallic. II „ „ afrikan. III „ „ hispanic.	in der Parfümerie. als billiger Ersatz für Rosenöl und zum Parfümieren von Seife.
Oleum Palmae rosae Palmarosenöl **Oleum Geranii indicum** Gingergrasöl	sind äther. Öle mit geraniumähnlichem Geruch aus verschiedenen Ruchgräsern Indiens gewonnen		als Ersatzmittel für Geraniumöle (siehe diese).
Oleum Gossypii Baumwollsamenöl, Cottonöl	fettes Öl der Samen der Baumwollstauden verschiedener Gossypiumarten. Amerika, Nordafrika	gelbes, angenehm riechendes Öl, leicht ranzig werdend. Erst. P. ca. 0° C	Verw. in der Seifen- und Margarinefabrikation.
Oleum Jecoris Aselli Lebertran	aus den Lebern verschiedener Schellfisch- und Dorscharten durch Auspressen oder Behandeln mit Wasserdampf gewonnen. Das D. A 5 verlangt einen durch starke Abkühlung und Filtrieren von den sich abscheidenden Stearopten befreiten Lebertran. Norwegen, Lofoteninseln. Erst. P. bei ca. —10° C	I Ol. J. A. alb. vapore paratum, Dampftran, farblos bis blaßgelblich; II Ol. J. A. flav. Medizinaltran, durch Pressen gewonnen, meist durch den Dampftran verdrängt; III Ol. Piscium, Fischtran, aus den Rückständen sowie aus den Lebern der verschiedensten Fische. Auch von anderen Seetieren, Walfischen, Seehunden usw. durch Auskochen gewonnen. Marken: Drei Kronen-, Schotten-, Löwentran u. a. m.	als wirksame Bestandteile gelten heute Vitamine; früher nahm man gewisse freie, höher organisierte Fettsäuren an, während man noch früher geringen Spuren von Jod- und Bromverbindungen die eigentliche Wirkung zuschrieb. Verw. als äußerst wirksames Nähr- und Kräftigungsmittel bei schwächlichen und skrofulösen Kindern, weil sehr leicht verdaulich. Auch mit Zusatz von äther. Ölen und Malzextrakt sowie in Kapseln frei, Ausn. v. Verz. A. Neuerdings als Lebertranemulsion gehandelt, doch nur als Nähr- und Kräftigungsmittel, nicht als Heilmittel frei.

Lateinische und deutsche Bezeichnungen, gesetzliche Bestimmungen	Gewinnung, Abstammung, Vaterland	Eigenschaften, Handelssorten, Verfälschungen	Wirksame Bestandteile, Verwendung
Oleum Lauri expressum fettes Lorbeeröl	durch Auspressen der Früchte von Laurus nobilis gewonnenes fettes Öl, welches Ol. Lauri äther. enthält	grünes, salbenförmiges, körniges Fett von kräftigem Geruche, in Äther und Benzol klar löslich	Verw. med. zu Salben, in der Hutfabrikation zum Glätten des Seidenfilzes, als Abwehrmittel gegen Stechfliegen.
Oleum Lauri aethereum äther. Lorbeeröl	durch Dampfdestillation von Lorbeeren gewonnen	fast farbloses aromatisches äther. Öl	als Gewürzöl und in der Parfümerie.
Oleum Lavandulae Lavendelöl	äther. Öl der Blüten verschiedener Lavandulaarten (s. d.). Das D. A 5 verlangt die Blüten v. L. spica	farbloses bis blaßgelbliches, kräftig riechendes Öl, in 3 T. Spiritus dil. klar löslich; mit Öl. Terebinth. verfälschtes Öl löst sich nur trübe. I Montblanc von L. vera, II Mitcham	in der Parfümerie, geringere Sorten zur Seifenparfümierung und Porzellanmalerei. (Für Eau de Cologne soll nur Montblancöl verwendet werden.)
Oleum Lini Leinöl	durch Auspressen der Leinsamen (s. d.) gewonnenes fettes Öl	klares, gelbes, eigenartig riechendes Öl, bei −16° C noch flüssig, in dünner Schicht aufgestrichen völlig erhärtend. Bestes eintrocknendes Öl	Verw. frisch gepreßt als Speiseöl, gelagert zur Firnisfabrikation.
Oleum Menthae piperitae Pfefferminzöl	aus den Fol. menthae piperitae (s. d.) durch Destillation gewonnenes ätherisches Öl	farbloses, stark riechendes Öl von brennendem, campherartigem, dann anhaltend kühlendem, nicht bitterem Geschmacke. Pf. muß sich in 5 T. Spir. dilut. klar lösen. I Mitcham, II gallic., III amerikan.	Menthol (s. d.). Durch Ausfrierenlassen oder durch Verseifen abscheidbares Stearopten. Verw. in der Likörfabrikation, Parfümerie, zu Mund- und Zahnwässern, -seifen, -pasten und -pulvern; med. magenstärkend, appetitanregend.

Repetitorium der Drogen aus dem Pflanzen- und Tierreiche. 169

Oleum Nucistae Muskatbutter	aus den Sem. Myristicae (s. d.) durch Auspressen gewonnen	braunrote, salbenförmige, stark aromatisch riechende Masse, bei 45—50° C schmelzend	äther. und fettes Öl. Verw. zu Salben und Einreibungen, Magenpflaster usw.
Oleum Olivarum Olivenöl **Ol. Olivarum commune** Baumöl	aus den Früchten von Olea europaea. gepreßtes fettes Öl. Südeuropa, Afrika; die besten Sorten liefert Südfrankreich (Provence). Die mit Schwefelkohlenstoff oder Trichloraethylen ausgezogenen Preßrückstände liefern ein grünliches Öl = Baumöl, auch Sulfuröl genannt	gelbes, schwach riechendes und angenehm schmeckendes nichttrocknendes fettes Öl. Erst. P. ca. 0° C. Darf, nach der Salpetersäureprobe geprüft, seine Farbe nicht verändern, sonst gefälscht. I Jungfernöl, durch den eigenen Druck der aufgehäuften Früchte ausfließendes, fast wasserhelles Öl; II Ol. O. provinciale; III Ol. O. commune, aus den Preßrückständen ausgezogen. Ol. O. alb. ist durch Sonnenlicht in flachen Kästen gebleichtes Öl	Verw. als bestes Speiseöl; med. zu Einreibungen, Salben, Pflastern, in der Kosmetik zu Haarölen, Pomaden, die billigsten Sorten in der Seifenfabrikation. (Venetianische Woll- und Kinderseife.)
Oleum Palmae Palmbutter, Palmfett	I durch Auspressen des Fruchtfleisches = Palmfruchtfleischöl; II durch Auspressen der Kerne = Palmkernöl. Afrika, Brasilien	I goldgelb salbenartig; II braun salbenartig. Schm. P. ca. 25—35° C	I in der Margarinefabrikation, II in der Leimseifenfabrikation. Die braune Farbe von II läßt sich durch Erhitzen mit gespannten Wasserdämpfen auf 160° entfernen.
Oleum Papaveris Mohnöl	aus den Mohnsamen durch Pressung gewonnenes fettes Öl	schwachgelbliches Öl, sehr leicht ranzig werdend; gehört zu den trocknenden Ölen	in der Kunstmalerei, zu Mohnölfirnis, frisch gepreßt als Speiseöl.
Oleum Petrae Steinöl	Rohpetroleum, auch durch Alkamin gefärbtes rektif. Petroleum. Italien, Ungarn	gelbliche bis rötliche Flüssigkeit	beliebtes Einreibungsmittel in der Volksheilkunde, vor allem gegen Frostschäden.

Lateinische und deutsche Bezeichnungen gesetzliche Bestimmungen	Gewinnung, Abstammung, Vaterand	Eigenschaften, Handelssorten, Verfälschungen	Wirksame Bestandteile, Verwendung
Oleum Pini silvestris Fichtennadelöl	aus den Nadeln der Fichte, Tanne und Kiefer gewonnenes äther. Öl. Europa.	farbloses Öl von kräftigem Fichtengeruche	Verw. zu Einreibungen und zu Zimmerparfüm (Waldesduft).
Oleum Pini pumilionis Latschenkieferöl	aus den Nadeln von Pinus pumilio gewonnenes äther. Öl. Tirol, Oberbayern, Alpen	farbloses, kräftig balsamisch riechendes Öl	Verw. zu Zimmerparfüm (Waldesduft) und zu Inhalationen.
Oleum Rapae Rüböl	Brassica rapa und napa. Mitteleuropa. Durch Pressung meist unter Zusatz von Schwefelsäure gewonnen	dunkelgelbes Öl. Wird durch Behandlung mit Schwefelsäure und etwas Kaliumdichromat raffiniert, dann durch nachheriges Waschen mit dünner Sodalösung entsäuert	Verw. als Brennöl, zu Schmierzwecken, technischen Präparaten. Kalt gepreßt auch als Speiseöl und in der Margarinefabrikation.
Oleum Ricini Ricinusöl, Castoröl	aus den geschälten Samen von Ricin. commun. gepreßtes fettes Öl. Italien, Südeuropa, Ost- und Westindien	kalt gepreßt klar, dickflüssig, fast farblos, heiß gepreßt gelb bis braun. Mit 96 proz. Alkohol in jedem Verhältnis mischbar, wodurch Verfälschungen mit anderen fetten Ölen leicht kenntlich sind	Verw. als Abführmittel (Caps. c. oleoRicini frei Ausn.v.Verz.A.), techn. als Lederschmiermittel, in der Seifenfabrikation, in der Lackfabrikation als sog. Erweichungsmittel.
Oleum Rosarum Rosenöl	äther. Öl der Blütenblätter von Rosa damascena, moschata, centifolia. Balkanländer, Mittelmeerländer, Persien, Deutschland (Schimmel & Co., Leipzig). Haupterzeugungsländer sind die Balkangebiete, besonders Kezanlik, wo allerdings sogar heute noch zum Teil über freiem Feuer destilliert wird	blaßgelbliches, bereits bei ca. 18°C an der Oberfläche feine Kristallnadeln ausscheidendes, bei 5°C vollständig erstarrtes äther. Öl. Verfälschung: Öl. Geranii, Öl. Palmarosae usw. Walrat wird künstlich erzeugt. Prüfung auf: Öl. Geranii: einige Tr. Öl. Rosar. mit Acid. sul-	in der Parfümerie und Marzipanbäckerei. Als Aqua Rosar. (nach dem D. A. 5. kommen 4 Tr. auf ein Liter Wasser) auch als Geschmacks- und Geruchsverbesserungsmittel in der Heilkunde.

		furic. vermischt zeigen einen veränderten, strengen Geruch, reines Öl nicht; auf Cetaceum: einige Tropfen im Wasserbade erwärmt und erkalten lassen, bleibt C. als feste Masse zurück. Auch scheidet sich C. bei ca. 15—18° C nicht nadelförmig an der Oberfläche, sondern schuppenförmig durch die ganze Masse hindurch ab	
Oleum Santali Sandelholzöl Verz. B.	äther. Öl von Santalum album. Ostindien, Afrika	gelblichweißes, dickflüssiges Öl	Verw. in der Parfümerie und med. gegen Geschlechtskrankheiten.
Oleum Sesami Sesamöl	aus den Samen von Sesamum indicum und S. orientale gepreßtes fettes Öl. In tropischen Ländern weitverbreitet	hellgelb, fast geruchlos, mild schmeckend. Wird leichter ranzig als Olivenöl, zählt zu den halbtrocknenden Ölen, gibt die sog. Furfurolreaktion und ist daher leicht zu erkennen	Verw. med. äußerlich zu Einreibungen, Salben, die feineren Sorten als Ersatz für Olivenöl, die billigeren zur Seifenbereitung. Muß zu 10% jeder Margarine zugesetzt werden. Zu Darmklistieren bei Blinddarmentzündung usw.
Oleum Sinapis aethereum Ätherisches Senföl G. 2; Verz. B	ist im Sem. Sinapis nigr. (s. d.) nicht fertig vorgebildet, sondern entsteht erst nach Zusatz von heißem Wasser aus dem im weißen Senfsamen vorhandenen Myrosin und dem im schwarzen Senfsamen enthaltenen myronsauren Kalium. Auch künstlich durch Behandlung von Allyljodid mit Rhodankalium hergestellt	gelbliches, stark lichtbrechendes Öl von sehr scharfem, zu Tränen reizendem Geruche. Stoff-Gew. 1,022 bis 1,025. Das synthetische Öl. S. aether. besitzt dieselben Eigenschaften wie das echte und ist auch nach dem D. A. 5 zulässig; es ist Rhodanallyl	Verw. äußerlich als hautreizendes Mittel in der Form von Spir. Sinapis (2%).

Lateinische und deutsche Bezeichnungen, gesetzliche Bestimmungen	Gewinnung, Abstammung, Vaterland	Eigenschaften, Handelssorten, Verfälschungen	Wirksame Bestandteile, Verwendung
Oleum Sinapis pingue Fettes Senföl	aus den gelben und schwarzen Senfsamen durch Pressung gewonnenes fettes Öl	gelbes, dünnflüssiges Öl	in der Seifen- und Margarinefabrikation.
Oleum Sojae Sojabohnenöl	durch warme Pressung oder Extraktion aus den gemahlenen Sojabohnen (Ostasien) gewonnen	hellgelbes halbtrocknendes fettes Öl von angenehmem Geruch und Geschmack	Verw. als Speiseöl und in der Margarinefabrikation. Geringere Öle in der Seifenfabrikation.
Oleum templinum Tannenzapfenöl	äther. Öl der Tannen-, Kiefern-, Fichtenzapfen	farblos terpentinölartig	zum Einreiben und als Zubereitung von Bädern und zu Waldesduft.
I **Oleum Terebinthinae e balsamo** Balsamterpentinöl	I das durch Destillation gewonnene ätherische Öl der Terpentine verschiedener Nadelhölzer. Amerika, Mitteleuropa, Rußland. Dicköl ist ein stark verharztes Terpentinöl, in der Glas- und Porzellanmalerei verwendet	I auch american. oder gallic. genannt; farblos, dünnflüssig, angenehm riechend. II auch deutsches, schwedisches oder polnisches genannt. Rektifiziert auch farblos, meist aber mehr oder weniger gelb gefärbt und harzig. Verfälscht mit Schwerbenzin, kenntlich am spez. Gewicht, am sichersten an der Explosionsprobe mit Chlorgas (v. Kröber, Berlin)	Verw. als Harzlösungsmittel in der Lackfabrikation, in der Malerei, zum Entfernen von Ölfarbeflecken. Med. als Einreibung: innerlich in Kapseln als Gegenmittel bei Phosphorvergiftungen.
II **Oleum Terebinthinae e ligno** auch Oleum Pini genannt Holzterpentinöl-Kienöl	II äther. Öl, durch Destillation von Kiefernstubben und harzreichem Holz gewonnen		
Olibanum Weihrauch	Gummiharz von Boswellia serrata. Abessinien, Arabien, Küstenländer des Roten Meeres	gelbliche, außen bestäubte rundliche Stücke; I Oliban. i. lacrim. II Oliban. i. granis.	Best.: äther. Öl, Harz, Boswelliasäure. Verw. als Räuchermittel vor allem für rituelle Zwecke, seltener als Zusatz zu Pflastern.

Repetitorium der Drogen aus dem Pflanzen- und Tierreiche. 173

Opium G. 2; Verz. B	der durch Anritzen der unreifen Früchte von Papaver somniferum gewonnene und dann eingetrocknete Milchsaft. Türkei, Ägypten, China, Ostindien. Handtellergroße flache Kuchen von brauner Farbe	I Türkisches Opium; II Persisches Opium; III Indisches Opium; IV Chinesisches Opium	Morphin (G. 2) (nach dem D. A. 5 soll bei 60° C getrocknetes O. mindestens 12% M. enthalten), ferner Narceïn, Narkotin, Codeïn und andere Alkaloide. Verw. med. als wertvollstes Betäubungsmittel, im Orient auch als höchst bedenkliches Berauschungsmittel (Opiumrauchen), da es das Nervensystem zerrüttet.
Orleana Orlean	gelbrotes Fruchtfleisch von Bixa orellana durch Gärung gewonnen. Südamerika, Sandwichinseln, Zanzibar	fester Teig von Kittbeschaffenheit von gelblicher Farbe	wasserlösliches gelbes Bixin und einen harzartigen orangeroten Farbstoff Orellin, nur in Weingeist, Äther und Fetten löslich. Verw. zum Färben von Butter und Käse, Backwaren, in der Kattundruckerei, Tapetendruckerei.
Ossa Sepiae Sepiaschalen	sind das Knochengerüst vertretende Rückenschalen der Tintenfische, Sepia officinalis, einer Molluske. Mittelmeer	länglich ovale Schalen verschiedener Größe. Hart und fest; Bruchstücke werden den Stubenvögeln in die Käfige gesteckt, zum Schnabel wetzen und als Kalknahrung beim Eierlegen	Kohlensaurer Kalk und Kieselsäure. Verw. für Goldarbeiter zum Gießen von Ringen, zum Schleifen von Holz, das Pulver zu Zahnpulvern (hierzu schlecht geeignet, weil es den Schmelz der Zähne angreift).
Paraffinum Paraffin	feste Kohlenwasserstoffe, die aus den Destillationserzeugnissen von Torf und Braunkohlen gewonnen werden, durch abwechselndes Waschen mit Natronlauge und konz. Schwefelsäure wird es schließlich farblos erhalten	weiße, durchscheinende, sich schlüpfrig anfühlende Masse, bei 35—50° C schmelzend. Der Schmelzpunkt ist für den Wert entscheidend. In Wasser und Alkohol unlöslich, dagegen leicht in Benzin, Schwefelkohlenstoff und fetten Ölen, wird von Säuren nicht angegriffen	Verw. zur Kerzenbereitung, Salben, Pomaden und technischen Präparaten, besonders als Blumenwachs, zum Saalglättpulver und Saalspritzwachs.

Lateinische und deutsche Bezeichnungen, gesetzliche Bestimmungen	Gewinnung, Abstammung, Vaterland	Eigenschaften, Handelssorten, Verfälschungen	Wirksame Bestandteile, Verwendung
I Paraffinum solidum Festes Paraffin II **Ceresinum** Ceresin	I ist zwar chemisch dem vorigen sehr ähnlich, hat aber einen viel höheren Schmelzpunkt. Dargestellt aus natürlich vorkommendem Ozokerit, dessen schwerst schmelzbarer Bestandteil es ist. Der zurückbleibende leichter schmelzende Teil wird als II Ceresin gehandelt. In Galizien, Nordamerika und Rußland vorkommend	I feste, weiße, mikrokristallinische, geruchlose Masse mit einem Schm.-P. von 68—72° C. II mehr oder weniger gelbliche (seltener weiße), dem Paraffin solid. ähnliche Masse vom Schm.-P. 50—60° C. Allgemeine Bezeichnung für Paraffin, Paraffin solid, Ceresin: = Cera mineralis	I Verw. med. zu Paraffinsalbe. II Zur Herstellung von Terpentinölbohnermasse und -schuhcream (aber nicht zur Wasserbohnermasse, da nicht verseifbar), zu Saalspritzwachs, auch zum Härten von Salben und Pomaden.
Paraffinum liquidum Flüssiges Paraffin Vaselineöl	Destillationsprodukt des Rohpetroleums zwischen 260 bis 380° C; wird meist im Vakuum destilliert, um Zersetzung zu vermeiden	farblose, geruch- u. geschmacklose, ölige Flüssigkeit vom Stoff-Gew. o,885. D. A. 5-Ware soll einen Siede-P. von 360° C haben	Verw. med. zu Paraffinsalbe, als feineres Maschinenöl, Kaffeeglasur usw.
I Piper album Weißer Pfeffer **II Piper nigrum** Schwarzer Pfeffer	I die reifen rotschaligen Früchte werden in Wasser aufgequollen und die rote Fruchtschale abgerieben, der weiße Samen wird getrocknet; II die unreifen Früchte werden getrocknet, wodurch die Fruchtschale schwarz und runzlig wird. — Ostindien in allen Tropenländern kultiviert	I Singapore; II Penang. Gemahlener Pfeffer wird häufig verfälscht; Verfälschung durch das Mikroskop nachweisbar	Piperin, äther. Öl, Weichharz. Verw. als Gewürz, auch gegen Motten.
Pix betulina Birkenteer Oleum Rusci	in Rußland aus dem Holz der Birke, Betulaarten, durch Verköhlern gewonnen	dickflüssiger, rötlichbrauner Teer von brenzligem Geruche	Creosot, Guajacol (Verz. B); Verw. äußerlich als Salbe bei Hautkrankheiten und Glieder-

Pix Juniperi Oleum cadinum Wacholderteer, Kaddigöl	durch trockene Destillation des Holzes von Juniperus oxycedrus gewonnen	schwarzbraunes, dickes Öl von brenzligem Geruche	Creosot, Guajacol (Verz. B). Verw. äußerlich gegen Hautausschläge, kann durch Pix betulina ersetzt werden.
Pix liquida Holzteer	durch trockene Destillation des Holzes (Köhlereibetrieb) als Nebenprodukt bei der Holzkohlengewinnung erzeugt. D. A. 5-Ware durch trockene Destillation des Holzes verschiedener Pinaceen, Pinus silvestris und Larix sibirica, gewonnen	dickflüssig, braunschwarz, eigentümlich riechend. Neuerdings geruchlos gemacht als Pyttilen (Pulver)	Kreosot (s. d.), Brenzprodukte, Pech. Verw. äußerlich zu Salben und Seifen. Zum Vertreiben von Maulwürfen.
Pix lithantracis Steinkohlenteer	Nebenerzeugnis bei der Leuchtgasgewinnung, aber sehr wichtig als Ausgangspunkt zahlreicher darin enthaltener Stoffe	dicke, schwarze, klebrige Masse von starkem Geruch	Benzol, Toluol, Xylol, Carbolsäure, Naphthalin, Anthracen usw. Verw. zur Gewinnung dieser Bestandteile, zur Herstellung von Dachpappe.
Pix navalis Schiffspech, Schusterpech	ist der Rückstand bei der Destillation des Holzteers	feste, braune bis schwarze Masse, schon bei Handwärme klebrig, von brenzligem Geruch	Verw. med. zu Pechpflaster (freigegeben), technisch zum Dichten der Schiffe, Auspichen von Fässern, zu Pechfackeln.
Radix Alcannae Alkannawurzel	Anchusa tinctoria. Mittelmeerländer	die Wurzel muß von der braunroten Rinde bedeckt sein, da nur diese den Farbstoff enthält	Alkannin, roter Farbstoff, in fetten u. äther. Ölen, Alkohol, Äther u. Benzin löslich. Verw. zum Rotfärben von Haarölen und Pomaden, zu Holzbeizen.

Lateinische und deutsche Bezeichnungen, gesetzliche Bestimmungen	Gewinnung, Abstammung, Vaterland	Eigenschaften, Handelssorten, Verfälschungen	Wirksame Bestandteile, Verwendung
Radix Althaeae Alteewurzel Eibischwurzel	Althaea officinalis. In Oberfranken (Schweinfurt) angebaut, heimisch in den Mittelmeerländern	gelblichweiße, bis 30 cm lange Wurzel mit zahlreichen bräunlichen Narben von Wurzelfasern versehen. Gekalkte Wurzel erkennt man daran: man zieht den Kalk mit dünner Salzsäure heraus, macht dann mit Salmiakgeist alkalisch, filtriert und fügt nun Ammoniumoxalatlösung hinzu. Kalk fällt als Calciumoxalat aus	sehr viel Schleim, Asparagin und Stärke. Verw. med. als hustenlinderndes Mittel, zu Brusttee usw.
Radix Angelicae Angelikawurzel, Engelwurz	Archangelica officinalis. In Thüringen und im sächsischen Erzgebirge angebaut	graubraune, oft in Zöpfe geflochtene Wurzel von kräftig-aromatischem Geruche. Verfälschungen kommen vor mit Angelica silvestris, wenig aromatisch, sogar unangenehm riechend. Levisticum officinale. Geruch kräftig, aber deutlich von Archang. zu unterscheiden; ebenso der Geschmack beim Kauen	äther. Öl, Harz, Angelikasäure. Verw. in der Likörfabrikation; med. als appetitanregendes Mittel. Vor Wurmfraß zu schützen.
Radix Gentianae Enzian	Gentiana lutea u. a. Arten. Gebirgsgegenden Mittel- und Südeuropas	gelbe bis dunkelbraune, fleischige, nicht holzige Wurzel; vor Wurmfraß zu schützen	Gentianin (Bitterstoff). Verw. in der Likörfabrikation und als magenstärkendes Mittel (zu Tinct. amara).
Radix Liquiritiae Süßholzwurzel	Glycyrrhiza glabra (D.A. 5) und echinata. Spanien, Süddeutsch-	I Rad. L. russica, die geschälten Hauptwurzeln, II Rad. L.	Glycyrrhicin, Asparagin, Stärke, Zucker. Verw. als husten-

	land, Ungarn, Rußland, China	hispanica, die ungeschälten, dünneren Nebenwurzeln darstellend	linderndes Mittel, zu Brusttee zur Gewinnung von Extract. Liquiritae. Ausn. v. Verz. A (s. d.).
Radix Ononidis Hauhechelwurzel	Ononis spinosa. Deutschland	graubraune, zähe, holzige Wurzel	Saponin, Harz, Stärke, Verw. als harntreibendes Mittel und zu Blutreinigungstee.
Radix Pimpinellae Bibernellwurzel	Pimpinella saxifraga u. magna. Deutschland	gelblichgrau, feingeringelte derbe Wurzel; vor Wurmfraß zu schützen	Saponin etw. äther. Öl und Harz. Verw. gegen Heiserkeit (Tinct. Pimpinellae).
Radix Ratanhiae Ratanhiawurzel	Krameria triandra. Südamerika	dunkelbraunrote, bis 30 cm lange, holzige Wurzeln. Die Wurzelrinde ist der wichtigste Teil	Ratanhiagerbsäure und roter Farbstoff. Verw. als adstringierendes Mittel, zu Zahn- und Mundwässern, gegen Durchfall.
Radix Rubiae tinctorum Krappwurzel, Färberröte	Rubia tinctorum. Orient, Frankreich. Nur noch wenig angebaut	braunrote, dünne, lange Wurzeln. Krapplack ist der mittels Alaun ausgefällte Farbstoff	Alizarin und Purpurin. Verw. in der Färberei (Türkisch Rot). Alizarin wird heute nur noch künstlich aus Anthracen hergestellt.
Radix Saponariae Seifenwurzel	I Saponaria officinalis, rubra. Europa (sandige Flußufer). II Gypsophila Struthium. Levante und Ägypten	I rote Seifenwurzel; 20—30 cm lange, dünne, rotbraune Wurzeln; II weiße Seifenwurzel; 6—10 cm dicke, 30—40 cm lange graugelbe Wurzeln	Saponin bis 10%. Verw. zum Waschen wollener und farbenempfindlicher Stoffe.
Radix Sarsaparillae Sarsaparillwurzel Verz. B.	Smilaxarten. Mittel- und Südamerika	I Honduras (D. A. 5) federkieldick, graubräunlich, glatt, in ca. 25—30 cm langen Bündeln geschnürt; II Veracruz, dunkler, stärker höckerig, in langen Wurzeln	Saponine (Sarsasaponin). Verw. med. als Blutreinigungstee, besonders gegen Lues.

Lateinische und deutsche Bezeichnungen, gesetzliche Bestimmungen	Gewinnung, Abstammung, Vaterland	Eigenschaften, Handelssorten Verfälschungen	Wirksame Bestandteile, Verwendung
Radix Valerianae Baldrianwurzel	Valeriana officinalis. I Harzer wildwachsend; II Thüringer angebaut, letzterer heller, weniger kräftig riechend. Am besten von trockenen Standorten zu sammeln	kaffeebrauner Wurzelstock mit vielen dünnen Nebenwurzeln von eigenartigem, sehr kräftigem Geruche	äther. Öl, Verz. B, das Baldriansäure enthält. Verw. als Tee und Tinktur, frei Ausn. v. Verz. A, gegen Krämpfe, als Beruhigungs- und Schlafmittel evtl. mit Bromsalzen zusammen.
Radix Vetiverae Radix Ivarancusae, Vetiverwurzel	Andropogon muricatus. Ostindien	gebliche, dünne Wurzeln von aromatischem Geruche	äther. Öl. In der Parfümerie und als Mottenmittel.
Resina artificialis Kunstharz	1. Kondensationsprodukte von Aldehyden mit Phenolen. 2. Kumaronharze: dies sind Polymerisationsprodukte von Steinkohlenteerölen (Schwerbenzolen) mittels konzentr. Schwefelsäure	harzähnliche Massen, die je nach ihrer Herstellung verschieden löslich sind und hellgelb bis schwarz sein können, auch ihre Härte ist verschieden.	Verw. in der Lackfabrikation sowie als Isoliermaterial in der Elektrotechnik.
Resinae Copal Kopalharze	I fossile Harze, durch Ausgraben gewonnen. Afrika, Madagaskar. II Nichtfossile Kopale: IIa Cowri oder Kaurikopale, Neuseeland, Australien; IIb Manila-Kopale, Ostindien	I nur nach Erhitzen auf 300 bis 350° C in heißem Firnis und beides dann in Terpentinöl löslich. H.S. Ostafrikanische: Zanzibar, Mozambique usw.; Westafrikanische: Angola, Benguela usw. IIa in warmem Terpentinöl löslich (dem Damarharz sehr ähnlich). IIb in Spiritus löslich	I. Die fossilen Kopale zu besten Fußboden- und Schleiflacken; IIa. Zu Terpentinöl-, Möbel- und Dekorationslacken (Ahornlack). IIb. Zu Spirituskopallacken.

Repetitorium der Drogen aus dem Pflanzen- und Tierreiche.

Resina Dammarae Dammarharz	Harz von der Dammarfichte und anderen Bäumen der Familie der Dipterokarpaceen. Ostindien, Australien	rundliche, meist weiß bestäubte, glänzende, blaßgelbliche Stücke, bei 100° C zu einer dünnen Flüssigkeit schmelzend, die stark schäumt; in warmem Terpentinöl löslich. H.S. Singapore und Java	Verw. zu Dammarlack, als Zusatz zu Pflastern und Wachsfarbe.
Resina Draconis Sanguis Draconis, Drachenblut	ist ein aus den Früchten von I Daemonorops, II Dracaena und III Pterocarpus draco. entweder freiwillig ausfließendes oder durch Auskochen gewonnenes Harz. Ostindien, Tropen	I echtes D., braunrote Masse, in Blätter eingehüllte Stangen; II canarisches D., braunrote Massen; III amerikanisches D. In Spiritus und fetten Ölen leicht löslich	Harz und roter Farbstoff. Verw. zum Färben von Spirituslacken, zu Pflastern. Zur Herstellung von Dracorubinpapier.
Resina Mastix Mastix	tropfenförmiges Harz von Pistacia lentiscus. Inseln des griechischen Archipels, Chios. Bildet beim Kauen eine zähe Masse, (Sandarak aber zerfällt zu Pulver)	blaßgelbe Tränen. Balsamischer Geruch und Geschmack. Löslich in Äther, Terpentinöl; in Alkohol nicht vollständig (vergl. Sandarac)	Harz, Mastixsäure, äther. Öl. Verw. finden die feinsten Sorten im Orient zum Kauen, um den Atem balsamisch zu machen, sonst in der Lackfabrikation. Für Geigenlacke; med. zum Mastisol.
Resina Pini burgundica Fichtenharz, Burgunderharz	Rückstandsprodukt bei der Terpentinölgewinnung aus Terebinth communis mittels Wasserdestillation	undurchsichtige, gelbliche Massen, noch Wasser enthaltend. Löslich in Spiritus Äther, fetten und ätherischen Ölen (nur trübe)	Verw. zu Pflastern und Salben, zu Siegellack, Harzseifen, als Fruchtharz.
Resina Sandaracae Sandarak	Harz verschiedener Callitrisarten. Nordafrika	gelbliche, tränenförmige Stücke, leicht bestäubt, beim Kauen zu Pulver zerfallend (Gegensatz zu Mastix). In Spiritus völlig, in Terpentinöl nur teilweise löslich	Harzsäuren, äther. Öl, Verw. zu farblosen Spirituslacken. Pflastern.

Lateinische und deutsche Bezeichnungen, gesetzliche Bestimmungen	Gewinnung, Abstammung, Vaterland	Eigenschaften, Handelssorten, Verfälschungen	Wirksame Bestandteile, Verwendung
Resina Succini Bernstein	fossiles Harz untergegangener Koniferenarten. In Ostpreußen teils durch Taucher vom Meeresgrunde, teils bergmännisch gewonnen. Wird oft vom Meere angeschwemmt	zur Lackfabrikation werden nur die Abfälle bei der Bernsteindrechslerei, das Succinum raspatum verwendet, ist aber in allen Lösungsmitteln unlöslich und muß erst abgeröstet und mit heißem Firnis verrührt werden, dann in Terpentinöl löslich	Harz, äther. Öl, Bernsteinsäure (Verz. B.) Verw. in der Lackfabrikation zu Fußböden-, Emaille- und Schleiflacken, große Stücke zu Schmuckgegenständen. Preßbernstein sind die Drechselabfälle mit Schwefelkohlenstoff durchfeuchtet und mit hohem Druck zusammengepreßt; ist nie durchsichtig, sondern trübe.
Rhizoma Calami Calmuswurzelstock	Acorus calamus. In sumpfigen Gegenden Deutschlands (heimisch im Orient)	roh, ungeschält, Rhiz. C. crud. zu Bädern; geschält Rhiz. C. mundat. als Tee (D. A. 5). Confectio Calami durch Einkochen des Wurzelstocks mit Zucker gewonnen	äther. Öl, Harz. Verw. in der Likörfabrikation und als magenstärkendes Mittel.
Rhizoma Curcumae Kurkuma- oder Gelbwurzelstock	Curcuma longa u. a. Arten. Ostindien, China, Japan	Rhiz. Curcumae rotund., Hauptwurzelstöcke; Rhiz. Curcumae long., Nebenwurzelstöcke. Curcumin ist in Weingeist und äther. und fetten Ölen löslich; unlöslich in Waser	Curcumin (harzartiger Farbstoff), Stärke, etw. äther. Öl. Verw. zum Gelbfärben von Salben, Pomaden und Genußmitteln. Curcumapapier als Reagens auf Borsäure in salzsaurer Lösung.
Rhizoma Galangae Galgantwurzelstock	Alpinia officinarum. China, Siam	rotbraun und schwer, darf nicht wurmstichig sein. Das Pulver wirkt zum Niesen reizend	äther. Öl, scharfes Weichharz. Verw. in der Likörfabrikation und als appetitanregendes Mittel (Tinct. aromatica).

Repetitorium der Drogen aus dem Pflanzen- und Tierreiche. 181

Rhizoma Graminis Queckenwurzelstock	Agropyrum repens lästiges schwer auszurottendes Unkraut. Europa.	langer, dünner, strohhalmartiger Wurzelstock	Zucker, Schleim. Verw. als blutreinigendes und schleimlösendes Mittel.
Rhizoma Iridis Schwertlilienwurzelstock, fälschlich Veilchenwurzel genannt	Iris germanica und florentina. Italien, Südeuropa, Nordafrika.	I Florentiner, II Veroneser. Rhiz. Iridis pro infantibus sind die besten abgerundeten und gedrechselten Stücke	äther. Öl (bei gew. Temperatur fest), von veilchenähnlichem Geruch. Stärke und Iridin. Verw. als Pulver zu Zahnpulvern, in der Parfümerie zum Füllen von Riechkissen, geschnitten zu Räucherpulver. Med. als Zusatz zum Brusttee.
Rhizoma Rhei Rhabarber Verz. B.	Rheum palmatum u. officinale. Mittelasien u. China. Die Wurzelstöcke von 6—8 jährigen Pflanzen werden gebrüht, geschält, auf Schnüre gereiht und getrocknet, kommt meist über Rußland in den Handel	runde und halbrunde, gelbliche, schwere, feste Stücke, auf dem Bruche rosa marmoriert. Verf. mährischer Rhabarber auf dem Bruch nicht marmoriert, sondern strahlenförmig in einem Kreise angeordnete Gefäßbündel, schwacher Geruch. Wirkung schwächer als bei echtem Rhabarber	Emodin, Rheumgerbsäure, Chrysophansäure, oxalsaurer Kalk. Verw. med. als Tonicum und Digestivum sowie als Abführmittel, zum Gelbfärben der Gardinen, zu Bitterschnäpsen.
Rhizoma Tormentillae Tormentillwurzelstock, Blutwurzel, Heideckerwurzel	Potentilla tormentilla, Potentilla silvestris. Mitteleuropa	rotbraune, sehr harte Wurzelstöcke	Gerbsäure, Tormentillrot. Verw. gegen Durchfall, auch zu Zahntinkturen, als Gerbmittel.
Rhizoma Zingiberis Ingwer	Zingiber officinale. Ost- und Westindien, Tropen	I geschälter, weißer, Cochinchina und Jamaika, oft gekalkt; II ungeschälter, gelbbrauner, Bengal u. a. m. Confectio Zingiberis wird hergestellt, indem frischer Ingwer in Seewasser eingeweicht und dann mit Zucker eingekocht wird	äther. Öl, Weichharz, Stärke, Verw. in der Likörfabrikation, als Gewürz, med. appetitanregend (Tinct. aromat. Zingiberis).

Lateinische und deutsche Bezeichnungen, gesetzliche Bestimmungen	Gewinnung, Abstammung, Vaterland	Eigenschaften, Handelssorten, Verfälschungen	Wirksame Bestandteile, Verwendung
Saccharum amyli Stärkezucker	kommt in allen süßen Früchten vor; hergestellt durch längeres Kochen von Kartoffelstärke mit verdünnten Säuren; und Eindampfen	weiße Stücke, wenig süß schmeckend, das Licht nach rechts ablenkend	Verw. zur Herstellung v. Kunsthonig; in der Chemie als Reduktionsmittel. Nicht eingedampft als Bonbonsirup.
Saccharum Zucker	weit verbreitet im Pflanzenreiche, in vielen Früchten, Wurzeln und anderen Pflanzenteilen. Die Gewinnung des Zuckers vgl. Kap. 40	kommt in verschied. Formen in den Handel: als Rohzucker, gelblich, als Raffinade in Zuckerhüten, Farin, als Kandis in kleinen Krystallen, als Kandis in großen Krystallen. Die Melasse, aus der kein Zucker mehr abzuscheiden geht, wird zu Viehfutter, Melassespiritus usw. verwendet	Verw. als Genuß- und Nahrungsmittel, als Sirup. simpl. frei Ausn. v. Verz. A. gegen Husten und zu zahlreichen harm. Präparaten.
Saccharum lactis Milchzucker	gewonnen durch Reinigung und Eindampfen von süßem Molken im Vakuumapparate, wobei der Milchzucker in Krusten oder an Bindfaden in langen walzenförmigen Massen auskrystallisiert	ist erst in 7 T. Wasser löslich, schwach süß schmeckend. Darf nicht sauer reagieren	Verw. wegen seiner leichten Verdaulichkeit als Kindernährmittel, vor allem als Zusatz zur verdünnten Kuhmilch, ferner zu Arzneipulvermischungen.
Saccharum tostum Zuckercouleur	ist gebrannter Zucker, dem vorher meist etwas Pottasche zugesetzt wurde	dicke sirupöse dunkelbraune Flüssigkeit	Verw. Als Speise- und Likörfarbe. Als Rumcouleur kommt eine Ware in den Handel, die sich auch in 80% Spiritus klar löst

Sebum ovile Hammeltalg	ausgeschmolzenes und gereinigtes Fett der Schafe und der Rinder. D. A. 5 nur v. Schafe	weiße, feste, leicht ranzig werdende Masse, die bei 45—50° C schmilzt	Stearin-, Palmitin- und Olein-saures Glycerin. Verw. zu Salben und Pomaden, in der Seifenfabrikation. Ferner zur Herstellung der Stearinsäure für die Kerzengießerei. Med. als Seb. salicylat. frei Ausn. v. Verz. A.
Semen Cacao Fabae Cacao, Cacaobohnen	Theobroma Cacao. Mittel- und Südamerika, Tropen. Die Samen werden an der Sonne getrocknet, ungerotteter K. oder in Haufen mit Tüchern und Erde bedeckt und einer Selbsterhitzung überlassen, gerotteter Kakao; letztere Sorten sind leichter löslich, da eine teilweise Vermalzung der Stärke stattgefunden hat. Farbe dunkler, manchmal anhaftende Erdteilchen daran	gerotteter Kakao: I Karakas, II Guajaquil, III Surinam. Ungerotteter Kakao: I Bahia, II Trinidad, III Brasilian. K. Die gerösteten und durch heiße Walzen gemahlenen Bohnen erstarren zu Kakaomasse, da die darin enthaltene Kakaobutter ein Zusammenbacken veranlaßt. Durch Zusatz von Zucker und Gewürzen (besonders Vanille) gewinnt man hieraus die Schokolade, die nicht unter 50% Kakaomasse enthalten soll	Theobromin, Stärke, fettes Öl. Verw. als Genuß- u. Nahrungsmittel. Wird der Kakaomasse durch heißes Pressen das Fett (s. Ol. Cacao) entzogen, so gewinnt man das Kakaopulver, das zwecks leichterer Löslichkeit mit Pottasche oder gespanntem Wasserdämpfen aufgeschlossen wird zur Erzielung eines klar verrührbaren Getränkes (leicht lösliches aufgeschlossenes Kakaopulver).
Semen Coffeae Kaffee	Coffea arabica. Arabien, Sundainseln, Zentral- und Südamerika, Brasilien, Ceylon, Ostund Westindien. Heimat Abessinien	Durch das Rösten wird dem Kaffee ein Teil seines Alkaloids entzogen, ferner entwickeln sich gewisse aromatische Stoffe, die ihm den Wohlgeschmack verleihen. Bei der sog. Bonner Methode wird dem Kaffee vor dem Rösten etwas Zucker zugesetzt, um ihm Glanz zu verleihen, man erreicht den Glanz auch durch Schütteln der gerösteten Bohnen mit Paraffin. liquid. H. S. sind: Java, Mokka, Rio, Santos, Kampinas usw.	Coffein, Alkaloid (G. 2, Verz. B). Fett, Zucker, Verw. als Genußmittel, der Aufguß auch med. gegen Herzleiden, Alkohol- und Chloroformvergiftung. Kaffee-Extrakt frei Ausn. v. Verz. A.

Lateinische und deutsche Bezeichnungen, gesetzliche Bestimmungen	Gewinnung, Abstammung, Vaterland	Eigenschaften, Handelssorten, Verfälschungen	Wirksame Bestandteile, Verwendung
Semen Colae Kolanüsse, Kurunüsse, Negerkaffee	Samen des Kolabaumes, Sterculia acuminata. Westindien, Südamerika, Westafrika.	hellbraune, 3—5 cm lange, 3 cm breite Samen	Coffein, Theobromin. Verw. als nervenanregendes Mittel in Form von Pastillen, Schokoladen usw. In einigen Gegenden Afrikas und Südamerikas ersetzt er voll und ganz den Kaffee.
Semen Cynosbati Hagebuttenkerne	Rosa canina in ganz Europa wild wachsend	hellgelbe Nüßchen, die aus der Hagebutte, die Scheinfrucht ist, herausgeschält werden (semen ist daher falsch)	Verw. Gegen Wassersucht und Blasenleiden (Diureticum)
Semen Erucae Gelber oder weißer Senf	Sinapis alba. Süd- und Mitteleuropa	gelbe, geruchlose Körner. Weil ohne Myronsäure, läßt sich Sem. Erucae nicht allein, sondern nur mit Sem. Sinapis zusammen zu Mostrich verarbeiten	fettes Öl, Myrosin. Verw. als Gewürz zum Einlegen der Gurken, in der Mostrichfabrikation.
Semen Foeni graeci Bockshornsamen	Trigonella foenum graecum. Kleinasien, Südeuropa, in Deutschland angebaut	sehr harte, gelblichgraue Samen; 3—5 mm lang, 2—3 mm breit; kommt fast nur als Pulver in den Handel	äther. und fettes Öl. Schleim. Verw. med. zu erweichenden Umschlägen, zu Viehpulver usw.
Semen Lini Leinsamen	Linum usitatissimum. Kulturpflanze, fast überall angebaut, in Europa, Nordafrika, Ostindien, Australien, Nordamerika, Brasilien usw.	braune, glänzende, flache Samen. I holländische und II deutsche Samen	fettes Öl (s. d.), Schleim, Verw. zur Gewinnung von Ol. Lini, die Preßkuchen, Placenta Lini, als Viehfutter und zu Breiumschlägen, der Samen zu hustenlindernden Tees.

Semen Myristicae Muskatnüsse	Myristica fragrans (D. A. 5), moschata u. a. m. Molukken, Ostindien, Tropen	stumpf eiförmige, 2—3 cm große, kräftig würzig riechende Samen, die gekalkt sind, um sie vor Wurmfraß zu schützen. Verf. Bombay-Nüsse, größer, und Papua-Nüsse, länglich, beide aromaarm	fettes Öl neben etwas äther. Öl. Verw. als Gewürz, med. als appetitanregendes Mittel zur Herstellung von Ol. Nucistae.
Semen Psyllii Flohsamen	Plantago psyllium. Süd- und Mitteleuropa	kleine, glänzende, schwarzbraune Samen	Schleim und Gummi. Verw. zum Appretieren von Seide und Leder, zum Steifen der Hüte und Wäsche.
Semen Quercus Glandes Quercus, Eicheln	Samen verschiedener Quercusarten. Mitteleuropa	der Samen wird geröstet, wodurch sein Stärkegehalt in Dextrin übergeht	Stärke, Gerbstoff. Verw. findet Semen Quercus tost. pulv. Eichelkaffee als billiger Ersatz für Kaffee, hauptsächlich für Kinder. Eichelkaffee extract frei; Ausn. v. Verz. A.
Semen Sinapis nigrae Schwarzer Senfsamen	Brassica nigra. Rußland, Deutschland, Holland	I russischer S., II holländischer S. Das Senfmehl zu Senfbädern muß vorher mit heißem Wasser angerührt und dem Fußbade sofort zugesetzt werden. Zur Mostrichfabrikation verwendet man gern das russische Sarepta-Senfmehl	fettes Öl (s. d.), Myrosin und myronsaures Kalium. Verw. zur Herstellung von Ol. Sinapis (s. d.), zur Mostrichfabrikation; med. zu Senfbädern, -umschlägen, Senfpapier, letzteres als Ausn. des Verz. A frei.
Semen Strychni Strychnossamen, Krähenaugensamen G. 2, Verz. B.	Strychnos nux vomica. Ostindien, Südafrika	scheibenförmige, glatte, gelbgraue Samen von etwa 2 bis 2½ cm Durchmesser	Strychnin (G. I, Verz. B.) und Brucin (G. I, Verz. B.). Alkaloide. Verw. med. gegen Nervenleiden, Tinct. Strychni gegen Brechreiz. Zur Herstellung der Alkaloide. Strychnin zur Ungezieferveritgung, Brucin in der Analyse.

Lateinische und deutsche Bezeichnungen, gesetzliche Bestimmungen	Gewinnung, Abstammung, Vaterland	Eigenschaften, Handelssorten, Verfälschungen	Wirksame Bestandteile, Verwendung
Spongiae marinae Meerschwämme	lederiger Wohnstock sog. Gallerttierchen. Gewinnung: Nackttaucher, Tauchglocken. Gabelstechen an seichten Stellen früher auch mit Schleppnetzen (jetzt verboten). In der Sonne getrocknet, geklopft und gereinigt. Farbe graugelb. Gebleicht mit H_2O_2 oder mit Kaliumpermanganatlösung und SO_2	I Zimocca und Levantiner (Mittelmeerschwämme), feinporig. II Pferdeschwämme (Griechische Inseln), großporig. Beide Sorten haltbar. III Amerikan. Schwämme, Bahama, Velvet, Grass, Yellow (Floridaküste und Westindien), groß und kleinporig, aber weniger haltbar	Verw. zum Waschen des Körpers, größere zum Waschen von Wagen usw. Dürfen weder in Salz- noch in Sodawasser gekocht werden
Styrax liquidus Styrax oder Storax	Balsam von Liquidambar orientale. Kleinasien, Syrien. Styrax depur. wird dargestellt, indem Styrax crudus in Weingeist gelöst, gefiltert und eingedampft wird	graue, klebrige, zähe Masse, meist stark mit Holz und Rindenstückchen verunreinigt. Styrax calamitus sind diese Verunreinigungen. Wird heute meist durch Vermischen von Sägemehl mit Styrax hergestellt	Harz, äther. Öl, Zimtsäure, Vanillin usw. Verw. med. gegen Hautkrankheiten (Krätze), als Zusatz zu Räuchermitteln, in der Parfümerie
Succus Citri Citronensaft	der frisch gepreßte Saft wird mit Eiweiß versetzt (auf 1 Liter das Weiße von 1—2 Eiern) und gekocht, wodurch die trübenden Pflanzenschleimteile zu Boden gerissen werden, dann gefiltert und mit einem Konservierungsmittel versetzt. Zugesetzte Konservierungsmittel müssen deklariert werden	blaßgelbliche Flüssigkeit. Haltbarer Citronensaft ist immer eine Auflösung von Citronensäure, mit Citronenöl parfümiert	Citronensäure. Verw. als Erfrischungsmittel im Sommer und bei Fieberkranken und zur Gewinnung von Acid. citricum

Succus Juniperi Wacholdersaft	Auslaugen zerquetschter Wacholderbeeren mit Wasser und Eindampfen	dunkelbraun, dickflüssig. Die Öle sollen aufgefangen und nach dem Eindampfen wieder zugemischt werden	Extraktstoffe, äther. Öl, Zukker. Verw. zu sog. blutreinigenden Frühjahrskuren. Ist auch als Extrakt als Ausn. des Verz. A frei.
Summitates Sabinae Sadebaumspitzen G. 2, Verz. B.	die Zweigspitzen von Juniperus sabina, Sabina officinalis. Südeuropa, bei uns als Zierpflanze	niedriger Zierstrauch von balsamischem Geruche	äther. Öl **(G. 2, Verz. B.)**. Harz. Verw. als Abortivmittel. (Auf außerärztliche Anwendung von Abortivmitteln steht Zuchthausstrafe).
Terebinthina Terpentin	zähflüssiger Balsam verschiedener Coniferen, Pinus- und Larixarten. Frankreich, Deutschland, Italien	I Terebinth. communis, gemeiner T., trübe körnige Masse, in Terpentinöl und Spiritus nur trübe löslich, weil wasserhaltig, daher zur Lackfabrikation nicht verwendbar. II Terebinthina veneta oder laricina, venetianischer oder Lärchenterpentin, honiggelber klarer Balsam	I Harz, Terpentinöl, wasserhaltig. Verw. zur Herstellung von Terpentinöl, Kolophon und Weißpech; zum Tapetenkleister, Kleben von Linoleum usw. II. Harz, Terpentinöl ist aber wasserfrei. Verw. zur Herstellung von Terpentinöl und Kolophon; zu Pflastern, Salben, in der Lackfabrikation usw.
Thymol	Stearopten des Thymianöls, durch Ausfrierenlassen oder Ausschütteln mit Natronlauge gewonnen	farblose Krystalle von Thymiangeruch	Verw. als Antisepticum zu Mundwässern, Zahnpulvern, Thymolseife, -spiritus usw.
Tragacantha Traganth	erhärteter Gummischleim verschiedener Astragalusarten, durch Anritzen der Rinde hervortretend. Kleinasien, Griechenland	I T. in foliis, weiße, bandförmige Stücke; II T. in granis, bräunliche oder gelbliche Körner. In kaltem Wasser nur aufquellend. Traganthschleim wird dargestellt durch Befeuchten des Pulvers mit Spiritus und nachheriges Übergießen mit kochendem Wasser	Bassorin-Quellgummi (etwa 60%), Gummi (10%). Verw. als Klebmittel (besonders bei Zigarren) und arzneilich zu Pillenmassen, der Schleim zum Appretieren der Wäsche, das Pulver auch zum Festhalten künstlicher Gebisse in der Mundhöhle

Lateinische und deutsche Bezeichnungen, gesetzliche Bestimmungen	Gewinnung, Abstammung, Vaterland	Eigenschaften, Handelssorten, Verfälschungen	Wirksame Bestandteile, Verwendung
Tubera Salep Salepknollen	Knollen versch. Orchisarten. Die im Herbst gesammelten Brutknollen werden mit heißem Wasser gebrüht, geschält, auf Schnüre gereiht und getrocknet. Orient, Deutschland	kugelige oder eiförmige, harte, gelbgraue bis gelbbraune Knollen. Salepschleim wird dargestellt, indem das Pulver mit 9 T. Wasser angerührt und dann 90 T. heißes Wasser zugefügt wird	Schleim, Stärkemehl. Verw. gegen Durchfall bei kleinen Kindern
Vaselinum Vaseline, Mineralfett	durch Reinigung der Rückstände bei der Petroleumraffinerie als salbenartige Masse gewonnen, die aus Kohlenwasserstoffen besteht	gelbe oder weiße, salbenartige, durchscheinende Masse; auch durch Zusammenschmelzen von Ceresinen, Paraffinen und Paraffinölen gewonnen, dann aber nicht durchscheinend, sondern krystallinisch. Wird nicht ranzig, weiße durch Knochenkohle oder Chlor gebleicht	Verw. als Hautsalbe und Salbengrundlage, techn. zum Einfetten feiner Maschinenteile

43. Einführung in die Chemie.

Die Chemie, welche wir zu den allgemeinen Naturwissenschaften zählen, beschäftigt sich mit dem inneren Aufbau der Stoffe. Sie sucht zu ergründen, aus welchen Bausteinen bauen sich die verschiedenen Körper der Natur auf, und was für Bausteine sind es, mit denen die Natur arbeitet. Der Weg, den die Chemie hierfür wählt, ist genau derselbe, den jeder Baumeister oder Ingenieur wählen würde, wenn er die Aufgabe gestellt erhielte, festzustellen, aus welchem Material und aus welchen Bausteinen irgendein Gebäude bzw. eine Maschine besteht. Er würde Ziegel für Ziegel, Stein für Stein, Schraube für Schraube und so fort wegnehmen und könnte dann etwa sagen: das Gebäude besteht aus 20 000 Vollziegeln, 5000 Hohlziegeln, 25 Balken von 10 m Länge, ca. 30 × 30 cm Durchmesser usw. Auch der Chemiker arbeitet in genau derselben Art und Weise, bis er zu Stoffen gelangt, die er nicht mehr weiter abzubauen imstande ist, und diese letzten Teilchen seines chemischen Hauses nennt er dann Grundstoffe oder Elemente. Nur die Art und Weise, wie er sein chemisches Gebäude zerlegt, unterscheidet sich von der Art des Baumeisters oder des Ingenieurs. Um ein Beispiel zu nehmen, folgendes: Taucht man 2 oben geschlossene Glasrohre, gefüllt mit schwach mit Schwefelsäure angesäuertem Wasser, so in ein Glas mit gleichfalls angesäuertem Wasser, daß die geschlossenen Enden nach oben ragen, die

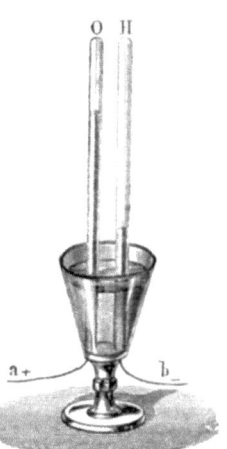

Abb. 64. Elektrolyse des Wassers.

offenen ins Wasser tauchen, und führt man jetzt von unten aus in jedes Rohr je einen Kupferdraht hinein, der in Platinblechen endet, und verbindet die beiden Kupferdrähte mit einer elektrischen Stromquelle, so wird man in beiden Rohren bald eine Entwicklung von Gasperlchen bemerken, die nach oben steigen und demzufolge den oberen Teil des Rohres mit dem Gase anfüllen Abb. 64. Man wird sogar auch bemerken, daß die Raummengen dieser Gase verschieden sind. Und untersucht man diese beiden Gase, so findet man, daß sie auch nicht gleich sind. Während das eine Gas mit kaum leuchtender Flamme brennt, brennt das Gas des anderen Rohres selbst gar nicht, aber bringt man einen glimmenden Span hinein, so flammt dieser sofort auf. Hier hat also der Chemiker mit Hilfe von Elektrizität ein chemisches Gebäude in 2 Bausteine zerlegt, die in diesem Falle Gase gewesen sind.

Er kann aber aus diesen beiden Bausteinen genau so wie der Baumeister sein zusammengerissenes Haus auch wieder aufbauen, indem er z. B. das eine dieser beiden Gase im anderen verbrennt. Das Verbrennungsprodukt dieser beiden Gase ist wieder Wasser.

Das Zerlegen eines chemischen Gebäudes, chemische Verbindung genannt, in seine Grundstoffe nennt man Analyse, während man das Aufbauen einer chemischen Verbindung aus seinen Grundstoffen Synthese nennt. Dabei ist es nicht einmal notwendig, daß ich eine Analyse bis zu ihren Grundstoffen durchführe, von einer Analyse spreche ich auch dann schon, wenn ich überhaupt einen Abbau einer Verbindung vornehme, und sei es auch nur, daß ich einen kleinen Teil aus einer Verbindung chemisch herausziehe. Genau so verhält es sich auch mit der Synthese. Ja, die Bedeutungen von Analyse und Synthese haben sich heute schon so verschoben, daß man jede Untersuchung eines chemischen Körpers als Analyse bezeichnet, gleichgültig, ob diese Untersuchung mittels analytischer oder mittels synthetischer Methoden ausgeführt wurde, und zwar nur deshalb, weil bei Untersuchungen vornehmlich analytische Methoden Verwendung finden. Genau aus demselben Grunde nennt man die Herstellung irgendwelcher aus der Natur bekannten Verbindung vom Chemiker im Laboratorium eine Synthese, gleichgültig, ob diese Herstellung mittels synthetischer oder analytischer Methoden ausgeführt wurde, weil hierbei meist synthetische Methoden verwandt werden. Wir unterscheiden nun die Analyse noch in eine qualitative und in eine quantitative Analyse. Bei ersterer wird nur festgestellt, aus welchen Grundstoffen setzt sich eine chemische Verbindung zusammen, bei letzterer müssen diese Grundstoffe schon bekannt sein, und es wird festgestellt, in welchen Mengenverhältnissen sind diese Grundstoffe in einer chemischen Verbindung vorhanden. Die quantitative Analyse unterscheidet man dann weiter noch in eine Gewichtsanalyse und eine Maßanalyse. Bei ersterer werden die Mengenverhältnisse durch Wägen auf einer analytischen Wage, bei letzterer durch Messen mittels genau kalibrierter und eingeteilter Glasröhren, sog. Büretten und Pipetten oder genau ausgemessener Kolbenflaschen, sog. Meßkolben, ermittelt.

Es ist nun gar nicht so leicht zu ermitteln, wann geht in dem inneren Aufbau eines Stoffes bei seiner Bearbeitung eine Veränderung vor, d. h., wann treten analytische oder synthetische Vorgänge ein. Gerade in der, der Chemie nahestehenden Physik erleben wir oft Veränderungen an Körpern, die trotzdem an dem inneren Aufbau des Körpers nichts geändert haben, und es stößt die Frage auf, wie unterscheiden sich chemische von physikalischen Erscheinungen? Bleiben wir bei dem ersten Beispiel. Mit Hilfe des elektrischen Stromes, also einer physikalischen Energie, wurde Wasser in 2 Gase gespalten, und wir nannten dies eine Analyse. Wir können Wasser aber auch durch Verdampfen mittels Wärme in Gas verwandeln. Entziehen wir diesem Wasserdampf genannten Gase aber die Wärme wieder, so wird es wieder tropfbar flüssiges Wasser. Der Dampfzustand war also nur eine vorübergehende Erscheinung (eine Änderung des Aggregatzustandes), aber nicht eine Änderung im inneren Aufbau des Stoffes, also nur ein physikalischer Vorgang. Noch 2 andere Beispiele, die den Unterschied zwischen chemischem Vorgang und physikalischer Erscheinung erläutern sollen. Glüht man einen Platindraht in der heißen Bunsenflamme, so strahlt er in weißem Lichte; kühlt er dann wieder ab, so ist keine Veränderung an ihm wahrnehmbar. Das Ausstrahlen eines hellen Lichtes war nur eine physikalische Erscheinung. Glüht man einen Magnesiumdraht in der Bunsenflamme, so strahlt er ebenfalls ein weißes Licht aus, kühlt er sich dann aber wieder ab, so ist statt des Magnesiumdrahtes ein weißes, leicht zerreibliches Pulver übriggeblieben. Während der Ausstrahlung des weißen Lichtes hat sich ein chemischer Vorgang abgespielt, den wir später noch näher kennenlernen werden, das Magnesium hat aus der Luft Sauerstoff aufgenommen und eine Magnesiumsauerstoffverbindung (Magnesiumoxyd) gebildet. 3. Beispiel. Mischt man 5,6 g Eisenfeilspäne mit 3,2 g Schwefelpulver, so entsteht ein graues Pulver, aus dem man aber jederzeit mit Hilfe eines Magneten die Eisenfeilspäne herausziehen oder mit Hilfe von Schwefelkohlenstoff den Schwefel herauslösen und abfiltrieren kann. Man ist auch imstande, mit jedem starken Vergrößerungsglase oder Mikroskop zu sehen, daß neben den Eisenteilchen die Schwefelteilchen liegen. Die entstandene graue Farbe ist zwar dauernd, aber nur eine physikalische Erscheinung. Erwärme ich jedoch dieses Gemisch, so daß nur ein ganz kleiner Teil zur schwachen Rotglut kommt, so geht plötzlich ein Funkensprühen und Aufglühen in der ganzen Masse los, und auch dann noch, wenn man sofort die Flamme entfernt. Man erhält einen grauen Klumpen, aber vergeblich wird man jetzt den Magneten daran halten, vergeblich wird man versuchen, mit Schwefelkohlensotff etwas Schwefel herauszulösen, vergeblich wird das Suchen unter einem noch so scharfen Mikroskop sein nach Eisenteilchen oder Schwefelteilchen. Es hat sich aus Eisen und Schwefel eine gänzlich neue Verbindung mit gänzlich neuen Eigenschaften gebildet. Während des Aufgühens hat sich ein chemischer Vorgang abgespielt.

Alle Erscheinungen, bei denen keine Veränderung des Stoffes stattfindet, gehören in den Bereich der Physik, wo aber eine solche vor sich geht, in das Gebiet der Chemie.

44. Die Elemente.

Die Zahl der Grundstoffe oder Elemente, die wir mit chemischen Mitteln nicht mehr in weitere Bestandteile zerlegen können, beträgt heute etwa 85. Wahrscheinlich sind aber noch eine weitere Anzahl auf unserer Erde vorhanden, deren Entdeckung einer späteren Zeit vorbehalten bleiben muß. Von diesen 85 Elementen hat für uns aber nur etwa die Hälfte praktische Bedeutung, während die übrigen nur wissenschaftliche Bedeutung haben. Wie in der Botanik und Zoologie wird auch hier die lateinische Sprache zur Namengebung verwendet. Um aber die oft nicht kurzen Namen bei chemischen Arbeiten nicht jedesmal ausschreiben zu müssen, hat sich die Chemie für ihre Elemente eine Art Kurzschrift geschaffen, indem die Elemente in der Weise geschrieben und genannt werden, daß man nur den ersten Buchstaben des lateinischen Namens schreibt bzw. nennt. Haben 2 oder mehrere Elemente denselben Anfangsbuchstaben, so setzt man einen zweiten im Namen des Elementes vorkommenden charakteristischen Buchstaben dahinter, z. B. Fluor = F; Ferrum (Eisen) = Fe; diese Bezeichnungen nennen wir die Symbole der Elemente. Es folgt jetzt eine Liste der 38 wichtigsten Grundstoffe in alphabetischer Reihenfolge. Die Spalte 3 und 4 wird erst im nächsten Kapitel erläutert werden. Steht in Spalte 5 ein —, so ist das Element gasförmig.

Nach der üblichen Weise werden die Elemente in zwei Gruppen eingeteilt, Metalle und Metalloide. Die Metalle sind — mit einziger Ausnahme des flüssigen Quecksilbers — feste Stoffe von starkem Glanze (Metallglanz), gute Leiter für Wärme und Elektrizität und bilden, wie wir später kennenlernen werden, mit Sauerstoff oder mit Sauerstoff und Wasserstoff die sog. Basen. Die Metalloide oder Nichtmetalle sind teils gasförmig (H, O, N, F und Cl), teils feste Stoffe, ebenfalls ein einziges ist flüssig, das Brom; sie haben keinen Metallglanz, sind schlechte Leiter für Wärme und Elektrizität und bilden mit Sauerstoff oder mit Wasserstoff und Sauerstoff, einige auch mit Wasserstoff allein, die sog. Säuren. In bezug auf das chemische Verhalten ist indessen das Gesagte nicht für alle Stoffe unbedingt zutreffend, wir haben Metalle, die eine Art Zwitterstellung einnehmen, da sie sowohl Basen, als auch Säuren bilden können. Zu ihnen gehören Arsen, Antimon, Blei, Chrom, Mangan, Wismut und Zinn, auch vom Eisen sind Säuren bekannt. Auch ein Metalloid ist uns bekannt, das eine derartige Zwitterstellung einnimmt, und zwar der Stickstoff, der mit Sauerstoff ganz normal eine Säure bildet (Salpetersäure), der aber außerdem mit Kohlenstoff noch eine Verbindung bildet, die sich wie ein Metalloid oder, genauer gesagt, wie ein Halogen (siehe weiter unten) verhält, dann aber mit Wasserstoff noch eine

Namen der Elemente	Symbol	Wertigkeit	Atom-gewicht[1]	spez. Gewicht	Namen der Elemente	Symbol	Wertigkeit	Atom-gewicht[1]	spez. Gewicht
Aluminium . . .	Al	III	27,0	2,600	Jodum	J	I	127,0	4,900
Argentum(Silber)	Ag	I	108,0	10,500	Kalium	K	I	39,0	0,860
Arsenium . . .	As	V	75,0	5,700	Lithium	Li	I	7,0	0,590
Aurum (Gold) .	Au	III	197,0	19,300	Magnesium . . .	Mg	II	25,5	1,750
Baryum	Ba	II	137,5	3,700	Manganum . . .	Mn	III	55,0	7,500
Bismutum (Wismut) . .	Bi	III	208,5	9,800	Natrium	Na	I	23,0	0,970
					Niccolum . .	Ni	III	58,5	8,800
Borium . . .	B	III	11,0	2,450	Nitrogenium (Stickstoff) . .	N	V	14,0	—
Bromum	Br	I	80,0	3,180					
Cadmium; . . .	Cd	II	112,5	8,600	Oxygenium (Sauerstoff). .	O	II	16,0	—
Calcium	Ca	II	40,0	1,580					
Carboneum (Kohlenstoff) .	C	IV	12,0	3,500[2]	Phosphorus .	P	V	31,0	1,830
					Platinum. . . .	Pt	IV	195,0	21,400
Chlorum	Cl	I	35,5	—	Plumbum (Blei) .	Pb	II	207,0	11,400
Chromum . . .	Cr	III	52,0	6,800	Silicium (Kiesel-stoff)	Si	IV	28,5	2,500
Cobaltum . . .	Co	III	59,0	8,900					
Cuprum (Kupfer)	Cu	II	63,5	8,900	Stannum (Zinn) .	Sn	IV	118,5	7,300
Ferrum (Eisen) .	Fe	III	56,0	7,800	Stibium (Anti-mon)	Sb	V	120,0	6,700
Fluor	F	I	19,0	—					
Hydrargyrum (Quecksilber) .	Hg	II	200,0	13,500	Strontium . . .	Sr	II	87,5	2,500
					Sulfur (Schwefel)	S	II	32,0	2,070
Hydrogenium (Wasserstoff) .	H	I	1,0	—	Uranium	U	IV	239,5	18,700
					Zincum	Zn	II	65,5	7,100

Verbindung, die sich wie ein Metall verhält. Die erstere Verbindung heißt Cyan, die zweite Ammonium.

Die Metalle teilt man weiter ein in Leichtmetalle mit einem spezifischen Gewicht unter 5, und Schwermetalle mit einem höheren spezifischen Gewicht. Die Leichtmetalle wieder unterscheidet man in: 1. Alkalimetalle (K, Na, Li), deren Sauerstoffverbindungen sind leicht wasserlöslich; 2. Erdalkalimetalle (Ca, Ba, Sr), die Sauerstoffverbindungen von diesen sind schwer wasserlöslich; 3. Erdmetalle (Mg, Al), hier sind die Sauerstoffverbindungen fast oder vollständig wasserunlöslich.

Die Schwermetalle werden nun eingeteilt in: 1. Edelmetalle (Hg, Ag, Au, Pt), sie bilden mit Sauerstoff nur sehr schwer oder gar keine Verbindung und behalten auch an feuchter Luft unverändert ihren Metallglanz bei; 2. unedle Metalle, das sind alle übrigen. Sie bilden mehr oder weniger leicht Sauerstoffverbindungen und verlieren beim Lagern in feuchter Luft eher oder später ihren Metallglanz.

---

[1]) Die Atomgewichte sind auf 0,5 nach oben bzw. unten abgerundet.
[2]) Dieses spezifische Gewicht gilt nur für den Kohlenstoff in chemisch reiner Form, nämlich als Diamant.

Drechsler-Schneider, Drogist. 4. Aufl.

Die Metalloide teilen wir nochmals ein in: 1. Halogene, oder Salzbildner genannt (Cl, Br, J, F), das sind Metalloide, die nicht nur mit Sauerstoff, sondern sogar auch ganz ohne Sauerstoff nur mit Wasserstoff Säuren zu bilden imstande sind (Fluor bildet sogar nur eine Wasserstoffsäure und geht mit Sauerstoff überhaupt keine Verbindung ein); 2. die normalen Metalloide, die sich genau der Regel unterwerfen, das sind alle übrigen.

Was das Vorkommen der Elemente in der Natur betrifft, so ist das bei den einzelnen unendlich verschieden. Während der Sauerstoff etwa die Hälfte des Gesamtgewichtes unseres Erdballes ausmacht, gibt es andererseits Elemente, die so selten sind, daß sich ihre bis jetzt gewonnene Menge nur nach Grammen berechnen läßt (z. B. Radium). Die am häufigsten vorkommenden Elemente sind O, H, N, C, Ca, Al, Si, S, Cl usw. Eine ganze Anzahl kommen in der Natur nicht in freiem Zustande vor, wie H, Cl, Br, F, Ca, Mg, Al, Si u. a. m.

Es sind diejenigen, welche jede sich bietende Gelegenheit benutzen, mit irgendeinem anderen Element sich zu einer Verbindung zu vereinigen. Man nennt diese Eigenschaft eines Elementes seine chemische Verwandtschaft oder Affinität. Dabei sucht sich jedes Element diejenigen heraus, mit denen es gern Verbindungen eingeht, so daß z. B. ein Element zu Sauerstoff eine sehr große chemische Verwandtschaft haben kann und zum Wasserstoff gar keine, wie z. B. Na; oder zum Wasserstoff eine sehr große Affinität und zum Sauerstoff gar keine, wie z. B. F.

Bei gewöhnlicher Temperatur finden wir alle 3 Aggregatzustände bei den Elementen vor, obgleich die weitaus meisten ja feste Körper sind. Flüssig sind Brom und Quecksilber, gasförmig sind Wasserstoff, Stickstoff, Sauerstoff, Fluor, Chlor (letzteres grünlich) und einige seltenere Elemente.

45. Atom und Molekül.

Wie wir an der Zerlegung des Wassers vermittels elektrischen Stromes gesehen haben, sind die Raummengenverhältnisse zweier Elemente, die eine chemische Verbindung bilden, nicht absolut gleich; im Gegenteil, diese Volumenverhältnisse können die größten Unterschiede haben. Auch bei den festen Grundstoffen sind die Gewichtsverhältnisse, in denen zwei oder mehrere Grundstoffe sich zu einer Verbindung vereinigen, ebenfalls nicht gleich. Es ist eine ziemliche Seltenheit, daß zwei oder mehrere Elemente sich in gleichem Volumenverhältnis und noch seltener in gleichem Gewichtsverhältnis miteinander verbinden. Trotz dieser Ungleichheit verbinden sich die verschiedenen Elemente aber absolut nicht in jedem beliebigen Verhältnis miteinander, sondern nur nach festen, für jedes Element gültigen

Atom und Molekül. 195

Regeln. Auf diese Weise sah man sich gezwungen, anzunehmen, daß die Elemente kleinste Teilchen von verschiedenem Gewicht, aber in Dampfform von gleich großem Volumen bilden und daß ein Teilchen des einen Elementes sich immer nur mit 1, 2, 3 usw. Teilchen eines anderen Elementes verbindet, nie aber mit $1/_2$, $1/_3$, $1/_4$ Teilchen usw. Auf diese Weise kam man zur sog. Atomhypothese, d. h. eben zu der Annahme, alle Elemente bestehen aus kleinsten Teilchen, die Atome genannt wurden. Diese Hypothese (= Annahme) ist später durch die Physik sogar als Tatsache bestätigt worden. Außerdem hat man festgestellt, daß die Grundstoffe in der Natur selten oder nie als Atom auftreten, und wenn sie einmal in diesen Zustand gelangen sollten, das Bestreben haben, sich so schnell wie möglich mit einem zweiten Atom zu verbinden. (Elemente in atomistischem Zustande nennt man im „statu nascendi" befindlich.) Eine solche Zusammenlagerung von 2 oder mehreren Atomen nennt man ein Molekül oder Molekel; und sind die zusammengelagerten Atome von verschiedenen Elementen, so haben wir das Molekül einer chemischen Verbindung. Z. B. 2 Atome H = 1 Molekül Wasserstoff oder 1 Atom H und 1 Atom Cl = 1 Molekül Chlorwasserstoff.

Wenn wir nun aber Chlorwasserstoff mittels elektrischen Stromes untersuchen, um festzustellen, wieviel Gramm Chlor und wieviel Gramm Wasserstoff sind in der Verbindung enthalten, so erhalten wir zwar gleiche Gasvolumina, aber nicht etwa gleiche Gewichtsmengen, sondern im Gegenteil, wir finden, daß 36,5 g Chlorwasserstoff immer genau 1 g H und 35,5 g Cl enthalten. Und genau so wie hier können wir feststellen, daß jedes Element sich immer nur mit der nur für dieses Element gültigen Verbindungszahl mit einem anderen Elemente verbindet. Da nun das Einzelatom eines Elementes so winzig klein ist, daß es praktisch nicht wägbar ist (es sollen sich in 1 Cubiccentimeter H ca. 30 Trillionen Atome befinden), so bestimmt man diese Gewichte der Einfachheit halber als Verhältnisgewichte (ähnlich dem spezifischen Gewicht in der Physik), indem man dem leichtesten Elemente H die Zahl 1 gab und dann feststellte, um wieviel schwerer die anderen Elemente in einer Verbindung sind wie Wasserstoff. Und so hat man für jedes Element ein Verhältnisgewicht zum Wasserstoff festgestellt, welches diesem Element eigentümlich ist; und tritt ein Element in irgendeine Verbindung ein, dann nur mit dieser Gewichtszahl. Diese Verhältniszahl nannte man das Atomgewicht eines Elementes. Das Atomgewicht ist also eine Zahl, die angibt, um wievielmal schwerer ein Atom irgendeines Elementes ist als ein Atom Wasserstoff. Später hat es sich als praktischer herausgestellt, die Atomgewichte nicht auf Wasserstoff zu beziehen, sondern auf Sauerstoff, weil (bis auf Fluor) alle Elemente Sauerstoffverbindungen eingehen, aber nicht alle gehen Wasserstoffverbindungen ein; und man setzte den Sauerstoff = 16. Auf diese Weise erhielt Wasserstoff das Atomgewicht 1,008. Und heute sind alle Atomgewichtstabellen (vgl. S. 193) auf Sauerstoff = 16 berechnet. Lagern sich nun 2 oder mehrere Elemente zu einer chemischen Verbindung zusammen, so nennt man die Summe der Atomgewichte einer Verbindung das Molekulargewicht dieser Verbindung, z. B. H = 1 und Cl = 35,5, daher HCl = 36,5 Molekulargewicht.

Es ist nun recht interessant und nach dem vorgesagten logisch, wenn wir jetzt hören, daß das Gewicht aller gasförmigen Elemente von dem gleichen Volumen sich wie ihr Atomgewicht oder, da 2 Atome gleich 1 Molekül sind, auch wie ihr Molekulargewicht verhält, und noch interessanter ist, daß dieser gleichen, von Avogadro gefundenen, Gesetzmäßigkeit auch alle gasförmigen chemischen Verbindungen folgen. Wird z. B. der Raum von 22,34 Litern bei 0° C und 760 mm Hg-Druck von 2 g Wasserstoff eingenommen, dann wird derselbe Raum unter den gleichen Verhältnissen auch eingenommen von 32 g Sauerstoff, von 71 g Chlor, von 28 g Stickstoff, aber auch von 36,5 g Salzsäuregas HCl, denn H = 1 und Cl = 35,5. Ja sogar 44 g Kohlensäure (C = 12 und 2 O = 32) oder 16 g Methangas (C = 12 und 4 H = 4) nehmen nur den Raum von 22,34 Litern unter obigen Bedingungen ein, da nach dem Avogadroschen Gesetz 1 Molekül einer chemischen Verbindung in Gasform auch dann nur den Raum von 2 Atomen einnimmt, wenn die Verbindung aus drei oder mehreren Atomen besteht.

Nun finden wir aber bei der Zerlegung von Wasser mittels elektrischen Stromes, daß sich immer genau doppelt soviel gasförmiger Wasserstoff entwickelt wie Sauerstoff. Daher muß das Wasser also aus 2 Atomen H und nur 1 Atom O gebildet sein, und tatsächlich ist es auch so. Wir haben also in dem Sauerstoff ein Atom vor uns, das sich mit 2 Atomen H bindet. Ein solches Element, das zu seiner Bindung 2 Atome H braucht, nennt die Chemie ein zweiwertiges Element. Wir kennen aber nicht nur einwertige und zweiwertige Elemente, sondern auch dreiwertige, vierwertige und fünfwertige Elemente, einzelne sogar unter gewissen Umständen noch höherwertig.

Wollen wir nun auch die Atomgewichte in ein derartig einfaches Verhältnis zueinander bringen, so kommen wir zu folgender Betrachtung: im H_2O sind stets 2×1 Gewichtsteile H und 1×1 Gewichtsteile O enthalten oder einem Gewichtsteile H entspricht die Hälfte der vorhandenen Gewichtsteile O, d. h. $\frac{16}{2} = 8$. Diese Zahlen, die wir dadurch erhalten, daß wir das Atomgewicht eines Elementes durch seine Wertigkeit teilen, nennt man deren Äquivalentgewicht, d. h. diese Äquivalentgewichte vermögen immer je ein Atom H in irgendeiner Verbindung zu ersetzen, sind dem Gewichte eines Atoms H gleichwertig.

Die Wertigkeit eines Elementes bezeichnet man am Symbol durch römische Zahlen, z. B. H^I = Wasserstoff einwertig; O^{II} = Sauerstoff zweiwertig; Fe^{III} = Eisen dreiwertig; C^{IV} = Kohlenstoff vierwertig; P^V = Phosphor fünfwertig. Es hat also z. B.

H^I = Atomgewicht 1; Molekulargewicht 2; Äquivalentgewicht $^1/_1 = 1$
O^{II} = ,, 16; ,, 32; ,, $^{16}/_2 = 8$
Fe^{III} = ,, 56; ,, 112; ,, $^{56}/_3 = 18^2/_3$
C^{IV} = ,, 12; ,, 24; ,, $^{12}/_4 = 3$
P^V = ,, 31; ,, 62; ,, $^{31}/_5 = 6^1/_5$

Mit Hilfe dieser Zahlen arbeitet das chemische Laboratorium sowie die ganze chemische Industrie und rechnet heraus:

1. die prozentuale Zusammensetzung einer chemischen Verbindung,
2. die Mengenverhältnisse, die zur Herstellung einer Verbindung verwendet werden müssen,
3. die Menge der erzeugten Produkte und Abfallsprodukte, die im Betriebe entstehen.

Diese Berechnungen, die erst die Wirtschaftlichkeit eines Betriebes voraus errechnen lassen, nennt man Stöchiometrie.

Beispiel für 1. In der Formel $ZnCl_2$ (Chlorzink) würde das Molekulargewicht $= 136,5$ sein (65,5 Atomgewicht des Zn $+ 2 \times 35,5$ Atomgewicht des Cl); da nun die Zusammensetzung einer Molekel dieselbe ist wie die jeder beliebig großen Menge der betreffenden Verbindung, so ergibt sich daraus auch ohne weiteres die prozentige Zusammensetzung derselben, d. h., in 136,5 Gewichtsteilen $ZnCl_2$ sind 65,5 Gewichtsteile Zn und 71 Gewichtsteile Cl enthalten, in 100 Teilen $ZnCl_2$ also $\dfrac{65,5 \cdot 100}{136,5} = 48$ (abgerundet) % Zn und $\dfrac{71 \cdot 100}{136,5} = 52$ (abgerundet) % Cl.

Beispiel für 2. Die Neubildung einer chemischen Verbindung kann niemals in beliebigen Mengenverhältnissen der daran beteiligten Elemente vor sich gehen, sondern wir müssen uns genau berechnen, wieviel z. B. Fe und S notwendig sind, um zusammen FeS zu bilden. Wenn wir für die betr. Atome deren Atomgewichte einsetzen, also:

$$\begin{array}{c} Fe + S \\ 56 + 32 \end{array} = \underbrace{\dfrac{FeS}{88}},$$

so ergeben 56 Gewichtsteile Fe mit 32 Gewichtsteilen S zusammengeschmolzen 88 Gewichtsteile FeS — vorausgesetzt, daß beide Stoffe in chemisch reinem Zustande zur Verwendung kamen.

Jedes mehr oder weniger des einen oder anderen würde unverbunden bleiben und mit dem gebildeten FeS sich nur in physikalischer Mischung befinden.

Beispiel für 3. Der uns allen wohlbekannte Artikel Soda oder Natriumcarbonat gehört zu den Stoffen, die beim Auskrystallisieren sehr viel Krystallwasser chemisch binden, nämlich nicht weniger wie 10 Molekeln Krystallwasser auf eine Molekel Natriumcarbonat. Lösen wir also Ammoniaksoda in 40° C Wasser konzentriert auf und lassen auskrystallisieren, so ergibt sich folgende stöchiometrische Rechnung (Na_2CO_3 = Ammoniaksoda; H_2O = Wasser). Die chemische Formel der Krystallsoda ist also:

$$Na_2CO_3 + 10\ H_2O$$
$$\underbrace{2 \times 23 + 12 + 3 \times 16}_{106} + \underbrace{10(2 \times 1 + 16)}_{180} = 286,$$

d. h., in 286 Teilen Krystallsoda sind nur 106 Teile reine Soda oder $\frac{106 \cdot 100}{286}$ = (abgerundet) 37% enthalten, d. h., die Krystallsoda enthält rund 63% Krystallwasser, was nicht nur für den Verbraucher durchaus unwirtschaftlich ist, sondern auch für den praktischen Geschäftsmann eine wichtige Rolle spielt, insofern er bei Bahnsendungen für 63% des Gewichtes der bezogenen Ware ganz unnötig Fracht bezahlen muß. Wir sehen also, wie uns auf Grund dieser Betrachtungen die toten chemischen Formeln plötzlich lebendig werden und sehr greifbare und wertvolle Anhaltspunkte für die Beurteilung des Wertes unserer chemischen Präparate liefern.

46. Die chemische Verbindung.

Bilden die verschiedenen Elemente durch Zusammenlagerung chemische Verbindungen, und will man die Formel einer solchen Verbindung dann richtig bilden, so kann man dies nur, wenn man die Wertigkeiten der Elemente genau berücksichtigt. Wir machen uns von der Wertigkeit der Elemente dann die beste Vorstellung, wenn wir annehmen, daß die Elemente Häkchen oder so etwas ähnliches besitzen, an denen sich die Häkchen des anderen Elementes einhaken können. Und wir nennen ein Elementatom dann einwertig, wenn es die atombindende Kraft des H hat. Wenn wir nun die Wertigkeit der übrigen Elemente unter diesem Gesichtspunkte betrachten, so ergibt sich, daß alle Elemente sowohl zu H als auch untereinander in einem ganz bestimmten derartigen Wertigkeitsverhältnis stehen, und zwar entweder dem H gleichwertig sind, oder daß sie im Verhältnisse zu diesem eine vielfache, durch ein einfaches Zahlenverhältnis ausdrückbare Wertigkeit besitzen. Wollen wir uns die Wertigkeit der einzelnen Elemente recht deutlich versinnbildlichen, so geschieht das am besten, wenn wir uns die Symbole der einzelnen Elemente als Kreise zeichnen und diesem Kreise so viel Häkchen oder Striche beigeben, wie jedes einzelne Element atombindende Krafteinheiten (= der atombindenden Kraft von 1 Atom H) besitzt, z. B.:

(H)— = einwertig; (O)= = zweiwertig; (Fe)≡ = dreiwertig; (C)≣ = vierwertig; (P)≣ = fünfwertig. Dabei soll es ganz gleich sein, nach welcher Seite die Striche gehen; also auch so: —(Ba)— = zweiwertig.

I. Einwertige Elemente: Ag, Br, Cl, F, H, J, K, Li, Na.

Den Vorgang der Verbindung zweier solcher Elemente müssen wir uns in folgender Weise vorstellen: da die Symbole der Elemente nur ein Atom bedeuten, das, wie wir gesehen haben, in freiem Zustande nicht bestehen kann, so müssen, um eine Verbindung bilden zu können, je eine Molekel der betreffenden Elemente zusammentreten, die je 2 Atome enthalten, d. h., es tritt eine Spaltung der Molekeln in ihre Atome ein, also z. B.:

(H)—(H) + (Cl)—(Cl) = (H)—(Cl) + (H)—(Cl) = 2 HCl
1 Mol. H + 1 Mol. Cl = 2 Mol. Chlorwasserstoff(säure).

In genau derselben Weise erhalten wir folgende bekannte Verbindungen:

(Ag)—(Cl) = AgCl = Silberchlorid;   (K)—(Br) = KBr = Kaliumbromid,

(Na)—(J) = NaJ = Natriumjodid;   (H)—(F) = HF = Fluorwasserstoff-
                                                      (säure).

II. Zweiwertige Elemente: Ba, Cd, Ca, Cu, Hg, Mg, O, Pb, Sr, S, Zn.

Auch hier verfahren wir, um Verbindungen von nur zweiwertigen Elementen untereinander zu erzielen, in derselben Weise und erhalten z. B.:

(Ca)=(O) = CaO = Calciumoxyd   (Mg)=(O) = MgO = Magnesiumoxyd
           (Calcaria usta)   (Magnesia usta)

(Hg)=(S) = HgS = Quecksilber-   (Fe)=(S) = FeS = Eisensulfid (Ferr.
           sulfid (Zinnober)   sulfurat.).

Wir können aber auch zweiwertige Elemente mit einwertigen verbinden, nur müssen wir dann von letzteren 2 Molekeln heranziehen, um eine normale Verbindung zu erhalten, also z. B.:

(H)—(H) + (H)—(H) + (O)=(O) = (H)—(O)—(H) + (H)—(O)—(H)
2 Mol. H + 1 Mol. O = 2 Mol. H$_2$O = Wasser.

Damit erweitert sich natürlich die Möglichkeit, weitere chemische Verbindungen aus ein- und zweiwertigen Elementen aufzubauen, und wir erhalten von bekannteren Verbindungen z. B.:

(Cl)—(Ba)—(Cl) = BaCl$_2$ = Barium-chlorid (Bar. chlorat.)

(J)—(Hg)—(J) = HgJ$_2$ = Quecksilber-jodid (Hydrarg. bijodat.)

(F)—(Ca)—(F) = CaF$_2$ = Calcium-fluorid (Flußspat.)

(H)—(S)—(H) = H$_2$S = Schwefelwasser-stoff (Hydrogen. sulfurat.)

Der einfacheren Schreibweise und der Übersichtlichkeit wegen werden von jetzt ab die Kreise weggelassen, und der Leser muß sich um jedes Elementsymbol einen solchen Kreis, der eine Kugel versinnbildlichen soll, hinzudenken.

Wir können aber noch einen Schritt weitergehen und auch je 1 Atom zweier verschiedener einwertiger Elemente mit einem zweiwertigen Elemente verbinden, wie z. B.:

K—O—H = KHO = Kaliumhydroxyd (Kali caustic., Ätzkali)

Na—O—H = NaHO = Natriumhydroxyd (Natrum caustic., Ätznatron).

Diese Verbindungen, die der Chemiker mit Hydroxyde bezeichnet, kann man sich auch entstanden denken dadurch, daß in der Verbindung H$_2$O das eine Atom H durch das gleichwertige Atom K bzw. Na ersetzt worden ist, und damit kommen wir zu einem weiteren wichtigen chemischen Begriffe, zu dem des Vertrittes oder der Substitution. Man versteht darunter den Austausch eines Elementes in einer Verbindung durch eines oder mehrere Elemente von zusammen derselben Wertigkeit.

III. Dreiwertige Elemente: Al, Au, Bi, B, Cr, Co, Fe, Mn, Ni.
Entsprechend der Wertigkeit dieser Elemente müssen wir, um normale Verbindungen mit einwertigen Elementen zu erhalten, von letzteren 3 Molekeln zur Bildung einer Verbindung heranziehen, also z. B.:

$$Cl—Cl + Cl—Cl + Cl—Cl + Al\equiv Al = Al\begin{smallmatrix}\diagup Cl\\-Cl\\\diagdown Cl\end{smallmatrix} + Al\begin{smallmatrix}\diagup Cl\\-Cl\\\diagdown Cl\end{smallmatrix}$$

3 Mol. Cl + 1 Mol. Al = 2 Mol. AlCl$_3$ = Aluminiumchlorid.

Wenn wir ein dreiwertiges Element mit einem einwertigen verbinden wollen, so geht das, wie wir sehen, ganz leicht; eine gewisse Schwierigkeit bietet sich aber, wenn wir ein dreiwertiges mit einem zweiwertigen vereinigen wollen, da wir hier die Wertigkeiten nicht auf so einfache Weise aufrechnen können. Doch können wir uns dadurch helfen, daß wir nicht ein, sondern 2 Molekeln des dreiwertigen Elementes heranziehen; da diese zusammen 6 Wertigkeiten darstellen, müssen wir nun auch eine entsprechende Anzahl von Molekeln des betreffenden zweiwertigen Elementes heranziehen, d. h. drei. So erhalten wir z. B.:

$$\text{Fe}\begin{matrix}\diagup \text{O} \\ \diagdown \text{O} \\ \end{matrix} \text{Fe} \begin{matrix} \diagup \\ \diagdown \text{O} \end{matrix} = \begin{matrix}\text{Fe}_2\text{O}_3 \\ \text{Eisenoxyd}\end{matrix} \qquad \text{Bi}\begin{matrix}\diagup \text{S}\\ \diagdown \text{S}\end{matrix}\text{Bi}\begin{matrix}\diagup \\ \diagdown \text{S}\end{matrix} = \begin{matrix}\text{Bi}_2\text{S}_3\\ \text{Wismutsulfid}\end{matrix}$$

IV. Vierwertige Elemente: C, Pt, Si, Sn, U.

Bei deren Verbindungen mit einwertigen Elementen sind natürlich von letzteren 4 Molekeln nötig, um eine normale Verbindung zu bilden, wie z. B.:

$$\begin{matrix}\text{H—H}\\ \text{H—H}\end{matrix} + \begin{matrix}\text{H—H}\\ \text{H—H}\end{matrix} + \text{C}\equiv\text{C} = \text{C}\begin{matrix}\diagup\text{H}\\ |\text{H}\\ \diagdown\text{H}\end{matrix} + \text{C}\begin{matrix}\diagup\text{H}\\ |\text{H}\\ \diagdown\text{H}\end{matrix}$$

4 Mol. H + 1 Mol. C = 2 Mol. CH_4, Methan oder Sumpfgas.

Ähnlich wie bei einem Kartenspiele mit der zunehmenden Zahl der Karten die Möglichkeit der verschiedenen denkbaren Spiele in entsprechender Weise wächst, so erweitern sich natürlich mit der zunehmenden Zahl und der verschiedenen Wertigkeit der Elemente die Möglichkeiten der Bildungen neuer Verbindungen, zumal wir ja jetzt auch von der Errungenschaft des Vertrittes Gebrauch machen können. Von bekannteren Verbindungen wollen wir daher nur einige der wichtigsten anführen:

$$\text{C}\begin{matrix}\diagup\text{Cl}\\ |\text{Cl}\\ \diagdown\text{Cl}\\ \diagdown\text{Cl}\end{matrix} = \begin{matrix}CCl_4\\ \text{Tetrachlor-}\\ \text{kohlenstoff}\\ \text{(Benzinoform)}\end{matrix} \qquad \text{C}\begin{matrix}\text{H}\\ |\\ \diagup\text{Cl}\\ \diagdown\text{Cl}\\ |\text{Cl}\end{matrix} = \begin{matrix}CHCl_3\\ \text{Trichlormethan}\\ \text{Chloroform}\end{matrix} \qquad \text{U—Cl} \begin{matrix}\diagup\text{O}\\ \diagdown\text{Cl}\end{matrix} = \begin{matrix}UOCl_2\\ \text{Uranylchlorid}\end{matrix}$$

$$\text{Sn}\begin{matrix}\diagup\text{Cl}\\ |\text{Cl}\\ \diagdown\text{Cl}\\ \diagdown\text{Cl}\end{matrix} = \begin{matrix}SnCl_4\\ \text{Zinnchlorid,}\\ \text{Stann.}\\ \text{bichlorat.}\end{matrix} \qquad \text{C}\begin{matrix}\diagup\text{O}\\ \diagdown\text{O}\end{matrix} = \begin{matrix}CO_2\\ \text{Kohlendioxyd,}\\ \text{Kohlensäure-}\\ \text{anhydrid.}\end{matrix} \qquad \text{C}\begin{matrix}\diagup\text{S}\\ \diagdown\text{S}\end{matrix} = \begin{matrix}CS_2\\ \text{Schwefel-}\\ \text{kohlenstoff,}\\ \text{Carboneum}\\ \text{sulfurat.}\end{matrix}$$

Aus den angeführten Beispielen ersehen wir, daß wir durch Vertritt 1 zweiwertiges Element durch 2 einwertige, — 1 dreiwertiges durch

3 einwertige oder 1 einwertiges und 1 zweiwertiges, — 1 vierwertiges durch 4 einwertige oder 2 zweiwertige oder 1 einwertiges und 1 dreiwertiges Element usw. ersetzen können.

V. Fünfwertige Elemente: As, N, P, Sb.

Auch hier bilden sich die Verbindungen genau der Wertigkeit entsprechend, z. B.:

$$\begin{array}{c}Cl\\ |\diagup Cl\\ P{-}Cl\\ |\diagdown Cl\\ Cl\end{array} = \begin{array}{c}PCl_5\\ \text{Phosphorpenta-}\\ \text{chlorid.}\end{array}$$

$$\begin{array}{c}H\\ |\diagup H\\ N{-}{-}O{-}H\\ |\diagdown H\\ H\end{array} = \begin{array}{c}NH_4OH\\ \text{Ammoniumhydroxyd}\\ \text{(Salmiakgeist).}\end{array}$$

$$\begin{array}{c}\diagup O\\ N{=}O\\ \diagdown O\\ N{=}O\\ \diagdown O\end{array} = \begin{array}{c}N_2O_5\\ \text{Salpetersäure-}\\ \text{anhydrid.}\end{array}$$

$$\begin{array}{c}\diagup O\\ \diagup O{-}H\\ P\\ \diagdown O{-}H\\ \diagdown O{-}H\end{array} = \begin{array}{c}H_3PO_4\\ \text{Orthophosphor-}\\ \text{säure.}\end{array}$$

Aus den Beispielen von Ammoniumhydroxyd und Orthophosphorsäure ersehen wir auch, daß dann, wenn mehr als 2 Elemente eine Verbindung bilden, trotzdem die Wertigkeit eines jeden einzelnen Elementes berücksichtigt werden muß, wenn man normale Verbindungen erhalten will.

Bei der Bildung der Formeln nach den Gesetzen der Wertigkeit sieht man eine genaue Gesetzmäßigkeit, welche uns ermöglicht, jede normale Formel ganz leicht zu bilden, z. B.:

C = vierwertig	H = einwertig;	normale Verbindung CH_4
Ba = zweiwertig	Cl = einwertig;	,, ,, $BaCl_2$
Fe = dreiwertig	O = zweiwertig;	,, ,, Fe_2O_3
As = fünfwertig	S = zweiwertig;	,, ,, As_2S_5

Wenn wir diese Beispiele vergleichen, so muß es uns doch auffallen, daß bei der Bildung von normalen Verbindungen aus 2 Elementen die Formel sich einfach dadurch bildet, daß die Wertigkeitszahl des einen Elementes in der Formel als Mengenzahl bei dem anderen Element erscheint und umgekehrt.

Treten 2 Elemente im genauen Verhältnis ihrer Wertigkeit miteinander in Verbindung, so nennt man das eine **gesättigte Verbindung**, treten weniger Atome zusammen, als der Wertigkeit entspricht, so nennt man das eine **ungesättigte Verbindung**. Diese Verbindung ist dann immer noch imstande, Elemente aufzunehmen, z. B.:

CO_2 Kohlensäure
gesättigte Verbindung

CO Kohlenoxydgas
ungesättigte Verbindung

Wenn 2 — oder mehrere — Elemente durch einfaches Zusammentreten eine neue chemische Verbindung bilden, so nennen wir die Verbindung durch **Hinzutritt** (Addition) entstanden, z. B.:

Fe + S = FeS, Schwefeleisen, Ferrum sulfuratum,
Hg + S = HgS, Schwefelquecksilber, Hydrargyrum sulfuratum,
H + Cl = HCl, Chlorwasserstoff(säure).

Einzelne Elemente besitzen nun die Eigentümlichkeit, sehr gern solche ungesättigte Verbindungen zu bilden, während andere (vor allem die ein- und zweiwertigen) sich heftig dagegen sträuben und daher bei diesen die Herstellung ungesättigter Verbindungen auf ziemliche Schwierigkeiten stößt.

Diejenigen Elemente, welche mehr oder weniger leicht solche ungesättigte Verbindungen bilden, sind: As, C, Cr, Co, Cu, Fe, Hg, Mn, Ni, N, O, P, Sn, Sb.

Wir können uns die Bildung solcher ungesättigter Verbindungen etwa in der Weise vorstellen, daß diese Elemente die Eigenschaft haben, die Valenzen oder Wertigkeiten, die sie an ein Atom des gleichen Elementes bindet, nicht so leicht aufzugeben, z. B.:

$$Hg{=}Hg = \text{zweiwertig.}$$

Werden hierzu nun statt 4 nur 2 Cl-Atome gebracht, so gibt die Verbindung nur die Hälfte der Wertigkeiten an Cl ab, und es entsteht

$$\begin{array}{c}Hg \\ || \\ Hg\end{array} + \begin{array}{c}Cl \\ | \\ Cl\end{array} = \begin{array}{c}Hg{-}Cl \\ | \\ Hg{-}Cl\end{array} = Hg_2Cl_2 = \text{Quecksilberchlorür Kalomel.}$$

Es erscheint jetzt, als wenn das Hg-Atom einwertig geworden wäre. Dem ist aber nicht so, sondern mit einer Wertigkeit binden sich die 2 Hg-Atome, mit der anderen binden sie das Cl. Es folgen noch einige solcher scheinbarer Wertigkeitsänderungen der Elemente:

$$Cu{<}^{Cl}_{Cl} = CuCl_2 = \text{Kupferchlorid.} \qquad \begin{array}{c}Cu{-}Cl \\ | \\ Cu{-}Cl\end{array} = Cu_2Cl_2 = \text{Kupferchlorür} = \text{Cu scheinbar einwertig.}$$

$$O{<}^{H}_{H} = H_2O = \text{Wasser.} \qquad \begin{array}{c}O{-}H \\ | \\ O{-}H\end{array} = H_2O_2 = \text{Wasserstoff-superoxyd} = \text{O scheinbar einwertig.}$$

$$Fe{-}Cl\begin{array}{c}{}^{Cl}\\{}_{Cl}\end{array} = FeCl_3 = \text{Eisenchlorid.} \qquad \begin{array}{c}Fe{<}^{Cl}_{Cl} \\ | \\ Fe{<}^{Cl}_{Cl}\end{array} = Fe_2Cl_4 = \text{Eisenchlorür} = \text{Fe scheinbar zweiwertig.}$$

$$\text{As}{=}\text{O} \atop \text{As}{=}\text{O}\!\!\!\diagdown\!\!\!{>}\!\text{O} = \text{As}_2\text{O}_5 = \text{Arsensäure-anhydrid.}$$

$$\text{As}{<}^{\text{O}}_{\text{O}}{\|}\text{O} \atop \text{As}{<}_{\text{O}} = \text{As}_2\text{O}_3 = \text{Arsenigsäure-anhydrid} = \text{As scheinbar dreiwertig.}$$

$$\text{C}{-}\text{H},\ \text{O}{-}\text{H},\ \text{H},\ \text{H} = \text{CH}_3\text{OH} = \text{Methylalkohol.}$$

$$\text{C}_2\text{H}_5\text{OH} = \text{Äthylalkohol} = \text{C scheinbar dreiwertig.}$$

$$\text{C}{\equiv}\text{C},\ \text{H},\ \text{H} = \text{C}_2\text{H}_2 = \text{Acetylen} = \text{C scheinbar einwertig.}$$

$$\text{CH}_4 = \text{Methan}$$

$$\text{C}_6\text{H}_6 = \text{Benzol} = \text{C scheinbar einwertig.}$$

Damit 2 oder mehrere Elemente eine chemische Verbindung untereinander überhaupt eingehen, müssen 2 Bedingungen erfüllt sein: 1. müssen die Elemente sich in flüssigem oder gasförmigem Zustande befinden, sonst kann ein wechselseitiger Austausch der Atome der Molekeln der verschiedenen Elemente nicht vor sich gehen; und 2., die Elemente müssen zueinander Affinität oder chemische Verwandtschaft besitzen.

Dieser Ausdruck ist zwar nicht ganz zutreffend, da man sonst unter Verwandtschaft in der Natur Körper (z. B. Tiere oder Pflanzen) versteht, die in ihren wesentlichen Eigenschaften einander sehr nahe kommen, während die Elemente, die wir als chemisch verwandt bezeichnen, einander oft sehr unähnlich sind, doch wollen wir diesen einmal eingeführten Ausdruck beibehalten. Diese Anziehungskraft oder chemische Verwandtschaft ist nun bei den verschiedenen Elementen außerordentlich verschieden. Während manche mit der größten Leichtigkeit zu Verbindungen vereinigt werden können, hält das bei anderen sehr schwer, zwischen vielen lassen sich Verbindungen gar nicht unmittelbar, sondern nur auf Umwegen bewerkstelligen, zwischen manchen läßt sich überhaupt keine Verbindung herstellen.

Das wichtigste aller Elemente ist der Sauerstoff, Oxygenium der etwa 21% unserer atmosphärischen Luft und 89% des sämtlichen Wassers, in allen seinen zahlreichen Verbindungen aber zusammen etwa die Hälfte des Gewichtes des Erdballes ausmacht. Daher sind auch seine Verbindungen mit anderen Elementen die bei weitem zahlreichsten; mit vielleicht einziger Ausnahme des Fluors sind uns von allen Elementen Verbindungen mit O bekannt. Abgesehen von den Edelmetallen verbinden sich die Metalle mehr oder minder leicht mit O, desgleichen die Metalloide; die Sauerstoffverbindungen bezeichnet man mit Oxyd und den Vorgang der Oxydbildung selbst mit **Oxydation**. Sehr viele Elemente begnügen sich jedoch nicht mit einer Sauerstoffverbindung, sondern bilden 2 oder mehrere Verbindungsstufen, je nachdem, ob eine Bindung der Wertigkeiten innerhalb des eigenen Elementes vorkommt. Zur Unterscheidung werden daher verschiedene Bezeichnungen angewendet, und zwar nennt man die normalen Verbindungen: Oxyde, die an Sauerstoff ärmeren: Suboxyde oder Oxydule und die an Sauerstoff reicheren: Sesquioxyd und Superoxyd. So kennen wir vom Blei z. B. eine Verbindung Pb_2O = Bleisuboxyd, ein graues, schwammiges Pulver, das sich immer auf einer der beiden Akkumulatorenplatten bildet, aber kein Handelsartikel ist. Ferner PbO = Bleioxyd, das uns als Lythargyrum bekannt ist, und PbO_2 = Bleisuperoxyd, von dunkelbrauner Farbe, außerdem aber noch eine Art Zusammenschließung beider, die wir uns durch Zusammenlagerung von 2 Molekeln PbO und 1 Molekel PbO_2 entstanden denken können, nämlich $2 PbO + PbO_2 = Pb_3O_4$, unser bekanntes Minium. Die normale Verbindung zwischen C (vierwertig) und O (zweiwertig) muß CO_2 heißen; wir kennen aber auch eine ungesättigte Verbindung beider Elemente, nämlich CO; letztere nennen wir Kohlenoxyd, erstere Kohlendioxyd. Beides sind farb- und geruchlose Gase, das CO entwickelt sich bei unvollständiger Verbrennung von Kohle in schlecht ziehenden oder gar durch eine Ofenklappe verschlossenen Öfen als ein sehr giftiges Gas, Kohlenoxydgas genannt, und CO_2 ist das bekannte Gas, das wir schlechtweg Kohlensäure zu nennen pflegen und das das Aufbrausen des Selterwassers hervorruft.

Sauerstoffverbindungen werden im Allgemeinen in der Weise erzeugt, daß entweder die Elemente in einer Luft oder Sauerstoffatmosphäre erhitzt oder geglüht werden oder daß die Elemente mit hochoxydierten Säuren (Salpetersäure, Chromsäure, Chlorsäure, Überchlorsäure, Überschwefelsäure usw.) gekocht bzw. geschmolzen werden.

Wenn 2 Elemente zusammen mehrere Verbindungen bilden, so kann man dieselben auch durch Voransetzung der Silben mono-, di-, tri-, tetra-, penta- und hexa- unterscheiden, je nachdem das betreffende Element mit 1, 2, 3, 4, 5 oder 6 Atomen an der Verbindung beteiligt ist. So z. B. nennen wir SO = Schwefeloxyd (man läßt mono- auch häufig fort), SO_2 = Schwefeldioxyd, SO_3 = Schwefeltrioxyd, ferner z. B. CCl_4 = Tetrachlorkohlenstoff.

Ebenso wie sich Elemente durch Vereinigen mit Sauerstoff oxydieren lassen, lassen sich diese Oxyde auch wieder in Elemente zurückführen. Diesen chemischen Vorgang nennt man Reduktion. Also unter Reduktion versteht man die Zurückführung einer Verbindung auf ein darin enthaltenes Element, besonders der natürlich vorkommenden Metallverbindungen auf das Metall. Als Reduktionsmittel für die Elementoxyde verwendet man im allgemeinen Kohlenstoff in Form von Holz- oder Steinkohle, mit der man das betreffende Elementoxyd unter Luftabschluß glüht. Im Laboratorium verwendet man auch Wasserstoffgas bei Glühtemperatur, z. B. Ferrum metallicum Hydrogenio reductum. Es ist aber nicht einmal nötig, allen Sauerstoff aus einer Verbindung zu entfernen und das Element zu erzeugen, um von einer Reduktion zu sprechen; es genügt, wenn man eine Verbindung sauerstoffärmer macht; also z. B. aus einem Oxyd ein Oxydul macht. Man spricht hier von einer teilweisen oder partiellen Reduktion. Hierzu verwendet man meist Zinnchlorür oder Eisenvitriol, 2 Oxydulsalze, die dabei selbst zu Oxyden werden, auch SO_2 und Oxalsäure findet zur partiellen Reduktion Verwendung. Wie z. B. die Herstellung von Hydrarg. chloratum oxydulatum (Calomel) aus Hydrarg. chloratum oxydatum und Zinnchlorür

$$HgCl_2 + HgCl_2 + SnCl_2 = Hg_2Cl_2 + SnCl_4.$$

Ja man spricht sogar auch dann von einer Reduktion, wenn man Schwefelmetalle mit Eisenpulver glüht und dadurch Schwefeleisen und das betreffende Metall erzeugt. Wie z. B. die Gewinnung von Antimonmetall und Quecksilber aus dem natürlich vorkommenden Schwefelantimon (Spießglanz) bzw. Schwefelquecksilber durch Glühen mit Eisenfeilspänen (wobei man gewöhnlich etwas Ätzkalk zusetzt)

$$HgS + Fe = FeS + Hg.$$

Sehr nahe verwandt mit dem letzten Beispiel ist auch die sog. Niederschlagsarbeit, wie sie in vielen Hütten betrieben wird, um Metalle zu gewinnen.

In diesen Fällen verwendet der Chemiker das „Recht des Stärkeren", das überall in der Natur, also auch in der Chemie, Geltung hat und wobei das stärkere Metall jedesmal das schwächere aus seiner Metallsalzlösung hinauswirft und sich an seine Stelle setzt. Die Metalle lassen sich nämlich in eine bestimmte Reihe ordnen, wobei das stärkste Metall an der Spitze steht und das schwächste am Schluß. In dieser Reihe wirft immer das vorhergehende Metall das nachfolgende aus seiner Salzlösung heraus.

So z. B. wird durch Kupfer aus Silbernitratlösung metallisches Silber, durch Eisen aus Kupfersulfatlösung metallisches Kupfer und durch Zink aus einer Bleisalzlösung metallisches Blei abgeschieden.

47. Die Ursachen chemischer Vorgänge.

Nachdem wir bisher versucht haben, uns über das Wesen der chemischen Grundstoffe, ihre Beziehungen zueinander, ihre Wertigkeit, die Möglichkeiten ihrer verschiedenen Verbindungen, die Bildung der Oxyde usw. ein möglichst klares Bild zu schaffen, tritt nunmehr die Frage an uns heran, wodurch die verschiedenen chemischen Vorgänge hervorgerufen und beeinflußt werden.

Eine der Hauptursachen der chemischen Vereinigung der aufeinander einwirkenden Stoffe, die sog. chemische Verwandtschaft oder Affinität, haben wir bereits erwähnt. Diese als Anziehungskraft wirkende Kraft ist bei den einzelnen Elementen außerordentlich verschieden groß, wie wir zum Teil bereits gesehen haben. Sie wirkt im Gegensatze zu anderen anziehenden Kräften (Schwerkraft, Magnetismus) nicht auf die Entfernung, weshalb Stoffe, die in eine chemische Verbindung gebracht werden sollen, unter allen Umständen in eine möglichst innige Berührung zu bringen sind; eine solche erreichen wir am leichtesten bei gasförmigen und flüssigen Stoffen.

Unterstützt wird die Verbindung chemischer Stoffe, die zueinander Affinität besitzen, des weiteren durch die Anwendung von Wärme, Elektrizität, Licht und auch unter Umständen von Fermenten bzw. Katalysatoren; häufig wirken mehrere dieser Kräfte gleichzeitig, besonders die Wärme ist fast immer bei chemischen Vorgängen beteiligt.

Die Wärme steigert in der Regel die Verbindungsfähigkeit der Stoffe, aber nur bis zu einem gewissen Temperaturgrade. So z. B. vereinigt sich Quecksilber mit Sauerstoff beim Erhitzen zu Quecksilberoxyd; wird dieses aber bis zum Glühen erhitzt, so zerfällt es wieder in seine Bestandteile, d. h. Sauerstoff wird wieder frei. Ebenso wird Wasser bei sehr hohen Temperaturen in seine Bestandteile H und O zersetzt, was man bei der Erzeugung von sog. Wassergas benutzt, wobei Wasserdampf über glühenden Koks geblasen wird, hierbei entsteht ein gut brennbares Gas, das aus CO = Kohlenoxydgas und H = Wasserstoffgas, besteht. Anderseits setzt eine sehr niedrige Temperatur die Verbindungsfähigkeit stark herab, so daß bei sehr tiefen, künstlich erzeugten Kältegraden manche Stoffe träge liegen bleiben und sich nicht vereinigen, die sich sonst schon bei gewöhnlicher Zimmertemperatur verbinden. Man benutzt diese Eigenschaft in der chemischen Technik, um Reaktionen, die so heftig verlaufen würden, daß ein Überschäumen oder Explodieren möglich wäre, zu verlangsamen oder zeitweise ganz zu unterbrechen, z. B. die Alkoholvergärung in Brauereien.

Das Licht kann sowohl verbindend als auch zersetzend wirken; so z. B. vereinigen sich H und Cl vermischt unter dem Einflusse des Tageslichtes langsam, unter der Einwirkung von Sonnenlicht explosionsartig zu HCl, ferner nehmen ätherische Öle und Riechstoffe, hell belichtet, schnell Sauerstoff aus der Luft auf und verharzen, weswegen sie ja in dunklen, vollgefüllten Flaschen gelagert werden müssen. Andererseits werden zahlreiche chemische Präparate durch das Licht zersetzt, wovon bekanntlich in der Lichtbildnerei und der Rasenbleiche der umfangreichste Gebrauch gemacht wird, auch H_2O_2 spaltet sich im Sonnenlicht in $H_2O + O$ auf.

Die Elektrizität wirkt ebenfalls teils vereinigend, teils zersetzend. So z. B. werden Kaliumchlorat, Kaliumperchlorat, Kaliumpermanganat und überhaupt hochoxydierte Verbindungen durch Heißelektrolyse erzeugt, wobei die Elektrizität eine Anlagerung von Sauerstoff veranlaßt. Viel häufiger aber ist die Spaltung von Verbindungen vermittels des elektrischen Stromes.

Durch elektrolytische Zersetzung werden viele Metalle aus ihren Verbindungen ausgeschieden und dadurch fabrikationsmäßig gewonnen, wie z. B. Aluminium, Magnesium, Kupfer u. a. m. Auf demselben Prinzip beruht auch die Galvanoplastik und Galvanostegie. Ferner werden heute Alkalilaugen, Chlorgas, Wasserstoffgas, Bleichlaugen usw. ausschließlich durch Aufspalten von Chloralkalilösungen mittels des elektrischen Stromes gewonnen.

In einigen Fällen erreicht man auch dadurch eine Begünstigung des Verlaufes der chemischen Reaktion, daß man die Elemente oder eins derselben in atomistischem Zustande, im statu nascendi, wenn auch nur vorübergehend, auftreten läßt. So z. B. beim Lösen von Platin in kochendem Königswasser, wobei sich Chlor vorübergehend im statu nascendi befindet und daher äußerst heftig das Platin angreift.

Zum Schluß wären als Ursachen und Begünstiger bei der Bildung chemischer Verbindungen noch die Fermente und die Katalysatoren zu nennen. Beide haben die Eigenschaft, daß bei ihrer Gegenwart chemische Vorgänge und Reaktionen sich abspielen, die ohne ihre Gegenwart ausbleiben. Dabei nehmen sie scheinbar an dem ganzen Verlauf der Reaktion gar keinen Anteil. Der Unterschied von Fermenten und Katalysatoren besteht nur darin, daß Fermente organisierte oder mindestens organische Körper sind, während Katalysatoren anorganische Körper sind.

Die wichtigsten Fermente mit ihren Wirkungen sind: Emulsin der süßen Mandeln zerlegt das Amygdalin der bitteren Mandeln in

Benzaldehyd (ätherisches Bittermandelöl), Blausäure und Zucker. Myrosin des weißen Senfs zerlegt die Myronsäure des schwarzen Senfs in Rhodanallyl (Senföl ätherisch). Diastase der keimenden Gerste verwandelt Stärke bei etwa 35—40° C und bei Gegenwart von Wasser in Trauben- bzw. Fruchtzucker. Phtyalin des Mundspeichelsaftes wirkt im Munde genau wie Diastase. Pepsin der Magenspeicheldrüse löst bei Gegenwart von Salzsäure hart gekochtes Eiweiß auf. Pankreatin des Dünndarmsaftes spaltet Fette in Fettsäure und Glycerin; ebenso verhalten sich die Gallenspeichelsäfte. Invertase der Hefezellen spaltet Rohr- bez. Rübenzucker in Trauben und Fruchtzucker (Invertzucker). Zymase der Hefezellen spaltet Invertzucker in Alkohol und Kohlensäure u. a. m.

Die wichtigsten Katalysatoren sind: Platinmohr als Sauerstoff übertragender Katalysator bei der Herstellung von Schwefelsäureanhydrid. Nickelmohr als Wasserstoff übertragender Katalysator zur Hydrierung verschiedener chemischer Verbindungen, z. B. beim Tetralin, Hexanol usw., sowie zum Härten der fetten Öle für die Margarinefabrikation. Eisenmohr als Stickstoff-Wasserstoff-Kondensator in der Ammoniak-Synthese nach dem Haber-Bosch-Verfahren.

48. Basen und Säuren.

Wir haben gesehen, daß der Sauerstoff sowohl mit Metallen wie mit Metalloiden Verbindungen eingeht. Wenn wir dieselben jedoch in bezug auf ihre Eigenschaften miteinander vergleichen, so finden wir einen grundsätzlichen und tiefgreifenden Unterschied. Die Oxyde der Metalloide zeigen, soweit sie gasförmig oder wasserlöslich sind, die gemeinsame Eigenheit, daß sie blaues Lackmuspapier röten und einen sauren Geschmack haben; die wasserlöslichen Oxyde der Metalle dagegen färben rotes Lackmuspapier wieder blau, wirken also der ersten Gruppe genau entgegengesetzt; ihr Geschmack ist laugenhaft. Man nennt die Verbindungen der Metalloide mit Sauerstoff Säuren, die der Metalle aber Basen. Mit dieser Erkenntnis sind wir einen großen Schritt weiter gekommen, haben wir doch gefunden, daß diese beiden Gruppen der Elemente in ihren Verbindungen mit Sauerstoff und wenn diese Verbindungen wasserlöslich sind, nicht nur abweichende, sondern genau entgegengesetzte Eigenschaften haben. Wir erwähnten allerdings bereits, daß verschiedene Metalle in ihrem chemischen Verhalten hier eine abweichende Stellung einnehmen, insofern sie sowohl Säuren wie Basen bilden können. Sehen wir aber einmal vorläufig von diesen Ausnahmen ab, so können wir uns die Bildung der Basen und Säuren etwa folgendermaßen vorstellen.

Zunächst die Basen: z. B.

$$2\,Na + O = Na_2O = \text{Natriumoxyd}.$$

Löst man dieses Natriumoxyd in Wasser, so nimmt es, bevor es sich löst, erst noch 1 Mol. H_2O chemisch auf und bildet mit ihm zusammen eine neue Verbindung

$$Na_2O + H_2O = Na_2H_2O_2 \text{ oder } 2\,NaOH.$$

Diese neue Verbindung, die neben dem Sauerstoff jetzt auch noch Wasserstoff enthält, nennt man Natriumhydroxyd, und diese Verbindung löst sich dann in Wasser auf. Überhaupt haben diese Oxyde die Eigenschaft, ein oder manchmal auch mehrere Mol. Wasser chemisch zu binden

$$CaO \quad\quad + H_2O \quad = CaO_2H_2 \text{ oder } Ca(OH)_2$$
$$\text{Calciumoxyd} + \text{Wasser} = \text{Calciumhydroxyd.}$$

In den neu entstandenen Stoffen finden wir OH (oder HO) und zwar je nach der Wertigkeit des betreffenden Metalles einmal bzw. zweimal. Man nennt diese Atomgruppe OH, die für sich ja einwertig ist, H—O—, **Hydroxyl** und die damit gebildeten Verbindungen **Hydroxyde**. Basen sind also **Metallhydroxyde**. Die in Wasser gelösten Hydroxyde der Alkalimetalle nennt man **Laugen**, die der Erdalkalimetalle heißen **Wässer**. Wie wir bereits früher gesehen haben, tritt die — frei nicht vorkommende — einwertige Atomgruppe NH_4

$$-\underset{\underset{H}{|}}{\overset{\overset{H}{|}}{N}}\!\!\diagup^{H}_{\diagdown H}$$

genau so wie die einwertigen Alkalimetalle K, Na und Li auf, so daß wir uns davon die Verbindung herstellen können:

$$NH_4OH = \text{Ammoniumhydroxyd.}$$

Diese Verbindung ist uns in wässeriger Lösung wohlbekannt als Salmiakgeist. Wenn wir jedoch versuchen, das NH_4 für sich zu gewinnen, spaltet es sich sofort: $NH_4 \cdot HO = NH_3 + H_2O$, d. h. es entwickelt sich das stechend riechende Gas NH_3, das wir als Ammoniak kennen, und Wasser wird abgespalten.

Hat ein Metall die Eigentümlichkeit, scheinbar in mehreren Wertigkeiten aufzutreten (wie im Kapitel Atom und Molekül dargelegt), so bilden diese Metalle auch verschiedene Oxyde und demzufolge auch verschiedene Hydroxyde oder Basen. Die bekanntesten sind:

$Fe_2O_3 + 3\,H_2O = Fe_2O_6H_6 = 2\,Fe(OH)_3$ Eisenhydroxyd.
$Fe_2O_2 + 2\,H_2O = Fe_2O_4H_4 = 2\,Fe(OH)_2$ Eisenhydroxydul.
$HgO + H_2O = Hg(OH)_2 =$ Quecksilberhydroxyd.
$Hg_2O + H_2O = Hg_2(OH)_2$[1]) = Quecksilberhydroxydul.
$SnO_2 + 2\,H_2O = Sn(OH)_4 =$ Zinnhydroxyd.
$SnO + H_2O = Sn(OH)_2 =$ Zinnhydroxydul.

---

[1]) In diesem Falle ist es nicht üblich, die Formel durch 2 zu dividieren, wie beim Eisenhydroxyd und -hydroxydul.

Dann die Säuren: z. B.

$$2\,N + 5\,O = N_2O_5 = \text{Salpetersäureanhydrid}.$$

Der Name Anhydrid bedeutet „ohne Wasser"; denn genau so wie die Metalloxyde, nehmen auch die Metalloidoxyde gern Wasser auf und binden dasselbe chemisch.

$$N_2O_5 + H_2O = H_2N_2O_6 \text{ oder } 2\,HNO_3.$$

Diese neue Verbindung heißt jetzt Salpetersäurehydrat und löst sich nun im Wasser ohne weiteres auf.

Ebenso wie bei den Metallen haben wir auch Metalloide mit scheinbar mehreren Wertigkeiten, und entsprechend diesen Wertigkeiten müssen wir auch eine entsprechende Reihe von Säuren erhalten, die in Bezug auf ihren Sauerstoffgehalt voneinander abweichen und somit auch eine verschiedene chemische Eigenart zeigen müssen.

Vom Schwefel z. B. kennen wir folgende wichtigen Sauerstoffverbindungen, die dann durch Hinzutritt von je einer Molekel Wasser die entsprechenden Säuren bilden.

SO_2 Schwefeldioxyd $+ H_2O = H_2SO_3$ Schweflige Säure Acid. sulfurosum,
SO_3 Schwefeltrioxyd $+ H_2O = H_2SO_4$ Schwefelsäure Acid. sulfuricum.

Vom Stickstoff sind die wichtigsten:

$N_2O_3 + H_2O = H_2N_2O_4$ oder $2\,HNO_2$ Salpetrige Säure, Acid. nitrosum,
$N_2O_5 + H_2O = H_2N_2O_6$ oder $2\,HNO_3$ Salpetersäure, Acid. nitricum.

Zu erwähnen hätten wir hierbei noch das Stickstoffdioxyd NO_2, das rotbraune, erstickende Dämpfe bildet und in Salpetersäure gelöst uns als Acid. nitricum fumans bekannt ist.

Die Halogene, ausgenommen Fluor, bildeten mit Sauerstoff und in Wasser gelöst folgende Säuren:

$HClO$ Unterchlorige Säur, Acid. hypochlorosum,
$HClO_2$ Chlorige Säure, Acid. chlorosum,
$HClO_3$ Chlorsäure, Acid. chloricum,
$HClO_4$ Überchlorsäure, Acid. perchloricum.

Brom und Jod bilden sinngemäß dieselben Säuren.

Kohlenstoff bildet zwar CO_2, ein Gas, das leicht von Wasser aufgenommen wird (Selterwasser); wir könnten also unser Selterwasser als eine Art Lösung von Kohlensäure ($CO_2 + H_2O = H_2CO_3$) in Wasser betrachten; die Verbindung CO_2 spaltet sich jedoch so leicht ab, daß wir H_2CO_3, also die wirkliche Kohlensäure, nur als hypothetisch bezeichnen können. CO_2 ist also, wie wir sehen, keine Kohlensäure im chemischen Sinne, obwohl dieser Ausdruck gang und gäbe ist, sondern ein Kohlendioxyd oder Kohlensäureanhydrid.

Das Element Bor bildet zwar mehrere Säurehydrate, von denen aber nur eine als freie Säure vorkommt, während die anderen nur in Salzen existenzfähig sind.

$B_2O_3 + 3 H_2O = 2 \cdot H_3BO_3$ Orthoborsäure, Acid. boricum.

Ebenfalls mehrere Säuren bildet der Phosphor, von denen uns aber nur 3 näher angehen:

$P_2O_3 + 3 H_2O = 2 H_3PO_3$, Phosphorige Säure,
$P_2O_5 + 3 H_2O = 2 H_3PO_4$, Orthophosphorsäure,
$P_2O_5 + H_2O = 2 HPO_3$, Metaphosphorsäure.

Wie aus all diesen Darstellungen ersichtlich ist, hat sich die Säurebildung stets so vollzogen, daß ein Metalloidoxyd mit einem, auch 2 oder 3 Molekeln Wasser zusammentrat; man nennt diese Stoffe daher auch Säurehydrat; wird umgekehrt einem solchen Säurehydrat das Wasser entzogen, so bleibt das sog. Säureanhydrid zurück. Es ist also SO_3 Schwefelsäureanhydrid, dagegen H_2SO_4 Schwefelsäurehydrat. Der Zusatz „hydrat" wird bei den Bezeichnungen der Säuren allerdings meist weggelassen.

Diese bis jetzt genannten Säuren hatten sich alle aus Metalloidoxyden durch Aufnahme von Wasser gebildet. Außer diesen als Sauerstoffsäuren bezeichneten Säuren können die Halogene Cl, Br, J, F und der Schwefel auch gänzlich ohne Sauerstoff nur mit Wasserstoff Verbindungen bilden, die alle obenbezeichneten Eigenschaften einer Säure haben und die man deshalb auch als Wasserstoffsäuren bezeichnet. Ja sogar die einwertige Atomgruppe CN = Cyan, C≡N—, bildet mit H Cyanwasserstoffsäure, also:

HCl = Chlorwasserstoffsäure,   HF = Fluorwasserstoffsäure,
HBr = Bromwasserstoffsäure,   HCN = Cyanwasserstoffsäure,
HJ = Jodwasserstoffsäure, H_2S = Schwefelwasserstoff[1]).

Wir ersehen hieraus, daß es für die Eigenart einer Säure durchaus nicht erforderlich ist, daß auch der Sauerstoff selbst an ihrer Bildung teilnimmt, obwohl der Name Säure ja von Sauerstoff abgeleitet ist; das Entscheidende ist vielmehr das Vorhandensein von Wasserstoff neben dem Metalloide. Da die genannten Elemente (Cl, Br, J, F und CN) außer diesem abweichenden Verhalten von den anderen Metalloiden, Wasserstoffsäuren zu bilden, auch noch die Eigenheit haben, mit Metallen unmittelbar Salze zu bilden, wie wir im nächsten Abschnitt sehen werden, nennt man sie Halogene oder Salzbildner. Alle Wasserstoffsäuren der Halogene sind gasförmig und werden leicht von Wasser aufgenommen. Der Schwefelwasserstoff H_2S, der sich im allgemeinen wie die Wasserstoffsäuren der Halogene

---

[1]) Hier läßt man das Wort Säure fort wegen der nur schwach sauren Reaktion.

Basen und Säuren. 213

verhält, entwickelt sich, wenn Schwefeleisen mit Salz- oder Schwefelsäure zusammengebracht wird, als ein stark nach faulen Eiern riechendes Gas, das leicht von Wasser aufgenommen wird. Mit den meisten Schwermetallsalzlösungen zusammengebracht, fällt er die Metalle als Sulfide aus, die sich durch verschiedene, meist dunkle Färbung, unterscheiden. Er ist deshalb ein wichtiges Reagenz.

Die hoch oxydierten Säuren haben die Eigenschaft, ihren Sauerstoff leicht abzugeben und dadurch andere Körper zu oxydieren, während sie sich selbst reduzieren. Sie werden daher oft als Oxydationsmittel verwendet. Die wichtigsten Säuren mit oxydierender Eigenschaft sind: Salpetersäure, Chromsäure, Chlorsäure, Überchlorsäure, Übermangansäure und andere. Meist macht man sie erst im Augenblick der Verwendung aus ihren Salzen mit einer stärkeren Säure frei. Denn genau wie bei der Niederschlagsarbeit gilt auch hier das Recht des Stärkeren, und man kann mit jeder stärkeren Säure jede schwächere aus ihrer Verbindung treiben.

Die stärkste Säure in wässeriger Lösung ist die Schwefelsäure, und durch sie können alle schwächeren Säuren aus ihren Salzen vertrieben werden, wobei sich die entsprechenden Sulfate bilden; darauf beruht die Darstellung der meisten bekannten Säuren wie Salpetersäure, Salzsäure, Phosphorsäure usw. in der chemischen Großindustrie. Als zweitstärkste dürfte etwa die Chlorwasserstoffsäure folgen, während an dritter Stelle etwa die Salpetersäure steht. Im Schmelzflusse jedoch ist die Kieselsäure als die stärkste anzusehen.

Läßt man Schwefelsäure auf Metalle wirken, so bilden sich die entsprechenden Sulfate. Wird kalte, verdünnte Schwefelsäure angewendet, so entwickelt sich hierbei H, bei heißer, starker Schwefelsäure dagegen SO_2, z. B.:

$$Zn + H_2SO_4 = ZnSO_4 + 2\,H\nearrow$$
$$\text{Zink} + \text{Schwefelsäure} = \text{Zinksulfat} + \text{Wasserstoff}$$

$$Hg + H_2SO_4 = HgSO_4 + SO_2\nearrow + H_2O$$
$$\text{Quecksilber} + \text{Schwefelsäure} = \text{Quecksilbersulfat} + \text{Schwefeldioxyd} + \text{Wasser.}$$

Der Pfeil in einer chemischen Umsetzungsformel bedeutet, daß diese neuentstandene Verbindung gasförmig entweicht.

Durch Salpetersäure werden Metalle unter der Bildung von Nitraten gelöst unter Entwicklung von Stickstoffdioxyd:

$$Ag + 2 \cdot HNO_3 = AgNO_3 + NO_2\nearrow + H_2O$$
$$\text{Silber} + \text{Salpetersäure} = \text{Silbernitrat} + \text{Stickstoffdioxyd} + \text{Wasser.}$$

Durch Königswasser (Gemisch von 1 Teil Salpetersäure und 5 Teilen Salzsäure) werden die Metalle in die entsprechenden Chloride übergeführt, da Königswasser eine Mischung ist, die vor allem beim

Erwärmen fortwährend Chlor im statu nascendi in Freiheit setzt. Wir haben also ein sehr heftig wirkendes Chlorwasser vor uns, was nachstehende Formel zeigt:

$$5\,HCl + HNO_3 = 3\,H_2O + \overset{\nearrow}{N} + \overset{\nearrow}{Cl_5}.$$

Wenn wir die verschiedenen Säuren (Säurehydrate), die wir soeben kennen gelernt haben, genauer ansehen, so finden wir, daß manche ein, manche zwei, manche auch drei Atome H enthalten, und je nach diesem Wasserstoffgehalte teilt man alle Säuren in ein-, zwei- und dreibasische Säuren ein. Welche Rolle der Wasserstoffgehalt der Säuren spielt, wollen wir uns in dem nächsten Abschnitte klarmachen.

49. Salze.

Die Sauerstoffverbindungen der Elemente, die wir teils als Basen, teils als Säuren kennengelernt haben, stehen sich also in ihrem chemischen Verhalten schroff einander gegenüber. Bringen wir nun beide in wässeriger Lösung zusammen, so gehen sie miteinander chemische Verbindungen ein. Wir sagen, sie bilden ein Salz. Salze in chemischem Sinne sind also Verbindungen von einer Säure mit einer Base. In sehr vielen Fällen sind diese gebildeten Salze krystallisierbare Körper, die weder auf rotes noch auf blaues Lackmuspapier, auch dann, wenn sie wasserlöslich sind, irgendeine Reaktion ausüben. Ihr Verhalten entspricht also weder dem einer Säure noch dem einer Base.

Dieses Versetzen einer Säure mit einer Base bezeichnen wir als Abstumpfen; am geeignetsten hierzu sind die Hydroxyde und Carbonate, d. h. die kohlensauren Salze.

Wird durch die Verbindung einer Säure mit einer Base die Reaktion gegen Lackmus vollständig aufgehoben, so bezeichnet man den neugeschaffenen Zustand als neutral; neutralisieren heißt also eine Säure so lange mit einer Base (oder auch umgekehrt) versetzen, bis weder rotes Lackmuspapier gebläut, noch blaues Lackmuspapier gerötet wird.

Wollen wir uns den chemischen Vorgang hierbei klarmachen, so können wir das auf Grund folgender Erwägungen. Der neugebildete Stoff zeigt bei der Analyse, daß er keinen Wasserstoff mehr enthält, daß aber auch der Sauerstoff der Base verschwunden ist, während der Sauerstoff der Säure (soweit eine Sauerstoffsäure in Frage kommt) unverändert erhalten ist. Wir müssen daher annehmen, daß der Wasserstoff der Säure durch das Metall der Base verdrängt bzw. ausgetauscht worden ist und sich mit der Hydroxylgruppe der Base, die dann noch übrigbleibt, zu H_2O vereinigt hat, und daß sich das Übriggebliebene von Base und Säure ebenfalls vereinigt hat und so das Salz gebildet worden ist.

$$\mathrm{NaHO + HNO_3 = NaNO_3 + H_2O}$$

Natriumhydroxyd + Salpetersäure = Natriumnitrat + Wasser.

$$\mathrm{Ca(HO)_2 + H_2SO_4 = CaSO_4 + 2 \cdot (H_2O)}$$

Calciumhydroxyd + Schwefelsäure = Calciumsulfat + Wasser.

$$\mathrm{KHO + HCl = KCl + H_2O}$$

Kaliumhydroxyd + Salzsäure = Kaliumchlorid + Wasser.

Gleichviel ob wir also eine Wasserstoff- oder eine Sauerstoffsäure benutzen, das Endergebnis bleibt dasselbe, es bildet sich ein Salz und in jedem Falle als Nebenerzeugnis Wasser. Es wird uns daher auch verständlich, daß nur der Wasserstoffgehalt der Säuren für ihre Eigenart als Säuren maßgebend ist, nicht aber ihr Sauerstoffgehalt. Man kann daher die Bildung eines Salzes aus Base und Säure chemisch wie folgt erklären:

Ein Salz bildet sich, indem die Wasserstoffatome einer Säure durch Metallatome einer Base substituiert werden. Wie wir aus den obigen Beispielen ersehen, ist die Ersetzung des H der Säure durch das Metall der Base glatt vor sich gegangen, da die Wertigkeiten beider sich ausgleichen. Man nennt solche Salze normale Salze, und wenn diese weder rotes noch blaues Lackmuspapier verändern, so sagt man, dieses Salz reagiert neutral. Neutral reagieren im allgemeinen die normalen Salze der Alkali- und Erdkalimetalle mit starken Säuren, aber wie hieraus schon hervorgeht, reagiert nicht etwa jedes normale Salz auch neutral, sondern wir haben normale Salze, die sauer, und solche, die alkalisch gegen Lackmuspapier reagieren. Alkalisch reagieren die normalen Borate, Carbonate, Phosphate und Silicate der Alkalien. Sauer reagieren die normalen Schwermetall- und Aluminiumsalze mit starken Säuren.

Besitzt eine Säure jedoch zwei oder mehr H-Atome, so kann der Fall eintreten, daß nicht alle H-Atome der Säure durch das Metall der Base ersetzt werden, und wir würden dann ein Salz erhalten, in dem die Eigenart der Säure noch überwiegt. Diese Salze werden dann meist nicht neutral, sondern sauer reagieren, man nennt sie deshalb saure Salze. Als Ausnahmen in der Reaktion gegen Lackmuspapier sind hier wieder die Alkaliborate, -carbonate, -phosphate und -silicate zu nennen, die selbst als saure Salze nur in einzelnen Ausnahmefällen (z. B. $\mathrm{NaH_2PO_4}$) sauer reagieren, sonst aber meist neutral sind ($\mathrm{NaHCO_3}$

— Na_2HPO_4). Borate und Silicate reagieren aber auch als saure Salze noch alkalisch.

Beispiele für saure Salze sind:

$NaHSO_3$ = saures schwefligsaures Natr. = Natr. bisulfurosum.
$NaHCO_3$ = doppeltkohlensaures Natr. = Natr. bicarbonicum.
NaH_2PO_4 = saures phosphorsaures Natr. = Natr. biphosphoricum.

Diese sauren Salze bezeichnet man durch Vorsetzen der Silbe bi.

Es gibt aber auch saure Salze, die dadurch entstanden sind, daß sich an das normale Salz ein Molekül Säureanhydrid anlagert, wie z. B.:

$$K_2CrO_4 + CrO_3 = K_2Cr_2O_7$$
Kaliumchromat + Chromsäureanhydrid = Kaliumdichromat.

Um diese Salze von den anderen sauren Salzen zu unterscheiden, bezeichnet man sie durch Vorsetzung der Silbe di statt bi. Diese Unterschiede werden allerdings nicht immer ganz scharf gehandhabt, sind aber z. B. im Deutschen Arzneibuche durchgeführt.

Im vorigen Abschnitte nannten wir die Säuren, je nachdem ob sie 1, 2 oder 3 Atome H enthielten, ein-, zwei- und dreibasische Säuren; wir sehen jetzt, daß diese Bezeichnung der Anzahl der in ihnen zu ersetzenden Basen-Metallatomen angepaßt ist. Wollen wir also z. B. eine zweiwertige Base mit einer einbasischen Säure zu einem normalen Salze vereinigen, so müssen wir von letzterer zwei Molekeln anwenden:

$$Ba(OH)_2 + 2\,HNO_3 = Ba(NO_3)_2 + 2 \cdot H_2O$$
Bariumhydroxyd + Salpetersäure = Bariumnitrat + Wasser.

Ebenso wie bei der Salzbildung die Säure im Überschusse teilnehmen kann, ist es auch möglich, daß umgekehrt die Base im Überschusse an der Salzbildung teilnimmt; solche Salze nennt man dann basische Salze, z. B.:

$[2\,PbCO_3 \cdot Pb(OH)_2]$ = Plumbum subcarbonic. (Bleiweiß),
$[Bi(OH)_2NO_3 \cdot BiO(NO_3)]$ = Bismuthum subnitric.

Bei der lateinischen Bezeichnung wird hier die Silbe sub vorangesetzt.

Im allgemeinen kommt jedem Salz eine bestimmte Krystallform zu, und haben zwei Salze verschiedene Krystallformen, so krystallisieren sie auch nie zusammen und lassen sich durch Krystallisation leicht voneinander trennen. Von dieser Eigenschaft macht die chemische Großindustrie weitgehendsten Gebrauch.

Verschiedene Salze haben aber direkt das Bestreben, zusammen auszukrystallisieren, zumal wenn sie die gleiche Säure enthalten, solche Salze nennen wir Doppelsalze, z. B.:

$$AuCl_3 + NaCl = Au_3NaCl_4$$
Goldchlorid + Natriumchlorid = Natriumgoldchlorid (Goldsalz).

Am bekanntesten sind jedoch hierfür die sog. Alaune, die aus Aluminiumsulfat und Kalium-, Natrium- oder Ammoniumsulfat bestehen:

$AlK(SO_4)_2 = $ Kalialaun, $AlNa(SO_4)_2 = $ Natronalaun.
$AlNH_4(SO_4)_2 = $ Ammoniakalaun.

Man bezeichnet aber auch andere Doppelsalze der Schwefelsäure als Alaune, die kein Aluminium enthalten, wie z. B.:

$CrK(SO_4)_2 = $ Chromkaliumsulfat, Chromalaun.
$FeK(SO_4)_2 = $ Ferrikaliumsulfat, Eisenalaun.

Was die Löslichkeit der Salze in Wasser anbetrifft, so wollen wir uns folgende allgemeine Regeln merken:

Es sind in Wasser:

	löslich	schwer löslich	unlöslich
Carbonate:	Alkalicarbonate	—	alle übrigen
Sulfate:	alle übrigen	Calciumsulfat	Bariumsulfat, Strontiumsulfat, Bleisulfat,
Chloride:	alle übrigen	Bleichlorid	Silberchlorid und Mercurochlorid,
Nitrate:	alle übrigen	—	Wismutsubnitrat.

Betreffs der Carbonate ist noch zu bemerken, daß sie sich mit Ausnahme der Alkalicarbonate und des Bariumcarbonats alle beim Erhitzen zersetzen unter Entwicklung von CO_2, wobei das entsprechende Metalloxyd zurückbleibt, wie z. B.:

$CaCO_3 = CaO \quad + CO_2\uparrow$
Calciumcarbonat $=$ Calciumoxyd $+$ Kohlendioxyd.

Bei vielen Salzen, die wir durch Auskrystallisieren ihrer wässerigen Lösung erhalten, nehmen an der Bildung der Krystalle auch gewisse Wassermengen teil, die wir als Krystallwasser bezeichnen. Diese Krystallwassermengen sind jedoch nicht willkürlich groß, sondern auch hier herrscht eine strenge Gesetzmäßigkeit; die Wassermengen in den Krystallen entsprechen stets genau dem Mehrfachen eines Molekels Wasser, ausdrückbar durch ein einfaches Zahlenverhältnis; wir kennen Salze mit 1, 2, 3, 4, 5, 6, 10, ja sogar 12 und mehr Molekeln Krystallwasser. Selbstverständlich krystallisiert jedes Salz nur mit der Zahl Molekeln Krystallwasser, die ihm eigentümlich ist; einzelne zeigen allerdings auch hier Abweichungen, so z. B. kennen wir Borax mit 5 H_2O und 10 H_2O, doch zeigen sich hierbei auch abweichende Krystallformen, während sonst jedes Salz nur in der ihm eigentümlichen Krystallform auskrystallisiert. Es enthalten aber nicht alle Salze Krystallwasser, so z. B. fehlt es den meisten Salzen der Halogene.

Wir haben oben bereits einige verschiedene Weisen kennengelernt, wie sich ein Salz bildet; solcher Darstellungsweisen gibt es aber eine ganze Reihe, die wir uns durch folgende Beispiele klar machen wollen:

1. Ein Metall tritt unmittelbar mit einem Metalloid zusammen:
$$Hg + J = HgJ$$
Quecksilber + Jod = Quecksilberjodür (Mercurojodid).

2. Wirkung eines Metalles auf eine Säure:
$$Zn + H_2SO_4 = ZnSO_4 + 2 H\uparrow$$
Zink + Schwefelsäure = Zinksulfat + Wasserstoff.

3. Wirkung eines Metalloxyds bzw. Metallhydroxyds auf eine Säure:
$$MgO + H_2SO_4 = MgSO_4 + H_2O$$
Magnesiumoxyd + Schwefelsäure = Magnesiumsulfat + Wasser,
$$NaHO + HCl = NaCl + H_2O$$
Natriumhydroxyd + Salzsäure = Natriumchlorid + Wasser.

4. Wirkung eines stärkeren Metalls auf ein Salz mit einem schwächeren Metall nach dem Rechte des Stärkeren (Niederschlagsarbeit
$$CuSO_4 + Fe = FeSO_4 + Cu$$
Kupfersulfat + Eisen = Eisensulfat + Kupfer.

5. Wirkung einer starken Base auf ein Salz mit einer schwachen Base nach dem Rechte des Stärkeren:
$$KHO + NH_4 \cdot NO_3 = KNO_3 + NH_3\uparrow + H_2O$$
Kaliumhydroxyd + Ammoniumnitrat = Kaliumnitrat + Ammoniak + Wasser.

6. Wirkung einer starken Säure auf ein Salz mit einer schwächeren Säure nach dem Rechte des Stärkeren:
$$H_2SO_4 + 2 NaCl = Na_2SO_4 + 2 HCl\uparrow$$
Schwefelsäure + Natriumchlorid = Natriumsulfat + Salzsäure.

7. Chemische Wechselzersetzung (Umsetzung) zweier Salzlösungen, wobei sich ein neues unlösliches Salz bildet (Niederschlag). Es gilt in der Chemie nämlich folgender Satz: Treffen in einer Lösung Atome zusammen, die bei Zusammenlagerung eine unlösliche Verbindung zu bilden imstande sind, so bildet sich diese unlösliche Verbindung sofort und fällt als feines Pulver oder als fein krystallinischer Niederschlag aus. Auch hiervon macht die chemische Technik ausgiebigsten Gebrauch bei der Herstellung von wasserunlöslichen Verbindungen.

$$CaCl_2 + Na_2CO_3 = CaCO_3\downarrow + 2 NaCl$$

Calciumchlorid + Natriumcarbonat = Calciumcarbonat + Natriumchlorid.

Bildet sich in einer chemischen Umsetzungsformel ein unlöslicher Körper, so wird dies für die Folge durch Unterstreichen und einem nach unten zeigenden Pfeil angedeutet.

8. Vereinigung zweier Salze zu einem Doppelsalze:

$K_2SO_4 + Al_2(SO_4)_3 = 2 \cdot AlK(SO_4)_2$
Kaliumsulfat + Aluminiumsulfat = Kalium - Aluminiumsulfat = Kalialaun.

50. Wissenschaftliche Bezeichnungen der Salze.

Nicht nur für den Chemiker, sondern ebenso für den Drogisten, der mit chemischen Präparaten handelt, ist die genaueste Kenntnis der richtigen Bezeichnungen der verschiedenen Salze von höchster Wichtigkeit. Besonders bei ähnlich klingenden Bezeichnungen ist die allergrößte Aufmerksamkeit unbedingt notwendig.

Daher muß der Drogist, falls selten geforderte Chemikalien verlangt werden, sich auf Grund seiner chemischen Kenntnisse stets sofort darüber klar sein, was der Kunde wünscht oder sich durch genaues Befragen über den beabsichtigten Verwendungszweck Klarheit zu verschaffen suchen. Auch geben die oft so ähnlich klingenden pharmazeutischen und wissenschaftlichen Namen, die trotzdem ein ganz anderes Salz bedeuten, Veranlassung zur allergrößten Aufmerksamkeit, z. B. Chlorkali = pharmaz. Kal. chlorat. und dann chlorsaures Kalium = wissenschaftl. Kaliumchlorat. Den pharmazeutischen Namen unterscheidet man von dem wissenschaftlichen dadurch, daß der pharmazeutische immer aus zwei Worten besteht, während der wissenschaftliche immer nur aus einem Worte besteht und nie in zwei Worten geschrieben werden darf.

Die pharmazeutischen Namen der Salze sind bereits am Anfang des Buches besprochen und werden hier nur zur Gegenüberstellung mitgenannt.

1. Alle Salze, die nur aus Metall und Metalloid bestehen und im Deutschen den Namen durch Zusammenziehen von Metalloid und Metall bilden oder auch als sogenannte ,,-haltige" Salze bezeichnet sind, haben die pharmazeutische Metalloidendung ,,-atum" und die wissenschaftliche ,,-id", z. B.

$KCl = \begin{cases} \text{Chlorkalium} \\ \text{chlorhaltiges Kal.} \end{cases} =$ Kalium chloratum = Kaliumchlorid.

$NaCN = \begin{cases} \text{Cyannatrium} \\ \text{cyanhaltiges Natr.} \end{cases} =$ Natrium cyanatum = Natriumcyanid.

$ZnS = \begin{cases} \text{schwefelhaltiges Zink} \\ \text{Schwefelzink} \end{cases} =$ Zincum sulfuratum = Zinksulfid.

Da diese Salze aber nicht nur nach Regel 1 der Salzbildung durch Zusammenlagerung entstehen, sondern immer auch dann gebildet werden, wenn Wasserstoffsäuren Salze bilden, so führen diese selbigen Salze auch noch einen zweiten Namen und zwar im Deutschen —wasserstoffsaures Metall; im Pharmazeutischen die Metalloidendung hydro—icum; im Wissenschaftlichen hydro—at (Analog der Regel 2), z. B.

KCl = chlorwasserstoffsaures Kal. = Kalium hydrochloricum = Kaliumhydrochlorat.
NaCN = cyanwasserstoffsaures Natr. = Natrium hydrocyanicum = Natriumhydrocyanat.

2. Alle Salze, die im Deutschen als ,,-saures" Metall bezeichnet werden, haben im Pharmazeutischen die Metalloidendung ,,-icum", im Wissenschaftlichen ,,-at", z. B.

K_2CO_3 = kohlensaures Kal. = Kal. carbonicum = Kaliumcarbonat.
$CuSO_4$ = schwefelsaures Kupfer = Cupr. sulfuricum = Kupfersulfat.
$NaHCO_3$ = doppeltkohlensaures Natr. = Natr. bicarbonicum = Natriumbicarbonat.

3. Alle Salze, die im Deutschen als ,,-igsaures" Metall bezeichnet werden, haben im Pharmazeutischen die Metalloidendung ,,-osum", im Wissenschaftlichen ,,-it" (ausgenommen essigsaures Metall), z. B.

Na_2SO_3 = schwefligsaures Natr. = Natr. sulfurosum = Natriumsulfit.
KNO_2 = salpetrigsaures Kal. = Kal. nitrosum = Kaliumnitrit.

Haben Salze im Deutschen den Namen ,,unter—igsaures" Metall, so ist der pharmazeutische Name ,,sub—osum" oder ,,hypo—osum", der wissenschaftliche ,,sub—it" oder ,,hypo—it", z. B.

NaOCl = unterchlorigsaures { Natr. hypochlorosum = Natriumhypochlorit.
Natr. = { Natr. subchlorosum = Natriumsubchlorit.

Haben die Salze den deutschen Namen ,,über—saures" Metall, so ist der pharmazeutische Name ,,hyper—icum", ,,super—icum" oder ,,per—icum", der wissenschaftliche ,,hyper—at", ,,super—at" oder ,,per—at", z. B.

$KMnO_4$ = übermangansaures Kal. { Kal. hypermanganicum = Kaliumhypermanganat.
{ Kal. supermanganicum = Kaliumsupermanganat.
{ Kal. permanganicum = Kaliumpermanganat.

Manche Metalle treten jedoch in scheinbar verschiedenen Wertigkeiten auf und bilden dann zwei Reihen von Verbindungen sowohl mit den Halogenen bzw. Cyan und Schwefel, als auch mit den verschiedenen Säuren: Zur Unterscheidung dieser Verbindungsreihen bezeichnet man diejenigen Verbindungen, in denen die betreffenden Metalle mit der geringeren Wertigkeit auftreten, durch Anhängung des Vokals ,,o", bei denen mit höherer Wertigkeit durch Anhängen des Vokals ,,i" an den Stamm des lateinischen Namens, wobei wir uns merken wollen, daß man für Quecksilber nicht den Namen Hydrargyrum, sondern meist die ältere Bezeichnung Merkurius gewählt hat. Man bezeichnet also die Verbindungen, in denen:

    Cu einwertig auftritt als Cupro-salze,
    Cu zweiwertig ,, ,, Cupri-salze,
    Hg einwertig ,, ,, Mercuro-salze,
    Hg zweiwertig ,, ,, Mercuri-salze,
    Fe zweiwertig ,, ,, Ferro-salze,
    Fe dreiwertig ,, ,, Ferri-salze,
    Sn zweiwertig ,, ,, Stanno-salze,
    Sn vierwertig ,, ,, Stanni-salze.

Bei den Halogen-, Cyan- und Schwefelsalzen kann man die niedrigere Wertigkeit des Metalles (das „o"-Salz) im Wissenschaftlichen auch dadurch bezeichnen, daß man den deutschen Namen des Metalls beibehält, an das Halogen bzw. Cyan oder Schwefel aber die Metalloidendung „-ür" anhängt, z. B.

    $HgCl$ = Quecksilberchlorür oder Mercurochlorid
    $HgCl_2$ = Quecksilberchlorid ,, Mercurichlorid,
    $SnCl_2$ = Zinnchlorür ,, Stannochlorid,
    $SnCl_4$ = Zinnchlorid ,, Stannichlorid,
    $FeCl_2$ = Eisenchlorür ,, Ferrochlorid,
    $FeCl_3$ = Eisenchlorid ,, Ferrichlorid.

In den lateinischen Bezeichnungen drückt man den Unterschied durch Vorsetzung der Silbe bi- vor die halogenreicheren Verbindungen, d. h. die Verbindung des höherwertigen Metalls (des „i"-Salzes), aus, z. B.

    Hydrargyrum chloratum   = Mercurochlorid,
    Hydrargyrum bichloratum = Mercurichlorid,
    Stannum chloratum   = Stannochlorid,
    Stannum bichloratum   = Stannichlorid.

Bei Eisen setzt man die Silbe sesqui- voran, die soviel wie anderthalbfach bedeutet:

    Ferrum chloratum   = Ferrochlorid,
    Ferrum sesquichloratum = Ferrichlorid.

Beim Schwefel gibt es in manchen Fällen nicht nur normale und schwefelärmere Verbindungen (sulfide und sulfüre), sondern auch noch schwefelreichere Verbindungen, die man Polysulfide nennt.

In den Verbindungen der betreffenden Metalle mit Sauerstoffsäuren bezeichnet man nach diesen (älteren) Methoden die Salze der geringeren Wertigkeit als Oxydule, die der normalen als Oxyde, wie z. B.:

    $FeSO_4$ = schwefelsaures Eisenoxydul   = Ferrosulfat,
    $Fe_2(SO_4)_3$ =   ,,   Eisenoxyd   = Ferrisulfat,
    $HgNO_3$ = salpetersaures Quecksilberoxydul = Mercuronitrat,
    $Hg(NO_3)_2$ =   ,,   Quecksilberoxyd   = Mercurinitrat.

Die lateinischen Bezeichnungen sind dementsprechend: Ferrum sulfuricum oxydulatum und Ferrum sulfuricum oxydatum, Hydrargyrum nitricum oxydulatum und Hydrargyrum nitricum oxydatum.

Nicht unerwähnt möchte ich lassen, daß außer diesen deutschen, pharmazeutischen und wissenschaftlichen Namen manche Salze auch noch ein oder mehrere volkstümliche Namen tragen.

51. Eigenschaften der Elemente und ihre wichtigsten Reaktionen.

Wollen wir die verschiedenen Elemente voneinander unterscheiden, so werden wir mit Form, Farbe, Geruch und Geschmack im allgemeinen nicht auskommen, zumal wenn diese Elemente in Verbindungen enthalten sind, wodurch ja ein völlig neuer Körper mit neuen Eigenschaften entstanden ist. Um die Elemente trotzdem zu erkennen und nachzuweisen, bedienen wir uns der sogenannten Reagenzien. Man versteht darunter chemische Stoffe bzw. deren Lösungen, deren chemische Eigenschaften genau bekannt sind bzw. von denen man weiß, daß sie, mit bestimmten anderen chemischen Stoffen zusammengebracht, ganz bestimmte, sinnlich wahrnehmbare Erscheinungen zeigen, wie z. B. das Eintreten von eigenartigen Niederschlägen (Präcipitaten), die Entwicklung gewisser Gasarten, Farbenveränderungen, die Bildung eigenartiger Gerüche usw.; dadurch ist die Möglichkeit gegeben, auf die Zusammensetzung unbekannter chemischer Stoffe einen ganz bestimmten und auch ziemlich sicheren Rückschluß zu ziehen. So z. B. ist es uns bekannt, daß alle löslichen Chloride mit Silbernitratlösung einen weißen, käsigen Niederschlag von Silberchlorid bilden, der in überschüssigem Ammoniak löslich ist. Wenn wir also ein vorläufig noch unbekanntes Salz vor uns haben und sehen, daß eine Lösung desselben auf Zusatz von Silbernitratlösung einen käsigen Niederschlag bildet, der sich in Ammoniak löst, so können wir daraus mit ziemlicher Sicherheit schließen, daß in dem unbekannten Salze Chlor enthalten sein muß. Ferner wissen wir, daß Schwefelsäure und alle Sulfate in Lösung auf Zusatz von Bariumchloridlösung einen weißen, völlig unlöslichen Niederschlag von Bariumsulfat ergeben; tritt also ein solcher Niederschlag auf Zusatz von Bariumchloridlösung ein, so ergibt sich, daß das unbekannte Präparat ein Sulfat sein wird.

Soweit es sich für uns lediglich darum handelt, festzustellen, aus welchen Grundstoffen oder Bestandteilen ein unbekanntes chemisches Präparat zusammengesetzt ist (Identitätsnachweis), bezeichnen wir diese Feststellung als qualitative Analyse. Dieselbe erstreckt sich

Eigenschaften der Elemente und ihre wichtigsten Reaktionen. 223

natürlich auch darauf, ob und welche Verunreinigungen oder Verfälschungen in einem chemischen Präparate enthalten sind, und ist diejenige analytische Tätigkeit, die für uns Drogisten fast ausschließlich in Frage kommt.

Bei der Vornahme jeder analytischen Untersuchung ist es eine ganz selbstverständliche Voraussetzung, daß alle dazu benötigten Gerätschaften, wie Reagierzylinder, Glaskolben, Porzellanschalen usw. peinlichst sauber gehalten werden müssen, ebenso daß die als Reagenzien benutzten chemischen Stoffe durchaus chemisch rein sind; zum Lösen von Chemikalien darf nur destilliertes Wasser verwendet werden.

Die Hauptrolle bei der Feststellung der Identität der chemischen Präparate spielen die Reagenzien. Im Deutschen Arzneibuche sind zwar über 150 verschiedene Reagenzien aufgeführt, doch können wir uns für unsere Zwecke mit einer erheblich kleineren Anzahl begnügen. In dem nachstehenden Verzeichnis ist das Lösungsverhältnis bei den einzelnen Stoffen, in dem sie mit destilliertem Wasser herzustellen sind, durch das einfache Zahlenverhältnis angegeben; die fertigen Lösungen müssen selbstverständlich absolut klar sein.

Mit den nachstehend verzeichneten Reagenzien lassen sich alle die bei den Elementen angegebenen Identitätsnachweise bzw. die Identität von Verunreinigungen nachweisen. Ein Teil dieser Reagenzien kommt jedoch nur selten zur Anwendung und wird daher im allgemeinen nicht vorrätig gehalten, wie z. B. Gerbsäurelösung, Kaliumsulfocyanidlösung, Magnesiumsulfatlösung, Kaliumchloridlösung, Kaliumacetatlösung, Calciumchloridlösung, alkal. Pyrogallollösung, Stärkelösung usw.; ein anderer Teil ist in jeder Drogenhandlung vorrätig, wie z. B. Kalkwasser, Ammoniak, Tetrachlorkohlenstoff (Benzinoform), Natriumhypochloritlösung (Eau de Javelle), Wasserstoffsuperoxyd usw.

Chlorwasser macht man sich im Bedarfsfalle dadurch, daß man Eau de Javelle mit etwa 3—5 mal soviel Wasser verdünnt und mit dünner Salzsäure ansäuert.

An Instrumenten braucht man: einige Reagenzgläser; einen in einen Glasstab eingeschmolzenen Platindraht; einen Bunsenbrenner; einen Glasstab; einen Eisenstab; einen Zinkstab; etwas Fließpapier; ein Stück Lindenholzkohle und ein Lötrohr. Ferner einen Platintiegel; doch bei den heute unerschwinglichen Platinpreisen ersetzt man ihn beim Abrauchen von Ammonsalzen, Weinsäure usw. durch einen Reinnickeltiegel; beim Abrauchen von Salz- oder Schwefelsäure durch einen Porzellantiegel; bei Soda-Salpeter-Schmelzen durch einen Eisentiegel und beim Entwickeln von Fluorwasserstoffsäure durch einen Bleitiegel. Ferner braucht man rotes und blaues Lackmuspapier sowie Curcumapapier.

224 Eigenschaften der Elemente und ihre wichtigsten Reaktionen.

An Chemikalien werden gebraucht: granuliertes Zink, wasserfreie Soda, eine Mischung von 1 Teil wasserfreier Soda und 2 Teilen Salpeter, Ferrosulfat, das bei Bedarf in 1 Teil Wasser und 1 Teil verdünnter Schwefelsäure zu lösen ist; Kaliumjodid, das bei Bedarf in 10 Teilen Wasser zu lösen ist, und Stärke, die bei Bedarf in 50 Teilen Wasser durch Kochen zu lösen ist.

Reagenzlösungen.

Ammoniumcarbonatlösung	1 : 5	Pyrogallollösung Liebig,	
Ammoniumchloridlösung	1 : 3	1 Raumteil 25% Pyrogal-	
Ammoniumoxalatlösung	1 : 20	lollösung, 6 Raumteile	
Bariumnitratlösung	1 : 20	Kalilauge 1,6 spez. Gew.	
Bleiacetatlösung	1 : 10	Quecksilberchloridlösung	1 : 20
Calciumchloridlösung	1 : 10	Salzsäure verdünnt	1 : 1
Eisenchloridlösung D. A. 5, verdünnt	1 : 10	Schwefelsäure, verdünnt	1 : 5
Gerbsäurelösung	1 : 20	Schwefelwasserstoff; Natriumsulfidlösung wird mit Essigsäure bis zur schwach sauren Reaktion versetzt (Aufbewahrung nur in kleinen dunklen 200—300,° g-Flaschen, verkehrt in einem Glas mit Wasser.	
Kaliumacetatlösung	1 : 10		
Kaliumchloridlösung	1 : 10		
Kaliumchromatlösung	1 : 20		
Kaliumferricyanidlösung	1 : 20		
Kaliumferrocyanidlösung	1 : 20		
Kaliumsulfocyanidlösung	1 : 20		
Magnesiumsulfatlösung	1 : 10	Silbernitratlösung	1 : 20
Natriumacetatlösung	1 : 5	Weinsäurelösung	1 : 5
Natriumphosphatlösung	1 : 20	Zinnchlorürlösung	1 } : 10
Natriumsulfidlösung	1 : 10	Salzsäure	1 }

Alkohol ca. 95%.
Ammoniak ca. 0,960 spez. Gew.
Essigsäure ca. 30%.
Kalilauge ca. 1,14 spez. Gew.
Natronlauge ca. 1,17 spez. Gew.

Salpetersäure ca. 1,15 spez. Gew.
Salzsäure ca. 1,12 spez. Gew.
Schwefelsäure ca. 1,84 spez. Gew.
Wasserstoffsuperoxyd ca. 3%.

Metalle.

1. Leichtmetalle (Stoffgewicht unter 5).

a) Alkalimetalle.

(Ihre Salze bezeichnet man als Alkalien, die wässerigen Lösungen ihrer Hydroxyde als Laugen.)

Kalium, Kalium, K^I, Atomgewicht 39.

Wachsweiches, silbergraues Metall, leichter als Wasser; oxydiert sofort an der Luft und muß daher unter einem O-freien Stoffe (Petroleum, Paraffinöl) aufbewahrt werden. Darstellung durch Glühen von Kaliumcarbonat mit Kohle unter Luftausschluß.

Erkennung: Kaliumsalze färben in der Bunsenflamme am Platindraht verdampft diese violett und geben in der mit Essigsäure angesäuerten und mit Natriumacetat und Weinsäure versetzten Lösung einen krystallinischen Niederschlag von Kaliumbitartrat (Weinstein). Beschleunigung erzielt man durch Reiben mit Glasstab im Reagierzylinder.

Eigenschaften der Elemente und ihre wichtigsten Reaktionen. 225

Natrium, Natrium, Na^I, Atomgewicht 23.
Eigenschaften wie bei Kalium. Darstellung durch Glühen von Natriumcarbonat mit Kohle unter Luftausschluß.
Erkennung: Natriumsalze färben in der Bunsenflamme am Platindraht verdampft diese gelb. (Unterschied von Ca: sie sind mit Ammoniumoxalat—Ammoniak nicht fällbar.)

Lithium, Lithium, Li^I, Atomgewicht 7.
Zwar sehr verbreitet, aber stets nur in kleinsten Mengen vorkommendes Element (in manchen Mineralwässern). Darstellung durch Elektrolyse des Lithiumchlorids als silberweißes Metall. Stoffgewicht 0,590, daher das leichteste aller Metalle.
Erkennung: Lithiumsalze färben die Bunsenflamme am Platindraht carminrot.

Ammonium, Ammonium, NH_4^I ist kein Metall, sondern tritt als Atomgruppe nur wie ein einwertiges Alkalimetall auf, denen es in seinem chemischen Verhalten sehr ähnelt.
Erkennung: Die Ammoniumsalze entwickeln mit Kali- oder Natronlauge erhitzt starken Geruch nach Ammoniak (Salmiakgeist). Auch daran kenntlich, daß die entweichenden Gase rotes Lackmuspapier bläuen und an einem Glasstabe, der in starke Salzsäure eingetaucht war, weiße Nebel erzeugen. Im Reinnickeltiegel erhitzt sind alle Ammoniumverbindungen ohne Rückstand flüchtig.

b) Alkalische Erdmetalle.

Calcium, Calcium, Ca^{II}, Atomgewicht 40.
Silberweißes, weiches Metall, aber härter als Blei, vom Stoffgewichte 1,580. Darstellung durch Elektrolyse aus geschmolzenem Calciumchlorid.
Erkennung: Flammenfärbung der Calciumsalze gelbrot (daher mit der Na-Flamme zu verwechseln; vergl. Na); mit Ammoniumoxalat geben Calciumsalzlösungen, die vorher mit Salmiakgeist alkalisch gemacht worden sind, einen weißen Niederschlag von Calciumoxalat, unlöslich in Essigsäure, löslich in Salzsäure; aus konzentrierten Lösungen fällt verdünnte Schwefelsäure weißes Calciumsulfat aus.

Barium, Barium, Ba^{II}, Atomgewicht 137.
Hellgelbes Metall vom Stoffgewichte 3,700. Darstellung durch Elektrolyse von geschmolzenem Bariumchlorid.
Erkennung: Flammenfärbung der Bariumsalze am Platindraht in der Bunsenflamme hellgrün; verdünnte Schwefelsäure fällt aus den Lösungen weißes Bariumsulfat, in allen Säuren und Basen unlöslich; Kaliumchromat fällt gelbes Bariumchromat aus, unlöslich in Essigsäure, löslich in starken Säuren. (Unterschied von Blei: H_2S gibt keine Reaktion.)

Strontium, Strontium, Sr^{II}, Atomgewicht 87,5.

Gelbes Metall vom Stoffgewicht 2,500. Darstellung durch Elektrolyse von geschmolzenem Strontiumchlorid.

Erkennung: Flammenfärbung der Strontiumsalze am Platindraht in der Bunsenflamme rot. Schwefelsäure fällt aus den Lösungen weißes, feinkrystallinisches Strontiumsulfat, unlöslich in Säuren und Basen, Kaliumchromat fällt aus konzentrierten Lösungen gelbes Strontiumchromat; in mit Essigsäure stark angesäuerter Lösung erfolgt kein Niederschlag (Unterschied von Ba).

c) Erdmetalle.

Magnesium, Magnesium, Mg^{II}, Atomgewicht 24.

Silberglänzendes, an trockener Luft sich nicht oxydierendes Metall vom Stoffgewicht 1,750; es kommt in Band-, Draht- oder Pulverform in den Handel. Verbrennt mit blendend weißem Lichte. Darstellung durch Elektrolyse von geschmolzenem Magnesiumchlorid.

Erkennung: Aus Mg-Salzen kann durch Ammoniak weißes Magnesiumhydroxyd gefällt werden, doch wird diese Fällung durch Ammoniumsalze verhindert. Daher untersucht man Mg-Salze wie folgt: die Lösung wird reichlich mit Chlorammonium versetzt und mit Ammoniak alkalisch gemacht, dann mit Ammoniumcarbonatlösung versetzt. Hierbei darf noch nichts ausfallen, sonst ist zu wenig Chlorammonium zugegen, oder es sind Erdalkalimetalle enthalten, die durch Filtration getrennt werden müssen. In die nun klare Lösung gibt man Natriumphosphatlösung, wodurch Mg sofort als weißer Niederschlag von Magnesiumammoniumphosphat ausfällt.

Aluminium, Aluminium, Al^{III}, Atomgewicht 27.

Silberweißes, dehnbares Metall vom Stoffgewichte 2,600. Darstellung durch Elektrolyse von geschmolzenem Aluminiumoxyd oder Kryolith. Verwendung zur Herstellung vieler Gerätschaften.

Erkennung: Aus Aluminiumverbindungen wird durch Ammoniak gallertartiges Aluminiumhydroxyd ausgefällt, das im Überschusse des Lösungsmittels unlöslich ist; Kalilauge fällt ebenfalls Aluminiumhydroxyd, das aber im Überschusse des Fällungsmittels leicht löslich ist. Durch Zusatz von Ammoniumchlorid tritt aber die Fällung wieder ein. Natriumphosphat fällt weißes Aluminiumphosphat, in Kalilauge löslich, nicht in Ammoniak.

2. **Schwermetalle.** (Spez. Gew. über 5.)

a) Unedle Metalle.

Ferrum, Eisen, Fe^{III}, Atomgewicht 56.

Silberweiße, bis graue krystallinische Masse vom Stoffgewichte 7,800. Darstellung: chemisch reines durch Erhitzen von Ferrioxyd

Eigenschaften der Elemente und ihre wichtigsten Reaktionen. 227

in einem Strome von H-Gas als graues Pulver (Ferr. reduct.); rohes durch Reduktion von Eisenoxyderzen mittels Kohle. Fe tritt sowohl dreiwertig auf und bildet dann die Ferri-Verbindungen, als auch zweiwertig und bildet dann die Ferro-Verbindungen.

Erkennung: Natriumsulfid fällt aus allen Eisensalzlösungen schwarzes FeS, löslich in Mineral- und Essigsäure.

Ferroverbindungen: Kalium-Ferricyanid fällt blaues Ferroferricyanid (Berliner Blau). Ammoniak fällt schmutziggrünes Eisenoxydul, welches bald in braunes Ferrihydroxyd übergeht.

Ferriverbindungen: Kaliumferrocyanid fällt tiefblaues Ferriferrocyanid (Berliner Blau). (Kaliumferricyanid gibt keine Fällung wenn Ferro frei.) Kaliumsulfocyanid erzeugt blutrote Färbung von Ferrisulfocyanid. Mit Gerbsäurelösung bildet sich Tinte, die von starken Säuren wieder entfärbt wird. Ammoniak fällt rotbraunes Ferrihydroxyd.

Manganum, Mangan, Mn^{III}, Atomgewicht 55.

Grauweißes, sprödes Metall vom Stoffgewichte 7,500. Darstellung durch Glühen der Manganoxyde mit Kohle. Mangan bildet zweiwertig die Mangano-, dreiwertig die Manganiverbindungen, sechswertig die Mangansäure-, siebenwertig die Übermangansäureverbindungen. Vorkommen hauptsächlich als Braunstein, MnO_2.

Erkennung: Natriumsulfid fällt aus Manganosalzlösungen fleischfarbiges MnS, in Mineral- und Essigsäure löslich. Mit Soda und Salpeter im Eisentiegel geschmolzen ergeben Mangansalze blaugrüne Schmelzen von Natriummanganat.

Übermangansäure: Die Permanganate sind in Wasser mit violetter Farbe löslich. Mit Schwefelsäure stark angesäuert werden die Permanganate durch alle Reduktionsmittel ($FeSO_4$, H_2S, Oxalsäure oder deren Salze u. a. m.) entfärbt. Wasserstoffsuperoxyd entfärbt die sauren Lösungen unter Sauerstoffentwicklung.

Cobaltum, Kobalt, Co^{III}, Atomgewicht 59.

Rötlichweißes Metall vom Stoffgewichte 8,9, gediegen im Meteoreisen, sonst in verschiedenen Kobalterzen vorkommend. Zweiwertig bildet es die Kobalto-, dreiwertig die Kobaltiverbindungen.

Erkennung: Natriumsulfid fällt aus Kobaltsalzlösungen schwarzes CoS; nur in konzentrierten Mineralsäuren löslich. Kalilauge gibt einen blauen Niederschlag, der aus basischen Kobaltoverbindungen besteht und beim Kochen blaßrotes Kobaltoxydulhydrat gibt, löslich in Ammoniumchlorid und in Säuren.

Niccolum, Nickel, Ni^{III}, Atomgewicht 59.

Silberweißes Metall vom Stoffgewichte 8,8. Darstellung aus dem Nickelerz Garnierit im Hochofenprozeß. Es bildet ebenfalls zweiwertig die Niccolo- und dreiwertig die Niccoliverbindungen.

15*

228 Eigenschaften der Elemente und ihre wichtigsten Reaktionen.

Erkennung: Natriumsulfid fällt aus Nickelsalzlösungen schwarzes NiS, nur in konzentrierten heißen Mineralsäuren löslich; Kalilauge fällt hellgrünes Niccolohydroxyd, löslich in Ammoniumchlorid und in Säuren.

Chromum, Chrom, Cr^{III}, Atomgewicht 52.

Silberglänzendes, hartes Metall vom Stoffgewichte 6,8. Es bildet zweiwertig die Chromo-, dreiwertig die Chromiverbindungen, außerdem sechswertig das Chromtrioxyd und die Chromate.

Erkennung: Ammoniak fällt aus Chromsalzen graugrünes Chromhydroxyd. Mit Soda und Salpeter im Eisentiegel geschmolzen geben Chromsalze eine gelbe Schmelze von Chromaten.

Chromate: fällen aus Bleiacetatlösungen in essigsaurer Lösung gelbes Bleichromat (Chromgelb), beim Erhitzen mit etwas Kalilauge in rotes, basisches Bleichromat (Chromrot) übergehend, Bariumsalze gelbes Bariumchromat, Silbersalze rotes Silberchromat. Konzentrierte Salzsäure entwickelt beim Kochen mit der wässerigen Lösung Chlor, wobei die Lösung grün gefärbt wird. Verdünnte Säuren färben die gelbe Lösung der Chromate durch Bildung von Dichromat rot.

Zincum, Zink, Zn^{II}, Atomgewicht 65.

Bläulichweißes Metall vom Stoffgewichte 7,1. Darstellung: Zinkerze werden durch Rösten in Zinkoxyd und dieses durch Reduktion mittels Kohle in Zink übergeführt.

Erkennung: Zinksalze geben mit Kali- oder Natronlauge einen reichlichen gallertartigen (vgl. Al) Niederschlag von weißem Zinkhydroxyd, das im Überschusse des Fällungsmittels und in Ammoniumsalzen löslich ist. Natriumsulfid fällt weißes Zinksulfid aus, das in Essigsäure unlöslich ist.

Cadmium, Cadmium, Cd^{II}, Atomgewicht 112.

Weißes, zähes Metall vom Stoffgewichte 8,6.

Erkennung: Schwefelwasserstoff fällt aus Cadmiumsalzen einen schön gelben Niederschlag von CdS (Cadmiumgelb), unlöslich in verdünnter Salzsäure und Alkalien.

Stannum, Zinn, Sn^{IV}, Atomgewicht 118.

Weißes, dehnbares Metall vom Stoffgewichte 7,3. Darstellung durch Reduktion von Zinnstein, SnO_2 mittels Kohle. Zinn bildet zweiwertig die Stanno-, vierwertig die Stanniverbindungen.

Erkennung: Metallisches Zink fällt aus allen Zinnsalzlösungen bei Gegenwart freier Salzsäure metallisches Zinn als graues Pulver oder schwammige Masse aus.

Stannoverbindungen: Stannosalzlösungen fällen aus Sublimatlösung erst einen weißen Niederschlag von Hg_2Cl_2 auf weiteren Zusatz oder beim Erhitzen metallisches Hg. Natriumsulfid fällt braunschwarzes Stannosulfid, löslich in Alkalien.

Eigenschaften der Elemente und ihre wichtigsten Reaktionen. 229

Stanniverbindungen: Sublimatlösung gibt keine Fällung. Natriumsulfid fällt gelbes Stannisulfid, löslich in Alkalien.

Plumbum, Blei, Pb^{II}, Atomgewicht 207.

Silbergraues, sehr weiches Metall vom Stoffgewichte 11,4. Darstellung aus Bleiglanz, PbS, durch Rösten und nachfolgendes Reduzieren des gebildeten PbO mittels C und Schlacke in Metall.

Erkennung: Schwefelsäure fällt weißes Bleisulfat, löslich in Natronlauge. Salzsäure fällt aus starken Lösungen weißes Bleichlorid, in viel kochendem Wasser löslich, ebenso in Alkalien, nicht in Ammoniak. Kaliumchromat fällt gelbes Bleichromat (Chromgelb), beim Erwärmen mit etwas Kalilauge rotes, basisches Bleichromat (Chromrot), Kaliumjodid fällt gelbes Bleijodid, in viel kochendem Wasser löslich. Schwefelwasserstoff fällt aus Bleisalzlösungen schwarzes Schwefelblei.

Cuprum, Kupfer, Cu^{II}, Atomgewicht 63.

Rotes, dehnbares, zähes Metall vom Stoffgewichte 8,9. Vorkommen gediegen und in verschiedenen Erzen. Darstellung aus seinen Oxyden mit Reduktion durch Kohle, aus den Sulfiden durch umständliche Röstverfahren. Verwendung als Scheidemünze, zu vielen Legierungen und technischen Präparaten. Kupfer bildet einwertig die Cupro-, zweiwertig die Cupriverbindungen.

Erkennung: H_2S fällt aus Kupfersalzlösungen braunschwarzes Kupfersulfid, CuS, unlöslich in verdünnter Salzsäure und Alkalien; Ammoniak und Ammoniumcarbonat fällen grünlichblaues, basisches Cuprisalz, im Überschuß des Fällungsmittels mit tiefblauer Farbe löslich. Kaliumferrocyanid fällt rotbraunes Cupriferrocyanid, in verdünnten Säuren unlöslich. Eisen oder Zink überziehen sich in Kupfersalzlösungen mit metallischem Kupfer.

Uranium, Uran, U^{IV}, Atomgewicht 239,5.

Silberweißes, an der Luft gelb anlaufendes Metall, Stoffgewicht 18,7. Darstellung aus Uranylchlorid und Natrium.

Erkennung: Natriumsulfid fällt braunschwarzes Uranylsulfid; Natronlauge fällt gelbes Natriumuranat in Ammoncarbonat löslich. Kaliumferrocyanid fällt rotbraunes Uranylferrocyanid.

Bismuthum, Wismut, Bi^{III}, Atomgewicht 208,5.

Rötlichweißes, sprödes Metall vom Stoffgewichte 9,8, das sich zumeist gediegen findet. Die Legierungen des Bi zeichnen sich durch leichte Schmelzbarkeit aus.

Erkennung: Schwefelwasserstoff fällt braunschwarzes Wismutsulfid aus. Kaliumchromat fällt gelbes, basisches Wismutchromat, löslich in verdünnter Salpetersäure, unlöslich in Kalilauge. Wasser schlägt aus allen Lösungen, die nicht viel freie Säuren enthalten, weiße, basische Wismutsalze nieder.

230 Eigenschaften der Elemente und ihre wichtigsten Reaktionen.

Arsenium, Arsen, As^V, Atomgewicht 75.
Weißgraue, glänzende metallähnliche Masse vom Stoffgewichte 5,7. Darstellung durch Erhitzen von Arsenkies, FeSAs unter Luftabschluß. Arsen tritt sowohl dreiwertig als auch fünfwertig auf. Dreiwertig als arsenige Säure H_3AsO_3, deren Anhydrid As_2O_3 meist schlichtweg unter dem Namen Arsenik im Handel ist, fünfwertig als Arsensäure, H_3AsO_4, Acidum arsenicicum, Anhydrid As_2O_5.

Erkennung: Auf Kohle mit etwas Soda in der Reduktionsflamme erhitzt entwickeln sie einen eigenartigen knoblauchartigen Geruch. Wird eine Arsenverbindung mit granuliertem Zink und Schwefelsäure oder Salzsäure erhitzt, so enthält das sich entwickelnde Wasserstoffgas auch Arsenwasserstoffgas (ein äußerst giftiges Gas!!); wird der H dann (etwa nach einer Minute, um eine Explosion zu vermeiden) entzündet, so scheidet sich auf einem Porzellandeckel, den man in die Flamme hält, metallisches Arsen als braunschwarzer, glänzender Belag ab (Arsenspiegel); derselbe ist in Natriumhypochloritlösung löslich (der Antimonspiegel nicht, vgl. Antimon). H_2S scheidet aus salzsaurer Lösung gelbes As_2S_3 ab, das in Alkalien löslich ist.

Stibium, Antimon, Sb^V, Atomgewicht 120.
Bläulichweißes, sprödes Metall vom Stoffgewichte 6,7. Darstellung aus Grauspießglanz durch Erhitzen mit Eisen. Antimon tritt sowohl drei- als auch fünfwertig auf, z. B. Sb_2S_3, Antimontrisulfid, Stib. sulfurat. nigr. und Sb_2S_5, Antimonpentasulfid, Stib. sulfurat. aurantiac. Mit Sauerstoff bildet es ebenfalls verschiedene Säurestufen.

Erkennung: Antimonsalzlösungen geben mit H_2S in saurer Lösung einen orangeroten Niederschlag, in Alkalien löslich. Kalilauge, Ammoniak oder Ammoniumcarbonat fällen weiße Antimonsäure, in überschüssiger Kalilauge sowie in Salzsäure und Schwefelsäure löslich, unlöslich in Ammoniak und Salpetersäure. Antimonverbindungen geben, wenn sie wie die Arsenverbindungen mit Zink und Schwefelsäure behandelt werden, mit dem nascierenden Wasserstoff einen schwarzen, matten Antimonspiegel, der sich aber in Natriumhypochloritlösung nicht löst (vgl. Arsen).

b) Edelmetalle.

Hydrargyrum, Quecksilber, Hg^{II}, Atomgewicht 200.
Silberglänzendes, flüssiges, bei — 39° C erstarrendes Metall vom Stoffgewichte 13,5. Vorkommen meist als Schwefelquecksilber (Zinnober), seltener gediegen. Darstellung aus Zinnober durch Glühen mit Eisen und Kalk. Legierungen von Hg mit anderen Metallen nennt man Amalgame. Quecksilber bildet einwertig die Mercuro-, zweiwertig die Mercuriverbindungen.

Eigenschaften der Elemente und ihre wichtigsten Reaktionen. 231

Erkennung: Eisen und Zink schlagen aus allen Quecksilbersalzlösungen metallisches Hg als grauen Überzug nieder; H_2S fällt schwarzes Quecksilbersulfid aus, das in heißer Salpetersäure unlöslich ist; Zinkchlorürlösung fällt in kleinen Mengen weißes Hg_2Cl_2, in größeren Mengen und gekocht graues metallisches Quecksilber.

Mercuroverbindungen: Kalilauge fällt braunschwarzes Mercurooxyd, Salzsäure weißes Hg_2Cl_2.

Mercuriverbindungen: Kalilauge fällt gelbes Mercurioxyd, Salzsäure erzeugt keinen Niederschlag.

Argentum, Silber, Ag^I, Atomgewicht 108.

Weißes, glänzendes, ziemlich weiches Metall vom Stoffgewichte 10,5. Vorkommen gediegen und in verschiedenen Silbererzen. Zur Herstellung von Münzen und Schmucksachen wird es mit Cu legiert. Silbersalze werden durch das Licht zersetzt.

Erkennung: Silbersalze geben mit Salzsäure oder Chloriden einen weißen, käsigen Niederschlag von Silberchlorid, der sich in Ammoniak löst. Natriumphosphat erzeugt einen gelben Niederschlag von Silberphosphat. Kaliumjodid fällt gelbes Silberjodid, Kaliumchromat rotes Silberchromat aus.

Aurum, Gold, Au^{III}, Atomgewicht 196.

Gelbes, glänzendes, ziemlich weiches Metall vom Stoffgewicht 19,3. Vorkommen nur gediegen im Sande mancher Flüsse und in Gesteinen eingesprengt. Verwendung zu Münzen und Schmucksachen, jedoch nur mit Silber und Kupfer legiert.

Erkennung: Goldsalze mit Soda auf Kohle geglüht liefern gelbglänzende Goldkörnchen; Zink oder Eisen fällen aus Goldsalzlösungen metallisches Gold als braunes Pulver aus, das durch Reiben gelbglänzend wird. Ebenfalls fällt Eisenvitriol oder Oxalsäure das Gold aus seinen Lösungen metallisch aus. Zinnchlorür fällt rotvioletten Goldpurpur aus, sehr dünne Lösungen werden purpurrot gefärbt. Kalilauge fällt rotgelbes Aurihydroxyd, im Überschusse des Fällungsmittels löslich.

Platinum, Platin, Pt^{IV}, Atomgewicht 195.

Weißes, weiches, äußerst schwer schmelzendes Metall vom Stoffgewichte 21,4. Vorkommen nur gediegen im Ural im Verein mit anderen Platinmetallen. Platin bildet zweiwertig die Platino-, vierwertig die Platiniverbindungen.

Erkennung: Auf Kohle geglüht liefern die Platinsalze graues, poröses Platin (Platinschwamm). Kalium- und Ammoniumchlorid geben gelbe krystallinische Fällung von Kaliumplatinchlorid bzw. Platinsalmiak. Stannochlorid färbt Platinverbindungen braunrot, Zink oder Eisen scheiden feinverteiltes, schwarzes Platin ab.

232 Eigenschaften der Elemente und ihre wichtigsten Reaktionen.

Metalloide oder Nicht-Metalle.

1. **Einwertige:**

Hydrogenium, Wasserstoff, H^I, Atomgewicht 1.

Farbloses, geruchloses und leichtestes aller Gase. Es entsteht durch Einwirkung von Metallen (Zn oder Fe) auf verdünnte Säuren (Schwefelsäure oder Salzsäure). Es findet Verwendung zum Füllen von Luftballonen, zum Reduzieren von Sauerstoffverbindungen, zum Knallgasgebläse. In der Natur kommt es an O gebunden als Wasser, H_2O, und in den meisten organischen Verbindungen vor.

Erkennung: Es verbrennt an der Luft mit farbloser Flamme zu H_2O. Mit Luft oder Sauerstoff gemischt ist es das äußerst heftig explodierende Knallgas.

Brom, Br^I, Atomgewicht 80.

Dunkel- oder rotbraune, giftige Dämpfe ausstoßende Flüssigkeit vom Stoffgewichte 3,180. Es findet sich in kleinen Mengen im Seesalz, Staßfurter Abraumsalz u. a. m. an Mg, Na und K gebunden, woraus es durch Destillation mit Schwefelsäure und Braunstein oder durch Einleiten von Chlor unter Erhitzen gewonnen wird.

Erkennung: Bromsalze, aus denen durch vorsichtiges Zugießen von Chlorwasser das Br frei gemacht wird, färben mit Tetrachlorkohlenstoff geschüttelt diesen gelbrot. Silbernitrat fällt **gelblichweißes Silberbromid,** schwer löslich in Ammoniak.

Chlor, Cl^I, Atomgewicht 35,5.

Schweres, grünliches, erstickendes Gas, durch Destillation von Braunstein mit Salzsäure hergestellt; heute wird es fast ausschließlich als Nebenprodukt bei der Alkalichlorid-Electrolyse gewonnen. In Wasser geleitet bildet es das Chlorwasser, Aqua chlorata (nicht mit Eau de Javelle zu verwechseln!). Es kommt nicht frei, sondern nur in der Form von Chlorverbindungen vor, besonders als NaCl, $MgCl_2$, KCl usw.

Mit H bildet es HCl, Chlorwasserstoffsäure, ein farbloses Gas, das leicht von Wasser aufgenommen wird und dann als Salzsäure in den Handel kommt. Mit H und O bildet Cl verschiedene Sauerstoffsäuren.

Erkennung: Silbernitrat fällt weißes, flockiges **Silberchlorid,** unlöslich in HNO_3, leicht löslich in Ammoniak. Bleiacetat fällt **weißes, krystallinisches Bleichlorid,** in heißem Wasser löslich, beim Erkalten sich wieder abscheidend. Freies Cl setzt aus Jodkaliumlösung das Jod in Freiheit, das mit Tetrachlorkohlenstoff dann ausgeschüttelt werden kann.

Chlorsäure: Die Chlorate gehen beim Glühen unter O-Entwicklung in Chloride über. Silbernitrat fällt die Chlorate nicht

Eigenschaften der Elemente und ihre wichtigsten Reaktionen. 233

(Unterschied von Chloriden). Salzsäure färbt die bis zum Sieden erhitzte Lösung gelb und entwickelt Chlorgas.

Unterchlorige Säure: Verdünnte Salzsäure oder Schwefelsäure entwickeln aus Hypochloriten Chlorgas. Silbernitrat fällt weißes Silberchlorid.

Fluor, F^I, Atomgewicht 19.

Schwer darstellbares grünlichgelbes Gas, äußerst giftig und die Schleimhäute reizend. Es kommt nicht frei, sondern zumeist als Flußspat (Calciumfluorid), CaF_2, vor, das in kleinen Mengen auch in den Zähnen und Knochen enthalten ist.

HF, die nur in Guttapercha- oder Bleiflaschen aufbewahrt werden kann, dient ebenso wie andere Fluoride, z. B. Ammoniumfluorid, zum Glasätzen.

Erkennung: Fluoride geben, mit unverdünnter Schwefelsäure in einem Bleitiegel erhitzt, gasförmige HF (sehr giftig!); eine Glasplatte, auf den Tiegel gelegt, wird geätzt.

Jod, J^I, Atomgewicht 127.

Dunkelbraune Blättchen vom Stoffgewichte 4,9 und eigenartigem Geruche, im Wasser unlöslich, leicht löslich in Äther und Alkohol (Tinkt. Jodi) sowie in Jodkaliumlösung. In Chloroform und Chlorkohlenstoff löst es sich mit violetter Farbe. Aus seinen Verbindungen wird es durch Chlor abgeschieden.

Kommt nur gebunden an K, Na, Ca und Mg in verschiedenen Mineralquellen, im Meereswasser und im Chilesalpeter vor. Aus der Asche der Meeresalgen (Kelp oder Varec genannt) wird es durch Behandlung mit Braunstein und Schwefelsäure oder Einleiten von Chlorgas erhalten.

Erkennung: Silbernitrat fällt aus Jodsalzen blaßgelbes, amorphes Silberjodid, in Ammoniak unlöslich. Chlorwasser, in kleinen Mengen zugesetzt, macht das Jod frei. Dieses bläut Stärkelösung oder löst sich in zugesetztem Tetrachlorkohlenstoff mit violetter Farbe auf. Die blaue Jodstärkelösung wird durch Erhitzen farblos, beim Abkühlen aber wieder tiefblau.

2. Zweiwertige:

Oxygenium ^{II}, Sauerstoff, O, Atomgewicht 16.

Farb- und geruchloses Gas, dargestellt durch Erhitzen von Kaliumchlorat und Mangansuperoxyd (Braunstein). Findet sich frei in der atmosphärischen Luft (etwa 21%), im Wasser (etwa 89%) und in zahllosen Verbindungen, so daß er etwa die Hälfte des Gesamtgewichts unserer Erde ausmacht.

Sauerstoff unterhält die Verbrennung, die also nur einen chemischen Vorgang, eine Oxydation, darstellt und geht mit allen anderen Elementen (mit einziger Ausnahme des Fluor) Verbindungen ein..

234 Eigenschaften der Elemente und ihre wichtigsten Reaktionen.

Erkennung: Ein glimmender Span in Sauerstoffgas gehalten brennt sofort hell auf. Von alkalischer Pyrogallollösung wird er mit Begierde absorbiert.

Sulfur, Schwefel, S^{II}, Atomgewicht 32.

Citronengelber, krystallinischer Stoff, in Wasser unlöslich, in Schwefelkohlenstoff, Benzol und Terpentinöl löslich, ziemlich löslich in fetten und ätherischen Ölen.

Kommt sowohl frei als auch gebunden in der Natur vor, frei besonders in vulkanischen Gegenden in großen Lagern, gebunden als Schwefelmetalle und schwefelsaure Salze, ferner in vielen organischen Verbindungen (Eiweißstoffen).

Mit H bildet er H_2S, ein stark nach faulen Eiern riechendes Gas, das in Wasser gelöst das Schwefelwasserstoffwasser darstellt. Mit O bildet er verschiedene Oxydationsstufen, die mit je einer Molekel H_2O verbunden die verschiedenen Sauerstoffsäuren des Schwefels bilden:

H_2S = Schwefelwasserstoff (säure),
$H_2S_2O_3$ = Thioschwefelsäure.
H_2SO_3 = Schweflige Säure.
H_2SO_4 = Schwefelsäure.

Erkennung: Sulfide (einfache Schwefelmetalle) entwickeln mit starken Säuren H_2S, das durch seinen durchdringenden Geruch nach faulen Eiern und am Schwärzen von Bleipapier erkannt wird.

Schwefelwasserstoff: ist ein wichtiges Reagens für den Nachweis von Metallen, da es Metalle aus ihren Salzen als Sulfide ausfällt, die verschieden gefärbt sind. z. B. Silbersalze und Bleisalze werden durch H_2S schwarz gefällt; in verdünnten Säuren und Ammoniak unlöslich.

Thioschwefelsäure: frei nicht bekannt, Thiosulfate entwickeln mit Salzsäure SO_2-Gas unter Abscheidung von Schwefel (Schwefelmilch).

Schweflige Säuren: Die Salze der schwefligen Säure (Sulfite) entwickeln auf Säurezusatz nur SO_2-Gas (Unterschied von $H_2S_2O_3$), an dem erstickenden Geruche erkennbar; feuchtes blaues Lackmuspapier wird von SO_2-Gas erst gerötet, dann langsam gebleicht.

Schwefelsäure: Schwefelsäure und die Salze der Schwefelsäure (Sulfate) geben mit Bariumnitrat einen weißen Niederschlag von Bariumsulfat, der in allen Säuren und Basen unlöslich ist. Freie Schwefelsäure erkennt man daran, daß Fließpapier damit getränkt und über der Flamme getrocknet durch H_2O-Verlust verkohlt.

3. Dreiwertige:

Bor, B^{III}, Atomgewicht 11.

Kommt nur gebunden als Borsäure (H_3BO_3) und in Form von Boraten in der Natur vor. Dargestellt durch Glühen von Bortrioxyd mit Magnesiummetall als amorphes braunes Pulver vom Stoff-Gewichte 2,45.

Eigenschaften der Elemente und ihre wichtigsten Reaktionen. 235

Von Interesse für uns ist nur die Orthoborsäure, H_3BO_3. In ihren Salzen bildet sich meist die frei nicht bekannte Tetraborsäure, $H_2B_4O_7$.

Erkennung: Setzt man Salzsäure zu Boraten bis zur sauren Reaktion und taucht Kurkumapapier ein, so wird es nach dem Trocknen braunrot. Rührt man diese salzsaure Mischung mit Spiritus an, und entzündet den Spiritus, so brennt er mit grüngesäumter Flamme.

4. Vierwertige:

Carboneum, Kohlenstoff, C^{IV}, Atomgewicht 12.

Wir kennen vom Kohlenstoffe drei verschiedene Formen: Kohle, Graphit und Diamant. Mit O bildet er CO_2, Kohlendioxydgas = Kohlensäure und CO, Kohlenoxydgas. Er bildet die Grundlage aller organischen Verbindungen und wir werden daher die wichtigsten organischen Säuren (Essigsäure, Oxalsäure, Weinsäure) hier mit einzufügen haben. Ferner bildet er mit Wasserstoff und Stickstoff die Cyanwasserstoffsäure, die wir mit ihren Abkömmlingen Ferri-, Ferro- und Sulfocyanwasserstoffsäure hier ebenfalls zu besprechen haben.

Kohlensäure: Die Alkalicarbonate sind in Wasser mit alkalischer Reaktion löslich, alle übrigen sind unlöslich. Beim Glühen zersetzen sich die Carbonate unter CO_2-Entwicklung und bilden die entsprechenden Metalloxyde, außer den Alkalicarbonaten und Bariumcarbonat. Mit starken Säuren übergossen entwickeln die Carbonate CO_2-Gas, das in Kalkwasser geleitet dieses unter Calciumcarbonatbildung trübt, und das die offene Flamme erstickt. Das Gas ist geruchlos. Lösliche Erdalkalisalze werden durch Carbonate weiß gefällt.

Essigsäure: Alle Acetate entwickeln mit Schwefelsäure und Alkohol erhitzt Essigsäureäthylester (Essigäther), kenntlich am Geruch.

Oxalsäure: Schwefelsäure (unverdünnt) zerlegt beim Erhitzen feste Oxalate und Oxalsäure in CO_2 und CO, die unter Aufbrausen entweichen und entzündet brennen. Calciumchloridlösung fällt aus ammoniakalisch gemachter Oxalatlösung weißes Calciumoxalat unlöslich in Essigsäure, löslich in Salzsäure.

Weinsäure: Im Reinnickeltiegel verkohlt entwickelt Weinsäure und ihre Salze Caramelgeruch (verbrannter Zucker). Mit essigsaurem Kalium versetzt entsteht ein feiner weißer krystallinischer Niederschlag, in Essigsäure unlöslich.

Cyanwasserstoffsäure: Silbernitrat fällt weißes, flockiges Silbercyanid, das sich am Lichte nicht verändert (Unterschied von HCl, HBr, HJ_7), löslich in Ammoniak und beim Glühen auf Kohle in Silber und Cyangas zerfallend. Cyanide mit Natronlauge und Eisenvitriollösung gekocht, dann mit Salzsäure angesäuert und Eisenchloridlösung hinzugefügt, ergeben einen tiefblauen Niederschlag von Berliner Blau.

Ferrocyanwasserstoffsäure: Silbernitrat fällt weißliches Ferrocyansilber, in Ammoniak unlöslich. Ferrosalze geben hellblaue Fällung, die an der Luft durch Oxydation schließlich dunkelblau wird (Berliner Blau). Ferrisalze fällen sofort Berliner Blau.

Ferricyanwasserstoffsäure: Silbernitrat fällt orangefarbenes Ferricyansilber, löslich in Ammoniak. Ferrosalze fällen Berliner Blau, Ferrisalze erzeugen nur bräunliche Färbung.

Sulfocyanwasserstoffsäure: Ferrichlorid erzeugt eine blutrote Färbung von Ferrisulfocyanid, oxydfreie Ferrosalze bleiben farblos.

Silicium, Kieselstoff, Si^{IV}, Atomgewicht 28.

Als Kieselsäureanhydrid, auch schlichtweg Kieselsäure genannt, SiO_2, findet er sich im Quarz, Sand und zahlreichen Mineralien.

Erkennung: Alkalisilicatlösungen scheiden mit verdünnter Salzsäure versetzt die Kieselsäure gallertartig ab. Auch mit Ammoniumchloridlösung und Ammoncarbonatlösung läßt sich die Kieselsäure abscheiden.

5. Fünfwertige:

Nitrogenium, Stickstoff, N^V, Atomgewicht 14.

Farb- und geruchloses Gas, das etwa 79% der atmosphärischen Luft ausmacht und mit Wasserstoff als Ammoniak (NH_3) sowie mit Sauerstoff als Salpetersäure (HNO_3) in der Form von Salzen und zahlreichen organischen Verbindungen vorkommt. Es tritt teils fünfwertig (Salpetersäure) und teils dreiwertig (Ammoniak, salpetrige Säure) auf.

Salpetersäure: Wird eine Nitratlösung oder Salpetersäure mit Ferrosulfatlösung vermischt, und läßt man zu der kalten Mischung ohne Umschütteln die gleiche Raummenge konzentrierte Schwefelsäure fließen, so schichtet sich die Mischung auf die spez. schwerere Schwefelsäure und bildet an der Grenze eine violette bis schwarzbraune Zone (Stickstoffdioxydring).

Salpetrige Säure: Nitrite erzeugen mit verdünnter Salz- oder Schwefelsäure und sogar schon mit Essigsäure übergossen und erwärmt braunrote Dämpfe von N_2O_3 bzw. NO_2.

Phosphorus, Phosphor, P^V, Atomgewicht 31.

Blaßgelbliche, durchscheinende Stangen von Wachshärte, die sich an der Luft entzünden und daher unter Wasser aufbewahrt werden müssen. Darstellung aus Knochen durch Glühen mit Kohle bei Luftabschluß.

Amorpher Phosphor ist ein rotbraunes Pulver, das durch Erhitzen des gelben Phosphors unter Kohlensäure oder Stickstoff auf etwa 250° C dargestellt wird.

Von Sauerstoffverbindungen kennen wir mehrere Säurestufen des Phosphors, von denen die Orthophosphorsäure (H_3PO_4) die bekannteste ist.

Erkennung: Phosphor leuchtet im Finstern.

Orthophosphorsäure: Die Orthophosphate geben in Wasser gelöst mit Silbernitrat einen gelben Niederschlag, der in Salpetersäure und Ammoniak löslich ist. Eine mit einem Ammoniumsalz und Ammoniak versetzte Magnesiumsalzlösung fällt weißes Magnesium-Ammoniumphosphat, unlöslich in Ammoniak.

52. Einführung in die organische Chemie.

All die zahlreichen Verbindungen, die wir bisher besprochen haben, sind nach verhältnismäßig einfachen Gesetzen aufgebaut, auch wenn wir gesehen haben, daß verschiedene Elemente in verschiedener Wertigkeit auftreten können und verschiedene Verbindungsstufen bilden. Trotzdem war es uns verhältnismäßig leicht, auch diese Abweichungen zu verstehen und bildlich klar zu machen.

Erheblich anders und viel schwieriger liegt nun die Sache bei den Verbindungen des Kohlenstoffs. Der Kohlenstoff bildet nämlich die Grundlage einer ungeheuer großen Zahl von Verbindungen, die er mit nur wenigen anderen Elementen eingeht, nämlich Wasserstoff, Sauerstoff, Stickstoff und Schwefel, zuweilen auch noch Phosphor. All diese Verbindungen, die wir in dem Organismus der Lebewesen (der Pflanzen und der Tiere) finden und aus denen sich der pflanzliche und tierische Körper aufbaut, werden im pflanzlichen bzw. tierischen Körper selbst erst gebildet. Man nahm früher an, daß diese Verbindungen nur durch die sog. Lebenskraft gebildet werden könnten, ihre künstliche Herstellung also unmöglich sei. Das hat sich als ein Irrtum erwiesen, als es dem berühmten Chemiker Wöhler gelang, den Harnstoff auf synthetischem Wege herzustellen, und seitdem sind zahlreiche derartige Verbindungen, die man organische nannte, weil sie uns aus dem Organismus der Tiere bzw. Pflanzen bekannt waren, künstlich, d. h. auf synthetischem Wege hergestellt worden.

Welche außerordentliche Schwierigkeiten hierbei zu überwinden waren, wird uns erst klar werden, wenn wir auf die Natur der organischen Verbindungen etwas näher eingehen. Die Zahl der Elemente, die sich an den organischen Verbindungen beteiligen, ist zwar nur klein, aber die Möglichkeiten von Verbindungen sind deshalb so groß, weil der Kohlenstoff, der sich in allen organischen Verbindungen findet, nicht nur vierwertig, sondern auch scheinbar drei-, zwei-, ja sogar auch einwertig auftritt und somit viele Verbindungsmöglichkeiten schafft. Er ist imstande seine eigenen Atome untereinander nicht nur in Ketten zu binden, sog. Kohlenstoffketten, sondern er kann die Endglieder dieser Ketten auch wieder binden und dadurch einen Kohlenstoffring erzielen. Dabei kann er sich mit seinem Nachbarkohlenstoffatom nicht nur mit einer Wertigkeit, sondern auch mit zwei oder drei Wertigkeiten binden. Dadurch kommt es oft vor, daß manche organische Verbindungen zwar in ihrer prozentischen Zusammensetzung völlig gleich sind, trotzdem aber durchaus verschiedene physikalische und chemische Eigenschaften zeigen, so daß wir annehmen müssen, daß die Größe der Molekeln sehr verschieden sein muß. Derartige Verbindungen, die bei gleicher elementischer und prozentischer Zusammensetzung verschiedene Molekelgewichte haben und verschiedene chemische und physikalische Eigenschaften besitzen, heißen **polymere Verbindungen**, so z. B.:

$$CH_2O \quad C_2H_4O_2 \quad C_3H_6O_3 \quad C_6H_{12}O_6$$
Formaldehyd Essigsäure Milchsäure Traubenzucker.

Schon hieraus können wir ersehen, welche großen Schwierigkeiten sich einem tieferen Eindringen in die organische Chemie entgegenstellen und so wollen wir uns hierbei nur auf einige der wichtigeren Punkte beschränken.

Der Kohlenstoff, der die Grundlage aller organischen Verbindungen bildet, ist bekanntlich vierwertig und einige seiner einfachsten Verbindungen sind: CH_4, Methan oder Sumpfgas, CO_2, Kohlendioxyd und CS_2, Schwefelkohlenstoff. Es kann aber auch der Fall eintreten, daß sich mehrere vierwertige C-Atome mit ihren Wertigkeiten zum Teil untereinander verbinden, gewissermaßen **verankern**, so daß sie **zusammen nicht mehr ihre volle Wertigkeit darbieten**. Vereinigen sich z. B. zwei C-Atome derartig, daß je eine Wertigkeit derselben untereinander gebunden ist,

$$-\underset{|}{\overset{|}{C}}-\underset{|}{\overset{|}{C}}-$$

so bleiben für beide zusammen nur noch sechs Wertigkeiten übrig.

Denken wir uns nun die freien Wertigkeiten durch H gesättigt, so würden wir eine Verbindung C_2H_6 erhalten. Es können aber auch mehr als zwei C-Atome untereinander in eine solche Art Verankerung treten, so daß, wenn wir uns die freien Wertigkeiten ebenfalls mit H gesättigt denken, Verbindungen entstehen würden wie C_3H_8, C_4H_{10} usw.,

$$\begin{array}{c} H \\ | \\ H-C-H \\ | \\ H-C-H \\ | \\ H-C-H \\ | \\ H \end{array} = \begin{array}{l} C_3H_8 \\ \text{Propan} \end{array} \qquad \begin{array}{c} H \\ | \\ H-C-H \\ | \\ H-C-H \\ | \\ H-C-H \\ | \\ H-C-H \\ | \\ H \end{array} = \begin{array}{l} C_4H_{10} \\ \text{Butan} \end{array}$$

die sich also voneinander nur um die Atomgruppe CH_2 unterscheiden, also eine bestimmte Reihe bilden. Es können aber auch die C-Atome nicht nur mit einer, sondern mit zwei ihrer Wertigkeiten untereinander verankert sein; bei gleichzeitiger Sättigung der freien Wertigkeiten mit H würden wir also erhalten:

$$\begin{matrix} H-C-H \\ \| \\ H-C-H \end{matrix} = \begin{matrix} C_2H_4 \\ \text{Äthylen} \end{matrix}$$

treten mehr als zwei C-Atome in dieser Weise zusammen, so erhalten wir ebenfalls eine Reihe von Verbindungen wie C_2H_4, C_3H_6, C_4H_8 usw. Derartige Verbindungsreihen, deren Glieder sich stets um CH_2 unterscheiden, nennt man homologe oder Staffelreihen. Die Verbindungen solcher homologer Reihen selbst zeigen zumeist auch analoge Eigenschaften. Werden nun in einer organischen Verbindung ein oder mehrere Atome durch andere Atome (oder Atomgruppen) von entsprechender Wertigkeit vertreten oder ausgetauscht, so erhält man Verbindungen, die als Abkömmlinge oder Derivate der ersteren bezeichnet werden. Werden z. B. in dem bekannten Methan CH_4 drei H-Atome durch Cl substituiert, so erhalten wir $CHCl_3$ oder Trichlormethan, unser bekanntes Chloroform. Wenn wir in der Formel CH_4 ein H-Atom durch eine einwertige Atomgruppe ersetzen, z. B. durch die uns von früher bekannte Hydroxylgruppe HO, so erhalten wir die Verbindung $CH_3 \cdot HO$, die den Namen Methylalkohol führt. Wird die Formel in dieser Weise geschrieben, so daß daraus ihr chemischer Aufbau sofort ersichtlich ist, so bezeichnet man sie als Konstitutionsformel, zieht man jedoch die Elemente mechanisch in der Schreibung zusammen, so bezeichnet man sie als elementische (Elementar-) Formel, also CH_4O.

Man bezeichnet diejenigen Verbindungen, bei denen die C-Atome mit nur einer Wertigkeit untereinander verankert sind, als aliphatische oder gesättigte Verbindungen, dagegen solche, bei denen die C-Atome mit mehr als einer Wertigkeit unter sich verkettet sind, als ungesättigte Verbindungen, weil die letzteren durch die Aufnahme von Atomen oder Atomgruppen wieder in Verbindungen mit einfach verankerten C-Atomen übergehen können. Zu den aliphatischen Verbindungen gehört auch die große Gruppe der Fettsäuren, weshalb man ihnen auch die Bezeichnung Fettreihe beilegt.

Außer diesen eben besprochenen sog. offenen Kohlenstoffketten gibt es auch Kohlenstoffreihen, bei denen sich die Endglieder mit den Anfangsgliedern wieder vereinigt haben. Wir haben dann den sog. Kohlenstoffring.

240   Einführung in die organische Chemie.

$$\begin{array}{c}
\diagdown\text{C}\diagup\overset{|}{\text{C}}\diagdown\text{C}\diagup \\
|\phantom{\text{C}}\phantom{\text{C}}\phantom{\text{C}}| \\
\diagup\text{C}\diagdown\underset{|}{\text{C}}\diagup\text{C}\diagdown
\end{array}$$

In diesem Falle sind 6 C-Atome mit 18 ihrer Wertigkeiten untereinander verbunden, so daß für sie nur noch insgesamt 6 Wertigkeiten zur Sättigung übrigbleiben, die mit H gesättigt $= C_6H_6 =$ Benzol bilden.

An der Bildung derartiger **Kohlenstoffketten** bzw. **Kohlenstoffringe** können sich außer den C-Atomen auch andere mehrwertige Atome, vor allem das Stickstoffatom, beteiligen, das hierbei meistens durch Bindung mit einem zweiten Stickstoffatom scheinbar dreiwertig auftritt, z. B.:

$$\begin{array}{c}
\diagdown\text{C}\diagup\overset{|}{\text{C}}\diagdown\text{C}\diagup \\
|\phantom{\text{C}}\phantom{\text{C}}\phantom{\text{C}}| \\
\diagup\text{C}\diagdown\text{N}\diagup\text{C}\diagdown
\end{array}$$

In diesem Falle sind 5 C-Atome und 1 N-Atom derartig verkettet, daß nur noch 5 Wertigkeiten zur Sättigung verbleiben, die mit H gesättigt $C_5H_5N =$ Pyridin bilden.

Es können aber auch mehrere Atomringe miteinander verkettet werden derart, daß einzelne ihrer C-Atome miteinander gebunden sind, man spricht dann von **verketteten Kohlenstoffringen**; gehören hierbei 2 C-Atome **gemeinsam** zwei Atomringen an, so nennt man sie **kondensierte Atomringe**, z. B.:

Verketteter Atomring   Kondensierter Atomring

Eine weitere wichtige Verbindungsreihe ist die der sog. **aromatischen Verbindungen**, die sich von dem Benzol C_6H_6 als Grundlage ableiten lassen. So weit es für uns Drogisten von besonderer Bedeutung ist, wollen wir auf die weitere Entwicklung mancher Verbindungsreihen später noch zurückkommen; jedenfalls haben wir gesehen, daß die Möglichkeiten der Bildung von Verbindungen trotz der kleinen Zahl der in Betracht kommenden Elemente ungeheuer groß sind.

53. Kohlenwasserstoffverbindungen.

Trotzdem in diesen organischen Verbindungen nur zwei Elemente enthalten sind, ist ihre Zahl ungemein groß; es gehören hierher eine ganze Reihe von Stoffen, die eine sehr wichtige Rolle im Drogenhandel spielen. Zum größten Teile sind es Stoffe, die wir als Zersetzungserzeugnisse bei der Erhitzung organischer Rohstoffe unter Luftabschluß, d. h. bei der trockenen Destillation, erhalten.

Eine solche trockene Destillation findet bei der Gewinnung der Holzkohle in Kohlenmeilern statt. Es werden dabei große Holzscheite in passender Anordnung aufeinander getürmt und dann angezündet. Ist die ganze Holzmasse ins Brennen gekommen, so wird sie mit Erde und Rasenstücken bedeckt. Der Köhler läßt nur einzelne kleine Öffnungen für den Luftzutritt frei, bzw. besteht seine Kunstfertigkeit darin, an geeigneten Stellen Öffnungen für den Luftzutritt zu schaffen, so daß die Holzmasse nur einer unvollkommenen Verbrennung unterliegt. Nach dem Abdecken des abgekühlten Kohlenmeilers ist das Holz nicht verbrannt, sondern nur verkohlt und kommt als Holzkohle in den Handel. Gepulverte Lindenholzkohle wird in der Tierarznei als desinfizierender Wundpuder und zum Filtrieren und Entfärben von Flüssigkeiten verwendet.

In dem Abzugskanale, der unter dem Kohlenmeiler angebracht ist, findet sich dann eine schwarzbraune, brenzlig riechende Masse, der sog. Holzteer, und darüber eine wäßrige Flüssigkeit; in diesen sind enthalten: Benzol, eine dem Benzin ähnliche Flüssigkeit, Kreosot, eine gelbliche, durchdringend riechende Flüssigkeit, die viel medizinische Verwendung findet, Holzessig, aus dem die Essigsäure im Großen hergestellt wird, Holzgeist oder Methylalkohol, der als Vergällungsmittel für Spiritus und zum Lösen von Harzen in der Lackfabrikation Verwendung findet, und schließlich in kleinen Mengen Paraffin.

Die Braunkohlen, die wir ebenfalls als verkohlte Hölzer betrachten können, bei denen die Verkohlung im Erdinneren während einer früheren Entwicklungsperiode der Erde vor sich gegangen ist, liefern bei der trockenen Destillation ebenfalls eine ganze Reihe verschiedener Stoffe: zunächst ein Gas, das als Leuchtgas Verwendung findet, und den Braunkohlenteer, der seinerseits in kleineren Mengen Benzol, Carbolsäure und Naphthalin, dagegen in größeren Mengen Paraffin liefert.

Von weit größerer Bedeutung für uns Drogisten sind jedoch die Destillationsstoffe, die im Großen aus den erheblich älteren Steinkohlen durch trockene Destillation gewonnen werden. Auch hier wird als Haupterzeugnis das Leuchtgas hergestellt. Ungleich wichtiger für uns sind aber die Bestandteile, die aus dem dabei abfallenden

Steinkohlenteeröl und Gaswaschwasser abgeschieden werden, nämlich aus dem Steinkohlenteeröl: Benzol, Toluol, Xylol, Carbolsäure, Naphthalin, Carbolineum, die verschiedenen Kresole u. a. m., aus dem Gaswaschwasser der Salmiakgeist bzw. die Ammoniumsalze.

Auch das Petroleum, das vermutlich das Erzeugnis einer Art trockenen Destillation organischer Rohstoffe im Erdinneren ist, und zwar wahrscheinlich nicht pflanzlicher, sondern tierischer Rohstoffe, liefert uns eine große Zahl hochwichtiger Stoffe. Das Petroleum findet sich in ungeheuren Lagern tief im Erdinneren, und zwar hauptsächlich in Nordamerika (Pennsylvanien), Rußland (Halbinsel Baku am Kaspisee), Rumänien und Galizien. In kleineren Mengen findet man es auch wohl anderwärts, doch kommen diese für die Gesamterzeugung nur wenig in Betracht. Die mächtigen Petroleumläger werden durch Bohrungen erschlossen und der Druck der auf ihnen lastenden Gase ist oft so stark, daß das Petroleum gleich ungeheuren Springbrunnen aus der Erde hervorschießt, also gar nicht erst bergmännisch gewonnen zu werden braucht. Das hervorquellende Rohpetroleum stellt eine braune, übelriechende Flüssigkeit dar, die an Ort und Stelle in Petroleumraffinerien gereinigt und weiter verarbeitet wird. Hierbei findet besonders die fraktionierte Destillation ausgedehnteste Anwendung, die das Rohpetroleum, das mitunter auch als italienisches Steinöl in der Volksheilkunde verwendet wird, in folgende Destillationsprodukte zerlegt: Es gehen über bis:

ca. 60° C = Petroläther,
„ 60—120° C = Benzine,
„ 120—180° C = Schwerbenzine,
„ 180—210° C = Petroleumterpentin,
„ 210—250° C = Brennpetroleum,
„ 250—300° C = Vaselineöle,
„ 300—380° C = Paraffinöle,

während Rohvaseline zurückbleibt.

Um eine Zersetzung bei den Temperaturen über 300° zu vermeiden, wird gewöhnlich von da ab im Vakuum weiter destilliert.

Die so erhaltenen immer noch ziemlich rohen Präparate mit stark schwankenden Siedegrenzen werden nochmals fraktioniert rektifiziert und so wird z. B. das Benzin wieder gespalten in:

ca. 60— 80° C = Gasoline,
„ 80—100° C = Leichtbenzin,
„ 100—120° C = Handelsbenzin.

Für das Brennpetroleum wird gesetzlich ein „Testpunkt" von nicht unter 21° C verlangt, d. h. auf 21° C erwärmt darf es noch keine entflammbaren Dämpfe entweichen lassen.

Während die aus Braunkohlen und vor allem aus Steinkohlen gewonnenen Kohlenwasserstoffe meist Kohlenstoffringe darstellen, sind die aus Rohpetroleum gewonnenen fast ausschließlich Kohlenstoffketten.

Auf die Unterschiede in der Zusammensetzung all dieser so verschiedenen Kohlenwasserstoffverbindungen wollen wir hier nicht näher eingehen, sondern uns nur mit einigen besonders wichtigen befassen.

Aus der Reihe der Verbindungen mit Kohlenstoffketten dürfte für uns ein Gas recht wichtig sein, es ist das Acetylengas, C_2H_2, das sich durch Zersetzung von Calciumcarbid mittels Wassers bildet und weite Verbreitung als Leuchtgas gefunden hat:

$$CaC_2 + 2 H_2O = Ca(OH)_2 + C_2H_2$$
Calciumkarbid + Wasser = Calciumhydroxyd + Acetylen.

Von den Verbindungen mit Kohlenstoffringen dürften es vor allem die Abkömmlinge (Derivate) des Benzols sein, welche uns interessieren. Hierbei müssen wir uns immer die Bedeutung der Formel C_6H_6 als eines Kohlenstoffringes vergegenwärtigen, in dem die H-Atome durch Vertritt von entsprechendwertigen Atomen oder Atomgruppen ersetzt werden können, wie z. B.:

$$C_6H_6 + HNO_3$$
$$\text{oder: } C_6H_5 \cdot H + NO_2 \cdot HO = C_6H_5 \cdot NO_2 + H_2O$$
Benzol + Salpetersäure = Nitrobenzol + Wasser.

Hier tritt also die Atomgruppe NO_2 aus der Salpetersäure, die sog. Nitrogruppe, als einwertige Gruppe an Stelle eines H-Atoms und als Nebenerzeugnis bildet sich Wasser.

Wenn wir dieses Nitrobenzol, das uns ja auch unter dem Namen Mirbanöl bekannt ist, weiter mit Wasserstoffgas behandeln, so geschieht folgende Umsetzung:

$$C_6H_5 \cdot NO_2 + 6 H = C_6H_5 \cdot NH_2 + 2 H_2O$$
Nitrobenzol + Wasserstoff = Anilin + Wasser.

Dieses Anilin, eine Flüssigkeit von eigenartigem Geruche, bildete weiter die Grundlage für die Darstellung der ersten Teerfarbstoffe, weswegen dieselben heute noch oft genug als Anilinfarben bezeichnet werden, obgleich heute aus Anilin kaum noch ein Teerfarbstoff hergestellt wird, da diese weder licht- noch waschecht waren.

Ein weiteres bekanntes Benzolderivat ist die Carbolsäure, die die Formel $C_6H_5 \cdot HO$ besitzt, in der also ein H-Atom des Benzols durch die Hydroxylgruppe HO vertreten worden ist. Aus der Carbolsäure können wir durch Behandlung mit Kohlensäure einen weiteren bekannten Stoff gewinnen, nämlich die Salicylsäure, deren Konstitutionsformel $C_6H_4 \cdot HO \cdot CO_2H$ lautet; hier ist also ein zweites

H-Atom des ursprünglichen Benzols durch die Atomgruppe CO_2H ersetzt.

In dem Benzolringe können aber auch noch andere einwertige Atome und Atomgruppen wie z. B. Cl, Br, J, die Amidogruppe NH_2 usw. an die Stelle der H-Atome treten, wodurch die Möglichkeiten von neuen Verbindungen immer mehr anwachsen. Aber damit noch nicht genug, können auch bei sonst völlig gleicher chemischer Zusammensetzung Benzolabkömmlinge ganz verschiedene Eigenschaften zeigen, so daß wir zu deren Erklärung annehmen müssen, daß die Lagerung der betreffenden Ersatzatome innerhalb des Benzolringes eine verschiedene sein muß. Werden z. B. innerhalb des Benzolringes zwei H-Atome durch die Hydroxylgruppe HO ersetzt, so würde eine solche Verbindung Dioxybenzol heißen müssen. Wir kennen deren drei, die sich nur durch die verschiedene Lagerung der HO-Gruppen innerhalb des Benzolringes voneinander unterscheiden und deshalb als Ortho-, Meta- und Paradioxybenzol unterschieden werden:

| Ortho-Dioxybenzol oder Brenzkatechin | Meta-Dioxybenzol oder Resorcin | Para-Dioxybenzol oder Hydrochinon |

Diese drei Verbindungen, die wegen der Gleichheit ihrer Formel $C_6H_4 : (HO)_2$ als isomere bezeichnet werden, finden alle drei in der Lichtbildnerei als Entwickler Verwendung.

Bevor wir das unendlich mannigfaltige und, wie uns klar geworden sein wird, auch ziemlich schwierige Gebiet der Kohlenwasserstoffverbindungen verlassen, wollen wir noch einen wichtigen Abkömmling des Benzols mit kondensiertem Benzolring (aus zwei Benzolmolekülen gebildet, die zwei C-Atome gemeinsam haben) erwähnen, das Naphthalin. Es hat die Formel $C_{10}H_8$

Es ist uns ja als bekanntes und beliebtes Mottenmittel nicht fremd und wird, wie bereits erwähnt, aus dem Steinkohlenteer gewonnen.

Schließlich wollen wir noch einer Gruppe von flüssigen Kohlenwasserstoffen Erwähnung tun, die sich in fast allen ätherischen Ölen, Balsamen und Harzen finden, der sog. Terpene. Diese Verbindungen, die nur sehr geringfügige Unterschiede in ihrer chemischen Zusammensetzung aufweisen und der Formel $C_{10}H_{16}$ entsprechen, zeigen trotzdem erhebliche physikalische Unterschiede, vor allem in ihrem Verhalten gegen das polarisierte Licht. Im übrigen sind die Unterschiede innerhalb dieser sehr zahlreichen Gruppe zu verwickelt, als daß wir näher darauf eingehen können und so wollen wir damit die Kohlenwasserstoffverbindungen verlassen.

54. Verbindungen der Fettreihe.

Schon bei der Besprechung des Aufbaues der C-Verbindungen haben wir gesehen, daß viele organische Verbindungen sich in gewisse Reihen, die sog. homologen Reihen eingliedern lassen, deren einzelne Glieder sich stets um eine bestimmte Atomgruppe voneinander unterscheiden. Die einfachste Verbindung, die C mit H bildet, ist, wie bereits erwähnt, CH_4, also eine gesättigte Verbindung. Entziehen wir dieser gesättigten Verbindung ein, zwei oder drei Atome H, so erhalten wir ungesättigte Verbindungen von verschiedener Wertigkeit, die den Namen Radikale führen. Betreffs der wissenschaftlichen Bezeichnungen ist zu bemerken, daß die gesättigten Kohlenwasserstoffe, deren erstes Glied CH_4 Methan ist, die Endung -an, die einwertigen Radikale, deren erstes Glied CH_3—Methyl ist, die Endung -yl, die zweiwertigen, deren erstes Glied CH_2 = Methylen ist, die Endung -ylen und die dreiwertigen, deren erstes Glied $CH \equiv$ Methenyl ist, die Endung -enyl tragen. Wir wollen uns diese Unterschiede an folgender homologer Reihe klar machen:

Kohlenwasserstoffe	einwertige Radikale	zweiwertige Radikale	dreiwertige Radikale
CH_4 Methan	CH_3— Methyl	CH_2= Methylen	$CH \equiv$ Methenyl
C_2H_6 Aethan	C_2H_5— Aethyl	C_2H_4= Aethylen	$C_2H_3 \equiv$ Aethenyl
C_3H_8 Propan	C_3H_7— Propyl	C_3H_6= Propylen	$C_3H_5 \equiv$ Propenyl
C_4H_{10} Butan	C_4H_9— Butyl	C_4H_8= Butylen	$C_4H_7 \equiv$ Butenyl
C_5H_{12} Pentan	C_5H_{11}— Amyl	C_5H_{10}= Amylen	

Es wird uns hieraus jedenfalls klar, daß wir mit den Bezeichnungen der zahllosen organischen Verbindungen außerordentlich vorsichtig umgehen müssen und uns keinerlei Nachlässigkeiten in dieser Beziehung zuschulden kommen lassen dürfen.

Sättigt man die obigen einwertigen Radikale mit der gleichfalls einwertigen Hydroxylgruppe OH— ab, so erhalten wir Verbindungen, die wir als Alkohole bezeichnen. Alkohole entstehen also, wenn ein einwertiges Radikal durch die Hydroxylgruppe OH gesättigt wird, z. B.:

$$CH_3 + OH = CH_3 \cdot OH = \text{Methylalkohol},$$
$$C_2H_5 + OH = C_2H_5 \cdot OH = \text{Äthylalkohol},$$
$$C_3H_7 + OH = C_3H_7 \cdot OH = \text{Propylalkohol},$$
$$C_4H_9 + OH = C_4H_9 \cdot OH = \text{Butylalkohol},$$
$$C_5H_{11} + OH = C_5H_{11} \cdot OH = \text{Amylalkohol}.$$

Diese Reihe läßt sich natürlich weiter fortsetzen und liefert eine Reihe von vorkommenden Verbindungen, die uns aber weniger angehen; dagegen sind uns der Methyl-, Äthyl- und Amylalkohol gute Bekannte.

Sowohl aus den gesättigten Kohlenwasserstoffen als auch aus den Radikalen, lassen sich durch Substitution oder Addition eine Unzahl von weiteren organischen Verbindungen ableiten, von denen wir uns wenigstens die bekannteren in ihrem chemischen Aufbaue klarmachen wollen.

Aus dem einfachsten Kohlenwasserstoff CH_4, Methan, erhalten wir durch Vertritt:

CH_2Cl_2 Dichlormethan oder Methylenchlorid,
$CHCl_3$ Trichlormethan ,, Chloroform,
CHJ_3 Trijodmethan ,, Jodoform,
$CHBr_3$ Tribrommethan ,, Bromoform.

Aus dem Äthan, C_2H_6, erhalten wir durch Vertritt:

C_2H_5Cl Monochloräthan oder Äthylchlorid,
C_2H_5Cl Monobromäthan ,, Äthylbromid.

Von den Alkoholen abgeleitet besteht eine weitere große Gruppe von Verbindungen, die dadurch entstanden sind, daß den Alkoholen eine Molekel H_2O entzogen wurde; da die Alkohole jedoch nur eine Hydroxylgruppe OH enthalten, so müssen zu diesem Zwecke zwei Molekeln zusammen treten. Diese Verbindungen, die also sozusagen die Anhydride (vgl. Säureanhydride) der Alkohole bilden, heißen Äther, z. B.:

$$\begin{matrix} C_2H_5-\boxed{OH} \\ C_2H_5-O\boxed{H} \end{matrix} = \begin{matrix} C_2H_5 \\ C_2H_5 \end{matrix}\!\!>\!\!O + H_2O$$

Äthylalkohol   Äthyläther + Wasser.

Diese Verbindung $(C_2H_5)_2:O$, die meist schlichtweg nur als Äther bezeichnet wird (die früher verwendeten Bezeichnungen Schwefeläther oder Aether sulfuricus sind absolut falsch) wird folgendermaßen erzeugt. Es wird die wasserentziehende Eigenschaft der Schwefelsäure verwendet, indem diese mit Äthylkohol gemischt und dann das Gemisch einer Destillation unterworfen wird. Aus dieser Herstellungsweise entstand auch früher der falsche Name.

Außer diesen einfachen Äthern gibt es auch noch zusammengesetzte, wenn außer der Schwefelsäure noch andere Säuren zur Überdampfung beigefügt werden. Diese so erzeugten zusammengesetzten Äther heißen richtiger Ester und stellen eigentlich flüchtige Salze dar, deren Base das Alkoholradikal, und deren Säure das verwendete meist organische Säureradikal ist. Auch hier wirkt die Schwefelsäure nur wasserentziehend, ohne sich an der Verbindung irgendwie zu beteiligen z. B.:

$$C_2H_5-OH + C_2H_5-COOH = C_2H_5-COOC_2H_5 + H_2O$$

Äthylalkohol + Essigsäure = essigsaurer Äthylester + Wasser
(Essigäther).

Zu den bekanntesten Vertretern dieser Gruppe gehören der Essigäther und die Fruchtäther, die aus verschiedenen Alkoholen durch Verwendung verschiedener Säuren (Ameisen-, Essig-, Baldrian- und Buttersäuren) gewonnen werden. So ist z. B.:

    Apfeläther   = Baldriansäureamylester,
    Ananasäther   = Buttersäureäthylester,
    Aprikosenäther = Buttersäureamylester,
    Birnenäther   = Essigsäureamylester,
    Weinäther   = Oenanthsäureäthylester,
    Rumäther   = Ameisensäureäthylester,
                noch mit anderen Estern modifiziert usw.

Aus den Alkoholen lassen sich eine weitere Gruppe von Verbindungen ableiten, wenn ihnen nämlich zwei H-Atome, die zur Bildung des Alkoholradikals dienen, durch Oxydation entzogen werden; diese Verbindungen heißen Aldehyde, z. B.:

    CH_3OH + O = HCOH + H_2O
    Methylalkohol + Sauerstoff = Methylaldehyd + Wasser.

Dieses Methylaldehyd, auch Formaldehyd genannt, wird durch Überleiten von Methylalkohol über glühende Kupferspiralen hergestellt. Seine 30—40% wässerige Lösung ist uns als Formalin bekannt und ist ein kräftiges Desinfektionsmittel. Bekannter ist der Äthyl- oder Acetaldehyd $CH_3 \cdot CHO$ oder zusammengezogen C_2H_4O, der durch Spuren von Mineralsäuren in eine polymere Modifikation übergeführt wird, indem drei Molekel zusammentreten $(C_2H_4O)_3$; er bildet dann das als Schlafmittel bekannte Paraldehyd.

Aldehyde lassen sich ihrerseits sehr leicht durch Oxydation in eine weitere sehr wichtige Gruppe von organischen Verbindungen überführen, nämlich in die Säuren, und zwar entspricht jedem primären Alkohol ein Aldehyd und eine Säure mit der gleichen Zahl von C-Atomen. Den Übergang der verschiedenen Verbindungsstufen veranschaulichen wir uns am besten folgendermaßen:

$$\underset{\text{Äthan}}{\begin{array}{c}CH_3\\|\\CH_3\end{array}} \quad \underset{\text{Äthylalkohol}}{\begin{array}{c}CH_3\\|\\C\diagup^{H_2}\diagdown_{O-H}\end{array}} \quad \underset{\text{Äthylaldehyd}}{\begin{array}{c}CH_3\\|\\C\diagup^{O}\diagdown_{H}\end{array}} \quad \underset{\text{Essigsäure.}}{\begin{array}{c}CH_3\\|\\C\diagup^{O}\diagdown_{O-H}\end{array}}$$

In allen organischen Säuren finden wir die Atomgruppe COOH, die allein für die Salzbildung in Frage kommt; ist diese Gruppe nur **einmal** vorhanden, nennt man die Säuren **einbasische**, bei **zweimal zweibasische** und bei **dreimaligem** Auftreten **dreibasische** Säuren. Abgesehen davon unterscheiden sich die organischen Säuren nur durch die Atomgruppe CH_2 und bilden also ebenfalls eine homologe Reihe. Von den bekannteren einbasischen Säuren sind zu erwähnen:

H · COOH Ameisensäure,
CH_3 · COOH Essigsäure,
C_3H_7 · COOH Buttersäure,
C_4H_9 · COOH Baldriansäure,
$C_{15}H_{31}$ · COOH Palmitinsäure,
$C_{17}H_{35}$ · COOH Stearinsäure.

Von zweibasischen Säuren sind die bekanntesten:

$(COOH)_2$ Oxalsäure,
$C_2H_4 (COOH)_2$ Bernsteinsäure,
$C_2H_3 (HO) (COOH)_2$ Apfelsäure,
$C_2H_2 (HO)_2 (COOH)_2$ Weinsäure

und als bekannteste dreibasische Säure:

$C_3H_4 (HO) (COOH)_3$ Citronensäure.

Die mehrbasischen Säuren vermögen genau so wie die anorganischen Säuren normale und saure Salze zu bilden, von denen die Kaliumsalze der Oxal- und Weinsäure uns ja bekannt sind als **Kaliumoxalat** und **Kaliumbioxalat** (Kleesalz), **Kaliumtartrat** und **Kaliumbitartrat** (Cremortartari).

Den Abschluß der organischen Säuren wollen wir mit der Gruppe der sog. **Fettsäuren** machen. Diese finden sich in allen tierischen und pflanzlichen Fetten, und zwar stets an **Glycerin** gebunden vor. Das letztere hat die Formel $C_3H_5(OH)_3$, ist also ein Propenylhydroxyd, d. h. ein dreiwertiger Alkohol. Seine Verbindungen mit Fettsäuren sind demzufolge Ester. Die wichtigsten Fettsäuren sind die **Öl-, Leinöl-, Butter-, Palmitin-, Margarin- und Stearin-**

säure. Diejenigen Fette, die überwiegend Stearin-, Palmitin- und Margarinsäure enthalten, sind bei gewöhnlicher Temperatur fest, während in den flüssigen Fetten der Gehalt an Ölsäure überwiegt. Der feste Talg stellt in der Hauptsache ein stearinsaures Glycerin, die flüssigen fetten Öle wie Olivenöl, Erdnußöl, Mandelöl usw. dagegen ölsaures Glycerin dar. Zwecks Gewinnung der Stearinsäure, auch schlichtweg Stearin genannt, wird der Talg geschmolzen und mit Ätzkalk behandelt, wobei sich unter Abscheidung von Glycerin ein stearinsaures Calcium bildet, das weiter durch Schwefelsäure in Calciumsulfat und Stearinsäure zersetzt wird. Die hierbei sich abscheidende Stearinsäure, die stets mit größeren oder kleineren Mengen Ölsäure durchsetzt ist, wird von dieser durch Abpressen bei etwa 35° C getrennt und als feste, feinkörnige Masse gewonnen. Die dabei als Nebenerzeugnis gewonnene Ölsäure, die natürlich stets noch gewisse Mengen Stearinsäure enthält, die sich in der Kälte als körnige Masse ausscheiden, führt daher auch den Namen Stearinöl. Beide Artikel finden weitgehende technische Verwendung, das Stearin besonders in der Kerzenfabrikation und die Ölsäure als beliebtes Metallputzmittel, da sie leicht Metalloxyde löst.

55. Kohlehydrate.

Wie wir gesehen haben, ist die Zahl der Verbindungen, die der Kohlenstoff mit dem Wasserstoff eingeht, eine außerordentlich große. Die Möglichkeit der Entstehung weiterer Verbindungen wächst natürlich noch mehr, wenn der Sauerstoff als drittes Element dabei beteiligt ist und verschiedene dieser aus den genannten drei Elementen aufgebauten Verbindungen haben wir ja bereits besprochen.

Die für uns bedeutungsvollsten sind jedoch diejenigen aus C, H und O bestehenden Verbindungen, die die Eigentümlichkeit haben, daß in ihnen H und O stets im Verhältnis von 2 : 1, also in demselben Verhältnisse vorhanden sind, wie beide Wasser bilden, weshalb man sie auch als Kohlehydrate bezeichnet hat. Zu dieser Gruppe gehört ein Teil der wichtigsten menschlichen Nahrungsmittel, wie Stärke, Dextrin und Zucker. Ferner Cellulose und die verschiedenen Gummiarten.

Wir haben bereits bei der Botanik gehört, daß die Pflanzen ihre C-haltige Nahrung in der Form von CO_2 durch die Spaltöffnungen der Blätter aus der Luft aufnehmen und diese unter Abscheidung von Sauerstoff mit Wasser unter dem Einflusse der Wärme, des Sonnenlichtes durch das Blattgrün (Chlorophyll) in zahllose Verbindungen überführen, von denen die genannten Kohlehydrate eine Hauptrolle spielen.

Die Stärke hat die chemische Formel $C_6H_{10}O_5$ und findet sich in den Früchten unserer Getreidearten und den Knollen und Wurzelstöcken vieler Pflanzen vor (z. B. Kartoffel, Pfeilwurzel u. a. m.). Ihre Gewinnung erfolgt durch Ausschlämmen aus den zerkleinerten Rohstoffen. Während die Stärke an sich im Wasser unlöslich ist und mit Alkalilaugen bzw. alkalisch reagierenden Alkalisalzlösungen oder mit heißem Wasser behandelt nur aufquillt (Kleisterbildung), läßt sie sich durch geeignete Behandlung in eine Modifikation überführen, die zwar ihre chemische Eigenart nicht verändert, aber in Wasser leicht löslich ist, nämlich das sog. Dextrin. Das geschieht durch einfaches Rösten der Stärke in Trommeln oder durch Behandlung derselben mit verdünnten Säuren oder endlich durch Behandlung mit einem Malzauszug. Das Malz wird aus der Gerste dadurch hergestellt, daß man dieselbe mit Wasser ankeimen läßt. Der im Gerstenkorn enthaltene Keimling beginnt damit seine Lebenstätigkeit, daß er aus dem im Gerstenkorn enthaltenen Eiweiß das Ferment Diastase macht. Dieses Ferment bewirkt bei etwa 40—50° C bei Gegenwart von Wasser die Umwandlung der Stärke in Zucker. Wenn dann durch schnelles Erhitzen der Keimprozeß unterbrochen wird, was auf sog. Trockendarren geschieht, so gewinnen wir den als Malz bezeichneten Stoff, der weiter bei der Bierbrauerei seine wichtigste Rolle spielt, für uns aber auch als Malzextrakt ein bekanntes Heilmittel liefert.

Die Cellulose, die dieselbe chemische Formel $C_6H_{10}O_5$ hat wie die Stärke, ist uns in der Holzfaser (die aus Lignin und Cellulose besteht), ferner als Leinewand, Baumwolle und in zahlreichen anderen Formen bekannt. Die gereinigte und entfettete Baumwolle, Gossypium depuratum, stellt chemisch reine Cellulose dar und wird daher auch zur Herstellung von Schießbaumwolle (Nitrocellulose) benutzt, deren Lösung in Äther und Spiritus uns als Kollodium bekannt ist.

Die verschiedenen Gummiarten, deren hauptsächlichste Vertreter das Gummiarabikum und der Traganth sind, haben gleichfalls die Formel $C_6H_{10}O_5$ und werden von den Pflanzen aus Wundöffnungen der Rinde als schnell an der Luft erhärtender Saft abgeschieden.

Der wichtigste, zu den Kohlehydraten gehörige Stoff ist der Zucker. Während die besprochenen Kohlehydrate Stärke, Dextrin Cellulose und Gummi die gemeinsame Formel $C_6H_{10}O_5$ in ihrer chemischen Zusammensetzung aufweisen, enthält· der Zucker eine Molekel H_2O mehr, er hat also die Formel $C_6H_{12}O_6$. Zucker von dieser Zusammensetzung heißt Trauben- oder Stärke- und Fruchtzucker. Stärkezucker, weil er aus der Stärke durch Kochen mit verdünnten Säuren gewonnen werden kann. Trauben- und Fruchtzucker findet sich in den Weintrauben bzw. in den verschiedensten Früchten.

Eine etwas abweichende Zusammensetzung zeigt der für uns ungleich wichtigere Rohrzucker, der im Zuckerrohre, den Zuckerrüben und anderen Pflanzen vorkommt. Er hat die Formel $C_{12}H_{22}O_{11}$,

Kohlehydrate.

wir können uns ihn also durch Zusammentritt zweier Molekeln Stärkezucker entstanden denken, denen eine Molekel H_2O entzogen ist. Durch Kochen mit verdünnten Säuren kann Rohrzucker in Stärkezucker übergeführt werden, und zwar durch Aufnahme einer Molekel H_2O: dieses Verfahren ist in den Kunsthonigfabriken üblich.

$$C_{12}H_{22}O_{11} + H_2O = 2 \cdot C_6H_{12}O_6$$
Rohrzucker + Wasser = Stärkezucker.

So geringfügig dieser Unterschied ist, so bedingt er doch ein abweichendes Verhalten dieser beiden Zuckerarten. 1. Chemisch unterscheiden sie sich dadurch, daß Trauben- und Fruchtzucker aus einer alkalischen Kupfervitriollösung (Fehlingsche Lösung) das Kupfer als Kupferoxydul ausfällen; Rohrzucker jedoch nicht. 2. Biologisch dadurch, daß Trauben- und Fruchtzucker von Hefepilzen unmittelbar vergärt werden, während Rohrzucker von der Hefe erst „invertiert" werden muß, d. h. durch ein in der Hefe enthaltenes Ferment Invertase erst in Trauben- und Fruchtzucker aufgespalten werden muß. Sobald nämlich Hefepilze, die ja auch fabrikmäßig in Hefefabriken gewonnen werden, mit einer Lösung von Stärkezucker zusammenkommen, geht sofort ein eigentümlicher Vorgang vor sich, den wir als Gärung bezeichnen. Die Hefepilze führen eine Zersetzung des Stärkezuckers herbei, der sich in Äthylalkohol (Spiritus) und Kohlensäure aufspaltet. Unmittelbar vergärungsfähig sind: Traubenzucker (Glykose), Fruchtzucker (Lävulose), Mannitzucker (Mannitose) und Laktose. Bedingend für den Eintritt der Gärung sind 1. Wasser, 2. Wärme, 3. Gärungserreger, 4. Abwesenheit von Desinfektionsmitteln.

Ist eine dieser Bedingungen nicht erfüllt, so kann Gärung (auch Fäulnisgärung unterliegt diesen Gesetzen) nicht eintreten, und wir machen hiervon bei der Konservierung von Lebensmitteln Gebrauch. Bei Nr. 1 im Dörrgemüse und Dörrfleisch; bei Nr. 2 im Gefrierfleisch, bei Nr. 3 im sog. Einwecken von Früchten oder Konservenfleisch, bei Nr. 4 im Konservieren von eingelegten Früchten mittels schwefliger Säure, Salicylsäure, Benzoesäure, Ameisensäure, im Räucherfleisch und Räucherfisch. Die fabrikationsmäßige Darstellung des Äthylalkohols geschieht etwa folgendermaßen:

Die stärkemehlhaltigen Rohstoffe (Getreide, Kartoffeln usw.) werden eingeweicht und dann zerquetscht und mit einem Malzauszuge versetzt, der Diastase enthält. Die Diastase wandelt bei etwa 50° C das Stärkemehl in Maltose um.

In den Spiritusbrennereien, die hauptsächlich Kartoffeln verarbeiten, werden diese gekocht, zerstampft und mit Malz und Hefe behandelt.

Nachdem dieser Vorgang beendet ist, welche Tätigkeit man mit „Einmaischen" bezeichnet, wird der Maische Hefe zugesetzt. Es tritt dann unter Erwärmung eine Zersetzung der Maltose oder des Malzzuckers ein, der unter Wasseraufnahme in Äthylalkohol und Kohlendioxyd zerfällt:

$$C_{12}H_{22}O_{11} + H_2O = 4\,C_2H_5OH + 4\,CO_2$$
Maltose + Wasser = Äthylalkohol + Kohlendioxyd.

Sobald die Umsetzung in Alkohol und Kohlendioxyd sich vollzogen hat, die Maische also gar geworden ist, wird sie in Destillierblasen gebracht und der Spiritus übergedampft. Dieser Rohspiritus, von den Brennern auch schlichtweg Alkohol genannt, ist stark verunreinigt, besonders durch Amylalkohol oder Fuselöl und wird dann in den Spritfabriken durch Filtrieren über Knochenkohle entfuselt. Hierbei darf er nicht stärker wie etwa 50% sein. Er kommt dann in Rektifizierapparate, aus denen er mit einer Alkoholstärke von etwa 95—96% herauskommt.

Die letzten Wasserprozente, die der Spiritus sehr hartnäckig festhält, lassen sich nur durch Schütteln mit entwässertem Kupfervitriol herausholen. Selbstverständlich muß der vom Kupfervitriol abfiltrierte, etwa 99 proz. Alkohol jetzt nochmals destilliert werden, er heißt dann absoluter Alkohol. In neuerer Zeit wird das Entwässern auch mit metallischem Natriumdraht vorgenommen.

Da er ungemein leicht Wasser anzieht, muß er sehr sorgfältig verschlossen aufbewahrt werden. Eine Prüfung auf etwaigen Wassergehalt geschieht sehr leicht dadurch, daß man ihn mit entwässertem Kupfersulfat schüttelt: ist Wasser zugegen, so färbt sich das hellgraue Cupr. sulfuric. sicc. blau.

Spiritus bildet eine leicht entzündliche, eigenartig riechende Flüssigkeit vom Stoffgew. etwa 0,800; der Wassergehalt wird genau durch das entsprechend höhere Stoffgewicht angezeigt und daher der Gehalt an Alkohol durch den Alkoholometer leicht bestimmt. Das amtliche Alkoholometer ist das Richtersche, das die Gewichtsprozente anzeigt, während im Handel die Trallessche Skala benutzt wird, die Volumenprozente anzeigt und bei etwa 90% immer eine höhere Zahl angibt. So sind z. B. 90% Richter = 93% Tralles. Eigentümlich ist das Verhalten des Alkohols beim Vermischen mit Wasser. Es tritt dabei eine Erwärmung und eine Raumverminderung ein, welch letztere wahrscheinlich darauf beruht, daß die Alkohol- und Wassermolekeln eine Verbindung miteinander eingehen. Eine fast stets zugleich eintretende Trübung beruht auf dem Entweichen der im Wasser immer enthaltenen Luftmengen, vorausgesetzt, daß destilliertes Wasser verwendet wurde. (Gewöhnliches Wasser gibt meist eine Trübung durch Ausscheiden von Salzen.)

Zum Schluß ist noch der Milchzucker zu erwähnen, der durch Eindampfen von süßem Molken gewonnen wird. Er hat dieselbe Formel wie Stärkezucker, unterscheidet sich aber dadurch, daß er nur ganz schwach süß schmeckt, in Wasser schwer löslich ist und bei der Vergärung nicht Alkohol und Kohlensäure, sondern Milchsäure bildet, wie wir es in der sauren Milch, der Kefyrmilch usw., sehen. Verwendung als Kindernährmittel.

56. Alkaloide und Eiweißstoffe.

Wenn wir einen Schritt weiter tun und diejenigen organischen Verbindungen betrachten, die außer Kohlenstoff, Wasserstoff, Sauerstoff auch noch Stickstoff enthalten, so werden wir uns von vornherein sagen müssen, daß die Zahl dieser Verbindungen natürlich noch unendlich viel größer sein muß als alle bisher besprochenen. Wir wollen uns daher mit der Besprechung einer kleineren Anzahl der für den Drogisten wichtigsten Verbindungen bescheiden und hierbei auch von einer Erörterung der genaueren Zusammensetzung absehen.

Zu den bedeutsamsten Verbindungen, die sich aus den genannten vier Elementen aufbauen, gehören die Alkaloide. Es sind das Verbindungen, die dem Ammoniak ähnlich sind und sich chemisch wie die Alkalien verhalten, d. h. mit Säuren Salze bilden können; daher rührt auch ihr Name. Sie sind als Basen meist in Wasser unlöslich, während ihre Salze meist sowohl gut wasserlöslich sind und auch gut krystallisierende Verbindungen bilden. Es gehören zu dieser Gruppe vielfach sehr giftige Körper, die wir aus den Pflanzensäften oder Pflanzenauszügen herstellen und die z. T. in der Heilkunde eine hochwichtige Rolle spielen, wie z. B. das Chinin der Chinarinde (Cinchona succirubra), das Morphin des Opiums (Papaver somniferum), das Atropin der Tollkirsche (Atropa belladonna), das Cocain der Kokablätter (Erythroxylum coca), das Strychnin der Krähenaugennüsse (Nux vomica) und zahlreiche andere mehr. Ihre Darstellung geschieht durch Ausziehen mit Weingeist oder Auskochen mit verdünnten Säuren, wobei sie bald als die entsprechenden Salze gewonnen werden. Die Alkaloide gehören mit wenigen Ausnahmen zu der Abt. I der Gifte, sind fast ausnahmslos dem freien Verkehre entzogen, Abt. B, und dürfen zumeist auch in den Apotheken nur gegen ärztliche Vorschrift abgegeben werden.

Wenn wir noch einen Schritt weitergehen und an die Verbindungen herantreten, die außer Kohlenstoff, Wasserstoff, Sauerstoff und Stickstoff auch noch Schwefel enthalten, so geraten wir, was die Zahl der Verbindungen anbetrifft, gewissermaßen ins Uferlose. Wir wollen daher auch hier nur einige der wichtigeren herausgreifen. Die wichtigsten sind die sog. Eiweißstoffe, zu denen bekanntlich unsere Nahrungsmittel, Fleisch, Eier u. a. m. gehören. Die Eiweißstoffe sind chemisch so überaus schwierig aufgebaut, daß ihre chemischen

Formeln mit Sicherheit selbst bis heutigentags noch nicht festgestellt sind; man weiß nur, daß ihre Molekeln eine ungewöhnlich große Zahl von Atomen — vermutlich über 1000 — aufweisen. Eiweißstoffe finden sich sowohl im tierischen wie im pflanzlichen Körper (Pflanzeneiweiß), im Blute, dem Pflanzensafte, den Samen usw. vor. Die wichtigsten Eiweißstoffe sind:

1. Das Eieiweiß oder Albumin, das die Hauptmasse in den Eiern der Vögel ausmacht, aber auch als Pflanzenalbumin sich in den Pflanzensäften vorfindet. Es ist bei gewöhnlicher Temperatur zähflüssig und gerinnt (koaguliert) beim Erwärmen auf etwa 80—90° C. Solches koaguliertes Albumin ist in einer Lösung von Pepsin mit etwas Salzsäure wieder löslich. Es heißt nun Pepton. Auf diesem Vorgang beruht das Verdauen von hartgekochten Eiern im Magensaft.

2. Das Bluteiweiß oder Fibrin, das sich hauptsächlich im Blute der Warmblüter vorfindet und bei den Pflanzen den sog. Kleber darstellt. Im Blute gerinnt es bei Abkühlung des Blutes und stellt dann den sog. Blutkuchen dar, der als sog. Grind die Wunden verschließt. Fehlt einem Menschen das Fibrin, so nennt man ihn einen Bluter, der durch die geringste Schnittwunde verbluten kann.

3. Das Milcheiweiß oder Casein findet sich vor allem in der Milch. Das Pflanzencasein findet man hauptsächlich in den Samen der Hülsenfrüchte (Leguminosen), weshalb es Legumin genannt wird. Aus der Milch läßt es sich durch Kälberlab oder durch Säuren zum Koagulieren bringen und heißt dann Weißkäse oder Quark. Die koagulierten Caseine sind in Alkalien wieder löslich, weshalb man beim Kochen von Hülsenfrüchten, die nicht weich werden wollen, doppeltkohlensaures Natron zusetzt. Die über dem Weißkäse stehende trübe Flüssigkeit heißt Molken, der zum Trinken für Genesende und zur Milchzuckergewinnung verwendet wird.

57. Die wichtigsten chemischen Präparate.

Nach den Anforderungen der **Gehilfen-Prüfung**
des Deutschen Drogisten-Verbandes E. V.

Abkürzungen:

D. A. 5 = das Deutsche Arzneibuch, 5. Ausgabe.
G. 1, 2, 3 = in den Abteilungen 1, 2, 3 der Giftverordnung enthalten.
Verz. A = im Verzeichnis A der Arzneimittelverordnung enthalten.
Verz. B = im Verzeichnis B der Arzneimittelverordnung enthalten.
Ausn. v. Verz. A = ist als Ausnahme des Verz. A auch zu Heilzwecken außerhalb der Apotheke dem freien Verkehr überlassen.

Deutsche und lateinische Bezeichnung, Synonyma	Zusammensetzung, Darstellung, Vorkommen	Eigenschaften, Handelssorten, Erkennung	Verwendung, gesetzliche Bestimmungen
Acetonum Aceton	$CH_3 \cdot CO \cdot CH_3$. Dimethylketon. Aus Calc. acetic. sicc. durch trockene Destillation gewonnen	wasserhelle, flüchtige Flüssigkeit (Siedepunkt 56° C), mit Alkohol, Äther und Wasser mischbar, feuergefährlich	Verw. als Lösungsmittel für Fette, Celluloid, Harze, Kautschuk; in der Lackfabrikation, in der chem. Industrie zur Herstellung von Chloroform und Jodoform
Acetum Essig, Speiseessig	in Essigfabriken durch Oxydation von ca. 12% Äthylalkohol unter dem Einflusse von Essigbakterien in sog. Essigbildnern gewonnen. Enthält Essigsäure $CH_3 \cdot COOH$ bis höchstens 12% (s. d.)	wasserhelle, säuerlich riechende Flüssigkeit. 1. Speiseessig 3,5%; 2. Doppelessig 7%; 3. Essigsprit 10,5%. Weinessig muß aus Wein, durch Gärung erzeugt sein. Estragonessig ist mit Ol. oder Herba Dracunculi aromatisierter Essig. Feststellung des Säuregehaltes durch Titration mit Doppel-Normal-Natronlauge und Phenolphthaleinlösung im Essigprober	Verw. zu Speisezwecken, auch in der Kosmetik und Heilkunde
Acetum pyrolignosum Holzessig	Nebenerzeugnis bei der trokkenen Destillation des Holzes. Enthält 5—9% (nach dem D. A. 5 mindestens 6%) Essigsäure	1. crud, braune, brenzlich riechende Flüssigkeit, die leicht schwarzen Holzteer absetzt; 2. rectificat., hellbraune bis gelbliche Flüssigkeit, ohne Bodensatz	Verw. zum Schnellräuchern, in der chem. Industrie zur Herstellung essigsaurer Salze und der verschiedenen Essigsäuren; med. als fäulniswidriges Mittel äußerlich angewendet und zu Irrigatorspülungen
Acidum aceticum Essigsäure	$CH_3 \cdot COOH$. Holzessig wird mit Natriumcarbonat neutralisiert. Das Natr. acetic. durch	wasserhelle, stark sauer riechende Flüssigkeit vom Stoff-Gew. 1,060; ätzt die Haut. 1. Acid.	Verw. 1. med. als Ätzmittel, in der Photographie, Färberei usw. 2. Zur Herstellung von Saba-

	Filtrieren über Knochenkohle und Umkrystallisieren gereinigt und die Essigsäure durch Schwefelsäure aus dem gebildeten (wasserfreien) Natriumacetat abgeschieden und abdestilliert	acetic. glaciale, Eisessig enthält 96% und erstarrt bei 10° C zu einer festen, krystallinischen Masse. 2. Acid. acetic. dilut. enthält 30% Säure, Stoff-Gew. 1,040. 3. Essigessenz enthält 50—80% Säure. Das Stoff-Gew. läßt keinen sicheren Rückschluß auf den Prozentgehalt zu. Erk.: s. Kap. 51	dill- und Toiletteessig; 3. zur Herstellung von Speiseessig im Haushalt. Nach dem Gesetze vom 14. 7. 1908 darf Essigsäure von über 15% in Mengen unter 2 Liter nur in den vom Gesetz (vgl. dieses) vorgeschriebenen Sicherheitsflaschen verkauft werden.
Acidum arsenicosum Arsenige Säure, weißer Arsenik	As_2O_3. Durch Abrösten von arsenhaltigen Erzen unter Luftzutritt und Reinigen durch Sublimation gewonnen	weißes Pulver oder weiße porzellanartige Stücke, geruch- und fast geschmacklos. In Wasser schwer, in Alkohol wenig, in 10 T. Salmiakgeist löslich. Erk.: s. Kap. 51	Verw. zur Herstellung von Arsengrün, als Konservierungsmittel für Tierbälge, als Rattenvertilgungsmittel (mit Malachitgrün usw. angefärbt); Med. im Brunnen (Levico usw.) zur Erhöhung des Stoffwechsels, As = Metall zum Härten von Schrot. **G. I.**
Acidum benzoïcum Benzoesäure	C_2H_5, COOH. Findet sich in einigen Harzen, besonders in der Benzoë, im Tolu- und Perubalsam. 1. Acid. benzoic. subl. durch vorsichtige Sublimation der Siambenzoë gewonnen. 2. Acid. benzoic. e resina, v. h. p. durch Behandlung der Benzoë mit Kalkmilch und Zersetzung mittels Salzsäure dargestellt. 3. Acid. benzoic. artificiale, durch chemische Behandlung des Toluols	1. Seidenglänzende, gelbliche Schuppen von angenehmem Geruche oder 2. und 3. weiße, geruchlose Krystallnadeln. Prüfung auf Zimtsäure siehe Benzoë	Verw. 1. med. **Verz. B.**; 2. und 3. in der Teerfarbenfabrikation, als Konservierungsmittel für Fette.

Deutsche und lateinische Bezeichnung, Synonyma	Zusammensetzung, Darstellung, Vorkommen	Eigenschaften, Handelssorten, Erkennung	Verwendung, gesetzliche Bestimmungen
Acidum boricum Borsäure, Orthoborsäure	H_3BO_3. Kommt frei in manchen Quellwässern und Wasserdämpfen, die aus der Erde strömen (Fumarolen) vor. Toskana, Volcano. Man leitet die Dämpfe in Wasserbassins und läßt nach dem Eindampfen auskrystallisieren. Reinigung durch Umkrystallisieren. Ferner gewinnt man Borsäure aus Boracit oder Borocalcit durch Zersetzen mittels HCl	weiße glänzende Schuppen, sich fettig anfühlend, in 3 T. kochendem und 25 T. kaltem Wasser, sowie in Alkohol löslich. Erk.: s. Kap. 51	Verw. med. bei Augen- und Halsentzündungen als Antisepticum, zu Verbandstoffen, techn. als Konservierungsmittel (für chin. Gelbei), zu Glasuren, Emaillen usw.
Acidum carbolicum Acidum phenylicum, Karbolsäure, Phenol, Phenylhydroxyd	$C_6H_5(OH)$. Wird aus den zwischen 170—230° C übergehenden Destillationsprodukten des Steinkohlenteeröls durch Neutralisation mit Kalilauge, Reinigen und Zersetzen mittels HCl gewonnen. Heute fast nur noch synthetisch aus Benzol bzw. Anilin hergestellt	1. Acid. carbolic. crud., braune, unangenehm riechende Flüssigkeit, zumeist nur Kresole enthaltend. Wird nach den mit NaOH verseifbaren Bestandteilen als 25—100 proz. gehandelt; 2. Acid. carbolic. pur., weiße, krystallinische Masse, bei 30° C schmelzend; 10 T. mit 1 T. Wasser versetzt ergibt die Acid. carbol. liquefact. Licht färbt sie leicht rötlich	Verw. 1. zur Desinfektion von Aborten, 100% zu Kresolseifenlösungen usw.; 2. zur antiseptischen Wundbehandlung als Carbolwasser, -salbe, -watte usw. Brandwunden von Carbolsäure sind mit Spiritus zu behandeln. G. 3. Aqua carbolisata bis 3% nicht giftig.
Acidum carbonicum Kohlensäure	CO_2 ist in allen Tafelwassern (Selterser usw.). Entwickelt sich beim Verbrennen von Kohle $C + O_2 = CO_2$ und beim	farbloses geruchloses Gas. Wird meist als flüssiges CO_2 in Stahlbomben gehandelt. Erk.: s. Kap. 51	Verw. In der Selterwasserfabrikation, zum Lagern und Hochdrücken von leicht entzündl. Flüssigkeiten, von Bier in

Die wichtigsten chemischen Präparate. 259

	Übergießen von Carbonaten m. Säure $MgCO_3 + H_2SO_4 = MgSO_4 + H_2O + CO_2\uparrow$	Schankwirtschaften, zur Herstellung von Natr. bicarbonic.
Acidum chromicum Chromsäure (anhydrid)	CrO_3. Anhydrid der Chromsäure (H_2CrO_4). Entsteht durch Zersetzung von Kaliumdichromatlsg. durch Schwefelsäure: $K_2Cr_2O_7 + H_2SO_4 = K_2SO_4 + 2\ CrO_3 + H_2O$, schwer $H_2SO_4 =$ frei herzustellen	braunrote Krystallnadeln, leicht zerfließend, sehr gut vor Feuchtigkeit geschützt aufzubewahren. Wirkt stark oxydierend. Erk.: s. Kap. 51.	Verw. med. selten gegen Fußschweiß, techn. zum Beizen von Metallen. **G. 2**
Acidum citricum Citronensäure	$C_6H_8O_7 + H_2O$. Kommt im Safte der Citrone und vieler anderer saurer Früchte vor. Gewonnen durch Neutralisation von Succus Citri mit Ätzkalk, Auswaschen und Zersetzen des Calciumcitrats mit Schwefelsäure	farblose, rhombische Krystalle mit 1 Mol. Krystallwasser von saurem Geschmack. Darf beim Verbrennen keinen Karamelgeruch entwickeln und mit 10 Teilen H_2SO_4 verrieben und auf dem Wasserbade erwärmt nicht braun werden	Verw. zu Limonaden u. sauren Getränken, in der Obstweinkelterei.
Acidum formicicum Ameisensäure	$H \cdot COOH$. Findet sich in den Ameisen und vielen stechenden Insekten. Dargestellt durch Erhitzen von Glycerin mit Oxalsäure	wasserhelle, stechend riechende Flüssigkeit D. A. 5 = Ware vom Stoff-Gew. 1,064; enthält etwa 25% Ameisensäure	Verw. med. zur Herstellung von Einreibungen (Spiritus Formicar. Ausn. v. Verz. A.) und als Konservierungsmittel.
Acidum gallicum Gallussäure	$C_7H_6O_5 + H_2O$. Dargestellt durch Erhitzen von Acid. tannic. mit verdünnten Säuren	weiße, feine Krystallnadeln, in heißem Wasser, Alkohol und Äther löslich. Gut vor Licht geschützt aufzubewahren	Verw. in der Lichtbildnerei als Entwickler und zur sog. Positivpause für Maschinenzeichnungen.

Deutsche und lateinische Bezeichnung, Synonyma	Zusammensetzung, Darstellung, Vorkommen	Eigenschaften, Handelssorten, Erkennung	Verwendung, gesetzliche Bestimmungen
Acidum hydrochloricum Acidum muriaticum, Salzsäure	HCl. Dargestellt aus Natriumchlorid durch Zersetzung mittels Schwefelsäure: $2\ NaCl + H_2SO_4$ $= Na_2SO_4 + 2\ HCl$ als farbloses Gas, das leicht vom Wasser aufgenommen wird	1. Acid. hydrochloric. crud. rauchende, gelblich bis grünliche Flüssigkeit mit etwa 32 bis 33% HCl; Stoff-Gew. 1,158. 2. Acid. hydrochl. pur., farblose Flüssigkeit mit 25% HCl, aus der rohen Salzsäure durch wiederholte Rektifikation gewonnen. — Erk.: s. Kap. 51	Verw. 1. zu vielen technischen Zwecken, zum Löten usw., 2. zur Herstellung chemischer Präparate, in der Analyse, med. als appetitanregendes Mittel (in Pepsinwein usw.). **G. 3**, bis 15% HCl nicht giftig, arsenhaltige dagegen **G. 1**. Nachweis des Arsen s. Kap. 51.
Acidum hydrocyanicum Acidum borussicum Cyanwasserstoffsäure Blausäure	HCN entsteht beim Erhitzen von gelbem Blutlaugensalz mit konz. Schwefelsäure. Befindet sich in den Samen einiger Früchte (bitteren Mandeln, Pflaumen, Pfirsich)	farbloses Gas; Ceruch nach bitteren Mandeln. Sehr giftig!	Verw. zur Herstellung von Cyankalium. **Verz. B. G. 1.**
Acidum hydrofluoricum Flußsäure	HF. Dargestellt durch Zersetzung von Calciumfluorid (Flußspat) mit Schwefelsäure: $CaF_2 + H_2SO_4$ $= CaSO_4 + 2\ HF$ als farbloses, rauchendes Gas, das in Wasser eingeleitet wird (Bleiapparatur)	in wässeriger Lösung (35%) farblose, rauchende, glasätzende Flüssigkeit, Stoff-Gew. 1,150. Kann nur in Blei- oder Guttaperchaflaschen aufbewahrt werden. Greift die Atmungsorgane und Schleimhäute sehr heftig an, daher größte Vorsicht!	Verw. zum Ätzen und Polieren von Glas. **G. 1.**
Acidum lacticum Milchsäure	$CH_3 \cdot CHOH \cdot COOH$. Ist ein Gärungsprodukt des Milchzuckers	farblose dicke Flüssigkeit; spez. Gew. 1,24	Verw. als Zusatz zu Hühneraugenmitteln und zur Herstellung von Calciumlactat. **Verz. B.**

Acidum nitricum Salpetersäure, Scheidewasser	HNO_3. Gewonnen durch Zersetzung von Natronsalpeter mittels Schwefelsäure: $NaNO_3 + H_2SO_4 = Na_2SO_4 + 2 HNO_3$. Durch nochmalige Destillation gewinnt man die chemisch reine Salpetersäure. Der Name Scheidewasser stammt daher, daß es Silber löst, Gold aber nicht und daher zur Scheidung dieser Edelmetalle dient	1. Acid. nitric. crud., schwach gefärbte, erstickend riechende Flüssigkeit vom Stoff-Gew. 1,380—1,400 meist mit HCl und NO_2 verunreinigt, wovon es durch vorsichtiges Erwärmen oder Zusatz von H_2O_2 befreit wird (gebleichte Salpetersäure). Einfaches Scheidewasser hat etwa 25° Bé, doppeltes 40° Bé (61—65%). 2. Acid. nitric. pur., wasserhelle Flüssigkeit von 25% und Stoff-Gew. 1,150. — Beide stark ätzend und organische Stoffe zersetzend. **Erk.:** s. Kap. 51	(Letzteres als knochenbildendes Mittel.) 1. Verw. in der Metallurgie und Technik, als Beizmittel. 2. In der Chemie, zur Herstellung von Nitraten und Nitroverbindungen sowie als Oxydationsmittel, med. nur wenig äußerlich als Ätzmittel (gegen Hühnerwarzen usw.), Salpetersäure darf, wenn verschüttet, nicht mit Sägespänen aufgenommen werden, sondern mit Schlämmkreide. **G. 3.**
Acidum nitricum fumans Rauchende Salpetersäure	Gemisch von Salpetersäure und Stickstoffdioxyd, durch Anwendung starker Hitze (220°C) bei der Destillation gewonnen, wodurch die gebildete Salpetersäure z. T. zersetzt wird: $2 HNO_3 = NO_2 + H_2O + O$	rotbraune, braune Dämpfe (NO_2) ausstoßende Flüssigkeit vom Stoff-Gew. 1,480—1,500. Die Dämpfe sind höchst giftig, daher ist ein Einatmen sorgfältig zu vermeiden (Gegenmittel: Einatmen von Salmiakgeist)	Verw. in der Metallurgie als starkes Beizmittel und in der Analyse. **G. 3.**
Acidum oleinicum Ölsäure, Stearinöl	$C_{17}H_{34}O_2$. Findet sich als Glycerid hauptsächlich in den nicht trocknenden Ölen sowie in den meisten Fetten. Sie wird bei der Stearinfabrikation als Nebenerzeugnis gewonnen, enthält aber noch Stearin, das sich in der Kälte abscheidet, daher der Name Stearinöl	dicke, braune Flüssigkeit, bei 4°C erstarrend, von eigenartig unangenehmem Geruche	Verw. zur Herstellung v. Putzpomaden und Metallputzmitteln, mit Ammoniak verseift u. mit Kieselkreide oder Trippelerde verrührt.

Deutsche und lateinische Bezeichnung, Synonyma	Zusammensetzung, Darstellung, Vorkommen	Eigenschaften, Handelssorten, Erkennung	Verwendung, gesetzliche Bestimmungen
Acidum oxalicum Oxalsäure, Zuckersäure	COOH·COOH. Kommt als Kaliumbioxalat im Sauerklee vor. Dargestellt durch Schmelzen von Sägemehl (Cellulose) m. Natronseifenstein. Das gebildete Natriumoxalat wird gelöst, mit Kalkmilch als Calciumoxalat ausgefällt, dieses mit H_2SO_4 zersetzt und die sich bildende Oxalsäure von dem unlöslichen Calciumsulfat getrennt und eingedampft	farblose Krystalle, in heißem Wasser leicht, in kaltem schwer löslich. Der Name Zuckersäure stammt daher, daß man früher statt Cellulose Zucker zur Darstellung verwandte. — Gibt mit Kalkmilch unlöslichen Niederschlag von Calciumoxalat (siehe Erk.: Oxalsäure), daher auch Kalkmilch und Kreide als Gegenmittel bei Vergiftungen gebraucht wird	Verw. in der Zeugdruckerei, als Metallputzmittel (Surrogat dafür ist Kal. bisulfuricum). Chem. rein im Laboratorium zu Untersuchungen. **G. 2.**
Acidum phosphoricum Phosphorsäure (Orthophosphorsäure)	H_3PO_4. Kommt in der Natur meist als Calciumphosphat in den Knochen vor. Darstellung der gewöhnlichen Phosphorsäure durch Zersetzung von entöltem, entleimtem Knochenmehl mit Schwefelsäure: $Ca_3(PO_4)_2 + 3 H_2SO_4$ $= 3 CaSO_4 + 2 H_3PO_4$; der chem. reinen durch Erhitzen von (amorphem) Phosphor mit Salpetersäure: $3 HNO_3 + P$ $= H_3PO_4 + 2 NO_2 + NO$; durch Verdampfen wird die überschüssige HNO_3, $NO_2 + NO$ entfernt	wasserhelle Flüssigkeit, geruchlos, stark sauer schmeckend. Die chem. reine Ph. enthält 25% und hat ein Stoff-Gew. von 1,154. — Acid. phosphoric. glaciale ist Metaphosphorsäure und wird durch andauerndes Erhitzen der gewöhnlichen Orthophosphorsäure in Platinschale gewonnen: $H_3PO_4 = HPO_3 + H_2O$. Glasige Stangen, hygroskopisch verwandelt sich unter H_2O-Aufnahme wieder in H_3PO_4	Verw. in der Limonadenfabrikation, med. zu säuerlichen Mixturen. Die Prüfung auf Arsengehalt mit H_2S; Metaphosphorsäure, auch Eisphosphorsäure gen. in der chem. Analyse und Synthese

Acidum picronitricum Pikrinsäure (Trinitrophenol)	$C_6H_2(NO_2)_3OH$. Gewonnen durch Versetzen einer Carbolsäure-Schwefelsäure-Mischung mit Salpetersäure	kleine, gelbe, schuppenförmige Krystalle von stark bitterem Geschmacke. In 25 T. heißem Wasser, Weingeist, Chloroform, Benzin löslich. Zählt zu den Explosivstoffen; Eisenbahn- u. Postversand ausgeschlossen	Verw. in der Färberei. (Zum Färben von Genußmitteln und kosmetisch. Mitteln verboten, ebenso für Umhüllungen derselben). Zur Eiweißbestimmung im Harn. Darf, weil ein Sprengstoff, ohne polizeiliche Erlaubnis nicht gelagert werden. **G. 3**.
Acidum pyrogallicum Pyrogallussäure, Pyrogallol	$C_6H_3(OH)_3$. Durch Sublimieren der Gallussäure gewonnen	weiße, nadelförmige Krystalle; nimmt energisch O auf und wirkt daher reduzierend. Vor Licht geschützt aufzubewahren	Verw. in der Lichtbildnerei als Entwickler. Vor seiner Verwendung als Haarfarbe ist zu warnen
Acidum salicylicum Salicylsäure (Oxybenzoesäure)	$C_6H_4OH \cdot COOH$. Findet sich in verschiedenen Spiraeaerten und im Wintergreenöl. Gewonnen durch Behandlung von Phenolnatrium unter Abkühlung und Druck mit CO_2, Erhitzung des gebildeten phenolkohlensauren Natriums, wodurch es in Natriumsalicylat übergeht, aus dem die Salicylsäure durch Mineralsäuren freigemacht wird	weiße, nadelförmige Krystalle, in kaltem Wasser schwer, in Alkohol und Äther leicht löslich. Wird durch Ferrisalze violett gefärbt	Verw. als gärungs- und fäulniswidriges Mittel zum Konservieren von Früchten. (Darf bei säurehaltigen Früchten nicht mit gekocht werden, sonst Carbolgeruch.) Med. als antiseptisches Mittel (Salicyltalg und -streupulver Ausn. des Verz. A.), zu Hühneraugenkollodium, Salicylwatte usw.
Acidum stearinicum Stearinsäure, Stearin	$C_{18}H_{36}O_2$. Darstellung durch Verseifung von Talg mit Kalkmilch (Kalkseife) und Zersetzen mit Salz- oder Schwefelsäure; oder durch Spaltung von Talg durch überhitzten Wasserdampf in Fettsäuren und Glycerin; und Abpressen der Ölsäure bei ca. 35° C.	weiße, körnige Masse, bei 69° C schmelzend; enthält meist noch etwas Ölsäure	Verw. in der Kerzenfabrikation zu Salben, Pomaden, Stärkeglanz, Rasiercreame und vielen technischen Präparaten

Deutsche und lateinische Bezeichnung, Synonyma	Zusammensetzung, Darstellung, Vorkommen	Eigenschaften, Handelssorten, Erkennung	Verwendung, gesetzliche Bestimmungen
Acidum sulfuricum Schwefelsäure	H_2SO_4. Kommt frei nur sehr selten in einigen vulkanischen Quellen, häufig dagegen als Calciumsulfat (Gipsspat), auch als Bariumsulfat (Schwerspat), Natrium-, Magnesium und Strontiumsulfat vor. Darstellung durch **Verbrennen** von Schwefel oder Abrösten von Schwefelerzen und Einleiten der gebildeten SO_2 in Bleikammern, wo sie mit Wasserdämpfen und Salpetersäuredämpfen zusammentritt; die Salpetersäure oxydiert die SO_2 zu Schwefelsäure. Die gebildete sog. Kammersäure hat etwa 60%; sie wird in Bleipfannen auf 80% und durch stärkeres Erhitzen in Platinpfannen auf 92—94% konzentriert	1. Acid. sulfuric. crud., wasserhelle oder gefärbte, stark ätzende Flüssigkeit vom Stoff-Gew. 1,830. Sehr hygroskopisch. Beim Verdünnen (Acid. sulfuric. dilut. 1 : 5) muß die Schwefelsäure in dünnem Strahl in das Wasser eingetragen werden, da hierbei eine starke Erhitzung eintritt, weil das Wasser chemisch gebunden wird. 2. Acid. sulfuric. pur., durch Rektifikation der rohen Säure gewonnen; Stoff-Gew. 1,840. Erk.: s. Kap. 51	1. Verw. zu vielen technischen Zwecken, zur Herstellung der meisten Säuren aus ihren Salzen, zum Putzen von Metallen usw. 2. In der Chemie und zur Herstellung von chemisch reinen Sulfaten. **G. 3.** bis 15% nicht giftig, arsenhaltige **G. 1.** Nachweis des Arsengehaltes s. Kap. 51.
Acidum sulfuricum anhydricum Schwefelsäureanhydrid, Schwefeltrioxyd	SO_3. Gewonnen durch Oxydation von SO_2 mittels platinierten Asbestes (Kontaktverfahren) oder durch Abrösten von entwässertem Ferrosulfat in Tonretorten (Nordhäuser Verfahren) $$FeSO_4 = FeO + SO_3$$	kleine, weiße Krystallnadeln, sehr hygroskopisch, mit H_2O Schwefelsäure bildend	Verw. in der chem. Synthese. **G. 3.**

Die wichtigsten chemischen Präparate.

Acidum sulfuricum fumans Rauchende Schwefelsäure, Vitriolöl, Nordhäuser Schwefelsäure	$H_2S_2O_7$. Gewonnen durch Einleiten von SO_3-Dämpfen in H_2SO_4 oder Lösen von SO_3 in H_2SO_4 $$H_2SO_4 + SO_3 = H_2S_2O_7$$	bräunliche, rauchende, in der Kälte SO_3 in Stücken abscheidende Flüssigkeit (daher im Winter Vorsicht). Stark ätzend, Stoff-Gew., 1,860 bis 1,890	Verw. zu technischen Zwecken. G. 3.
Acidum sulfurosum Schweflige Säure	SO_2 bez. H_2SO_3. Gewonnen durch Verbrennen von Schwefel oder Rösten von Schwefelerzen und Einleiten des gebildeten Schwefeldioxyds in Wasser: $$SO_2 + H_2O = H_2SO_3$$ oder Komprimieren in Stahlbomben	farbloses stechend riechendes Gas, das in Stahlbomben gehandelt wird, oder farblose, stechend riechende Flüssigkeit von stark saurem Geschmacke. Nicht giftig im Sinne der Giftverordnung; oxydiert an der Luft zu Schwefelsäure Erk.: s. Kap. 51	Verw. zum Bleichen von Wolle und Seide, zum Auswaschen von Bierfässern, Konservieren von zuckerhaltigen Früchten usw. Herstellen aller SO_2-Salze
Acidum tannicum Gerbsäure, Tannin	findet sich hauptsächlich in den Galläpfeln, Eichenrinde usw. Dargestellt durch Extraktion von Galläpfeln mit Ätherweingeist	gelblichgraues Pulver von herbzusammenziehendem Geschmacke, in Wasser und Weingeist löslich	Verw. med. als adstringierendes Mittel, in der Tintenfabrikation, Gerberei, als Beizmittel für Teefarbe usw., zur Herstellung von Gallussäure.
Acidum tartaricum Weinsäure, Weinsteinsäure	findet sich im Safte vieler Früchte. Gewonnen aus dem Weinstein (s. d.): dieser wird durch Zusatz von Ätzkalk und Calciumchlorid in Calciumtartrat übergeführt und gewaschen, sodann mit Schwefelsäure meist in Bleigefäßen zersetzt, wobei sich Calciumsulfat und Weinsäure bildet	farblose, prismatische, große Krystalle, leicht in Wasser (1 T.) und Alkohol (3 T.) löslich. Verunreinigungen mit H_2SO_4 weist man durch Bariumchlorid, mit Blei durch H_2S nach. Erk.: s. Kap. 51	Verw. zur Darstellung von Tartraten, hauptsächlich zu Brausepulver und zu erfrischenden Getränken sowie in der Obstweinbereitung. Ferner in der Analyse.

Deutsche und lateinische Bezeichnung, Synonyma	Zusammensetzung, Darstellung, Vorkommen	Eigenschaften, Handelssorten, Erkennung	Verwendung, gesetzliche Bestimmungen
Aerugo Grünspan, basisch essigsaures Kupfer 1. Cuprum subaceticum 2. **Cuprum aceticum crist.** krystallisierter Grünspan	1. Durch Verkneten von Kupfercarbonat (Bremer Blau) mit einer berechneten Menge Essigsäure. 2. Auflösen von Kupfercarbonat in Essigsäure und auskrystallisieren lassen	1. Blaugrüne Kugeln (etwa wie Billardkugeln), wasserunlöslich; 2. dunkelgrüne wasserlösliche Krystalle Erk.: s. Kap. 51	Verw. in der Färberei und Zeugdruckerei. **G. 3.**
Äther Äthyläther	$(C_2H_5)_2$: O. Gewonnen durch Erhitzen von konz. Schwefelsäure mit Äthylalkohol (s. d.)	wasserhelle, sehr flüchtige, betäubend riechende Flüssigkeit vom Stoff-Gew. 0,720. Feuergefährlich	Verw. med. zur Narkose, zu Spir. aether. und Tinct. Valer. aether. (Ausn. des Verz. A), technisch zum Lösen von Harzen, Kollodiumwolle usw.
Aether aceticus Essigsaurer Äthylester Essigäther	$CH_3COO \cdot C_2H_5$. Gewonnen durch Destillation von Natr. acetic. sicc. mit Schwefelsäure und Äthylalkohol	wasserhelle, flüchtige, angenehm erfrischend riechende, brennbare Flüssigkeit vom Stoff-Gew. 0,900. Feuergefährlich! Vor Licht zu schützen, da er sonst leicht sauer wird (Rötung von Lackmuspapier); Entsäuerung durch Schütteln mit Magnesiumcarbonat und Abdestillieren	Verw. als Belebungsmittel bei Hitzschlag zu Fruchtäthern, Essenzen usw.
Aether fructuum Fruchtäther	es sind die Ester verschiedener organischer Säuren wie Acid. acetic., formicic., butyric. valerianic. mit Alkoholen. Darstellung durch Behandlung der Alkohole mit den betreffenden	stark nach Früchten riechende Flüssigkeiten, aus denen man durch Zusatz äther. Öle zahlreiche Fruchtgerüche gewinnt. Die wichtigsten: Apfeläther = Baldriansäureamylester; Ana-	Verw. in der Bonbonfabrikation, zu Essenzen usw., Amyl. acetic. zur Herstellung von Zaponlacken.

Die wichtigsten chemischen Präparate. 267

	Säuren unter Beigabe von Schwefelsäure und Destillieren	näther = Buttersäureäthylester; Aprikosenäther = Buttersäureamylester usw.	
Aether Petrolëi Petroleumäther	leichtestes Destillationserzeugnis b. der fraktionierten Destillation des Rohpetroleums, Siedepunkt etwa 60° C	wasserhelle, sehr flüchtige Flüssigkeit vom Stoff-Gew. 0,640 bis 0,670. Feuergefährlich! Entspricht etwa dem Benzinum Petrolëi des D. A. 5	Verw. med. zu Einreibungen, techn. zum Lösen von Fetten und Ausziehen von Blütenölen (Extraktionsverfahren).
Alcohol absolutus Alkohol, Äthylalkohol	s. Spiritus		
Alcohol amylicus Amylalkohol, Fuselöl	$C_5H_{11} \cdot OH$. Nebenerzeugnis b. der Spiritusraffinerie, wo er aus der zum Entfuseln verwendeten Holzkohle herausdestilliert und durch Rektifikation gereinigt wird	farblose bis gelbliche Flüssigkeit, stark lichtbrechend, von eigenartig kratzendem Geruche, Siedepunkt 132° C. Wirkt giftig	Verw. zur Darstellung von Fruchtäthern (s. d.) und zur Untersuchung (Milch).
Alcohol methylicus Holzgeist, Methylalkohol	$CH_3 \cdot OH$. Gewonnen durch fraktionierte Destillation aus dem rohen Holzessig	farblose, flüchtige, leicht entzündliche Flüssigkeit von eigenartigem Geruch und brennendem Geschmack. Feuergefährlich	Verw. zur Herstellung von Formalin, in der Lackfabrikation, als Denaturierungsmittel für Spiritus u. als Brennmaterial für Taschenfeuerzeuge. Zur Herstellung von Arzneimitteln, Genußmitteln und kosmetischen Mitteln verboten!
Alumen chromatum Chromalaun, fälschlich Alumen chromicum	$CrK(SO_4)_2 + 12 H_2O$. Doppelsalz von Chromsulfat und Kaliumsulfat	dunkelviolette Krystalle, in Wasser leicht löslich Erk.: s. Kap. 51	Verw. in der Färberei und Gerberei sowie Photographie.

Deutsche und lateinische Bezeichnung, Synonyma	Zusammensetzung, Darstellung, Vorkommen	Eigenschaften, Handelssorten, Erkennung	Verwendung, gesetzliche Bestimmung
Alumen kalinum Kalialaun	$AlK(SO_4)_2 + 12 H_2O$. Doppelsalz von Aluminium- und Kaliumsulfat. Reaktion sauer, Geschmack zusammenziehend. Für die Färberei muß es eisenfrei sein	farblose, große Krystalle (Oktaeder), in 10 T. Wasser löslich, durch gestörte Krystallisation auch in Form von Krystallmehl; Alumen ustum durch Erhitzen als poröse Stücke gewonnen. Röm. Alaun ist ein natürlicher, kubischer, basischer, meist durch Eisen rotgefärbter Alaun. Unterscheidg.: Kryst. Alaun schmilzt im eignen Krystallwasser Alumen ust. nicht Erk.: s. Kap. 51	Verw. in der Gerberei, Färberei und Lichtbildnerei, med. als Ätzmittel gegen wildes Fleisch, zum Blutstillen kleiner Schnittwunden usw. Alum. ust. pulv. auch zum Klären von Spirituosen und zum Blei-Alaun-Umschlag für Pferde.
Alumen ammoniatum Ammoniakalaun	$AlNH_4(SO_4)_2 + 12 H_2O$. Doppelsalz analog wie Kalialaun	Erk.: s. Kap. 51	Verw. wie Kalialaun in der Gerberei und Färberei und Lichtbildnerei.
Alumen natronatum Natronalaun	$AlNa(SO_4)_2 + 12 H_2O$. Doppelsalz analog wie Kalialaun	Erk.: s. Kap. 51	
Alumen plumosum Federalaun, Asbest	natürlich vorkommendes Mineral, aus Calcium- und Magnesiumsilikat bestehend. Amerika, Verein. Staaten	weiße, feine Fasern, gegen Säuren und Feuer unempfindlich; sehr schlechter Wärmeleiter	Verw. zu feuerfesten Geweben, Pappe, Schnur usw., zum Filtrieren von Säuren und Laugen, zum Dichten von Dampfleitungen und den Zylindern von Explosionsmotoren
Ammonium carbonicum Sal volatile, Ammoniumcarbonat, Hirschhornsalz	$NH_4HCO_3 + NH_4NH_2CO_2$. Gewonnen durch Sublimation von Calciumcarbonat und Ammoniumsulfat. Es stellt ein Gemisch von Ammoniumcarbonat und carbaminsaurem Ammonium dar	harte, krystallinische Massen, in 5 T. Wasser löslich, von Ammoniakgeruch. Bei Luftzutritt zerfällt es unter Verlust von NH_3 und CO_2 zu einem weißen Pulver: Ammoniumbicarbonat (NH_4HCO_3). Daher	Verw. zum Treiben des Kuchenteiges, vor allem in der Pfefferküchlerei, und bei der Analyse.

Die wichtigsten chemischen Präparate.

Ammonium chloratum Salmiaksalz, Ammoniumchlorid	NH$_4$Cl. Erhalten durch Neutralisation des im Gaswaschwasser enthaltenen Ammoniaks mit HCl, Eindampfen, Auskrystallisieren und Reinigung durch Filtration über Knochenkohle. Der sublimierte Salmiak durch Sublimation in Eisentöpfen mit gekühltem Deckel in dicht schließenden Blechbüchsen trocken und kühl aufzubewahren. Muß erhitzt ohne Rückstand verflüchtigen	weiße, kleine Krystalle oder (subl.) krystallinische Massen, in Wasser leicht löslich. Muß sich ohne Rückstand verflüchtigen Erk.: s. Kap. 51	Verw. zum Löten, zur Herstellung elektr. Elementfüllungen, med. als hustenlösendes Mittel (Salmiakpastillen Ausn. des Verz. A).
Ammonium persulfuricum Ammoniumpersulfat	(NH$_4$)$_2$S$_2$O$_8$ durch Elektrolyse einer gesättigten Ammoniumsulfatlösung hergestellt	farblose kleine Krystalle in Wasser leicht löslich	Verw. in der Photographie als Abschwächer
Ammonium sulfo-cyanatum Ammon. rhodanatum Rhodanammonium	NH$_4$CNS. Gewonnen durch Erwärmen von Schwefelkohlenstoff mit alkoholischem Ammoniak oder durch Kochen einer Ammoniumcyanidlösung mit Schwefel	kleine prismatische, sehr hygroskopische Krystalle Erk.: s. Kap. 51	Verw. in der Lichtbildnerei zu Tonbädern, auch als Reagens, nicht giftig.
Ammonium sulfuratum Schwefelammonium	(NH$_4$)$_2$S. Hergestellt durch Einleiten von H$_2$S in Salmiakgeist	frisch farblose, später gelbe Flüssigkeit nach H$_2$S und NH$_3$ riechend	Verw. in der Analyse als Fällungsmittel für Schwermetalle
Aqua Calcariae Kalkwasser	Ca(OH)$_2$. Gebrannter Kalk wird mit Wasser übergossen und das entstehende Pulver mit Wasser geschüttelt, der erste Aufguß wird, weil meist unrein, weggegossen und dann mit neuem Wasser stehen gelassen	wasserhelle Flüssigkeit, etwa 0,15% Ca(OH)$_2$ enthaltend, durch Luftzutritt sich trübend (Bildung von Calciumcarbonat) und damit wirkungslos werdend	Verw. als knochenbildendes Mittel für Kinder und in der Analyse.

Deutsche und lateinische Bezeichnung, Synonyma	Zusammensetzung, Darstellung, Vorkommen	Eigenschaften, Handelssorten, Erkennung	Verwendung, gesetzliche Bestimmung
Aqua destillata Destilliertes Wasser	H_2O. Durch Destillation aus reinem Fluß- oder Brunnenwasser gewonnen unter Zusatz von H_2SO_4 und $KMnO_4$. Das zuerst übergehende wird, weil Cl-haltig, fortgegossen	klare Flüssigkeit. Darf mit keinem Reagenz eine Reaktion zeigen	Verw. zur Analyse, zum Lösen von Ag- und Ba-Salzen, in der Selterfabrikation usw.
Aqua regis Acidum chloronitricum, Königswasser	Gemisch von 1 T. Salpetersäure mit 3—5 T. Salzsäure	schwach gefärbte Flüssigkeit, sehr stark ätzend, beim Erwärmen Cl entwickelnd. $5\ HCl + HNO_3 = 3\ H_2O + N + Cl_5$	Verw. zur Herstellung von Chloriden, besonders Gold- u. Platinchlorid. **G. 3.**
Argentum bromatum Bromsilber, Silberbromid	AgBr. Durch Fällen einer Silbernitratlösung mit Bromkaliumlsg.	gelblich weißes schweres Pulver im Licht sich schwärzend in Ammoniak schwer löslich	Verw. in der Photographie zur Herstellung von Momentplatten und Bromsilberbildern. **G. 3.**
Argentum chloratum Chlorsilber, Silberchlorid	AgCl fällt als weißer käsiger Niederschlag, der am Licht violett und schließlich schwarz wird, aus, wenn zu einer löslichen Silberlösung Salzsäure zugesetzt wird	weißes schweres Pulver, im Licht sich schwärzend, in Ammoniak leicht löslich	Verw. in der Photographie zur Herstellung der Diapositivplatten und Gaslichtpapiere. Ferner zur Herstellung von Versilberungspulvern
Argentum nitricum Silbernitrat, Höllenstein Lapis infernalis	$AgNO_3$. Gewonnen durch Lösen in Silber in Cl-freier Salpetersäure und Auskrystallisieren; wird auch mit Kaliumnitrat zusammengeschmolzen, in Stangen ausgegossen, da dieselben dann nicht so leicht brechen	rhombische, flache, farblose Krystalle oder geschmolzen dünne Stangen (in bacillis), auf dem Bruch strahlig krystallinisch, von glasigem Aussehen; mit Kaliumnitrat zusammengeschmolzen sind die Stangen weiß (porzellanartig) Erk.: s. Kap. 51	Verw. in der Analyse und Lichtbildnerei, med. als Ätzmittel (zum Beseitigen von Hühnerwarzen als Kosmetikum erlaubt, sonst als Ätzstifte verboten). **G. 3.**

Arrak	Gärungs- und Destillationserzeugnis von Reis, oft unter Zusatz von Palmensaft	wasserhelle, aromatisch riechende Flüssigkeit	Verw. als Genußmittel. (Erlaubnis zum Handel mit Trinkbranntwein erforderlich)
Arsengrün[1] Schweinfurter-, Altonaer-, Braunschweiger- usw. Grün (Cupriacetoarsenit) **Cuprum aceticoarsenicosum**	Verbindung von arsenigsaurem und essigsaurem Kupfer. Durch Kochen von Grünspan mit arseniger Säure hergestellt. Entwickelt, mit Soda gemischt und auf Holzkohle geglüht, einen Knoblauchgeruch vgl. Arsen — Kap. 51	prachtvoll grüne, aber nur mäßig deckende Farbe. Bei der Verwendung als Ungeziefermittel darf es nur mit einer wasserlösl. grünen Farbe vermischt verkauft werden, außerdem ist in diesem Falle stets (auch wenn der Käufer zuverlässig ist) ein Erlaubnisschein einzufordern und eine Belehrung mitzugeben	Verw. als Farbe, aber als Wasser bez. Leimfarbe für Innenanstriche, Tapetendruck usw. verboten, ebenso zum Färben von Stoffen, Gebrauchsgegenständen, Nahrungsmitteln, kosmetischen Mitteln verboten. Auch mit Lack oder Firnis angerührt bleibt es G. 1; daher seine Anwendung als Farbe sehr beschränkt (für Schiffskörper, Ladenschilder usw). Hauptsächl. Verw. als Ungeziefervertilgungsmittel. **G. 1.**
Auro-natrium chloratum Goldsalz, Chlorgoldnatrium	$AuNaCl_4 + 2 H_2O$. Doppelsalz von Gold- und Natriumchlorid, meist durch Mischen hergestellt	goldgelbe, kleine Krystalle, in Wasser leicht löslich, hygroskopisch	Verw. in der Lichtbildnerei und Porzellanmalerei. **G. 3.**
Aurum chloratum Goldchlorid	$AuCl_3$. Das Goldchlorid des Handels, durch Auflösen von Gold in Königswasser und Eindampfen gewonnen, enthält außerdem noch HCl und Wasser in verschiedenen Mengen	1. Aurum chloratum flavum $AuCl_3 \cdot HCl \cdot 4 H_2O =$ etwa 48% Au. 2. Aurum chloratum fuscum stärker eingedampft nach dem Proz.-Gehalt an Au gehandelt; meist etwa 51—52%	Verw. in der Lichtbildnerei zum Tonen der Bilder und in der Porzellanmalerei. **G. 3.**

---

[1] Da im Farbenhandel für diese Farbe über 40 verschiedene Namen vorkommen, dürfte die Bezeichnung „Arsengrün" am einfachsten und unzweideutigsten sein.

Deutsche und lateinische Bezeichnung, Synonyma	Zusammensetzung, Darstellung, Vorkommen	Eigenschaften, Handelssorten, Erkennung	Verwendung, gesetzliche Bestimmungen
		Gold. Sehr hygroskopisch, in zugeschmolzenen Glasröhrchen aufzubewahren	
Barium carbonicum Bariumcarbonat	$BaCO_3$. Kommt natürlich als Witherit vor. Dargestellt durch Fällung löslicher Bariumsalze mittels Natriumcarbonats	weißes, schweres, in Wasser fast unlösliches Pulver. Erk.: s. Kap. 51	Verw. als Mäusevertilgungsmittel (Barytpillen) und zur Herstellung anderer Bariumsalze. **G. 3.**
Barium chloratum Chlorbarium, Bariumchlorid	$BaCl_2 \cdot 2 H_2O$. Durch Auflösen von Witherit in Salzsäure und Eindampfen hergestellt	farblose Krystalle, in Wasser löslich	Verw. in der Analyse und zur Herstellung von unlöslichen Ba-Salzen. **G. 3.**
Barium nitricum Bariumnitrat	$Ba(NO_3)_2$. Durch Lösen des natürlichen Bariumcarbonats mit Salpetersäure und Eindampfen gewonnen	weißes Krystallmehl, in Wasser löslich Erk.: s. Kap. 51	Verw. hauptsächlich in der Feuerwerkerei zur Herstellung grüner Flammen und in der Analyse. **G. 3.**
Barium peroxydatum Bariumsuperoxyd	BaO_2. Bildet sich beim Erhitzen eines Gemisches von BaO und $Ba(NO_3)_2$ an der Luft über 350° C; bei weiterem Erhitzen über 700° C gibt es den O wieder ab	gelblichweißes, wasserunlösliches Pulver Erk.: in HCl lösen und dann siehe Kap. 51	Verw. zur Herstellung von H_2O_2 (s. d.). **G. 3.**
Barium sulfuricum Bariumsulfat, Schwerspat, Barytweiß, Permanentweiß, Blanc fix	$BaSO_4$. Findet sich als natürlicher Schwerspat. Gewonnen durch Zersetzung löslicher Bariumsalze mittels Schwefelsäure oder Sulfaten meist als Abfallprodukt bei der H_2O_2-Herstellung	schweres, weißes, völlig unlösliches Pulver, daher auch nicht giftig	Verw. als weiße Farbe (von geringer Deckkraft) und zum Verfälschen anderer Farben.

Benzinum Petroleum-Benzin, Benzin	Destillationserzeugnis bei der fraktionierten Destillation des Rohpetroleums, das zwischen 60—120° C übergeht	1. Gasolin siedet zwischen 60 bis 80° C, spez. Gew. etwa 0,700 2. Leichtbenzin siedet zwischen 80—100° C, spez. Gew. etwa 0,725. 3. Handelsbenzin siedet zwischen 100—120° C spez. Gew. etwa 0,750	Verw. als Fleckenreinigungsmittel, zum Lösen von Harzen, als Extraktionsmittel. Als Betriebsstoff für Motore. Sehr feuergefährlich! Lagerung nach der Mineralölverordnung! (s. d.)
Benzinum Petrolëi D. A. 5. Petroleumbenzin D. A. 5.	Destillationserzeugnis bei der fraktionierten Destillation des Rohpetroleums, das bei 50 bis 75° C übergeht	wasserhelle, flüchtige Flüssigkeit von eigenartigem Geruch, Stoff-Gew. 0,670—0,710. Feuergefährlich	Ist das Benzin lt. D. A. 5 zum Wunden auswaschen und etwa mit Gasolin identisch. (s. Benzinum.)
Benzolum Steinkohlenbenzin, Benzol	C_6H_6, Destillationserzeugnis bei der fraktionierten Destillation des Steinkohlenteeröles	wasserhelle, stark lichtbrechende Flüssigkeit vom Stoff-Gew. 0,870—0,880. Feuergefährlich! Entwickelt mit Salpetersäure einen Bittermandelgeruch (Nitrobenzol); verbrennt mit rußender Flamme (Benzin nicht); löst Dracorubinfarbstoff auf (Benzin nicht)	Verw. zum Lösen von Kautschuk und Harzen, zur Herstellung der meisten Benzolabkömmlinge usw. und als Betriebsstoff für schwere Motore. Lagerung nach der Mineralölverordnung! (s. d.)
Bergblau	ist basisch kohlensaures Kupfer. Gewonnen durch Malen von Azurit oder künstl. durch Fällung aus Cu-Lösungen mit Alkalicarbonaten	blaugrünes Farbpulver oder Stücke (locker)	Verw. zur Herstellung von Aerugo und als Kalkfarbe. **G. 3.**
Berliner Blau Pariser Blau	ist ein Gemisch von Ferro-Ferricyanid und Ferri-Ferrocyanid. Dargestellt, indem angesäuerte Ferrosulfatlösung mit Ferrocyankaliumlösung versetzt wird, wobei blaßblaues Ferro-Ferrocyanid ausfällt	schöne, tiefblaue Farbe, meist in kleinen Stücken, die, mit dem Fingernagel geritzt, ebenso kupferfarbigen Glanz zeigen wie Indigo	Verw. als Ölfarbe und mit Chromgelb gemischt zu Ölgrün. Als Kalkfarbe nicht verwendbar, da nicht alkalibeständig. Vor allem zum Anbläuen weißer Farben, da nicht S-haltig (wie Ultramarin).

Deutsche und lateinische Bezeichnung, Synonyma	Zusammensetzung, Darstellung, Vorkommen	Eigenschaften, Handelssorten, Erkennung	Verwendung, gesetzliche Bestimmungen
	Dasselbe wird ausgewaschen u. feucht an der Luft oder schneller mit Chlorkalk und Salzsäure in berechneten Mengen zu Berliner Blau oxydiert		
Bismuthum subnitricum Wismuthsubnitrat, basisch salpetersaures Wismuth	Gemisch von $Bi(OH)_2NO_3$ und $BiONO_3$. Entsteht beim Mischen von konz. Wismuthnitratlösung mit 25 T. kochenden Wassers	weißes, schweres, krystallinisches Pulver, in Wasser unlöslich, Erk.: beim Erhitzen rotbraune Dämpfe; in HNO_3 gelöst s. Kap. 51	Verw. med. gegen Magenleiden, bei Brandwunden, kosmetisch zu feinsten Schminken.
Bromum Brom	Br. Element, zu den Halogenen gehörig, kommt frei nicht vor, nur in Form von Bromiden. Gewonnen durch Abscheidung aus den Staßfurter Abraumsalzen mittels Cl	rotbraune, ebensolche Dämpfe ausstoßende Flüssigkeit vom Stoff-Gew. 3,180. Gut verschlossen, am besten unter etwas Wasser aufzubewahren. Dämpfe giftig; Gegenmittel Salmiakgeist	Verw. zur Herstellung von Bromsalzen, für sich als sehr kräftiges Desinfektionsmittel (Viehställe bei Tierseuchen). **G. 2.**
Calcaria chlorata **Calcium hypochlorosum** Chlorkalk	$Ca(ClO)_2 + CaCl_2$. Gewonnen durch Überleiten von Chlorgas bei nicht über 25° C Wärme übergelöschten, pulverförmigen Kalk. Gemenge von Calciumhypochlorit, Calciumchlorid und Calciumhydroxyd in wechselnden Mengen.	stark nach Cl riechendes Pulver, hygroskopisch; trocken und kühl aufzubewahren. Gehalt an aktivem Cl 25—35% (d. h. als Cl-Gas freizumachen)	Verw. als Bleich- und Desinfektionsmittel; mit Terpentinöl gemischt explosiv; der Geruch an den Händen ist durch Waschen mit Senfmehl oder Fixiersalzlösung entfernbar.
Calcaria usta Gebrannter Kalk, Ätzkalk	CaO. Gewonnen durch Glühen von natürlichem Kalkstein. $CaCO_3 = CaO + CO_2$	weiße bis graue, poröse Stücke, mit Wasser zu einem feinen Pulver, Calciumhydroxyd, zerfallend. Wiener Kalk, Calcaria	Verw. zur Herstellung von Kalkwasser, med. knochenbildend für Kinder; in der Analyse zum CO_2-Nachweis,

Die wichtigsten chemischen Präparate.

Calcium carbonatum Calciumcarbid	CaC_2. Dargestellt durch Erhitzen eines Gemisches von Kalk und Kohle mittels starker, elektrischer Ströme bis auf etwa 3000° C	graue, schwere Stücke, hygroskopisch, daher gut verschlossen aufzubewahren. Bildet mit Wasser das Acetylengas: $$CaC_2 + H_2O$$ $$= Ca(OH)_2 + C_2H_2$$	Verw. zur Herstellung von Acetylengas, C_2H_2, dieses zu Beleuchtungszwecken und Stichflammen.
Calcium carbonicum praecipitatum Calciumcarbonat, gefällter kohlensaurer Kalk	$CaCO_3$. Dargestellt durch Umsetzung von Calciumchlorid mit Natriumcarbonat: $$CaCl_2 + Na_2CO_3$$ $$= CaCO_3 + 2\,NaCl$$	feines, weißes Pulver, in Wasser unlöslich. Mit Mg-Carbonat gemischt als Calc. carbonic. levissimum	Verw. zu Zahnpulvern; med. als Mittel gegen Säurebildung im Magen; techn. als Putz- und Poliermittel.
Calcium chloratum Calciumchlorid, Chlorcalcium	$CaCl_2$. Gewonnen als Nebenerzeugnis bei vielen chemischen Vorgängen. Entsteht beim Auflösen von Kalk oder Kalkstein in Salzsäure $$CaO + 2\,HCl = CaCl_2 + H_2O$$ $$CaCO_3 + 2\,HCl$$ $$= CaCl_2 + H_2O + CO_2$$	1. Calc. chlor. crist., farblose Krystalle mit 6 Mol. H_2O; 2. C. chlor. sicc. bis zur Trockne eingedampft als krümeliges Pulver; 3. C. chlor. fus., bis zum Schmelzen erhitzt und auf Platten ausgegossen und in Stücke zerschlagen. Alle drei Sorten sind sehr hygroskopisch	Verw. wegen der großen Begier, Feuchtigkeit aufzunehmen, zum Austrocknen von feuchten Räumen, Entwässern von Gasen, chemisch. Präparaten usw. Das Calc. chlor. crist. dient zu Kältemischungen und als Kühlflüssigkeit für Eismaschinen.
Calcium fluoratum Calciumfluorid, Flußspat	CaF_2. Natürlich vorkommendes Mineral	derbe oder krystallinische Stücke im Handel meist gepulvert.	Verw. zum Erleichtern des Schmelzprozesses bei metallurgischen Arbeiten und in der Hochofenindustrie, daher der Name Flußspat; ferner als Zusatz zu Emaillen und Topfgla-

vienense, ist ein aus sandfreiem Kalkstein hergestelltes CaO, Stücke von rein weißer Farbe bildend. Gut verschlossen aufzubewahren. Darf mit HCl übergossen nicht aufbrausen | Wiener Kalk zum Putzen von Metallen.

Deutsche und lateinische Bezeichnung, Synonyma	Zusammensetzung, Darstellung, Vorkommen	Eigenschaften, Handelssorten, Erkennung	Verwendung, gesetzliche Bestimmungen
Calcium phosphoricum Calciumphosphat, phosphorsaurer Kalk	$CaHPO_4 + 2 H_2O$. Bildet den Hauptbestandteil der menschlichen und tierischen Knochen. Chem. rein gewonnen durch Umsetzung von Calciumchlorid mit neutral. Natriumphosphat: $Na_2HPO_4 + CaCl_2 \rightarrow CaHPO_4 + 2 NaCl$	1. C. phosph. crud. besteht aus entölten und entleimten, weiß gebrannten und gemahlenen Knochen, weißgraues Pulver; 2. C. phosph. pur. bildet ein weißes, feines Pulver. In Wasser unlöslich	suren. Gepulvert mit H_2SO_4 erhitzt zur Herstellung der Flußsäure (s. d.). Verw. 1. als Düngemittel, vor allem zur Herstellung von Superphosphat und bei der Viehfütterung; 2. med. als knochenbildendes Mittel bei Skrofulose usw.
Calcium sulfuricum und Calcium sulfuricum ustum Calciumsulfat, Gebrannter Gips	$CaSO_4 + 2 H_2O$. Kommt als Gipsstein natürlich vor, in krystallinischen Massen als Alabaster (beste Sorte). Ferner in großen Mengen als Nebenprodukt in der chem. Industrie. Durch Erhitzen auf 120° C verliert der Gips $1^1/_2$ Mol. Krystallwasser; $CaSO_4 + {}^1/_2 H_2O$ = gebrannter Gips	Gebrannter Gips ist ein weißes Pulver, mit Wasser zu einem Brei angerührt, nimmt er das verlorengegangene Krystallwasser wieder auf und erhärtet; ist aber durch Erhitzen auf über 160° C alles Krystallwasser verlorengegangen, so erhärtet er nicht mehr, er heißt dann totgebrannt	Verw. zum Befestigen von Haken usw., zu Gipsfiguren, zu Gipsbinden. Soll er langsam erhärten, so beim Modellieren nur langsam erhärten, so setzt man ihm Eibischpulver oder Leimwasser zu.
Caput mortuum Colcothar vitrioli Totenkopf Eisenmennige	unreines Ferrioxyd (Fe_2O_3), Rückstand bei der Herstellung der rauchenden Schwefelsäure. Durch Glühen an der Luft schon während des Abrauchens der SO_3 geht das FeO in Fe_2O_3 über $2 FeO + O = Fe_2O_3$	durch Glühen mit Kochsalz gewinnt man verschiedene Farbtöne. Muß in kochender starker Salzsäure löslich sein	Verw. als dunkelrote Öl- und Wasserfarbe.

Die wichtigsten chemischen Präparate.

Carbolineum	Abfallstoff bei der fraktionierten Destillation des Steinkohlenteeröls, verschiedene Kohlenwasserstoffe neben etwas Kresolen enthaltend	braunschwarze, unangenehm riechende Flüssigkeit, Obstbaumcarbolineum ist eine Verseifung von Carbolineum mit Harzseifen	Verw. zum Anstreichen und Imprägnieren des Holzes gegen Fäulnis. Obstbaumcarbolinen gegen Pflanzenschädlinge.
Carbo lingi Holzkohle	durch Verkohlen von Holz in Kohlenmeilern gewonnen	leichtes schwarzes Pulver	Verw. zum Filtern von Flüssigkeiten, zu schwarzem Zahnpulver.
Carboneum sulfuratum Alcohol sulfuris, Schwefelkohlenstoff	CS_2. Gewonnen durch Überleiten von Schwefeldämpfen über glühende Kohlen und Auffangen der Dämpfe unter Wasser	farblose, stark lichtbrechende Flüssigkeit vom Stoffgewichte 1,280; flüchtig und feuergefährlich	Verw. als Lösungsmittel für Kautschuk und Harze, zum Vertilgen von Mäusen und Maulwürfen. **G. 3**.
Carboneum tetrachloratum Tetrachlorkohlenstoff, Benzinoform	CCl_4. Gewonnen durch Einleiten von Cl in Schwefelkohlenstoff und andere Kohlenwasserstoffe	farblose, leicht bewegliche und flüchtige Flüssigkeit vom Stoffgewicht 1,630. Nicht brennbar	Verw. als Fleckenreinigungsmittel an Stelle des feuergefährlichen Benzins, zum Lösen von Fetten und Harzen, und als Feuerlöschmittel.
Ceresinum Ceresin	feste Kohlenwasserstoffverbindungen, aus dem Ozokerit oder Erdwachs nach dem Ausscheiden von Paraffin. solidum zurückbleibend	feste, körnige, weiße bis gelbe Massen, vom Schmelzpunkte 50—55° C: nicht verseifbar	Verw. zu Kerzen, Bohnermasse, Pomaden, Schuhcreame usw.
Cerium nitricum Cernitrat	$Ce(NO_3)_3$. Durch Auflösen von Ceroxydul in Salpetersäure und Eindampfen	farblose, in Wasser leicht lösliche Krystalle	Verw. neben Thoriumnitrat in der Glühstrumpfindustrie. Ferner zu Cereisen als funkenerzeugender Metallstift für Feuerzeuge.
Cerussa Bleiweiß, basisches Bleicarbonat	$2(PbCO_3) + Pb(OH)_2$. Gewonnen durch: 1. Behandlung von Bleiplatten mit Essigsäure und Eingraben der Töpfe	weißes, weiches, schweresPulver oder Stücke, in Salpetersäure und kochender Kalilauge löslich (sonst mit Schwerspat oder	Verw. in der Ölmalerei, jedoch verboten zum Anstreichen von Gebrauchsgegenständen, Umhüllungen von Genußmitteln,

Deutsche und lateinische Bezeichnung, Synonyma	Zusammensetzung, Darstellung, Vorkommen	Eigenschaften, Handelssorten, Erkennung	Verwendung, gesetzliche Bestimmungen
	in warmen Pferdemist, wobei sich allmählich Bleiweiß bildet (holländische Methode); 2. Behandeln von Bleiglätte abwechselnd mit Essigsäure- und Kohlensäuredampf (deutsche Methode); 3. Lösung von Bleiglätte in Essigsäure und Ausfällen mit CO_2 (englische Methode);	Kreide verfälscht). Um angeriebenes Bleiweiß zu prüfen, wird der Firnis zuvor durch Schütteln mit Benzin entfernt. Farbe von sehr großer Deckkraft, da der Firnis sich z. T. verseift. — Beste Sorte Kremserweiß. Die Bleiweißanstriche dunkeln oft nach, da sich unter Aufnahme von H_2S aus der Luft schwarzes Bleisulfid bildet	Kinderspielzeug, zu kosmetischen Mitteln. Wegen der Giftigkeit nimmt der Verbrauch mehr und mehr ab. Darf nicht mit S-haltigen Farben gemischt werden. Sog. giftfreies Bleiweiß ist Bleisulfat, gehört aber ebenfalls zu **G. 3**.
China Clay Kaolin, Porzellanerde, Pfeifenton	natürliches nur wenig Kieselsäure enthaltendes Aluminiumoxyd durch Schlämmen gereinigt	weißes bis grauweißes weiches Pulver	Verw. in der Porzellanfabrikation, zu Farblacken (Wandgrün, Kalkblau), zur Glanzpapierfabrikation, zum Verfälschen weißer Farben, zur Herstellung von Aluminium sulfuricum.
Chloroformium Chloroform, Trichlormethan	$CHCl_3$. Durch Destillation von Chlorkalk mit Äthylalkohol oder Aceton gewonnen	farblose, flüchtige Flüssigkeit von eigenartig süßlichem Geruch und süßlich brennendem Geschmack, in Weingeist, Äther, fetten und äther. Ölen leicht löslich; Stoffgew. 1,485, Siedepunkt 60—62°C. Vor Licht geschützt, gut verschlossen an kühlen Orten aufzubewahren	Verw. med. als Hypnoticum und zu Einreibungen, techn. zum Lösen von Kautschuk, Guttapercha, Harzen usw. **G. 2; Verz. B**.
Chlorum Chlor	Cl. Durch Kochen von Braunstein mit HCl oder bei der Chloralkali-Elektrolyse gewonnen	grünliches Gas, meist als flüssiges Cl in Stahlbomben gehandelt. Durch Einleiten von	Verw. zur Herstellung von Chlorkalk und anderen, vor allem organischen Chlorverbin-

Chromgelb Bleichromat	$PbCrO_4$. Dargestellt durch Zersetzung von Bleiacetatlösung mittels Kaliumchromatlsg. Je nachdem basisches oder neutrales Bleiacetat und andererseits die Kaliumchromatlösung mit Schwefelsäure versetzt ist oder nicht, erhält man hellere oder dunklere Sorten	schöne, gelbe Farbe, rein in Salpetersäure löslich, sonst mit Schwerspat verfälscht (Handelsware meist schwerspathaltig)	Chlorgas in Wasser gewinnt man Chlorwasser. Aqua chlorata D. A. 5 dungen, und zum Bleichen. Verw. in der Ölmalerei und zur Herst. von Ölgrün. **G. 3.**
Chromgrün	1. Cr_2O_3. Echtes Chromgrün entsteht durch Glühen von Ammoniumchromat oder gefälltem $Cr(OH)_3$. — 2. Unechtes Chromgrün, auch Ölgrün genannt, ist ein Gemisch von Chromgelb mit Berlinerblau, oft mit Schwerspat verfälscht	1. Amorphes, grünes Pulver, in Säuren fast unlöslich. Sehr dauerhafte, schwere, grüne, auch alkalifeste Farbe; 2. durch versch. Mischen nuanciert, nicht alkalibeständig, daher nur als Ölfarbe verwendbar	1. Verw. in der Kunst- und Porzellanmalerei, nicht giftig. — 2. Verw. in der Ölmalerei. **G. 3.**
Chromrot Zinnoberersatz, Chromzinnober	$PbO \cdot PbCrO_4$ ist basisches Bleichromat, gewonnen durch Schmelzen von Bleichromat mit Salpeter, oder durch Behandlung von Bleichromat mit wenig Kalilauge, meist mit Teerfarben nachgefärbt	schön rotes Pulver, in Salpetersäure löslich, sonst mit Schwerspat verfälscht	Verw. in der Ölmalerei; nicht lichtecht. **G. 3.**
Cinnabaris Zinnober, Schwefelquecksilber	HgS. Kommt natürlich als Bergzinnober vor. Künstlich schöner hergestellt durch Ausfällen von Quecksilbersalzlösungen mittels H_2S u. Kochen des gebildeten schwarzen HgS	schweres, prachtvoll scharlachrotes Pulver. Chinesischer Zinnober enthält 1% Schwefelantimon; beste Marke Vermillon. Auf freien Schwefel prüft man durch Anrühren mit Na-	Verw. in der Ölmalerei. Nicht giftig, lichtbeständig.

Deutsche und lateinische Bezeichnung, Synonyma	Zusammensetzung, Darstellung, Vorkommen	Eigenschaften, Handelssorten, Erkennung	Verwendung, gesetzliche Bestimmungen
	mit Schwefelalkalilösung oder Sublimation des schwarzen HgS und Vermahlen auf Naßmühlen, wobei sich ein scharlachrotes Pulver bildet	tronlauge, erwärmen und auf eine Silbermünze bringen, darf keinen schwarzen Fleck darauf bilden. — Z. darf nicht mit bleihaltigen Farben oder bleihaltigem Firnis gemischt werden	messung einer 10 proz. Leimlösung bei 50° C; 3. durch praktische Leimversuche und Zerschlagen des Holzstückes nach einigen Tagen.
Cobaltum chloratum Kobaltchlorür	$CoCl_2$. Durch Auflösen von Kobaltoxydul in Salzsäure gewonnen. Co findet sich in allen Nickelerzen	rosa Krystalle, in Wasser leicht löslich	Verw. zur Herstellung sympathetischer Tinten und in der Analyse sowie zur Herstellung der Smalte.
Cognac Spiritus e vino	Weindestillat von etwa 60 bis 70% Alkoholgehalt; muß franz. Erzeugnis sein	blaßgelbliche Flüssigkeit von eigenartigem Geruche und Geschmacke. Prüfung auf ersteren durch Einträufeln in heißes Wasser, wodurch Beimengungen sich durch den Geruch verraten	enthält besonders Önanthäther. Kognakverschnitt muß als solcher im Handel bezeichnet werden; mindestens 10% seines Alkoholgehaltes müssen aus reinem Weindestillate bestehen. Das Ursprungsland muß auf den Flaschen angegeben sein; nach dem D. A. 5 soll der Alkoholgehalt 38% sein.
Colla Gluten animale, Leim	1. Lederleim aus Hautabfällen von Tieren durch Einweichen in Kalkmilch und Auskochen mit Dampf; 2. Knochenleim, durch Auskochen der entölten oder entölten und entkalkten Tierknochen mit Dampf. Die Masse wird in Tafeln geschnitten und auf Netzen getrocknet. Nebenerzeugnisse: phosphor-	in kaltem Wasser nur quellend, im Dampfbade flüssig werdend (Leim soll nie kochen). Weißer Leim ist mit Zinkweiß oder Schwerspat versetzt. Flüssiger Leim wird dargestellt, indem dicke Leimlösungen mit etwas Essigsäure erhitzt werden. Chromleim = Leimlösung mit etwas Kaliumdichromat ver-	Verw. zum Kleben von Holz; zum Steifen von Kleidern usw. Die Prüfung der Leime geschieht 1. durch die sog. Hauchprobe, 2. durch Zähflüssigkeitsmessung einer 10%-igen Leimlösung bei 50° C; 3. durch praktische Leimversuche und Zerschlagen des Holzstückes nach einigen Tagen.

	saurer Kalk und Knochenöl	setzt, wird bei Sonnenlicht unlöslich und wird daher zum Kleben wasserdichter Beutel, in der Photogr. im Pigmentdruck verwendet	
Collodium	dargestellt durch Auflösen von 1 T. Kollodiumwolle in 3 T. Weingeist und 21 T. Äther	farblose, nur wenig trübe, dicke Flüssigkeit, stark nach Äther riechend, feuergefährlich	Verw. med. zum Schließen kleiner Wunden (C. elasticum), auch in der Lichtbildnerei zum Celloidinpapier und zum Hühneraugenkollodium.
Creolin	Verseifung von kresolhaltigem Steinkohlenteeröl mit Harzseife	schwarzbraune, unangenehm riechende Flüssigkeit, mit Wasser eine Emulsion bildend	Verw. als Desinfektionsmittel, besonders in der Tierarzneipraxis. Ist in den meisten Bundesstaaten für nicht giftig erklärt worden.
Creta alba Schlämmkreide	$CaCO_3$. Natürliches Calciumcarbonat, häufig mit Silikaten usw. verunreinigt. Reinigung durch wiederholtes Schlämmen. Vorkommen auf der Insel Rügen, in Dänemark und vielen anderen Orten	weißes Pulver oder Stücke. Handelssorten: Rügener, dänische und Champagnerkreide	Verw. in der Wassermalerei, zu Fensterkitt, zum Verfälschen heller Farben.
Cumarin	$C_9H_6O_2$, Riechstoff der Tonkobohne, des Waldmeisters, Ruchgrases, Weichselrohres, Steinklees	weiße, kleine Krystalle, von kräftigem Geruche, in Alkohol und fetten Ölen löslich. Jetzt fast nur noch künstlich aus Salicylaldehyd hergestellt	Verw. in der Parfümerie (frisch Heugeruch).
Cuprum aceticum Cuprum subaceticum	} s. Aerugo		
Cuprum carbonicum Kupfercarbonat, kohlensaures Kupfer	ist ähnlich wie Bergblau ein basisches Salz und wird durch Zusammengießen einer heißen Sodalösung mit einer heißen Kuphervitriollösung gewonnen	blaugrünes Pulver oder lockere Stücke	Verw. in der Feuerwerkerei zu Blaufeuer, ferner als Wasserfarbe in der Kunstmalerei.

Deutsche und lateinische Bezeichnung, Synonyma	Zusammensetzung, Darstellung, Vorkommen	Eigenschaften, Handelssorten, Erkennung	Verwendung, gesetzliche Bestimmung
Cuprum sulfuricum Kupfervitriol	$CuSO_4 + 5 H_2O$. Durch Rösten von Kupferkies (Schwefelkupfer) u. Auslaugen der Schmelze gewonnen; chem. rein durch Auflösen von Cu = Drehspänen in H_2SO_4 eindampfen und auskrystallisieren lassen	dunkelblaue, in Wasser leicht lösliche Krystalle, an der Luft verwitternd, Rohware ist meist durch Eisen verunreinigt. Salzburger Vitriol oder Doppelvitriol (Doppeladler) wird aus Grubenwässern gewonnen und enthält größere Mengen von Eisenvitriol	Verw. in der Färberei, der Galvanoplastik, zum Einkelken (Beizen) des Saatgetreides, med. als Ätzmittel (Ätzstifte), gegen Faulstrahl im Pferdehuf. **G. 3.**
Eau de Javelle Fleckwasser, Natriumhypochloritlösung	gewonnen durch Vermischen einer Lösung von Natriumkarbonat oder Kaliumkarbonat mit angerührtem Chlorkalk, der einige Zeit ausgelaugt ist. Darf nicht erwärmt werden	schwach grünlich gefärbte, oft trübe Flüssigkeit von starkem Chlorgeruche. Vor Licht geschützt kühl aufzubewahren. Entwickelt mit Säuren Cl-Gas	Verw. als Bleichmittel und zum Entfernen von Obst- und Rotweinflecken.
Ebur ustum Beinschwarz Spodium	unter Luftabschluß gebrannte Knochen	tiefschwarzes Pulver. Wird mit HCl der Kalk herausgelöst, dann heißt es Lackschwarz od. Pariser Schwarz	Verw. in der Ölmalerei und zu tiefschwarzen Emaillelacken. Rohes Ebur ustum, früher in der Stiefelwichsefabrikation.
Englisch Rot Königsrot	stark eisenoxydhaltige Tonerdefarben, durch Glühen mancher Ockersorten unter Zusatz von Caput mortuum erhalten	rotes Pulver	Verw. in der Wasser- und Ölmalerei.
Ferrum citricum ammoniatum Citronensaures Eisenoxydammoniak	Doppelsalz von Ferricitrat und Ammoniumcitrat	glänzend braune bis grüne Blättchen, in Wasser leicht löslich. Darf mit Ferricyankalium keine Blaufärbung geben (Ferrosalz). Vor Licht geschützt aufzubewahren	Verw. in der Lichtbildnerei (Blaudruckverfahren). **Verz. B.**

Ferrum sulfuratum Schwefeleisen, Ferrosulfid	FeS. Durch Zusammenschmelzen von Eisenpulver mit Schwefelpulver in bedeckten Gefäßen	schwarze, schwere Stücke, mit ca. 50%-iger Schwefelsäure H_2S entwickelnd	Verw. zur H_2S-Entwickelung bei der Analyse.
Ferrum sulfuricum Eisenvitriol, Ferrosulfat, auch Kupferwasser genannt	$FeSO_4 + 7 H_2O$. Roher E. gewonnen durch Rösten von Schwefelkies u. Auslaugen der Schmelze unter Zusatz von Feilspänen und H_2SO_4; chem. reiner durch Auflösen von Eisenfeil- oder Drehspänen in Schwefelsäure	roher E. bildet große, grüne Krystalle, chem. reiner kleinere blaßgrüne Krystalle oder ein Krystallmehl, wenn er aus der wässerigen Lösung durch Alkohol präcipitiert wird. Roher E. ist meist durch Cu verunreinigt, das sich an einem in eine Ferrosulfatlösung getauchten blanken Eisenstab niederschlägt	Verw. roher in der Tintenfabrikation, Färberei u. Druckerei, in der Landwirtschaft zum Vertreiben von Hederich, als Desinfektionsmittel; chem. reiner in der Analyse und Heilkunde. Ferr. sulfuric. sicc. ist **Verz. B**. Aufbewahrung in kühlen Kellern.
Formaldehyd solutus Formaldehydlösung, Formalin	H·COH. Dargestellt durch Überleiten von Methylalkoholdämpfen und Luft über glühende Spiralen von Platin oder Kupfer	farblose, stechende riechende, wässerige Flüssigkeit, D. A. 5-Ware 35% Formaldehyd neben wechselnden Mengen Methylalkohol enthaltend; Stoffgew. 1,080. Vor Licht geschützt aufzubewahren	Verw. zur Desinfektion von Krankenzimmern; gegen Schweiß in ca. 5—10% spirit. Lösung oder zu Schweißpudern, nach dem D. A. 5 giftig, nach der Giftverordnung nicht.
Fuligo Kienruß	früher aus harzreichem Holze, jetzt aus Petroleum und Mineralölen durch unvollständige Verbrennung hergestellt, indem man die Flamme an gekühlte Eisenblechzylinder schlagen läßt. Der Ruß wird dann durch wiederholtes Glühen in abgeschlossenen Retorten von anhängendem Teer und Öl befreit	schwarzes, sehr leichtes und lockeres Pulver; 3fach gebrannt oder 6fach gebrannt. Glanzruß schwarze schwere Krystalle setzen sich in den Schornsteinen an	Verw. als Ölfarbe (trocknet mit Firnis schwer), in der Malerei und zu Tuschen; die feinste chinesische Tusche soll aus Campherruß hergestellt sein. Glanzruß beim Abbrennen von Metallen.
Gelatina decolorata Gelatine	durch Knochenkohle entfärbter und gereinigter Leim, (aus Kalbsknochen) in dünnen Tafeln auf Netzen getrocknet	im kalten Wasser quellend, in heißem sich lösend. 1. G. alba, richtiger decolorata. 2. G. rubra. rot gefärbt	zu Speisezwecken (Gelées), Hektographenmasse, Gelatinekapseln, technisch. Präparaten.

Deutsche und lateinische Bezeichnung, Synonyma	Zusammensetzung, Darstellung, Vorkommen	Eigenschaften, Handelssorten, Erkennung	Verwendung, gesetzliche Bestimmungen
Glycerinum Glycerin, Ölsüß	$C_3H_5(OH)_3$. Gewonnen als Nebenerzeugnis bei der Seifen-Fettsäure- und Stearindarstellung. Das rohe Glycerin ist oft kalkhaltig und dann für die Seifenbereitung unverwendbar; für Gasuhren muß es säurefrei sein; als Einreibung soll es nur verdünnt, nicht in konz. Zustande verwendet werden, um Entzündungen der Haut zu vermeiden	roh eine braune, übelriechende Flüssigkeit, die durch wiederholtes Filtrieren über Knochenkohle und Rektifikation gereinigt wird. Glycerin pur. ist wasserhell, dickflüssig, von süßem Geschmacke, Stoffgew. 1,225—1,235. In Wasser, Weingeist und Ätherweingeist klar löslich, unlöslich in Äther, Chloroform und fetten Ölen; wird nach Graden Beaumé gehandelt (24—28° Bé)	Verw. med. zu Salben und Einreibungen gegen aufgesprungene Haut, technisch zu Hektographenmasse, Glycerinseifen, Buchdruckerwalzmassen und zur Herstellung von Nitroglycerin.
Graphit Plumbago, Wasserblei	schwer verbrennliche Modifikation der Kohle, natürlich in großen Lagern vorkommend: Ceylon, Sibirien, Kalifornien, Böhmen (Passau), Bayern	schwarzgraues, färbendes Pulver oder silberglänzende Schuppen (Flockengraphit)	Verw. mit Ton verknetet in der sog. Bleistiftfabrikation, zu Ofenschwärze, Maschinenschmieren, Flockengraphit zu Metallschmelztiegeln.
Heliotropin	$C_8H_6O_3$. Umsetzungserzeugnis des im Pfeffer enthaltenen Piperins. Meist aus Safrol (Bestandteil des Campheröls) gewonnen	kleine, weiße Krystallnadeln, von kräftigem Heliotropgeruch, in Alkohol leicht löslich	Verw. in der Parfümerie.
Hydrargyrum Quecksilber	Hg. Kommt gediegen nur in kleinen Mengen, zumeist als Zinnober, HgS vor: Almaden (Spanien), Idria, Kalifornien, Mexiko. Dargestellt durch Rösten des HgS mit Calciumoxyd	silberglänzende, leicht bewegliche Flüssigkeit vom Stoffgew. 13,560. Verunreinigungen wie Blei, Zink u. a. m. werden durch Schütteln mit kalter 5 proz. Salpetersäure entfernt.	Verw. zumeist zu physikalischen und chemischen Instrumenten, zur Herstellung der Quecksilbersalze, zu Unguzielsalbe, med. als graue Salbe gegen Syphilis. Amal-

Name	Darstellung	Eigenschaften	Verwendung
	und Eisenfeilspänen, wobei sich FeS bildet, während das Hg überdestilliert	Diese verraten sich durch Bildung grauer Häutchen auf dem Quecksilber. Hg ist nicht giftig, dagegen die Dämpfe eingeatmet; daher größte Vorsicht beim Abwiegen, nicht verschütten, nicht ohne Trichter füllen, Tonschale unterstellen! Nur in Ton- oder Eisengefäßen aufzubewahren; legiert sich außer Fe mit fast allen Metallen	game sind Legierungen von Hg mit Au, Ag, Cu, Zn, Sn, Na usw. (nur mit Fe legiert sich Hg nicht); die zur Feuervergoldung, Zahnplomben, zu Spiegelbelägen, Reibkissen für Elektrisiermaschinen, Verquikkungspulvern (Mützenplv.) und in der chem. Synthese verwendet werden.
Hydrargyrum bichloratum corrosivum, Quecksilberchlorid, Quecksilbersublimat, Merkurichlorid	$HgCl_2$. Dargestellt durch Auflösen von Hg in Königswasser, Eindampfen und Auskristallisieren. Wird oft durch Sublimieren gereinigt. Früher durch Sublimation hergestellt. Daher noch der Name Sublimat	krystallinische weiße Massen oder Pulver, in Wasser, Alkohol und Äther löslich. Mit gleichen Teilen Kochsalz bildet $HgCl_2$ ein beständiges, neutrales Doppelsalz, das rot gefärbt zur Herstellung der Sublimatpastillen dient, die in ein mit Totenkopf versehenem Papier einzeln verpackt sein müssen	Verw. als kräftiges Antisepticum und Desinfektionsmittel, zum Imprägnieren von Holz gegen Fäulnis. **G. 1.** In der Giftverordnung fehlt bei den Quecksilberpräparaten der Zusatz: „und ihre Zubereitungen". (Daher würden Pastillen und Lösungen laut Giftverordnung nicht zu den Giften zählen.)
Hydrargyrum bijodatum rubrum, Quecksilberjodid, Merkurijodid	HgJ_2. Gewonnen durch Fällen von Quecksilberchloridsg. mit Kaliumjodidlsg.: $HgCl_2 + 2 KJ = HgJ_2 + 2 KCl$	schön rotes, amorphes Pulver, unlöslich in Wasser, in Alkohol schwer, in Kaliumjodidlsg. leicht löslich	Verw. med. äußerlich in Salbenform. **G. I, Verz. B.**
Hydrargyrum chloratum mite, Quecksilberchlorür, Merkurochlorid, Kalomel	Hg_2Cl_2. Dargestellt: 1. durch Versetzen von Merkuronitratlösung mit NaCl: $Hg_2(NO_3)_2 + 2 NaCl = Hg_2Cl_2 + 2 NaNO_3$ als Hydrarg. chlorat. v. hum. parat; 2. durch Sublimation	schweres weißes bis schwach gelbliches Pulver, in Wasser, Alkohol u. verdünnten Säuren unlöslich. Vor Licht geschützt aufzubewahren	Verw. med. als Abführmittel, besonders bei kleinen Kindern, bei Augenentzündungen, ferner in der Feuerwerkerei. **G. 3, Verz. B.**

Deutsche und lateinische Bezeichnung, Synonyma	Zusammensetzung, Darstellung, Vorkommen	Eigenschaften, Handelssorten, Erkennung	Verwendung, gesetzliche Bestimmungen
	von $HgCl_2$ mit Hg: $HgCl_2 + Hg = Hg_2Cl_2$ und schnelle Abkühlung der gebildeten Merkurochloriddämpfe durch Wasserdampf als Hydrarg. chlorat. vapore parat.		
Hydrargyrum jodatum Quecksilberjodür, Merkurojodid	Hg_2J_2. Dargestellt durch Verreiben von Hg mit J im Verhältnis der Atomgewichte oder durch Versetzen von Merkuronitratlösung mit Kaliumjodidlösung. $Hg_2(NO_3)_2 + 2\,KJ = Hg_2I_2 + 2\,KNO_3$	amorphes, grüngelbes Pulver, in Wasser und Alkohol unlöslich. Vor Licht geschützt aufzubewahren	Verw. med. und in der Lichtbildnerei. **G, I, Verz. B.**
Hydrochinonum Hydrochinon	$C_6H_4(OH)_2$ ist p-Dioxybenzol	weiße seidenartige Krystalle, am Licht braun werdend	Verw. in der Photographie als Entwickler.
Hydrogenium peroxydatum Wasserstoffsuperoxyd	H_2O_2. Gewonnen durch Zersetzung von Bariumsuperoxyd mittels Schwefelsäure: $BaO_2 + H_2SO_4 = BaSO_4 + H_2O_2$ oder aus $Na_2O_2 + H_2SO_4$ unter Eiskühlung und Abdestillation im Vakuum (Perhydrol)	klare farb- und geruchlose Flüssigkeit, die stets etwas sauer sein muß, da sie sonst O-Perlchen entwickelt und sich zersetzt. Vor Sonnenlicht geschützt aufzubewahren. Sie enthält meist 3%, Perhydrol 30% H_2O_2	Verw. als kräftiges Oxydationsmittel, daher zum Bleichen organischer Stoffe, Haare, Elfenbein, Schwämme, mit NH_3 schwach alkalisch gemacht und als Gurgel- und Mundspülwasser bei Halsentzündungen.
Hydrogenium sulfuratum Schwefelwasserstoff	H_2S entwick. sich als Gas beim Übergießen von FeS mit warmer verdünnter H_2SO_4. $FeS + H_2SO_4 = FeSO_4 + H_2S$	farbloses, nach faulenden Eiern riechendes Gas wird von H_2O leicht absorbiert und heißt dann Schwefelwasserstoffwasser	Verw. als Reagenz in der Analyse. In größeren Mengen eingeatmet giftig.

Ichthyolum Ichthyol	Destillationserzeugnis eines bituminösen, schwefelhaltigen Schiefers, in Tirol vorkommend. Der gewonnene Teer wird durch Schwefelsäure in Sulfoichthyolsäure umgewandelt, die dann an Ammonium, Natrium oder Zink gebunden wird	das bekannteste Präparat ist das Ammonium sulfoichthyolicum, eine dunkelbraune, teerartige, eigenartig riechende Flüssigkeit, in Wasser löslich	Verw. med. äußerlich gegen Rheuma, Gicht, Frostbeulen usw.
Infusorienerde Kieselgur	Kieselpanzer mikroskopisch kleiner Diatomeen, durch Ablagerung auf dem Meeresboden entstanden, der später durch Erdumwälzungen gehoben wurde	wird in mächtigen Lagern in der Lüneburger Heide und Mitteldeutschland gefunden. Unverbrennbar, säurefest, schlechter Wärmeleiter, sehr aufsaugefähig	besteht fast ganz aus Kieselsäure. Verw. zur Herstellung von Wasserglas, Dynamit, zum Verpacken von Dampfleitungen, geschlämmt als Putz- und Poliermittel.
Jodoformium Jodoform, Trijodmethan	CHJ_3. Durch Einwirkung von Jod und Kalilauge auf Äthylalkohol oder Aceton gewonnen	kleine, citronengelbe Krystallblättchen oder Pulver von durchdringendem, anhaltendem, eigenartigem Geruche, safranähnlich. Wenig in Weingeist, leicht in Äther, Chloroform, Glycerin und fetten Ölen löslich	Verw. med. als Antisepticum in der Wundbehandlung. Als Jodoformgaze und -watte freigegeben. **G. 3, Verz. B.**
Jodum Jod s. Kap. 51	J. Aus den chilenischen Salpeterrestlaugen und der Asche von Meeresalgen durch Einleiten von Cl oder Destillation mit MnO_2 und H_2SO_4 gewonnen	braune tafelförmige Krystalle in Alkohol, Äther Tetrachlorkohlenstoff, Benzol usw. löslich	Verw. als Desinfektionsmittel und zur Herstellung der Jodsalze. **G. 3.**
Jonon	künstlicher Veilchengeruch, aus Citral und Aceton gewonnen	es kommt in 10 proz. Lösung in den Handel	Verw. zu künstlichem Veilchengeruche in der Parfümerie.
Kaiserblau Neublau, Waschblau	bessere Sorten Ultramarinblau (s. d.)	blaues Pulver	Verw. zum Weißen der Wäsche.

Deutsche und lateinische Bezeichnung, Synonyma	Zusammensetzung, Darstellung, Vorkommen	Eigenschaften, Handelssorten, Erkennung	Verwendung, gesetzliche Bestimmung
Kali causticum fusum Ätzkali **Kalium hydroxydatum** Kaliumhydroxyd Kaliseifenstein	KHO. Durch Eindampfen der Kalilauge (s. d.) in Silberkesseln gewonnen und in eiserne Formen ausgegossen	weiße, harte Stücke oder Stangen, die leicht CO_2 aus der Luft aufnehmen und an feuchter Luft zerfließen; daher gut verschlossen aufzubewahren. Kali caustic. pur. enthält ca. 85% KOH	Verw. in der Seifenbereitung zur Herstellung der weichen Kaliseifen, das chemisch reine Ätzkali in der Analyse, med. als Ätzmittel. **G. 3.**
Kalium metallicum	K. Alkalimetall, frei nicht vorkommend, aber als Chlorid und Sulfat. Dargestellt durch Zersetzung von geschmolzenem KHO mittels des elektrischen Stroms oder durch Glühen von Pottasche mit Kohle unter Luftabschluß: $K_2CO_3 + 2C = 2K + 3CO$ und Auffangen des K-Dampfes unter Paraffinöl	glänzendes, silberweißes, wachsweiches Metall, leichter als Wasser, sich mit diesem zersetzend (zu KOH), daher unter Petroleum oder Paraffinöl aufzubewahren. Kommt in etwa kirschgroßen Kugeln in den Handel	Verw. zu wissenschaftlichen Zwecken. **G. 3.**
Kalium bioxalicum Oxalium, Kleesalz, Kaliumbioxalat	KHC_2O_4. Findet sich im Safte des Sauerklees und anderer Pflanzen. Dargestellt durch Versetzen von 2 Molekeln Oxalsäurelsg mit 1 Molekel Kaliumcarbonatlsg und eindampfen	weiße, undurchsichtige, geruchlose Krystalle von saurem Geschmacke, sauer reagierend. Das Pulver wirkt stark hustenreizend	Verw. als Fleckenreinigungsmittel (Tinten- u. Rostflecke), in der Zeugdruckerei. **G. 3.**
Kalium bitartaricum Cremor tartari, Weinstein, Kaliumbitartrat	Bodensatz, der sich bei der Gärung des Weines bildet und als Tartarus crudus (albus und ruber) in den Handel kommt, meist sehr kalkhaltig, oft auch	weißlichgraue bzw. rote Stücke von großer Härte, in 180 T. kalten Wassers nicht klar löslich. Gereinigt ein weißes, feines Pulver, von säuerlichem Ge-	Verw. 1. roher W. als Beizmittel in der Färberei und zur Herstellung von Weinsäure, 2. gereinigter W. zum Einlegen von Gurken, als Zusatz zum

Die wichtigsten chemischen Präparate.

Kallium bromatum, Bromkalium, Kaliumbromid	durch Fe verunreinigt. Durch Lösen des rohen und Filtern über Knochenkohle erhält man den gereinigten Weinstein, Tartarus depuratus. Durch Versetzen einer Pottaschelösung mit Weinsäure den chem. reinen Weinstein Tartarus purus	schmack, in 220 T. kalten und 20 T. siedenden Wassers klar löslich, beide nicht kalk- bzw. eisenfrei. Tartarus purus kalk- und eisenfrei.	Backpulver und als Zusatz zum Versilberungspulver für Feinmechaniker; 3. chem. reiner med. zu Magenpulvern und als Erfrischungsmittel mit Wasser angerührt.
	durch Eintragen von Fe-Feilspänen in Brom und Umsetzen des gebildeten Eisenbromürs mit Pottaschelösung $Fe + Br_2 = FeBr_2$. $FeBr_2 + K_2CO_3 = FeCO_3 + 2 KBr$. Früher auch durch Eintragen von Br in KOH, doch war dann das gebildete $HBrO_3$ durch Glühen mit Kohle zu entfernen	schneeweiße, glänzende Würfel, in Wasser leicht löslich, von salzigem Geschmacke, in der Hitze schmelzend. Erk.: s. Kap. 51	Verw. med. als krampfstillendes und nervenberuhigendes Mittel, mit Baldriantee zusammen als Schlafmittel. In der Lichtbildnerei als sog. Verzögerer.
Kallium carbonicum, Kaliumcarbonat, Pottasche, Sal tartari	H_2CO_3. Gewonnen: 1. Durch Auslaugen der Asche von Pflanzenteilen, früher Holz, heute andere vegetabilische Abfälle. Dann Auslaugen der Rohpottasche mit so wenig. Wasser, damit die Fremdsalze ungelöst bleiben; etwa 70%. 2. Durch Sättigen von elektrolytisch gewonnener Kalilauge mit CO_2 und Eindampfen; etwa 90%. 3. Durch Weißbrennen von chem. reinem Weinstein = chem. reine Pottasche	rohe Pottasche bildet weiße, körnige Massen, in Wasser trübe löslich; gereinigt ein weißes Pulver, in Wasser fast klar löslich, die chem. reine klar löslich; sehr hygroskopisch. Bis- depuratum und purum-Ware werden meist granuliert gehandelt	Verw. findet 1. die rohe Pottasche als Zusatz bei der Seifenfabrikation und zu Reinigungszwecken, auch wohl manchmal noch zur Herstellung von Kalilauge mittels Kalkmilch; 2. die gereinigte zum Backen und zur Herstellung von K-Salzen; 3. Die chem. reine med. und in der Analyse.

Deutsche und lateinische Bezeichnung, Synonyma.	Zusammensetzung, Darstellung, Vorkommen	Eigenschaften, Handelssorten, Erkennung	Verwendung, gesetzliche Bestimmungen
Kalium chloratum Chlorkalium Kaliumchlorid	KCl. Wird aus den Staßfurter Abraumsalzen gewonnen	weißes oder grau oder rötlich gefärbtes Krystallpulver, das nach seinem Gehalt an Kali gehandelt wird	Verw. als Düngesalz in der Landwirtschaft; zur Herstellung von Kalilauge mittels Elektrolyse und anderen Kalisalzen in der chem. Techn.
Kalium chloricum Chlorsaures Kalium, Kaliumchlorat	$KClO_3$. Dargestellt durch Heißelektrolyse von Chlorkaliumlösung $KCl + 3 H_2O = KClO_3 + H_6$. Aus der Lauge krystallisiert beim Abkühlen das $KClO_3$ aus	farblose Krystallblättchen von eigenartigem Geschmacke, in 16 T. Wasser löslich, beim Erhitzen leicht O abgebend. Durch gestörte Krystallisation als feines Krystallmehl hergestellt; mit brennbaren Körpern gemischt sehr explosiv! Vorsicht!	Verw. med. zum Gurgeln, sonst in der Feuerwerkerei zu bengalischen Flammen. **G. 3.** (nach dem D. A. 5 ungiftig).
Kalium chromicum (flavum) Kaliumchromat, gelbchromsaures Kalium	K_2CrO_4. Dargestellt durch Versetzen von Kaliumdichromatlösung mit Kalilauge und Abdampfen: $K_2Cr_2O_7 + 2 KHO = 2 K_2CrO_4 + H_2O$	gelbe, kleine Krystalle, in Wasser leicht löslich	Verw. in der Färberei, Zeugdruckerei, zur Herstellung von Chromfarben und in der Analyse usw. **G. 3.**
Kalium cyanatum Cyankalium, Kaliumcyanid	KCN. Dargestellt 1. durch Einleiten von Blausäure, die aus gelbem Blutlaugensalz und konz. H_2SO_4 erzeugt ist, in KOH; 2. synthetisch auch aus Kaliumcarbonat, Kohle und Ammoniak. 1. $HCN + KOH = KCN + H_2O$, 2. $K_2CO_3 + C + 2 NH_3 = 2 KCN + 3 H_2O$.	weiße, porzellanartige Stücke oder Stangen, mit alkalischer Reaktion hygroskopisch, daher gut verschlossen aufzubewahren! Sogar schon durch die Kohlensäure der Luft wird die höchst giftige Blausäure frei!	Verw. in der Lichtbildnerei und Galvanoplastik, zum Ausziehen goldhaltiger Erze, da es Gold löst, bei der Bearbeitung der Edelmetalle. **G. 1.**

Die wichtigsten chemischen Präparate.

Kalium dichromicum (rubrum) Kaliumdichromat, doppeltchromsaures Kalium	$K_2Cr_2O_7$. Dargestellt durch Zusammenschmelzen von gepulvertem Chromeisenstein mit Pottasche unter Luftzutritt, meist mit Salpeterzusatz. Auslaugen und Ansäuern mit H_2SO_4 und Eindampfen	rhombische, rote, sehr harte Krystalle, in Wasser löslich	Verw. technisch wie Kaliumchromat, zu Chromsäureelementen zur Herstellung von Chromsäure und aller chromsauren Salze. **G. 3.**
Kalium ferri-cyanatum rubrum Ferricyankalium, Rotes Blutlaugensalz	$K_3Fe(CN)_6$. Dargestellt durch Einleiten von Chlorgas in Ferrocyankaliumlösung: $K_4Fe(CN)_6 + Cl = K_3Fe(CN)_6 + KCl$	tiefrote, wasserfreie, prismatische Krystalle, in Wasser löslich; Erk.: s. Kap. 51.	Verw. in der Analyse und Lichtbildnerei. Nicht giftig.
Kalium ferro-cyanatum flavum Ferrocyankalium, Gelbes Blutlaugensalz	$K_4Fe(CN)_6 + 3 H_2O$. Dargestellt früher durch Glühen verkohlter, stickstoffhaltiger Abfälle mit Pottasche, und Eisenvitriol, jetzt fast ausschließlich aus der trockenen Reinigungsmasse der Gasanstalten	große, gelbe, prismatische Krystalle, in Wasser löslich; Erk.: s. Kap. 51	Verw. in der Analyse, zur Herstellung von Berliner Blau, zum Härten des Eisens, zur Herstellung von Kalium ferricyanatum und Blausäure. Nicht giftig
Kalium jodatum Jodkalium, Kaliumjodid	KJ. Darstellung: sinngemäß wie Kal. bromat. (siehe dieses), nur statt Br ist J zu nehmen	weiße, würfelförmige Krystalle (aber kleiner und nicht so rein weiß wie KBr), in der Hitze schmelzbar, in Wasser leicht löslich; Erk.: s. Kap. 51	Verw. in der Analyse, med. als Blutreinigungsmittel und gegen Syphilis, die Lösung zur Entfernung von Höllensteinflecken, in der Lichtbildnerei. **G. 3, Verz. B.**
Kalium nitricum Kaliumnitrat, Kalisalpeter	KNO_3. Dargestellt durch Umsetzen von Natronsalpeter mit Kaliumchlorid: $NaNO_3 + KCl = KNO_3 + NaCl$	farblose, prismatische Krystalle oder feines Krystallmehl, in 4 T. kalten Wassers löslich, fast unlöslich in Alkohol; nicht hygroskopisch. Erk.: s. Kap. 51	Verw. zum Einpökeln des Fleisches, zur Herstellung von Schießpulver, in der Feuerwerkerei und als Düngemittel.

Deutsche und lateinische Bezeichnung, Synonyma	Zusammensetzung, Darstellung, Vorkommen	Eigenschaften, Handelssorten, Erkennung	Verwendung, gesetzliche Bestimmungen
Kalium oxalicum neutrale Kaliumoxalat	$K_2C_2O_4$. Durch Neutralisation von Kleesalz mit Pottasche hergestellt	farblose Krystalle, in Wasser leicht löslich (ist in der Giftverordnung nicht aufgeführt)	Verw. in der Lichtbildnerei zur Herstellung des Eisenoxalatentwicklers, auch in der Analyse.
Kalium permanganicum Kaliumpermanganat, Übermangansaures Kalium	$KMnO_4$. Dargestellt durch Behandeln von Kaliummanganat mit CO_2 oder indem man Kaliummanganatlsg. der Heißelektrolyse unterwirft	dunkelviolette Krystallnadeln, in Wasser leicht löslich; die Lösung wirkt kräftig oxydierend. Das rohe Präparat bildet ein dunkelbraunes Pulver. Flecke von Kal. permang. werden durch vorsichtiges Behandeln mit verdünnt. HCl oder durch Tränken mit warmer Weinsäure oder Oxalsäurelösg. entfernt	Verw. in der Analyse, als Antisepticum, zum Abwaschen von Fleisch, zum Färben von Haaren, Beizen von Holz, zum Bleichen von Schwämmen.
Kalium rhodanatum Kalium sulfocyanatum Rhodankalium	KCNS. Durch Kochen von Cyankalium mit Schwefel erhalten	farblose in Wasser leicht lösliche Kristalle	Verw. in der Photographie als Goldüberträger im Tonbad. In der Analyse als Reagenz auf Ferrisalze.
Kalium sulfuratum Hepar sulfuris, Schwefelleber	Ist ein Gemenge von Kaliumpolysulfiden, durch Erhitzen von Pottasche mit Schwefel im bedeckten Eisentopf gewonnen	leberbraune oder grünliche Stücke, sehr hygroskopisch, von starkem Geruche nach H_2S. Gut verschlossen aufzubewahren. Da selbst die CO_2 der Luft H_2S entwickelt	Verw. zu Schwefelbädern und zum Färben von Metallen.
Kalkblau Ultramarinblau-Ersatz	mit alkalibeständiger blauer Teerfarbe gefärbtes Caolin	blaues Farbpulver	Verw. in der Wassermalerei, da kalkbeständig.

Die wichtigsten chemischen Präparate. 293

Kalkgrün Wandgrün	ist ein mit Brillantgrün, Malachitgrün oder einem anderen kalkechten Teerfarbstoff gefärbtes Caolin	grünes Pulver, alkalibeständig	Verw. nur als Wasserfarbe.
Kasseler Braun Lasurbraun	fein geschlämmte Braunkohle. Wird Kasslerbraun mit Alkalilösungen (Pottasche, Soda) durchtränkt und erhitzt, so wird es kolloidal löslich und heißt Nußbaumbeize	dunkelbraunes Pulver oder körnige Stücke	Verw. als Ader- und Maserfarbe; Nußbaumbeize zum Holzbeizen.
Kastanienbraun Mahagonibraun, Neubraun	durch Mischen und Brennen von Ocker, Engl. Rot und Umbraun erzeugte Farbe	rotbraunes Farbpulver	Verw. in der Wasser- und Ölmalerei.
Kobaltgrün Zinkgrün	1. Kobaltgrün echt, durch Glühen von Zinkoxyd mit Kobaltnitratlösung erzeugt; 2. das gewöhnliche Zinkgrün ist ein Gemisch von Zinkgelb und Berliner Blau	hellgrünes Farbpulver. 1. Echtes nicht giftig; 2. gewöhnliches G. 3	Verw. in der Malerei. 1. Kalkecht; 2. nicht kalkbeständig, nur für Ölfarbe.
Lackschwarz	sehr feines Schwarz, meist durch Kochen von Ebur ustum mit Salzsäure hergestellt	tief schwarzes, weiches, leichtes Farbpulver	Verw. zu schwarzen Emaillelacken und Stempelfarben.
Lapis haematitis Blutstein	Fe_2O_3. Natürlich vorkommendes kristallinisches Eisenoxyd	spießförmige Krystalle oder Stücke von roter Farbe	Verw. finden die Krystalle zum Schreiben auf Eisen oder Stein, das Pulver zum Polieren von Metallen.
Lapis Pumicis Bimsstein	Mineral, in vulkanisch. Gegenden viel vorkommend. Italien, Griechenland. Besteht hauptsächlich aus Aluminiumsilikaten	schwammige, poröse, graue Stücke, auf dem Wasser schwimmend, nach dem Vollsaugen jedoch untersinkend	Verw. zum Schleifen, zu Bimssteinseife; als Zusatz zu Zahnpulvern nicht zu empfehlen; sog. Kunst- oder Schuhmacherbimsstein ist Sandstein.

Deutsche und lateinische Bezeichnung, Synonyma	Zusammensetzung, Darstellung, Vorkommen	Eigenschaften, Handelssorten, Erkennung	Verwendung, gesetzliche Bestimmungen
Lapis Smiridis Schmirgel	natürlich vorkommendes Mineral (besonders auf der Insel Naxos), hauptsächlich aus Aluminiumsilikaten bestehend	schwarzgraues, feinkörniges Pulver von verschiedener Feinheit	Verw. zum Schleifen als Schmirgelpapier und -leinewand.
Leichtspat	man versteht darunter natürlichen gemahlenen Kalkspat oder Gips (Calciumsulfat)	weißes Pulver	Verw. zum Strecken (Verfälschen) weißer und heller Farben.
Liquor Aluminii subacetici basische essigsaure Tonerdelösung (D. A. 5 Liq. Alum. acetic.)	dargestellt durch Lösen von Aluminiumsulfat in Wasser und allmählichen Eintragen von Calciumcarbonat, das mit Wasser angerührt ist, sodann verdünnte Essigsäure langsam hinzufügen	wasserhelle Flüssigkeit von saurer Reaktion, sich in der Wärme trübend durch Abscheidung von Aluminiumhydroxyd. Enthält etwa 8% Aluminiumsubacetat; trockenes Aluminiumsubacetat ist in Wasser nicht löslich	Verw. med. als kühlendes Mittel, bei Wunden, gegen Insektenstiche, als Antisepticum, techn. in der Färberei und zum Wasserdichtmachen von Lodenstoffen usw.
Liquor Ammonii caustici Ätzammoniakflüssigkeit, Salmiakgeist, Hirschhorngeist	NH_4HO. Gewonnen aus dem Gaswaschwasser durch Versetzen mit Kalkmilch, Erhitzen und Einleiten des Ammoniakgases in destilliertes Wasser	stechend riechende, farblose Flüssigkeit vom Stoffgew. 0,910. mit etwa 25% NH_3; der offizinelle S. des D. A. 5 Stoffgew. 0,960, mit etwa 10% NH_3; einfacher Salmiakgeist spez. Gew. 0,970 = 8% NH_3	Verw. als Fleckenreinigungsmittel, zur Herstellung von Ammoniumverbindungen, med. zu Einreibungen; in der Technik zum Eismaschinenbetriebe, spez. Gew. 0,880 = 33 — 35% NH_3.
Liquor Cresoli saponatus Kresolseifenlösung	in rohen oder halbgereinigten Kresolen wird Harz oder Leinöl gelöst und die Masse mit Kali-	braune, eigenartig riechende Flüssigkeit, die, in Wasser gelöst, sich nur schwach trüben	Verw. als kräftiges Desinfektionsmittel. Soll nach dem D. A. 5 etwa 50% Kresole ent-

Die wichtigsten chemischen Präparate.

		darf halten; wird in 2 proz. Lösung verwendet. **G. 3.**	
Liquor Ferri sesquichlorati Eisenchloridlösung	$FeCl_3$. Dargestellt durch Auflösen von Caput mortuum in starker Salzsäure unter Zusatz von etwas Salpetersäure	braune, klare Flüssigkeit von saurer Reaktion oder eingedampft gelbbraune stark hygroskopische Stücke	Verw. med. als blutstillendes Mittel (Eisenchloridwarte) als Reagenz und als Eisenbeize.
Liquor Kali caustici Kalilauge	KHO. Früher gewonnen durch Zersetzung von Pottasche mit Kalkmilch: $Ca(OH)_2 + K_2CO_3 = CaCO_3 + 2$ KHO. Heute ausschließlich in der Alkalichloridelektrolyse $KCl + H_2O$ $= KOH + Cl + H$	wasserhelle, dicke Flüssigkeit, spez. Gew. etwa 1,6 = etwa 47% KOH. Die Kalilauge des D. A. 5 hat nur 15% und ein Stoffgew. von 1,140	Verw. findet die rohe Kalilauge in der Schmierseifenfabrikation und zu Reinigungszwecken, die chem. reine als Ätzmittel und in der Analyse. **G. 3** (unter 5% nicht giftig).
Liquor Kalii silicici Kaliwasserglas	dargestellt durch Kochen von Kalilauge mit Kieselgur unter Druck. Es ist ein Gemenge verschiedener Polysilikate	gelbliche, sirupdicke Flüssigkeit, an der Luft durch Kieselsäureabscheidung zu einer Gallerte erstarrend, daher gut verschlossen aufzubewahren. Lackmuspapier bläuend	Verw. zu feuersicheren Anstrichen, zu den sog. Silikatfarben (Freskomalerei) als Füllmittel für Seifen, Seifenpulver und Bleichsoda. Zum Einlegen der Eier, hierzu jedoch alkalifrei (mit Alkohol verrieben muß es körnig werden, nicht schmierig).
Liquor Natri caustici Natronlauge	NaOH. Darstellung wie die der Kalilauge; aber aus Soda bzw. Natriumchloridlauge	farblose, sirupdicke Flüssigkeit vom Stoffgew. 1,350, mit etwa 38% NaOH, nach dem D. A. 5. 1,168 = 15% NaOH	Verw. wie die Kalilauge; Natronlauge bildet aber die festen Kernseifen. **G. 3** (unter 5% nicht giftig).
Liquor Natrii silicici Natronwasserglas	dargestellt sinngemäß wie Kaliwasserglas aus Natronlauge u. Kieselgur	wie Kaliwasserglas	wie Kaliwasserglas.

Deutsche und lateinische Bezeichnung, Synonyma	Zusammensetzung, Darstellung, Vorkommen	Eigenschaften, Handelssorten, Erkennung	Verwendung, gesetzliche Bestimmung
Liquor Plumbi subacetici Bleiessig	dargestellt durch Lösen von 3 T. Bleiacetat und 1 T. Lithargyrum in 10 T. Wasser	klare, farblose Flüssigkeit von süß-zusammenziehendem Geschmacke; durch Luftzutritt scheidet die darin enthaltene Kohlensäure leicht Bleicarbonat ab	Verw. med. äußerlich als kühlendes Mittel, technisch in der Färberei als Beizmittel. **G. 3.** Bleiwasser bis 2% ist freigegeben und ungiftig; mit Aq. dest. herstellen, sonst Abscheidung von $PbSO_4$.
Lithargyrum Bleiglätte, Silberglätte, Bleioxyd	PbO. Dargestellt durch Erhitzen von Blei an der Luft auf dem Treibherd als Nebenprodukt bei der Silbergewinnung (daher auch Silberglätte genannt)	gelblich bis rotgelbes, schweres Pulver, in Wasser unlöslich, in verdünnter Salpetersäure leicht löslich	Verw. med. zur Herstellung von Pflastern, zur Bereitung von Bleiessig, zum Firniskochen usw. **G. 3.**
Lithopone Deckweiß	Mischung von Schwefelzink mit Bariumsulfat. Dargestellt durch Wechselzersetzung von Bariumsulfid mit Zinksulfat: $BaS + ZnSO_4 = BaSO_4 + ZnS$, wobei beide Zersetzungsstoffe sich als unlösliches Gemisch bilden	weiches, weißes Pulver, das sich am Licht gelblich färbt. Daher für weiße Farben nicht brauchbar. Wegen seiner Ungiftigkeit als Ersatzmittel für Blei- und Zinkweiß verwendet. Der Wert richtet sich nach dem Gehalt an Schwefelzink, der zwischen 33—15% schwankt	Verw. zu hellen Firnis- bzw. Lackfarben, Deckfähigkeit nicht groß
Magnesia usta Gebrannte Magnesia	MgO. Dargestellt durch Glühen von Magnesiumcarbonat: $MgCO_3 = MgO + CO_2$	weißes, lockeres, sehr leichtes Pulver, in Wasser fast unlöslich. Darf mit Säuren übergossen nicht aufbrausen. Gut verschlossen aufzubewahren, da es leicht aus der Luft CO_2 aufzieht	Verw. med. als säureabstumpfendes Mittel zu Magenpulvern und gegen Sodbrennen.

Magnesium Magnesiummetall	Mg . Dargestellt durch Elektrolyse von geschmolzenem Magnesiumchlorid	silberglänzendes, an trockener Luft nicht oxydierendes Metall vom Stoffgew. 1,750. Kommt als Band, Draht oder Pulver in den Handel. Verbrennt an der Luft mit blendend weißem Licht	Verw. zu Magnesiumfackeln, in der Lichtbildnerei zur Erzeugung des Blitzlichtes und als Reproduktionslicht.
Magnesium carbonicum Magnesiumcarbonat, kohlensaures Magnesium	$MgCO_3$. Findet sich als natürliches Mineral (Magnesit) und ist auch im Dolomit enthalten. Darstellung des Magnesiumcarbonats des Handels durch Zersetzen von Magnesiumsulfatlsg. mit Natriumcarbonatlösung, wobei sich auch etw. Magnesiumhydroxyd bildet: $[4\,MgCO_3 + Mg(OH)_2 + 4\,H_2O]$	weiße, leichte, lockere Masse in Ziegelform oder als Pulver, in Wasser fast unlöslich. Dolomit ist ein natürliches Mineral, aus neutralem Magnesiumcarbonat und Calciumcarbonat bestehend	Verw. med. als säureabstumpfendes Mittel zu Magenpulvern, kosmetisch zu Pudern usw., auch zum Anrauhen der Hände und Füße von Turnern und Artisten.
Magnesium chloratum Magnesiumchlorid, Chlormagnesium	$MgCl_2 + 6\,H_2O$. Kommt in den Staßfurter Salzlagern vor, auch im Meerwasser und in Mineralquellen. Dargestellt durch Auflösen von Magnesit in Salzsäure und Eindampfen. $MgCO_3 + 2\,HCl$ $= MgCl_2 + CO_2 + H_2O$	farblose, sehr stark hygroskopische Krystalle von bitterem, salzigem Geschmacke	Verw. zur Herstellung von Magnesiumpräparaten, auch zur Herstellung künstlicher Steinplatten für Fußböden. Zum Sprengen für staubfreie Straßen.
Magnesium superoxydatum Magnesiumsuperoxyd	MgO_2. Durch Fällen eines in H_2O_2 gelösten Mg-Salzes mittels Alkalilauge	weißes Pulver, in Wasser unlöslich, wird nach seinem Gehalt an aktivem Sauerstoff gehandelt	Verw. med. sehr selten als leichtes Abführmittel bei Magenleiden.
Magnesium sulfuricum Magnesiumsulfat, Bittersalz	$MgSO_4 + 7\,H_2O$. Findet sich im Meerwasser und in vielen Quellen (Bitterwässer). Dargestellt durch Lösen von Magnesit (Magnesiumcarbonat) in ver-	kleine, farblose Krystalle von bitterem Geschmacke, in Wasser leicht löslich	Verw. med. als Abführmittel, technisch zum Beschweren von Geweben.

Deutsche und lateinische Bezeichnung, Synonyma	Zusammensetzung, Darstellung, Vorkommen	Eigenschaften, Handelssorten, Erkennung	Verwendung, gesetzliche Bestimmungen
Manganum tetraboricum Borsaures Manganoxydul	dünner Schwefelsäure. $MgCO_3 + H_2SO_4$ $= MgSO_4 + CO_2 + H_2O$ $Mn_2B_4O_7$. Hergestellt durch Fällen einer Manganchlorürlösung mit einer Boraxlösung. $MnCl_2 + Na_2B_4O_7$ $= Mn_2B_4O_7 + 2\ NaCl$	weißlich-rosa lockeres Pulver, in Wasser unlöslich	Verw. als Sikkativmittel in der Malerei; meist mit gleichen Teilen Zinkweiß bzw. -grau gemischt.
Manganum hyperoxydatum Mangansuperoxyd, Braunstein	MnO_2. Findet man in braunschwarzen Klumpen als natürliches Mineral	schwarzes, schweres Pulver, in Wasser unlöslich, mit Salzsäure Chlorgas entwickelnd	Verw. zur Chlorgas- u. Sauerstoffabrikation, zur Herstellung von elektr. Elementen. Ausgangsmaterial für alle Mn-Verbindungen.
Mineralschwarz	mit Kohle durchsetztes Schiefergestein	feines schwarzes Pulver, die billigste Sorte heißt Frankfurter Schwarz	Verw. in der Wassermalerei.
Minium Mennige	Pb_3O_4. Dargestellt durch stärkeres Erhitzen v. Lithargyrum, Pariser Mennige durch Glühen von Bleiglätte mit Salpeter und nachheriges Auswaschen	schweres, ziegelrotes Pulver, in Wasser unlöslich, löslich in HNO_3 nur bei gleichzeitiger Beigabe von Zucker.	Verw. zu Pflastern und Kitten, in der Firnisfabrikation, zu Eisenanstrichen. **G. 3.**
Naphthalin	$C_{10}H_8$. Aus den zwischen 210° bis 240° C siedenden Anteilen des Steinkohlenteeröles durch starke Abkühlung gewonnen und durch Sublimation gereinigt	glänzende, schuppenartige, weiße Blättchen, von durchdringendem Geruche bei 80° C schmelzend (die Dämpfe sind feuergefährlich!), in Wasser nicht, in Äther und Chloroform leicht löslich	Verw. als beliebtes Mottenvertreibungsmittel, zur Herstellung von Naphthalinfarben, sowie Tetralin und Dekalin (Tetra- bzw. Dekahydronaphthalin).

Die wichtigsten chemischen Präparate.

Natrium metallicum	Na. frei nicht vorkommend, dargestellt durch Elektrolyse von Natriumhydroxyd oder Glühen von Natriumcarbonat mit Kohle unter Luftabschluß: $Na_2CO_3 + 2 C = 2 Na + 3 CO$ und Auffangen des Na-Dampfes unter Paraffinöl	glänzend weißes, weiches Metall, leichter wie Wasser, an feuchter Luft sofort oxydierend, daher unter sauerstoffreien Stoffen (Petroleum, Paraffin liquid. u. a.) aufzubewahren. Kommt in länglichen Stücken in den Handel	Verw. in der chem. Großindustrie und der Synthese organischer Substanzen meist als Natriumamalgam. **G. 3.**
Natrium bicarbonicum Natriumbicarbonat, doppeltkohlensaures Natrium, Bullrichsalz	$NaHCO_3$. Darstellung durch Einleiten von CO_2 in konz. Sodalösung, zumeist jedoch bei der Sodafabrikation nach dem Solvayverfahren als Vorerzeugnis gewonnen und durch Waschen mit Eiswasser auf Zentrifugen Cl und NH_3-frei gewaschen. D. A. 5. Ware wird nochmals mit CO_2 gesättigt	weißes, krystallinisches Pulver von schwach laugenhaftem, salzig. Geschmacke. Da es in der Wärme leicht CO_2 abgibt, ist es gut verschlossen und kühl aufzubewahren. Verunreinigt ist es manchmal mit Natriummonocarbonat, Natriumchlorid und Ammoniumchlorid. Monocarbonat wird durch Phenolphthaleinlösung nachgewiesen (darf nicht rot werden, höchstens hellrosa)	Verw. zu Brausepulver, Backpulver, med. als säureabstumpfendes Mittel, zu Kohlensäurebädern; in der Küche zum Weichkochen von Fleisch und Hülsenfrüchten.
Natrium bisulfurosum Natriumbisulfit, doppelt schwefligsaures Natrium	$NaHSO_3$. Dargestellt durch Einleiten von SO_2 in Sodalösung im Überschuß und Eindampfen im Vakuum, kommt meist als Lauge in den Handel	hellgelbes Pulver von schwachem Geruch nach schwefliger Säure. Die Lauge kommt auch unter dem Namen Leukogen in den Handel	Verw. zum Reinigen von Fässern, zum Bleichen von Wolle, Schwämmen usw. in der Photographie, zum Konservieren der Fixierbäder.
Natrium carbonicum Natriumcarbonat, Natriummonocarbonat Soda	$Na_2CO_3 + 10 H_2O$. Darstellung nach dem Leblanc-Verfahren; Kochsalz wird mit Schwefelsäure erhitzt: $2 NaCl + H_2SO_4 = Na_2SO_4 + 2 HCl$. Das gebildete Natriumsulfat	die Ammoniaksoda bildet ein weißes Pulver, das erheblich reiner ist als die Leblancsoda und 98–99% Na_2CO_3 enthält. Krystallsoda wird durch Lösen und Auskrystallisieren von Ammoniaksoda hergestellt. Farblose, große, rhombische	Verw. technisch zur Reinigung von fettigem Geschirr, in der Seifenfabrikation, zur Herstellung aller anderen Na-Salze; purum-Ware med. zu Bädern und Spülungen und in der Analyse.

300   Die wichtigsten chemischen Präparate.

Deutsche und lateinische Bezeichnung, Synonyma	Zusammensetzung, Darstellung, Vorkommen	Eigenschaften, Handelssorten, Erkennung	Verwendung, gesetzliche Bestimmungen
	wird mit Kohle und Calciumcarbonat gemischt, zu Briketts gepreßt, und diese werden in Schamotteöfen geglüht. $Na_2SO_4 + 2C + CaCO_3$ $= Na_2CO_3 + CaS + 2CO_2$. Die entstehende Rohsoda bildet eine schwarzbraune Masse. Sie wird mit Wasser ausgelaugt und auskrystallisiert. Verfahren veraltet heute vollständig verdrängt durch das Solvay-Verfahren. Nach diesem wird in eine concentr. NaCl-Lauge auf 1 Mol. NaCl, 1 Mol. NH_3 und 1 Mol. CO_2 eingeleitet: $NaCl + NH_3 + CO_2 + H_2O$ $= NaHCO_3 + NH_4Cl$, das gebildete Natriumbicarbonat scheidet sich als schwerer löslich aus und wird durch Glühen in Carbonat verwandelt: $2 NaHCO_3$ $= Na_2CO_3 + H_2O + CO_2$. Sie heißt auch Ammoniaksoda oder calcin. Soda	Krystalle, in Wasser leicht löslich. Natr. carbonic. pur. wird durch wiederholtes Umkrystallisieren hergestellt. Natr. carbonic. sicc ist eine bei 40—50° C getrocknete Krystallsoda, die nur noch etwa 5 Mol. H_2O enthält. Calcinierte Soda ist heute nur Ammoniaksoda. Der Name stammt noch daher, daß sie früher durch Glühen der krystallisierten Leblancsoda hergestellt wurde	
Natrium chloratum Natriumchlorid, Kochsalz	NaCl. Findet sich im Meerwasser (über 2%), in vielen Quellen (Solquellen), und in mächtigen Lagern im Inneren	farblose, würfelförmige Krystalle von rein salzigem Geschmack. Ist das NaCl mit Calcium- oder Magnesiumchlo-	Verw. als Genußmittel und Würze der Speisen, zur Sodafabrikation, als Viehsalz, in der Seifenfabrikation usw. Wird

Die wichtigsten chemischen Präparate.

Natrium nitricum Natriumnitrat, Natron- oder Chilisalpeter	der Erde (Steinsalz). Man gewinnt es zum größten Teil bergmännisch, zum kleineren Teil durch Einengen von natürlichen Salzlaugen, erst in Gradierwerken, dann Eindampfen in Kesseln (Aussoggen)	rid verunreinigt, so ist es hygroskopisch; durch Ausfällen mit Sodalösung lassen sich diese Verunreinigungen entfernen, es wird dann nicht mehr feucht und heißt „immer fließendes" Tafelsalz	für technische Zwecke vergällt, und kann dann unversteuert verarbeitet werden
	$NaNO_3$. Kommt in großen Mengen in Wüstensande von Chile und Peru vor und wird durch Auslaugen und Umkrystallisieren hergestellt	farblose, bis gelbliche rhombische Krystalle von kühlendsalzigem Geschmacke, leicht Wasser anziehend	Verw. zur Herstellung von Kalisalpeter, Salpetersäure und als Düngemittel, auch zum Einpökeln des Fleisches, med. selten.
Natrium perboricum Natriumperborat	$NaBO_3 \cdot 4 H_2O$. Durch starke Abkühlung einer Mischung von Borax, Natriumsuperoxyd und Wasser erhalten	weiße Mikrokrystalle in kaltem Wasser schwer löslich, in warmem unter O-Abspaltung löslich und dabei zersetzlich	Verw. als Bleich- und Oxydationsmittel vor allem in der Seidenbleicherei; zu bleichendem Zahnpulver usw.
Natrium peroxydatum Natriumsuperoxyd	Na_2O_2. Dargestellt durch Verbrennen von Na-Metall in Sauerstoff	gelblich weißes, hygroskopisches Pulver, das sich in Wasser gelöst zu Natronlauge, Wasserstoffsuperoxyd und Sauerstoff umsetzt	Verw. zum Bleichen von Leinenwand; zur Herstellung vieler per-Verbindungen (Perhydrol, Perborat, Percarbonat usw.).
Natrium sulfurosum Natriumsulfit, schwefligsaures Natrium	$Na_2SO_3 + 7 H_2O$. Dargestellt durch Einleiten von SO_2 in Natron- oder Sodalauge bis zur Neutralisation und Eindampfen zur Krystallisation	farblose Krystalle, in Wasser leicht löslich, leicht verwitternd und dann gleichzeitig unter O-Aufnahme in Na_2SO_4 übergehend	Verw. in der Lichtbildnerei als Konservator für Entwickler. Mit HCl zusammen zum Bleichen (Schwämme).
Natrium sulfuricum Natriumsulfat, schwefelsaures Natrium, Glaubersalz	$Na_2SO_4 + 10 H_2O$. Dargestellt durch Zersetzen von Kochsalz mit Schwefelsäure: $2 NaCl + H_2SO_4$ $= Na_2SO_4 + 2 HCl$. Vorkommen im Meerwasser u. vielen Mineralquellen (besonders im Karlsbader Salz)	farblose, prismatische Krystalle, leicht verwitternd, in Wasser löslich. Durch Trocknen bei etwa 40—50° C verliert es 5 Mol Krystallwasser und heißt dann Natr. sulfuric. siccum	Verw. med. als Abführmittel, zu Kältemischungen, in der Glasfabrikation, in Perlenform krystallisiert als künstl. Karlsbader Salz; ebenso siccum-Ware als künstl. Karlsbader Salz. plv.

Deutsche und lateinische Bezeichnung, Synonyma	Zusammensetzung, Darstellung, Vorkommen	Eigenschaften, Handelssorten, Erkennung	Verwendung, gesetzliche Bestimmungen
Natrium tetraboricum Borax, Natriumtetraborat	$Na_2B_4O_7 + 10 H_2O$. Kommt als natürliches Salz in einigen Seen Kaliforniens und Tibets vor (Tinkal). Dargestellt aus Borkalk durch Kcchen mit Sodalauge. $CaB_4O_7 + Na_2CO_3$ $= Na_2B_4O_7 + CaCO_3$	harte, farblose, prismatische Krystalle, in Wasser löslich, rotes Lackmuspapier bläuend. Schmilzt stark erhitzt zu einer glasartigen Masse (Boraxglas)	Verw. z. Reinigung d. Wäsche, in der Lötrohranalyse, zur Darstellung der Emaille, zum Appretieren von Geweben, zur Herstellung von Lederappreturen und zur Rohstärke. In der Kosmetik zum Weichmachen von hartem Waschwasser (Brunnenwasser).
Natrium thiosulfuricum Natriumthiosulfat Fixiersalz, Antichlor, fälschlich auch Natrium subsulfurosum gen.	$Na_2S_2O_3 + 5 H_2O$. Dargestellt durch Kochen von Natriumsulfitlösung mit Schwefel: $Na_2SO_3 + S = Na_2S_2O_3$	farblose, große Krystalle von schwach salzigem, nachher bitterem Geschmack. Aus der wässerigen Lösung wird durch Salzsäure Sulfur. praecip. und SO_2 abgeschieden: Perlenform erhält man, wenn die Krystallisierschalen schaukelnd bewegt werden	Verw. in der Lichtbildnerei als Fixiersalz, in der Wäscherei um die zerstörende Nachwirkung des Chlors aufzuheben. Zur Entfernung von Moderflecken, zur Herstellung von Sulfur praecipitatum.
Natrum causticum Natriumhydroxyd, Ätznatron, Seifenstein	NaOH. Durch Eindampfen der Natronlauge in Silberkesseln, bis ein Tropfen herausgenommen erstarrt	harte, weiße Masse, an der Luft zerfließend; dann unter CO_2-Aufnahme Soda bildend, in Wasser und Alkohol löslich; chem. rein in Stangenform oder in Stücken. Rohes Ätznatron enthält etwa 70% NaHO	Verw. in der Wasserglasfabrikation; Seifenfabrikation, zum Scheuern, med. als Ätzmittel und in der Analyse. **G. 3.**
Niccolum sulfuricum Niccolosulfat, schwefelsaures Nickeloxydul	$NiSO_4 + 7 H_2O$. Darstellung durch Auflösen von Nickelsulfid bzw. Hydroxyd in starker Schwefelsäure	hellgrüne Krystalle, leicht in Wasser löslich, mit Ammonsulfat bildet es ein Doppelsalz Nickelammonsulfat	Verw. zum Vernickeln und zum Beizen von Metalllen und in der Zeugdruckerei.

Die wichtigsten chemischen Präparate.

Ocker	gelbe Erdfarben, deren färbender Bestandteil Eisenoxydhydrat ist. Gewinnung durch Mahlen und Schlämmen von natürlicher Ockererde, künstl. durch Tränken von Kaolinen oder Tonmergel mit Ferrosulfatlösung und Glühen	feines, gelbes Pulver von verschiedenen Farbtönen. Satinober ist ein feiner französischer Ocker mit Rottönung. Die verschiedenen Töne werden durch Mischen und Brennen erzeugt	Verw. als Öl- und Wasserfarbe; für die Ölmalerei sind kalkhaltige, für die Wassermalerei mehr tonerdehaltige Ocker geeignet; letztere lasieren etwas und decken daher weniger.
Pariser Rot Polierrot	ist chemisch reines Eisenoxyd, durch Glühen von oxalsaurem Eisen an der Luft erhalten	feines rotes Pulver	Verw. zum Polieren von Gold- und Silberwaren; zur roten Silberputzwatte.
Pariser Schwarz	vgl. Lackschwarz	kommt meist in Hütchenform in den Handel	Verw. in der feineren Malerei und zur Stempelfarbe.
Pepsinum Pepsin	im Magensaft befindliches Ferment, das bei Gegenwart von Wasser und etwas Salzsäure hartgekochte Eiweißstoffe in eine lösliche Form überführt. Aus Schweine- und Kälbermägen gewonnen und durch Vermischen mit Milchzucker in richtiger Stärke erhalten	fast weißes, wenig hygroskopisches Pulver. Das D. A. 5 verlangt eine sog. 100fache Ware, d. h. 1 T. Pepsin muß 100 T. hartgekochtes Eiweiß bei Gegenwart von Salzsäure und Wasser lösen können	Verw. als bestes Mittel gegen schwache Verdauung und verdorbenen Magen. Zu Vin. Peppsini (Ausn. des **Verz. A**). Es fällt unter das Weingesetz, d. h. über seine Abgabe ist Buch zu führen und Weinsteuer zu entrichten.
Phosphorus Phosphor	P. Kommt nur in der Form von Phosphaten in der Natur vor. Dargestellt durch Glühen von Knochenasche mit Kohle im elektr. Ofen unter Luftabschluß $$Ca_3(PO_4)_2 + 14\,C = 3\,CaC_2 + 8\,CO + P_2,$$ das überdestilliert und unter Wasser aufgefangen wird. Auch	schwachgelbliche, wachsweiche Masse, zumeist in Stangenform, an der Luft sofort verbrennend, daher unter Wasser aufzubewahren. Löslich in fetten Ölen und Schwefelkohlenstoff. Durch Glühen von gelbem Phosphor in abgeschlossenen Röhren unter Kohlendioxyd oder Stickstoff auf 250—300° C	Verw. zum Vertilgen von Ratten (Phosphorpillen u. -latwerge), zur Herstellung von Phosphorbronze, med. wenig als knochenbildendes Mittel **G. I.** (Phosphorlebertran). Phosphorbrandwunden sind m. Höllenstein auszubeizen und mit Magnesiumcarbonatbrei zu bedecken. Aufbewahrung:

Deutsche und lateinische Bezeichnung, Synonyma	Zusammensetzung, Darstellung, Vorkommen	Eigenschaften, Handelssorten, Erkennung	Verwendung, gesetzliche Bestimmungen
	aus Calciummetaphosphat, Sand und Kohle durch Glühen in der Retorte erhalten $Ca(PO_3)_2 + SiO_2 + 5\,C = CaSiO_3 + 5\,CO + P_2$	erhält man den Phosphor als rotbraunes Pulver, das eine wesentlich andere Modifikation des Phosphors darstellt. Dieser amorph genannte Phosphor ist nicht giftig, löst sich nicht in fetten Ölen und Schwefelkohlenstoff und verändert sich nicht an der Luft	Phosphor und Phosphorbrei in der Phosphorkiste, Phosphorpillen im Giftschrank. Phosphoramorph zu den Reibflächen der Streichholzschachteln und in der Feuerwerkerei, nicht giftig!
Platinum metallicum	Pt. Kommt nur gediegen in Begleitung anderer sog. Platinmetalle als Platinerz vor, fast ausschließlich im Ural	weißes, weiches Metall vom Stoffgew. 21,4, gegen Sauerstoff und Säuren völlig unempfindlich. Platinmohr ist ein schwarzes Pulver, dargestellt durch Ausfällen von Platinsalzlösungen mittels Zink oder durch Glühen von Platinsalmiak	Verw. zu physikalischen und chemischen Apparaten. In der chem. Industrie als Sauerstoffkatalysator (SO_3 = Herstellung; Gasselbstzünder usw.).
Platinum chloratum Platinchlorid (Platinchlorwasserstoffsäure)	$H_2PtCl_6 + 6\,H_2O$. Dargestellt durch Lösen von Platin in kochendem Königswasser und Eindampfen	dunkelbraune Krystalle äußerst hygroskopisch, kommt daher nur in eingeschmolzenen Glasröhrchen in den Handel	Verw. in der Analyse, zum galvanischen Platinieren anderer Metalle, in der Lichtbildnerei.
Plumbum aceticum Bleiacetat, Bleizucker	$Pb(C_2H_3O_2)_2 + 3\,H_2O$. Gewonnen durch Auflösen von Bleiglätte in Essigsäure und Eindampfen	farblose, durchscheinende Krystalle von süßem, nachher herb metallischem Geschmacke und schwachem Geruche nach Essigsäure	Verw. in der Färberei; zur Darstellung von Bleisalzen, in der Lichtbildnerei, med. zur Herstellung von Bleiessig. **G. 3**

Die wichtigsten chemischen Präparate.

Plumbum nitricum Bleinitrat, salpetersaures Blei	$Pb(NO_3)_2$. Dargestellt durch Auflösen von Bleiglätte in Salpetersäure, Eindampfen und Auskrystallisieren	weiße bis durchsichtige, schwere Krystalle meist perlenförmig in Wasser leicht löslich	Verw. in der Färberei, Zeugdruckerei, zum Beizen von Horn und in der Lichtbildnerei. Ist im Giftgesetz nicht aufgeführt.
Radium bromatum Radiumbromid	$RaBr_2$ aus Uranpechblende (Joachimsthal) hergestellt	graues, wasserlösliches Pulver. Sehr teures Salz; sendet Strahlen aus, die außer Blei jeden Körper durchdringen und im Dunklen selbst leuchten	Verw. in der Medizin zu Bestrahlungen bei krebsähnlichen Geschwüren usw. In der Industrie für nachtleuchtende Uhrzeiger.
Rebenschwarz	durch Verkohlen von organ. Substanzen, früher wohl auch Trestern unter Luftabschluß	gut deckende schwarze Farbe	Verw. als Wasser- u. Ölfarbe.
Rum	gewonnen durch Vergärung und Destillation von Zuckerrohrmelasse	meist braun gefärbte, stark aromatisch riechende Flüssigkeit, etwa 70% Alkohol enthaltend	Verw. zu Genußzwecken. Erlaubnis zum Handel mit Trinkbranntwein erforderlich.
Saccharinum Saccharin	$C_6H_4 : CO : SO_2 : NH$. Ist chemisch Orthosulfaminbenzoesäureanhydrid oder Benzoesäuresulfinid	weißes, in Wasser schwer lösliches Pulver, etwa 500mal so süß wie Zucker	Verw. als Ersatz für Zucker für Diabetiker; kommt meist mit Natr. bicarb. gemischt und in Tabletten gepreßt 120mal so süß wie Zucker in den Handel. Seine Verwendung bei Limonaden muß deklariert werden.
Schüttgelb	Farblack aus dem Farbstoff der Gelbbeeren mit Tonerde niedergeschlagen. Heute meist mit Teerfarbe gefärbtes Caolin	kanariengelbes bis goldgelbes Farbpulver	Verw. als Wasserfarbe; muß kalkbeständig sein.

Deutsche und lateinische Bezeichnung, Synonyma	Zusammensetzung, Darstellung Vorkommen	Eigenschaften, Handelssorten, Erkennung	Verwendung, gesetzliche Bestimmungen
Sepiabraun	Farbstoff, der sich in einem Säckchen im Mantel des Tintenfisches (Sepia officinalis) befindet. Der flüssige Inhalt wird mit Sodalösung gekocht und der Farbstoff mit Schwefelsäure oder Alaunlösung gefällt (letzteres Sepialack)	kleine Täfelchen (Tuschen), die aus dem Niederschlage durch Versetzen mit Gummilösung geformt werden	Verw. als sehr gute Tuschfarbe.
Smalte Sächsisch- oder Königsblau	dargestellt durch Zusammenschmelzen von gemahlenem Quarz, gemahlener Pottasche und gerösteten Kobalterzen. Die geschmolzene Masse wird in kaltes Wasser gegossen und nach dem Erkalten gepulvert	schöne blaue Schmelzfarbe	Verw. in der Porzellanmalerei und für Emaillierfarben (nur als Schmelzfarbe).
Spiritus aethereus Hoffmannstropfen, Ätherweingeist	Gemisch von Äther und Spiritus (nach dem D. A. 5)	wasserhelle, völlig flüchtige Flüssigkeit vom Stoffgew. 0,805—0,809	Verw. als beliebtes Volksmittel bei Übelkeit usw. Ausn. des **Verz. A**
Spiritus camphoratus Campherspiritus	dargestellt durch Lösen von Campher in Weingeist und Wasser (nach dem D. A. 5)	klare, stark nach Campher riechende und schmeckende Flüssigkeit	Verw. zu Einreibungen. Ausn. des **Verz. A**
Spiritus Cochleariae Löffelkrautspiritus	Darstellung: Durch Destillation von frischem Löffelkraut oder von getrocknetem Löffelkraut und weißem Senfmehl mit verdünntem Spiritus	klare farblose Flüssigkeit von eigenartigem Geruche	Verw. äußerlich zu Einreibungen und als Mundwasser. Als Destillat auch zu Heilzwecken frei verkäuflich.

Die wichtigsten chemischen Präparate.

Spiritus Formicarum Ameisenspiritus	dargestellt durch Mischen von Acid. formicic., Spiritus und Wasser (nach dem D. A. 5)	klare, farblose Flüssigkeit von saurer Reaktion	Verw. zu Einreibungen. Ausn. des **Verz. A**
Spiritus Melissae comp. Karmelitergeist	durch Destillation von Herb. Melissae und verschiedenen Gewürzen mit verdünntem Spiritus, oder Lösen von äth. Melissenöl und Gewürzölen in verdünntem Spiritus	farblose, nach Melissenöl und aromatischen Gewürzen riechende Flüssigkeit	Verw. sowohl innerlich als Magenmittel sowie äußerlich gegen Kopfschmerzen, Gelenkschmerzen usw. Ausn. des **Verz. A**
Spiritus saponatus Seifenspiritus	es werden Olivenöl, Kalilauge, Spiritus und Wasser zusammen durch Schütteln verseift (nach dem D. A. 5)	klare, gelbe Flüssigkeit von alkalischer Reaktion	Verw. äußerlich zu Einreibungen, als Händedesinfektionsmittel vor Operationen. Ausn. des **Verz. A**
Spiritus Vini gallici Franzbranntwein Armagnac	aus Wein gewonnenes Destillat, 60—70% Alkohol	schwach gelbliche Flüssigkeit von angenehmem Geruche	Verw. als Genußmittel. Erlaubnis zum Handel mit Trinkbranntwein erforderlich.
Spiritus Vini gallici factitius künstl. Franzbranntwein	durch Mischen von verdünntem Spiritus mit Rum oder Rumessenz unter Zusatz von med. Stoffen wie Tannin, Ameisensäure usw. hergestellt und mit Kochsalz versetzt	hellbraun gefärbte rumähnlich riechende Flüssigkeit	Verw. als stärkende und anregende Einreibung speziell für den Haarboden (gegen Haarausfall) und Schweißfuß. Ausn. des **Verz.A**; muß aber mit Kochsalz denaturiert sein, sonst Erlaubnis zum Handel mit Trinkbranntwein erforderlich.
Stannum Zinn	Sn. Kommt in der Natur fast nur als Zinnstein, SnO_2, vor. Darstellung durch Reduktion mit Kohle unter Luftabschluß	silberweißes Metall, ausgewalzt als Stann. foliatum = Stanniol	Verw. des Stanniols zum Verpacken von Genußmitteln (Chokolade, Käse), wofür es nicht über 1% Blei enthalten darf.
Stannum bichloratum Chlorzinn, Stannichlorid	$SnCl_4$. Dargestellt durch Einleiten von Cl-Gas in Zinnchlorürlösung und Eindampfen	gelblich weiße, krystallinische Masse, hygroskopisch. Mit Ammoniumchlorid bildet es ein Doppelsalz, das sog. Pinksalz der Färberei	Verw. in der Färberei. **G. 3.**

Deutsche und lateinische Bezeichnung, Synonyma	Zusammensetzung, Darstellung, Vorkommen	Eigenschaften, Handelssorten, Erkennung	Verwendung, gesetzliche Bestimmungen
Stannum chloratum Zinnchlorür, Stannochlorid, Zinnsalz	$SnCl_2 + 2\,H_2O$. Dargestellt durch Lösen von Zinn in starker Salzsäure, Eindampfen und Auskrystallisieren	farblose, kleine Krystalle, hygroskopisch in salzsaurem Wasser löslich; in reinem Wasser Zinnhydroxyd abscheidend	Verw. in der Färberei als Beizmittel; im Laboratorium als Reduktionsmittel (Hg-As-Au Nachweis). **G. 3.**
Stannum oxydatum Zinnoxyd, Zinnasche	SnO_2. Dargestellt durch Verbrennen von Zinn an der Luft als sog. Abstrich in den Zinngießereien. Chem. rein, durch Kochen von Zinn mit Salpetersäure, auswaschen und Glühen	grauweißes Pulver, durch den Gehalt an metallischem Zinn grau gefärbt; chem. rein; weißes Pulver	Verw. zum Hochglanzpolieren von Metallen und Steinen, zu Nagelpoliercreams usw.
Stannum sulfuratum Zinnsulfid, Musivgold	SnS_2. Durch Zusammenschmelzen von Sn und S und feinstes Mahlen erhalten	goldfarbiges Pulver	Verw. als Bronzepulver.
Stibium Antimon	Sb. Kommt meist als Grauspießglanz (Sb_2S_3) vor, aus dem es durch Erhitzen mit Eisen gewonnen wird: $Sb_2S_3 + 3\,Fe = 3\,FeS + 2\,Sb$	bläulichweißes, glänzendes Metall vom Stoffgew. 6,7, sich an der Luft nicht verändernd	Verw. zur Herstellung von Letternmetall, da es sich beim Erstarren ausdehnt.
Stibium sulfuratum Schwefelantimon, Antimontrisulfid	Sb_2S_3. Kommt in der Natur als Grauspießglanzerz in Gesteinsmassen eingesprengt vor, aus denen es durch Ausschmelzen gewonnen wird	grauschwarzes Pulver, schweres Pulver oder Stücke	Verw. in der Feuerwerkerei und zu Zündmassen, med. in der Tierarzneipraxis als appetitanregendes Mittel.
Stibium sulfuratum aurantiacum Antimonpentasulfid, Goldschwefel	Sb_2S_5. Durch Zerlegen von Schlippeschem Salz mittels Salzsäure erhalten	orangerotes wasserunlösliches Pulver	Verw. als Hustenmittel, vor allem in der Tierarznei und zum Färben von Kautschuk.

Die wichtigsten chemischen Präparate. 309

Strontium nitricum Strontiumnitrat, salpetersaures Strontium	$Sr(NO_3)_2$. Dargestellt durch Auflösen natürlich. Strontiumcarbonats (Strontianit) in Salpetersäure, Eindampfen u. Auskristallisieren: $SrCO_3 + 2 NHO_3 = Sr(NO_3)_2 + H_2O$	weißes bis gelbliches, krystallinisches Pulver, hygroskopisch	Verw. in der Feuerwerkerei zu Rotfeuer.
Sulfur Schwefel	S. Kommt in der Natur frei, besonders in vulkanischen Gegenden, als auch in der Form zahlreicher Schwefelmetalle und -sulfate vor. Aus den Gesteinen ausgeschmolzen = Sulfur griseum. Durch Sublimation vom Unverdampfbaren befreit. Sulfur sublimatum. Der schlecht sublimierte wird in Stangen gegossen: = S. in bacillis; S. sublimatum und S. in bacillis citronengelb	Schwefel ist in Wasser unlöslich, dagegen löslich in Schwefelkohlenstoff, Benzol u. Terpentinöl, auch in fetten und ätherischen Ölen. S. sublim. ist stets SO_2-, oft auch As_2S_3-haltig, durch Waschen mit Salmiakgeist hiervon befreit, heißt er S. depuratum lotum, darf mit H_2O angerührt Lackmuspapier nicht röten und mit warmem NH_4OH digeriert mit HCl und H_2S kein gelbes As_2S_3 geben	Verw. zur Herstellung von schwefliger und Schwefelsäure, Band- und Fadenschwefel, in der Feuerwerkerei, hierbei darf nur Sulfur lotum verwendet werden, nicht Sulfur sublimatum, weil letzterer noch meist SO_2 enthält, die, mit Kaliumchlorat zusammen gebracht, eine Selbstentzündung bringen kann. Med. als Abführmittel (Brustpulver). Für medizinische und kosmetische Zwecke wird innerlich Sulfur lot., äußerlich Sulfur praecip. verwendet.
Sulfur praecipitatum Lac sulfuris, Präcipitierter Schwefel, Schwefelmilch	dargestellt durch Zersetzen 1. von Polysulfiden mit Salzsäure, z. B. $K_2S_5 + 2 HCl$ $= 2 KCl + H_2S + 4 S;$ 2. von Natriumthiosulfat mit Salzsäure $Na_2S_2O_3 + 2 HCl$ $= 2 NaCl + H_2O + SO_2 + S;$ und 3. wenn H_2S mit SO_2 zusammentrifft: $2 H_2S + SO_2 = 2 H_2O + S_3$	feines, mehlförmiges, gelblichweißes, nicht krystallinisches Pulver	Verw. außerlich med. zu Schwefelseife, -salbe, kosmetisch zum Kummerfeldschen Wasser und zu Schuppenpomaden. Techn. in der Strohhutfabrikation mit org. Säuren zusammen als Bleichmittel.

Deutsche und lateinische Bezeichnung, Synonyma	Zusammensetzung, Darstellung, Vorkommen	Eigenschaften, Handelssorten, Erkennung	Verwendung, gesetzliche Bestimmung
Talcum Speckstein	natürliches Mineral, aus Magnesiumsilikat bestehend (siehe auch Alumen plumosum)	weiße, schlüpfrige, sich fettig anfühlende Stücke bzw. Pulver	Verw. zum Einstreuen zwecks leichteren Anziehens von Schuhen und Handschuhen, zu Bohnerpulver (Tanzsaalglätte) zum Glanzpapier. Kosmetisch zu Pudern und Kinderstreupulvern sowie med.: zu Salicylstreupulver. Letzteres Ausn. des **Verz. A**.
Tartarus stibiatus Kalium Stibio-tartaricum, Brechweinstein (Antimonylkaliumtartrat)	$C_4H_4O_6(SbO)K \cdot \frac{1}{2} H_2O$. Dargestellt durch Kochen von Weinstein, Antimonoxyd und Wasser, Filtrieren und Abdampfen	weißes Krystallpulver, in Wasser löslich	Verw. med. als Brechmittel u. in der Tierarznei. Techn. in der Färberei, zum Metallbeizen und als Fliegengift. **G. 2, Verz. B.**
Terpineol	$C_{10}H_{17}OH$. Umsetzungserzeugnis des Terpentinöls	farblose, ölige Flüssigkeit von starkem, fliederartigem Geruche	Verw. in der Parfümerie zur Herstellung von Fliederparfüm.
Terra de Siena	natürlich vorkommendes Mineral (in Oberitalien, Siena, Harz und Thüringen) aus basisch schwefelsaurem Eisenoxydhydrat, Kieselsäure und Tonerde bestehend	kommt als roh und gebrannt in den Handel; roh = gelbbraun, gebrannt = rotbraun	Verw. als Eichenholzbeize und in der Holzmalerei (Lasurfarbe).
Terra viridis Grüne Erde, Steingrün	durch Verwitterung des Augits entstandenes Mineral, in der Hauptsache aus Eisensilikaten bestehend. Meist künstlich durch Mischen von Ocker mit Kalkblau hergestellt	grünes Pulver	Verw. in der Wassermalerei, weil alkalibeständig.

Thorium nitricum Salpetersaures Thorium	Th(NO₃)₄. Durch Auflösen von Thoriumoxyd in Salpetersäure gewonnen	weiße Schuppen, in Wasser leicht löslich	Verw. zum Tränken der Glühstrümpfe. Beim Glühen wird es wieder Thoriumoxyd ThO₂, glüht mit blendend weißem Licht.
Tonquinol	künstlicher Moschus, organische Nitroverbindung (Trinitrobutylxylol)	gelblichweiße Krystallnadeln von starkem, moschusähnlichem Geruche	Verw. als Surrogat für Moschus.
Triticum venenatum Giftweizen	geschälte Weizenkörner werden mit einer Lösung von Strychnin. nitric. und Fuchsin solange durchgearbeitet, bis alle Körner gleichmäßig gefärbt sind, dann mit Süßstoff oder Zuckerlösung etwas gesüßt	auf 1 kg Weizen dürfen höchstens 5 g Strychnin. nitr. genommen werden. Zu scharf ausgetrockneter Giftweizen verliert an Wirksamkeit, ist daher unmittelbar vor dem Gebrauche anzufeuchten	Vertilgungsmittel gegen Mäuse. **G. 2.**
Ultramarinblau	ist ein Aluminiumsulfid, natürlich als Lapis lazuli vorkommend, ein seltenes Mineral. Jetzt künstlich dargestellt durch Zusammenschmelzen von Caolin, calc. Glaubersalz und Kohle im Tiegelofen (Sulfatmethode), wobei Ultramaringrün als erstes Erzeugnis entsteht; dieses wird mit Schwefel gemengt und weiter über freiem Feuer stark erhitzt, wobei sich Ultramarinblau bildet. Oder es wird Caolin, Quarzsand, calc. Soda und Schwefel im Tiegelofen erhitzt, wobei sich sofort Ultramarinblau bildet (Sodamethode)	schön blaue Farbe, die aber nicht mit bleihaltigen Farben gemischt werden darf, auch nicht mit Glättefirnis, da sich sonst allmählich Schwefelblei bildet, wodurch der Anstrich dunkler wird. Für Kalkanstriche ist die Farbe aber sehr geeignet. Entwickelt mit Säuren unter Entfärbung H₂S	Verw. als Öl- und Wasserfarbe. Ferner zum Anbläuen der Wäsche und des Zuckers. Zum Anbläuen weißer Ölfarbe ist besser Berliner Blau.

Deutsche und lateinische Bezeichnung, Synonyma	Zusammensetzung, Darstellung, Vorkommen	Eigenschaften, Handelssorten, Erkennung	Verwendung, gesetzliche Bestimmungen
Umbra Umbraun	echtes Umbraun besteht aus kieselsaurem Eisenoxydhydrat mit wechselnden Mengen von kieselsaurem Manganhydroxyd und ist durch Verwittern eisen- und manganhaltiger Mineralien entstanden	das gewöhnliche Umbraun stellt meist nur geglühte Mischungen von Ocker und Braunstein dar	Verw. in der Öl- sowie in der Wassermalerei.
Uranium nitricum Urannitrat, Uranylnitrat	$UO_2(NO_3)_2 + 6 H_2O$. Aus dem Uranpecherz hergestellt	kleine, grünlichgelbe Krystalle, in Wasser leicht löslich	Verw. in der Lichtbildnerei zum Braunfärben von Bromsilberbildern und Verstärken von Platten. **G. 1.**
Vanillin	$C_8H_8O_6$. Riechstoff der Vanille (s. d.). Künstlich aus dem Kambialsaft der Coniferen und aus Nelkenöl hergestellt	weiße, nadelförmige Krystalle, in Alkohol und kochendem Wasser löslich	Verw. in der Parfümerie und als Genußmittel (Schokoladen, Puddings).
Vitrum Glas	Durch Zusammenschmelzen v. Quarzsand, Marmor, Soda, Pottasche, Minium oder einzelner dieser Bestandteile hergestellt	farblose, harte, spröde, schmelzbare Stücke. 1. Kalknatronglas; 2. Kalkkaliglas; 3. Bleikaliglas	Verw. zur Herstellung von Flaschen, Linsen, Spiegeln, Glaswolle usw. Mit Schwermetalloxyden läßt es sich im Schmelzfluß färben.
Zincum Zink	Zn. Kommt in der Natur als Zinkspat, Galmei (Carbonate), Zinkblende (Sulfid) vor. Dargestellt aus den Carbonaten durch Reduktion mit Kohle unter Luftabschluß	bläulichweißes, krystallinisches Metall, bei gewöhnlicher Temperatur spröde, erhitzt hämmerbar und walzbar	Verw. in der Technik zu zahlreichen Geräten, in der chemischen Industrie zur Herstellung von Lötwasser, von Zinksalzen und Zinkweiß.

Die wichtigsten chemischen Präparate. 313

Präparat	Darstellung	Eigenschaften	Verwendung
Zincum chloratum, Zinkchlorid, Chlorzink	$ZnCl_2$. Rohware: durch Kochen von Zinkblende bzw. Zinkspat in Salzsäure $$ZnS + 2\,HCl = ZnCl_2 + H_2S.$$ Reine Ware: durch Lösen von Zink in Salzsäure und Eindampfen; $$Zn + 2\,HCl = ZnCl_2 + 2\,H$$	Rohware; grauweißes, reine Ware, weißes, sehr hygroskopisches Pulver, chemisch rein auch in Stangen gegossen, in Wasser und Alkohol leicht löslich. Gut verschlossen aufzubewahren	Verw. das rohe zu Lötwasser und zum Imprägnieren von Holz gegen Fäulnis; chemisch rein als Ätzmittel. **G. 3.** Nur chem. rein **Verz. B.**
Zincum oxydatum, Zinkoxyd, Zinkweiß	ZnO. Das rohe Zinkoxyd oder Zinkweiß wird dargestellt durch Verdampfen von Zink und Verbrennen der Dämpfe in heißer Luft; das reine Zinkoxyd durch Glühen von chemisch reinem Zinkcarbonat: $$ZnCO_3 = ZnO + CO_2$$ oder Fällen von $ZnCl_2$ mit Ammoniak und Glühen $$ZnCl_2 + 2\,NH_4OH = 2\,NH_4Cl + Zn(OH)_2$$ $$Zn(OH)_2 = ZnO + H_2O$$	weißes lockeres Pulver, das je nach seiner spez. Schwere als Grünsiegel, Rotsiegel, Blausiegel usw. bezeichnet wird. Die schwerste Sorte, meist unverbranntes Zn enthaltend, heißt Zinkgrau (Grausiegel). Zieht aus der Luft CO_2 und H_2O auf und bildet dann Krümel, daher gut bedeckt aufbewahren	Verw. das chemisch reine Zinkoxyd zu Salben, Schminken u. Pudern, das rohe Zinkweiß als beste giftfreie weiße Ölfarbe, die auch durch H_2S nicht dunkel wird. Muß in Salzsäure ohne Aufbrausen völlig löslich sein, ebenso in Natronlauge sich völlig lösen.
Zincum sulfuricum, Zinksulfat, Zinkvitriol	$ZnSO_4 + 7\,H_2O$. Rohes Zinkvitriol wird dargestellt durch Rösten von Zinkblende, Auslaugen mit dünner H_2SO_4 und Auskrystallisieren: $$ZnS + 4\,O = ZnSO_4;$$ chemisch reines Zinksulfat durch Auflösen von Zink in Schwefelsäure $$Zn + H_2SO_4 = ZnSO_4 + 2\,H$$	Rohware; grauweiße, reine Ware, weiße, kleine Krystalle von saurer Reaktion, in Wasser leicht löslich. Rohware ist meist mit Eisenvitriol verunreinigt	Verw. findet das chem. reine med. zu Augenwässern; das rohe zum Imprägnieren von Holz (Eisenbahnschwellen) in der Färberei als Beizmittel und zur Herstellung von Zinkfarben. **G. 3.** Nur chem. rein **Verz. B.**

58. Gesetzeskunde.

In der allgemeinen Gesetzeskunde unterscheidet man:
1. das Zivilrecht,
2. das Strafrecht,
3. das Verwaltungsrecht.

Ferner hat man bei einem Gesetz zu unterscheiden, von welcher gesetzgebenden Körperschaft es erlassen ist und demzufolge, wo ist seine Gesetzeskraft begrenzt. Wir kennen daher Reichsgesetze, die für das ganze Reich gelten und vom Reichstag erlassen werden; Landesgesetze, die dann nur für den betr. Bundesstaat gelten und vom Landtag beschlossen werden; Polizeiverordnungen, die teils vom Regierungspräsidenten, teils vom Polizeipräsidenten bzw. Landrat erlassen werden und dann nur für einen Regierungsbezirk bzw. einen Stadt- oder Landkreis Gültigkeit haben.

Nach dem in der Verfassung aufgestellten Grundsatz ,,Reichsrecht bricht Landesrecht" gehen die Reichsgesetze den Landesgesetzen vor. Die Länder können also nur da Gesetze erlassen, wo die betreffende Angelegenheit nicht schon durch Reichsgesetz geregelt ist. Und finden sich in zwei Gesetzen Stellen vor, die einander widersprechen, so wird das Landesgesetz durch das Reichsgesetz außer Kraft gesetzt. Ebenso verhält es sich mit den Polizeiverordnungen gegenüber den Landesgesetzen und erst recht gegenüber den Reichsgesetzen.

1. Zu den Gesetzen, die für den Drogisten zivilrechtlich in Frage kommen, gehören vor allem das Bürgerliche Gesetzbuch in seiner Eigenschaft als Bürger des Staates und das Handelsgesetzbuch in seiner Eigenschaft als Kaufmann. Beide Gesetze werden, soweit sie für den Drogisten in Frage kommen, am Schluß des Buches im handelsrechtlichen Teil behandelt werden.

2. Zu den strafrechtlichen Bestimmungen, die für den Drogisten besonders in Frage kommen, gehören einige Paragraphen des StrGB.; die Verordnung betr. den Verkehr mit Arzneimitteln vom 22. Okt. 1901, mit ihren Nachträgen, die Giftverordnung vom 22. Febr. 1906 sowie noch eine Anzahl Gesetze, die wenigstens zum Teil für uns wichtig sind, wie das Nahrungsmittelgesetz, das Gesetz betr. die Verwendung gesundheitsschädlicher Farben, das Weingesetz, das Gesetz betr. den Verkehr mit blei- und zinkhaltigen Gegenständen usw. Ferner kommen noch verschiedene polizeiliche und Steuerverordnungen in Betracht, wie z. B. über die Anfertigung, Aufbewahrung und Abgabe von Feuerwerkskörpern; die Aufbewahrung von Arzneimitteln; die Lagerung von Mineralölen und feuergefährlichen Stoffen; den gewerbsmäßigen Verkauf von Petroleum; den Handel mit denaturiertem Spiritus betreffend usw., die jedoch zumeist nur für kleinere Bezirke gelten und leider nicht allgemein einheitlich geregelt sind.

Gesetzeskunde. 315

Von den Bestimmungen des Strafgesetzbuches kommen für den Drogisten in Betracht:

§ 324. Wer . . . Gegenstände, welche zum öffentlichen Verkaufe oder Verbrauche bestimmt sind, vergiftet oder denselben Stoffe beimischt, von denen ihm bekannt ist, daß sie die menschliche Gesundheit zu zerstören geeignet sind, ingleichen, wer solche vergiftete oder mit gefährlichen Stoffen vermischte Sachen wissentlich oder mit Verschweigung dieser Eigenschaft verkauft, feilhält oder sonst in Verkehr bringt, wird mit Zuchthaus bis zu zehn Jahren und, wenn durch die Handlung der Tod eines Menschen verursacht worden ist, mit Zuchthaus nicht unter zehn Jahren oder mit lebenslänglichem Zuchthaus bestraft.

§ 326. Ist eine der in den §§ 321—324 bezeichneten Handlungen aus Fahrlässigkeit begangen worden, so ist, wenn durch die Handlung ein Schaden verursacht worden ist, auf Gefängnis bis zu einem Jahre und, wenn der Tod eines Menschen verursacht worden ist, auf Gefängnis bis zu drei Jahren zu erkennen.

§ 367. Mit Geldstrafe bis zu einhundertfünfzig Mark oder mit Haft wird bestraft:

3. Wer ohne polizeiliche Erlaubnis Gift oder Arzneien, soweit der Handel mit denselben nicht freigegeben ist, zubereitet, feilhält, verkauft oder sonst an andere überläßt[1]);

4. wer ohne die vorgeschriebene Erlaubnis Schießpulver oder andere explodierende Stoffe oder Feuerwerke zubereitet;

5. wer bei der Aufbewahrung oder bei der Beförderung von Giftwaren, Schießpulver oder Feuerwerken oder bei der Aufbewahrung, Beförderung, Verausgabung oder Verwendung von Sprengstoffen oder anderen explodierenden Stoffen, oder bei Ausübung der Befugnis zur Zubereitung oder Feilhaltung dieser Gegenstände sowie der Arzneien, die deshalb ergangenen Verordnungen nicht befolgt:

a) wer bei Versendung oder Beförderung von leicht entzündlichen oder ätzenden Gegenständen durch die Post die deshalb ergangenen Verordnungen nicht befolgt;

b) wer Waren, Materialien oder andere Vorräte, welche sich leicht von selbst entzünden oder leicht Feuer fangen, an Orten oder in Behältnissen aufbewahrt, wo ihre Entzündung gefährlich werden kann, oder wer Stoffe, die nicht ohne Gefahr einer Entzündung beieinander liegen können, ohne Absonderung aufbewahrt.

Die Verstöße gegen diese strafrechtlichen Bestimmungen sind ihrem strafrechtlichen Wesen nach Übertretungen, der leichteste

---

[1]) Die Arzneimittelverordnung verbietet nur das unbefugte Feilhalten und Verkaufen; darüber hinaus ist aber auch das Zubereiten und das Überlassen an andere (Verschenken) strafbar.

Grad strafbarer Handlungen[1]). Übertretungen werden in allen leichteren Fällen nur mit Geldstrafe bis zu 150 Mark geahndet, an deren Stelle auch Haft bis zur Dauer von sechs Wochen treten kann. Ist eine Übertretung festgestellt, so erläßt die zuständige Polizeibehörde in der Regel einen polizeilichen Strafbefehl in der Form einer Geldstrafe, in schwereren Fällen kann sie auch einen amtsgerichtlichen Strafbefehl beantragen, in ganz besonderen Fällen auch die Angelegenheit der zuständigen Staatsanwaltschaft zwecks strafrechtlicher Verfolgung übergeben. Sowohl gegen den polizeilichen wie den amtsgerichtlichen Strafbefehl ist der Antrag auf richterliche Entscheidung bei dem zuständigen Amtsgerichte zulässig. Dort wird die Angelegenheit vor dem Schöffengerichte mündlich verhandelt, das aus einem Richter als Vorsitzenden und zwei Schöffen als Beisitzern besteht. Das Urteil wird wie alle Strafurteile durch $2/3$ Mehrheit bestimmt. Gegen das Urteil des Schöffengerichtes ist die Berufung an das zuständige Landgericht zulässig, wo der Prozeß vor der sog. Berufungskammer verhandelt wird, die aus drei[2]) Richtern besteht. Die Berufung muß aber binnen einer Woche vom Tage der öffentlichen Verkündigung des Urteils an gerechnet, eingelegt werden, die Berufungsfrist läuft nicht, wie in Zivilprozessen, vom Tage der Zustellung des Urteils an. Gegen das Urteil des Landgerichtes ist die Revision zulässig, die ebenfalls binnen einer Woche nach der Urteilsverkündigung eingelegt werden muß. Die Revisionsinstanz ist für alle Übertretungen von reichsgesetzlichen Bestimmungen — besonders also der Arzneimittelverordnung — das zuständige Oberlandesgericht, für Übertretungen von preußischen Landesgesetzen — z. B. der Giftverordnung — jedoch das Kammergericht in Berlin. In den übrigen Bundesstaaten bestehen für die Übertretung landespolizeilicher Bestimmungen entsprechende Revisionsinstanzen. Da wir nun viele Oberlandesgerichte haben und kein Gericht an das Urteil oder die Rechtsanschauung eines anderen gebunden ist, so besteht für die Auslegung der Arzneimittelverordnung bei gleichem Sachverhalte eine höchst bedauerliche Rechtsunsicherheit, was für die Giftverordnung und Preußen wenigstens nicht der Fall ist, da es hierfür nur eine höchste Instanz gibt. Zu bemerken ist noch, daß für alle strafbaren Handlungen eine gesetzliche Verjährungsfrist besteht, die bei Übertretungen drei Monate beträgt.

3. Die für den Drogisten bedeutsamsten verwaltungsrechtlichen Bestimmungen sind in der Gewerbeordnung enthalten, wozu noch einzelne landesgesetzliche Bestimmungen treten. In Frage kommen besonders die Bestimmungen über das Konzessionswesen.

---

[1]) Schwerere strafbare Handlungen sind Vergehen und Verbrechen.
[2]) Die anderen Strafkammern bestehen aus 5 Richtern.

Der Instanzenweg hierfür ist in Preußen als erste Instanz der Stadt- bzw. Kreisausschuß, der Bezirksausschuß als Berufungs- und das Oberverwaltungsgericht in Berlin als Revisions- instanz. In den übrigen Bundesstaaten bestehen ähnliche Einrich- tungen.

Von den Bestimmungen der Gewerbeordnung kommen für den Drogisten besonders folgende in Betracht:

§ 1. Der Betrieb eines Gewerbes ist jedermann gestattet, soweit nicht durch dieses Gesetz Ausnahmen oder Beschränkungen vor- geschrieben oder zugelassen sind ...

§ 6, Abs. 2: Durch Kaiserliche Verordnung wird bestimmt, welche Apothekerwaren[1]) dem freien Verkehr zu überlassen sind.

§ 34, Abs. 3: Die Landesgesetze können vorschreiben, daß zum Handel mit Giften ... besondere Genehmigung erforderlich ist ...

§ 35, Abs. 4: Der Handel mit Drogen und chemischen Präparaten[2]), welche zu Heilzwecken dienen[3]), ist zu untersagen, wenn die Handhabung des Gewerbebetriebes Leben und Gesundheit von Menschen[4]) gefährdet.

Abs. 5: Ist die Untersagung erfolgt, so kann die Landeszentral- behörde oder eine andere von ihr zu bestimmende Behörde die Wieder- aufnahme des Gewerbebetriebes gestatten, sofern seit der Untersagung mindestens ein Jahr verflossen ist.

Abs. 6: Personen, welche die in diesem Paragraphen bezeichneten Gewerbe beginnen, haben bei Eröffnung ihres Gewerbebetriebes der zuständigen Behörde hiervon Anzeige zu machen[5]).

§ 45. Die Befugnisse zum stehenden Gewerbe können durch Stellvertreter ausgeübt werden; diese müssen jedoch den für das in Rede stehende Gewerbe insbesondere vorgeschriebenen Erfordernissen genügen.

§ 47. Inwiefern für die nach den §§ 34 und 36 konzessionierten oder angestellten Personen eine Stellvertretung zulässig ist, hat in

---

[1]) Hierfür dürfte sich folgende Begriffsbestimmung empfehlen: „Als Apothekerwaren im Sinne der Kais. Ver. gelten alle Rohstoffe, die ausschließlich oder teilweise als Heilmittel verbraucht werden sowie alle Zubereitungen, die (ohne Rücksicht auf die tatsächliche Wirkung) zum Zwecke der Verwendung als Heilmittel hergestellt sind, ausgenommen Nahrungs-, Nähr- und Genußmittel, auch wenn sie in einzelnen Fällen als Heilmittel verwendet werden."

[2]) Da die Zubereitungen, die die Kais. Ver. völlig getrennt von den Rohstoffen (Drogen und chemischen Präparaten) behandelt, hier nicht genannt sind, scheiden dieselben für ein etwaiges Verbot von vornherein aus.

[3]) Drogen und chemische Präparate, die zu anderen als Heil- zwecken verwendet und dementsprechend auch verkauft werden, werden von einem Verbote ebenfalls nicht betroffen.

[4]) Die Gefährdung von Leben und Gesundheit von Tieren kommt nicht in Betracht.

[5]) Wer sich selbständig macht, hat die entsprechende Anzeige sofort zu erstatten.

jedem einzelnen Falle die Behörde zu bestimmen, welcher die Konzessionierung oder Anstellung zusteht.

§ 56. Beschränkungen, vermöge deren gewisse Waren von dem Feilhalten im stehenden Gewerbebetriebe ganz oder teilweise ausgeschlossen sind, gelten auch für deren Feilbieten im Umherziehen.

Ausgeschlossen vom Verkauf oder Feilbieten im Umherziehen sind:

6. explosive Stoffe, insbesondere Feuerwerkskörper, Schießpulver und Dynamit;

7. solche mineralische und andere Öle, welche leicht entzündliche sind, insbesondere Petroleum sowie Spiritus;

9. Gifte und gifthaltige Waren, Arznei-[1]) und Geheimmittel sowie Bruchbänder.

§ 147. Mit Geldstrafe bis zu 300 Mark und im Unvermögensfalle mit Haft wird bestraft:

Abs. 1: wer den selbständigen Betrieb eines stehenden Gewerbes, zu dessen Beginn eine besondere polizeiliche Genehmigung (Konzession, Approbation, Bestallung) erforderlich ist, ohne die vorschriftsmäßige Genehmigung unternimmt oder fortsetzt, oder von den in der Genehmigung festgesetzten Bedingungen abweicht.

§ 148. Mit Geldstrafe bis zu einhundertundfünfzig Mark und im Unvermögensfalle mit Haft bis zu vier Wochen wird bestraft:

Abs. 1: wer außer den im § 147 vorgesehenen Fällen ein stehendes Gewerbe beginnt, ohne dasselbe vorschriftsmäßig anzuzeigen.

Für Preußen kommt hier noch in Betracht § 49 des Gesetzes betr. Abänderung einiger Bestimmungen der G.-O. vom 22. Juni 1861: „Denjenigen, welche Gifte . . . feilhalten[2]) wollen, ist der Beginn des Gewerbebetriebes erst dann zu gestatten, wenn sich die Behörden von ihrer Zuverlässigkeit in Beziehung auf den beabsichtigten Gewerbebetrieb überzeugt haben."

Die Gesetze und Verordnungen, die bei Gründung bzw. Übernahme einer Drogenhandlung zu beachten sind, teilen sich ein:

1. in solche, die nur zu einer Anmeldung des betr. Betriebszweiges verpflichten; 2. in solche, die zum Betriebe einer behördlichen Genehmigung bedürfen.

1. Zu den anmeldepflichtigen Betriebszweigen gehören:

a) das Handelsgewerbe bei der zuständigen Behörde (Gewerbesteueramt oder Polizeiverwaltung) zwecks Veranlagung zur Gewerbesteuer;

---

[1]) Alle, auch die freigegebenen Arzneimittel sind vom Hausierhandel ausgeschlossen.

[2]) Nur das Feilhalten, d. h. der Kleinhandel mit Giften bedarf daher in Preußen einer behördlichen Erlaubnis, der Großhandel dagegen nicht. Die Bestimmungen der §§ 4 und 11 der Giftverordnung bleiben davon unberührt.

b) der Handel mit Drogen und chemischen Präparaten, die zu Heilzwecken dienen, bei der zuständigen Polizeibehörde (zum Zwecke der Revision);

c) der Handel mit Wein und weinähnlichen Getränken bei der Steuerbehörde zwecks Erteilung einer Steuernummer und Aushändigung der Kontrollbücher;

d) der Kleinhandel mit vergälltem Spiritus bei der zuständigen Polizei- und Steuerbehörde;

e) der Handel mit Feuerwerkskörpern sowie die Lagerung kleiner Mengen bei der Ortspolizeibehörde. (Der Begriff „klein" richtet sich nach den jeweilig geltenden Verordnungen.)

f) die Lagerung von Mineralölen und feuergefährlichen Flüssigkeiten von einer bestimmten Mindestmenge ab, bei der Ortspolizeibehörde (die anmeldepflichtige Mindestmenge ist je nach der Lagerung und den jeweilig geltenden Verordnungen verschieden).

g) die Verarbeitung von Spiritus auf Arznei-, Riech- und Schönheitsmittel bei der Zoll- bez. Steuerbehörde (über den Verbrauch ist Buch zu führen).

2. Zu den genehmigungspflichtigen Betriebszweigen gehören:

a) der Kleinhandel mit Giften; er bedarf (in Preußen und mehreren anderen Bundesstaaten) der Erlaubnis vom Stadt- bzw. Kreisausschuß;

b) der Kleinhandel mit Spiritus und Spirituosen in Flaschen (Rum, Arak, Kognak, Liköre), er bedarf in Preußen ebenfalls der Erlaubnis des Stadt- bzw. Kreisausschusses. Die Erteilung dieser Erlaubnis ist von der Bedürfnisfrage abhängig (im Gegensatze zum Gifthandel, bei dem — wenigstens in Preußen — die Bedürfnisfrage nicht in Betracht kommt);

c) die Herstellung von Feuerwerkskörpern sowie die Lagerung großer Mengen bedarf der Erlaubnis der Ortspolizeibehörde (was unter „großen" und „kleinen" Mengen zu verstehen ist, das ist aus der jeweils geltenden Verordnung ersichtlich);

d) die Lagerung von Mineralölen und feuergefährlichen Flüssigkeiten in großen Mengen bedarf der Erlaubnis der Ortspolizeibehörde (der Begriff „große" Mengen ist nach den jeweilig geltenden Verordnungen verschieden).

59. Die Arzneimittelverordnungen.

Der Verkehr mit Arzneimitteln wird im Deutschen Reiche durch § 6 Abs. 2 der Gewerbeordnung geregelt, der besagt: „Durch Kaiserliche Verordnung wird bestimmt, welche Apothekerwaren dem freien Verkehr zu überlassen sind." Auf Grund dieses Paragraphen sind seit dem Bestehen des Deutschen Reiches 1871 mehrere kaiserliche Verordnungen betr. den Verkehr mit Arzneimitteln erlassen worden. Die letzte und daher heute gültige Kaiserl. Verordnung ist am 22. Oktober 1901 erlassen worden und hat verschiedene Nachträge erhalten am 31. März 1911, 18. Februar 1920, 21. April 1921, 31. Juli 1922, 13. Januar 1923, 21. Juni 1923, 16. November 1923, 9. Dezember 1924, 24. Dezember 1924. Außer dieser wichtigsten Verordnung für den Drogisten, die Reichsgesetz ist, sind im Jahre 1910 noch Polizeiverordnungen betr. den Verkehr mit Arzneimitteln erlassen worden, die jedoch, wie es bei jeder Polizeiverordnung leider ist, in ihrem Wortlaut im ganzen deutschen Reiche nicht gleichmäßig sind und daher in den einzelnen Regierungsbezirken Abweichungen zeigt. Ich werde im nachfolgenden die Verordnung wiedergeben, die für den Regierungsbezirk Breslau Gültigkeit hat.

A. Die Kaiserliche Verordnung betr. den Verkehr mit Arzneimitteln außerhalb der Apotheken.

Dem Wortlaute dieser für den Drogisten wichtigsten Verordnung, durch die der Arzneimittelhandel außerhalb der Apotheken geregelt wird, wollen wir einige allgemeine Bemerkungen vorausschicken. Für die Zubereitungen, die der § 1 in Verbindung mit dem Verz. A dem freien Verkehre überläßt, sind zwar zu einem erheblichen Teile Vorschriften in dem D. A. 5 vorhanden, die Verordnung enthält aber keinerlei Bestimmung darüber, daß die freigegebenen Zubereitungen den Vorschriften des D. A. 5 entsprechen müßten. Die Verordnung vermeidet es vielmehr offenbar, irgendwie bindende und bündige Vorschriften zu geben. Im übrigen besagt auch der preuß. Ministerialerlaß betr. die Revision von Drogen- und Gifthandlungen vom 13. Januar 1910 Abs. 8 lediglich: ,,Die vorhandenen Arzneimittel müssen echt, zum bestimmungsgemäßen Gebrauche geeignet, nicht verdorben und nicht verunreinigt sein." — Gleichwohl ist es im deutschen Drogistenstande bisher als selbstverständlich betrachtet worden, daß die Arzneimittel, die er in den Handel bringt, von ebenso guter Beschaffenheit sind wie in den Apotheken, und daher sind auch die Vorschriften des D. A. 5, soweit solche für die freigegebenen Arzneimittel vorliegen, wohl stets benutzt worden. Soweit natürlich geeignetere Vorschriften überhaupt vorhanden sind, können dieselben selbstverständlich auch benutzt werden; so z. B. darf nicht nur das Heftpflaster nach der Vorschrift des D. A. 5, sondern auch ein Kautschukheftpflaster verkauft werden. Es ist hierbei zu bemerken, daß die Verordnung, da sie nur ein Ausnahmegesetz ist, nach deutscher Rechtsauffassung niemals in einschränkendem Sinne ausgelegt werden darf! Ist also z. B. bei Pechpflaster gesagt, daß dasselbe ,,lediglich aus Pech, Wachs, Terpentin und Fett

Die Arzneimittelverordnungen. 321

oder einzelnen dieser Stoffe" bestehen muß, so darf **jede Art Pech, jede Art Fett**, die im Handel vorkommen, zur Herstellung benutzt werden.

Wenn ich jetzt den Wortlaut der Kaiserl. Verordnung folgen lasse, so ist es nicht der Wortlaut der Verordnung vom 22. Oktober 1901, sondern es ist der Wortlaut, der sich ergibt, nachdem in die Verordnung vom 22. Oktober 1901 sämtliche Nachträge hineinkorrigiert worden sind; mit anderen Worten, es ist die heute gültige Verordnung.

§ 1. Die in dem angeschlossenen Verzeichnisse A **aufgeführten**[1]) **Zubereitungen**[2]) dürfen, **ohne Unterschied**, ob sie heilkräftige Stoffe enthalten oder nicht, **als Heilmittel** (Mittel zur Beseitigung oder Linderung von Krankheiten bei Menschen oder Tieren[3]) außerhalb der **Apotheken nicht feilgehalten**[4]) oder **verkauft** werden.

Dieser Bestimmung unterliegen von den bezeichneten Zubereitungen, **soweit sie als Heilmittel**[5]) feilgehalten oder verkauft werden:

a) **kosmetische Mittel** (Mittel zur Reinigung, Pflege und Färbung der Haut, des Haares oder der Mundhöhle), **Desinfektionsmittel**[6]) und **Hühneraugenmittel nur dann**, wenn sie Stoffe ent-

---

[1]) **Nicht aufgeführte Zubereitungen**, wie z. B. Destillate, geschnittene oder gepulverte Drogen und chemische Präparate, Bonbons, ferner abgeteilte Pulver in Papierkapseln sind frei.

[2]) Der Unterschied zwischen einer Zubereitung und einem chemischen Präparate läßt sich folgendermaßen festlegen: a) er liegt in dem Worte Zubereitung sprachlich und begrifflich begründet, daß sie stets für einen ganz **bestimmten** Verwendungszweck hergestellt wird, ein chemisches Präparat dagegen kann den **verschiedensten** Verwendungszwecken dienen; b) besteht eine Zubereitung aus mehreren Rohstoffen, so sind die **Gewichtsmengen** derselben willkürliche, nur durch den beabsichtigten Verwendungszweck gebotene, während die Rohstoffe, die zur Herstellung eines chemischen Präparates dienen, stets in **ganz bestimmten**, aus der stöchiometrischen Berechnung der Zersetzungsformel sich ergebenden **Gewichtsmengen** verwendet werden müssen; c) bei der Herstellung einer Zubereitung oder mechanischen Mischung tritt höchstens eine **physikalische**, nie aber eine **chemische** Veränderung der betr. Rohstoffe ein, bei einem chemischen Präparate dagegen bildet sich aus den Rohstoffen ein ganz neuer chemischer Stoff mit völlig anderen chemischen Eigenschaften.

[3]) Heilmittel für Pflanzen, z. B. Baumwachs, fallen nicht unter die Kais. Verordnung.

[4]) Vgl. § 1, Abs. 3 der **Polizeiverordnung** betr. den Verkehr mit Arzneimitteln außerhalb der Apotheken.

[5]) Sobald sie zu einem **anderen**, z. B. einem rein **kosmetischen** Verwendungszwecke verkauft werden, fallen die nachfolgenden Beschränkungen fort.

[6]) Desinfektionsmittel sind nur dann Heilmittel, wenn sie bei der Wundbehandlung oder ähnlichen Fällen beim menschlichen oder tierischen Körper angewendet werden, nicht aber, wenn sie zur Desinfektion lebloser Gegenstände dienen, wie z. B. chirurgischer Instrumente, Krankenwäsche, Aborten usw.; im letzteren Falle unterliegen sie keinerlei Beschränkungen.

halten, welche in den Apotheken ohne Anweisung eines Arztes, Zahnarztes oder Tierarztes nicht abgegeben werden dürfen, kosmetische Mittel außerdem auch dann, wenn sie Kreosot, Phenylsalicylat oder Resorcin[1]) enthalten;

b) künstliche[2]) Mineralwässer **nur dann,** wenn sie in ihrer Zusammensetzung natürlichen Mineralwässern nicht entsprechen und **zugleich**[3]) Antimon, Arsen, Barium, Chrom, Kupfer, freie Salpetersäure, freie Salzsäure oder freie[4]) Schwefelsäure enthalten.

Auf Verbandstoffe (Binden, Gazen, Watten und dergleichen), auf Zubereitungen zur Herstellung von Bädern sowie auf Seifen zum äußerlichen Gebrauche findet die Bestimmung im Abs. 1 nicht Anwendung[5]).

§ 2. Die in dem angeschlossenen Verzeichnisse B aufgeführten Stoffe dürfen außerhalb der Apotheken nicht feilgehalten oder verkauft werden[6]).

---

[1]) Da diese drei Stoffe zum Verz. B. gehören, ergibt sich, daß die Stoffe des Verz. B nicht auch allgemein in der Form von Zubereitungen verboten sind, sondern daß für Zubereitungen jeder Art, auch wenn sie Stoffe des Verz. B enthalten, nur § 1 und Verz. A maßgeblich sind.

[2]) Natürliche Mineralwässer sind in jeder Zusammensetzung frei.

[3]) Für das Verbot der künstlichen Mineralwässer ist das gleichzeitige Zusammentreffen dreier Punkte notwendig: 1. Die Verwendung als Heilmittel, 2. das Nichtentsprechen einem natürlichen Mineralwasser und 3. das Vorhandensein von Antimon, Arsen usw. Treffen nur zwei dieser Punkte zusammen, so ist ein künstliches Mineralwasser frei; so ist jedes Tafelwasser frei, weil Punkt 1 fehlt, ein dem echten genau nachgemachtes künstliches Leviko frei, weil Punkt 2 fehlt und Erlenmeyers Bromwasser frei, weil Punkt 3 fehlt.

[4]) Da diese drei Säuren frei überhaupt nicht in der Natur vorkommen, es also natürliche Mineralwässer, die sie enthalten könnten, nicht gibt, so ergibt sich daraus, daß man bei der Herstellung künstlicher Mineralwässer nicht an die Zahl derjenigen chemischen Stoffe gebunden ist, die bisher überhaupt in natürlichen Mineralwässern gefunden worden sind.

[5]) Diese drei Gruppen unterliegen gar keiner Beschränkung im Gegensatze zu den vier vorhergehenden Gruppen von Zubereitungen. Auch mit arzneilich wirksamen Stoffen versetzte (imprägnierte) Verbandstoffe und Seifen sind freigegeben.

[6]) Es fehlt hier der Zusatz des § 1 „als Heilmittel"; die Stoffe des Verz. B sind daher für jeden Verwendungszweck verboten, allerdings nur in natura; in der Form von Zubereitungen kommt der § 1 und Verz. A allein in Frage. Das geht auch daraus hervor, daß bei den Salmiakpastillen und Tabletten aus Natriumbicarbonat Geschmackszusätze, die zu den Stoffen des Verz. B gehören, besonders verboten sind, was überflüssig wäre, wenn die Stoffe des Verz. B nicht nur als solche, sondern auch in der Form von Zubereitungen von vornherein als verboten gelten sollten. — Ein bloßes Vorrätighalten in Lagerräumen zum Zwecke der Fabrikation von erlaubten Zubereitungen (z. B. Strychnin zu Giftweizen, Chinarinde zu Chinawasser) ist kein Feilhalten im Sinne der Kais. Verordnung.

§ 2 a. Die in dem Verzeichnis C aufgeführten Stoffe und Zubereitungen dürfen außerhalb der Apotheken nicht feilgehalten oder verkauft werden.

§ 2 b. Soweit nach den §§ 1, 2, 2 a Zubereitungen und Stoffe dem Verkehr außerhalb der Apotheken entzogen sind, dürfen sie auch von Krankenkassen, Genossenschaften, Vereinen oder ähnlichen Personengesamtheiten an ihre Mitglieder nicht verabfolgt werden.

§ 3. Der Großhandel[1]) unterliegt den vorstehenden Bestimmungen nicht. Gleiches gilt für den Verkauf der im Verzeichnisse B aufgeführten Stoffe an Apotheken oder an solche öffentliche Anstalten, welche Untersuchungs- oder Lehrzwecken dienen und nicht gleichzeitig Heilanstalten sind.

§ 4. (Ist aufgehoben durch den Nachtrag vom 31. März 1911.)

§ 5. Die gegenwärtige Verordnung tritt mit dem 1. April 1902 in Kraft . . . .

Verzeichnis A.

1. **Abkochungen** und **Aufgüsse** (decocta et infusa);

2. **Ätzstifte** (styli caustici);

3. **Auszüge** in fester oder flüssiger Form (extracta et tincturae), ausgenommen:
   Arnikatinktur,
   Baldriantinktur, auch ätherische,
   Benediktineressenz,
   Benzoëtinktur,
   Bischofessenz,
   Eichelkaffee-Extrakt,
   Fichtennadelextrakt,
   Fleischextrakt,
   Himbeeressig,
   Kaffee-Extrakt,
   Lakritzen (Süßholzsaft), auch mit Anis,
   Malzextrakt, auch mit Eisen, Lebertran oder Kalk,
   Myrrhentinktur,
   Nelkentinktur,
   Tee-Extrakt von Blättern des Teestrauches.
   Vanillentinktur,
   Wachholderextrakt;

4. **Gemenge, trockene,** von **Salzen,** oder **zerkleinerten Substanzen,** oder von beiden untereinander, auch wenn die zur Vermengung bestimmten einzelnen Bestandteile gesondert verpackt sind (pulveres, salia et species mixta) sowie **Verreibungen jeder Art** (triturationes) ausgenommen:
   Brausepulver aus Natriumbicarbonat und Weinsäure, auch mit

---

[1]) Der Begriff „Großhandel" ließe sich etwa so festlegen: „Unter Großhandel ist jeder Verkauf von Waren an gewerbsmäßige Wiederverkäufer sowie an solche Gewerbetreibende zu verstehen, die die Waren in ihren Betrieben gewerblich verwenden oder in verarbeiteter Form weiter verkaufen."

Zucker oder ätherischen Ölen gemischt, Eichelkakao, auch mit Malz, Hafermehlkakao, Riechsalz, Salicylstreupulver, Salze, welche aus natürlichen Mineralwässern bereitet oder den solchergestalt bereiteten Salzen nachgebildet sind[1]), Schneeberger Schnupftabak mit einem Gehalte von höchstens 3 Gewichtsteilen Nieswurzel in 100 Teilen des Schnupftabaks;

5. **Gemische, flüssige, u. Lösungen**[2]) (mixturae et solutiones) einschließlich **gemischte Balsame, Honigpräparate** und **Sirupe**, ausgenommen:

Ätherweingeist (Hoffmannstropfen),
Ameisenspiritus,
Aromatischer Essig,
Bleiwasser, mit einem Gehalte von höchstens zwei Gewichtsteilen Bleiessig in 100 Teilen der Mischung,
Eucalyptuswasser,
Fenchelhonig,
Fichtennadelspiritus (Waldwollextrakt),
Franzbranntwein mit Kochsalz[3]),
Kalkwasser, auch mit Leinöl,
Campherspiritus,
Karmelitergeist[4]),
Lebertran mit ätherischen Ölen,
Mischungen von Ätherweingeist, Campherspiritus, Seifenspiritus, Salmiakgeist und Spanischpfeffertinktur, oder von einzelnen dieser fünf Flüssigkeiten untereinander zum Gebrauche für Tiere, sofern die einzelnen Bestandteile der Mischungen auf den Gefäßen, in denen die Abgabe erfolgt, angegeben werden,
Obstsäfte mit Zucker,

---

[1]) Hier ist der Gegensatz zu den künstlichen Mineralwässern zu beachten; künstliche Mineralwassersalze müssen unter allen Umständen den echten in ihrer Zusammensetzung entsprechen, ein brausendes Bromsalz z. B. ist verboten, Erlenmeyers Bromwasser aber nicht!

[2]) Unter einer Lösung ist die Überführung eines festen Stoffes in die flüssige Form durch Anwendung einer geeigneten Flüssigkeit zu verstehen, ein rein physikalischer Vorgang; tritt dagegen eine chemische Veränderung des festen Stoffes und der Flüssigkeit ein, so liegt keine Lösung im Sinne der Arzneimittelverordnung, sondern ein chemisches Präparat vor; daher sind z. B. Liq. Alumin. acet., Liq. Ferri sesquichlorati und Liq. Plumbi subacetici nicht als Lösungen im gesetztechnischen Sinne, sondern als chemische Präparate zu betrachten, die nur dann verboten wären, wenn sie im Verz. B ständen.

[3]) Franzbranntwein als Destillat ist ohne weiteres freigegeben; hier kommt nur ein künstliches Gemisch in Frage, das ohne Kochsalz verboten ist.

[4]) Ist nach dem D. A. 5 (Spir. Melissae comp.) ein Destillat und als solches sowieso nicht verboten; die Freigabe bezieht sich auf durch einfache Mischung hergestellten Karmelitergeist.

Die Arzneimittelverordnungen.

Essig oder Fruchtsäuren eingekocht, Pepsinwein, Rosenhonig[1]), auch mit Borax, Seifenspiritus, weißer Sirup;

6. **Kapseln, gefüllte,** von **Leim** (Gelatine) od. **Stärkemehl** (capsulae gelatinosae et amylaceae repletae), ausgenommen solche Kapseln, welche
   Brausepulver der unter Nr. 4 angegebenen Art, Copaivabalsam, Lebertran, Natriumbicarbonat, Ricinusöl oder Weinsäure enthalten;

7. **Latwergen** (electuaria);

8. **Linimente** (linimenta), ausgenommen flüchtiges Liniment;

9. **Pastillen** (auch Plätzchen und Zeltchen), **Tabletten, Pillen** und **Körner** (pastilli-rotulae et trochisci, tabulettae, pilulae et granula), ausgenommen:
   aus natürlichen Mineralwässern oder aus künstlichen Mineralquellsalzen bereitete Pastillen,
   einfache Molkenpastillen
   Pfefferminzplätzchen,
   Salmiakpastillen; auch mit Lakritzen, und Geschmackszusätzen, welche nicht zu den Stoffen des Verzeichnisses B gehören,
   Tabletten aus Saccharin, Natriumbicarbonat oder Brausepulver, auch mit Geschmackszusätzen, welche nicht zu den Stoffen des Verzeichnisses B gehören:

10. **Pflaster** u. **Salben** (emplastra et unguenta), ausgenommen:
    Bleisalbe zum Gebrauche für Tiere,
    Borsalbe zum Gebrauche für Tiere,
    Cold-Cream, auch mit Glycerin, Lanolin oder Vaselin,
    Pechpflaster; dessen Masse lediglich aus Pech, Wachs, Terpentin u. Fett oder einzelnen dieser Stoffe besteht,
    englisches Pflaster,
    Heftpflaster,
    Hufkitt,
    Lippenpomade,
    Pappelpomade,
    Salicyltalg,
    Senfleinen,
    Senfpapier,
    Terpentinsalbe zum Gebrauche für Tiere,
    Zinksalbe zum Gebrauche für Tiere;

11. **Suppositorien** (suppositoria) in jeder Form (Kugeln, Stäbchen, Zäpfchen oder dergl.) sowie Wundstäbchen (cereoli).

---

[1]) Für Rosenhonig besteht zwar ebensowenig eine amtliche Vorschrift wie für Fenchelhonig, diese Präparate müssen aber aus mindestens 50% Mel. depurat. bestehen; ein Kunsterzeugnis, das weniger oder gar keinen Honig enthält, kann nicht als Rosen- bzw. Fenchelhonig betrachtet werden; es kann dann unter Umständen eine Bestrafung wegen Betruges eintreten.

Verzeichnis B.

Bei den mit * versehenen Stoffen sind auch die Abkömmlinge der betreffenden Stoffe sowie die Salze der Stoffe und ihrer Abkömmlinge inbegriffen.

*Acetanilidum	*Antifebrin
Acida chloracetica	Die Chloressigsäuren
Acidum acetylosalicylicum (Aspirinum)	Acetylsalicylsäure (Aspirin)
*Acidum aethylphenylbarbituricum	*Aethylphenylbarbitursäure
Acidum benzoicum e resina sublimatum	Aus dem Harze sublimierte Benzoësäure
Acidum camphoricum	Camphersäure
— cathartinicum	Kathartinsäure
— cinnamylicum	Zimtsäure
— chrysophanicum	Chrysophansäure
*— diaethylbarbituricum	*Diaethylbarbitursäure (Veronal)
*— diallylbarbituricum	*Diallylbarbitursäure
*— dibrompropyldiaethylbarbituricum	*Dibrompropyldiaethylbarbitursäure
*— dipropylbarbituricum	*Dipropylbarbitursäure
— hydrobromicum	Bromwasserstoffsäure
— hydrocyanicum	Zyanwasserstoffsäure (Blausäure)
*— lacticum	*Milchsäure
*— osmicum	*Osmiumsäure
— sclerotinicum	Sklerotinsäure
*— sozojodolicum	*Sozojodolsäure
— succinicum	Bernsteinsäure
*— sulfocarbolicum	*Sulfophenolsäure
*— valerianicum	*Baldriansäure
*Aconitinum	*Akonitin
Actolum	Aktol
Adonidinum	Adonidin
Aether bromatus	Äthylbromid
— chloratus	Äthylchlorid
— jodatus	Äthyljodid
Aethyleni praeparata	Die Äthylenpräparate
Aethylidenum bichloratum	Zweifachchloräthyliden
Agaricinum	Agaricin
Airolum	Airol
Aleudrin	Aleudrin
Aluminium acetico-tartaricum	Essigweinsaures Aluminium
Ammonium chloratum ferratum	Eisensalmiak
Amylenchloralum	Amylenchloral
Amylenum hydratum	Amylenhydrat
Amylium nitrosum	Amylnitrit
Anthrarobinum	Anthrarobin
*Apomorphinum	*Apomorphin

Aqua Amygdalarum amararum	Bittermandelwasser
— Lauro-cerasi	Kirschlorbeerwasser
— opii	Opiumwasser
— vulneraria spirituosa	Weiße Arkebusade
*Arecolinum	*Arekolin
Argentaminum	Argentamin
Argentolum	Argentol
Argoninum	Argonin
Aristolum	Aristol
Arsenium jodatum	Jodarsen
*Atropinum	*Atropin
Betolum	Betol
Bismutum bromatum	Wismutbromid
— oxyjodatum	Wismutoxyjodid
— subgallicum (Dermatolum)	Basisches Wismutgallat (Dermatol)
— subsalicylicum	Basisches Wismutsalicylat
— tannicum	Wismuttannat
Blatta orientalis	Orientalische Schabe
Bromalum hydratum	Bromalhydrat
Bromoformium	Bromoform
*Brucinum	*Brucin
Bulbus Scillae siccatus	Getrocknete Meerzwiebel
Butylchloralum hydratum	Butylchloralhydrat
Camphora monobromata	Einfach-Bromcampher
Cannabinonum	Kannabinon
Cannabinum tannicum	Kannabintannat
Cantharides	Spanische Fliegen
Cantharidinum	Kantharidin
Cardolum	Kardol
Castoreum canadense	Kanadisches Bibergeil
— sibiricum	Sibirisches Bibergeil
Cerium oxalicum	Ceriumoxalat
*Chinidinum	*Chinidin
*Chininum	*Chinin
Chinoidinum	Chinoidin
Chloralose	Chloralose
Chloralum formamidatum	Chloralformamid
— hydratum	Chloralhydrat
Chloroformium	Chloroform
Chrysarobinum	Chrysaborin
*Cinchonidinum	*Cinchonidin
Cinchoninum	Cinchonin
*Cocainum	*Cocain
*Coffeinum	*Coffein
Colchicinum	Kolchicin
*Coniinum	*Koniin
Convallamarinum	Konvallamarin
Convallarinum	Konvallarin
Cortex Chinae	Chinarinde

Cortex Condurango	Condurangorinde
— Granati	Granatrinde
— Mezerei	Seidelbastrinde
Cotoinum	Kotoin
Cubebae	Kubeben
Cuprum aluminatum	Kupferalaun
— salicylicum	Kupfersalicylat
Curare	Curare
*Curarinum	*Curarin
Delphininum	Delphinin
*Dial	*Dial
*Dicodid	*Dihydrocodeinon
*Digitalinum	*Digitalin
*Digitoxinum	*Digitoxin
Dihydromorphinum	Dihydromorphin
*Diogenal	*Diogenal
*Duboisinum	*Duboisin
*Emetinum	*Emetin
*Eucainum	*Eukain
Eucodal	Eucodal
Euphorbium	Euphorbium
Europhenum	Europhen
Fel tauri depuratum siccum	Gereinigte trockne Ochsengalle
Ferratinum	Ferratin
Ferrum arsenicicum	Arsensaures Eisen
— arsenicosum	Arsenigsaures Eisen
— carbonicum saccharatum	Zuckerhaltiges Ferrocarbonat
— citricum ammoniatum	Ferri-Ammoniumcitrat
— jodatum saccharatum	Zuckerhaltiges Eisenjodür
— oxydatum dialysatum	Dialysiertes Eisenoxyd
— oxydatum saccharatum	Eisenzucker
— peptonatum	Eisenpeptonat
— reductum	Reduziertes Eisen
— sulfuricum oxydatum ammoniat.	Ferri-Ammoniumsulfat
— sulfuricum siccum	Getrocknetes Ferrosulfat
Flores Cinae	Zittwersamen
— Koso	Kosoblüten
Folia Belladonnae	Belladonnablätter
— Bucco	Buccoblätter
— Cocae	Cocablätter
— Digitalis	Fingerhutblätter
— Jaborandi	Jaborandiblätter
— Rhois toxicodendri	Giftsumachblätter
— Stramonii	Stechapfelblätter
Fructus Papaveris immaturi	Unreife Mohnköpfe
— — maturi ad usum humanum	Reife Mohnköpfe zum Gebrauch für Menschen
Fungus laricis	Lärchenschwamm
Galbanum	Galbanum

Die Arzneimittelverordnungen.

Glycopon	Glykopon
*Guajacolum	*Guajakol
Hamamelis virginica	Hamamelis
Haemalbuminum	Hämalbumin
Hedonal	Hedonal
Herba Aconiti	Akonitkraut
— Adonidis	Adoniskraut
— Cannabis indicae	Indischer Hanf
— Cicutae virosae	Wasserschierling
— Conii	Schierling
— Gratiolae	Gottesgnadenkraut
— Hyoscyami	Bilsenkraut
— Lobeliae	Lobelienkraut
Holopon	Holopon
*Homatropinum	*Homatropin
Hydrargyrum aceticum	Quecksilberacetat
— bijodatum	Quecksilberjodid
— bromatum	Quecksilberbromür
— chloratum	Quecksilberchlorür (Calomel)
— cyanatum	Quecksilbercyanid
— formamidatum	Quecksilberformamid
— jodatum	Quecksilberjodür
— oleinicum	Ölsaures Quecksilber
— oxydatum via humida paratum	Gelbes Quecksilberoxyd
— peptonatum	Quecksilberpeptonat
— praecipitatum album	Weißes Quecksilberpräcipitat
— salicylicum	Quecksilbersalicylat
— tannicum oxydulatum	Quecksilbertannat
*Hydrastininum	*Hydrastinin
*Hyoscyaminum	*Hyoscyamin
Isopral	Isopral
Itrolum	Itrol
Jodoformium	Jodoform
Jodolum	Jodol
Kairinum	Kairin
Kairolinum	Kairolin
Kalium jodatum	Kaliumjodid
Kamala	Kamala
Kosinum	Kosin
Kreosotum (e ligno paratum)	Holzkreosot
Lactopheninum	Lactophenin
Lactucarium	Giftlattichsaft
Laminaria (Stifte, Sonden, Meißel aus Laminaria, Tupeloholz oder anderen quellfähigen Stoffen)	
Larginum	Largin
Laudanon	Laudanon
Lithium benzoicum	Lithiumbenzoat
— salicylicum	Lithiumsalicylat

Losophanum	Losophan
*Luminal	*Luminal
Magnesium citricum effervescens	Brausemagnesia
— salicylicum	Magnesiumsalicylat
Manna	Manna
Medinal	Medinal
Methylenum bichloratum	Methylenbichlorid
Methylsulfonalum (Trionalum)	Methylsulfonal (Trional)
Muscarinum	Muscarin
Narcophin	Narkophin
Natrium aethylatum	Natriumäthylat
— benzoicum	Natriumbenzoat
— jodatum	Natriumjodid
— pyrophosphoricum ferratum	Natrium-Ferripyrophosphat
— salicylicum	Natriumsalicylat
— santoninicum	Santoninsaures Natrium
— tannicum	Natriumtannat
Nirvanol	Nirvanol
*Nosophenum	*Nosophen
Oleum Chamomillae aethereum	Ätherisches Kamillenöl
— chenopodii anthelminthici	Amerikanisches Wurmsamenöl
— Crotonis	Crotonöl
— Cubebarum	Kubebenöl
— Matico	Maticoöl
— Sabinae	Sadebaumöl
— Santali	Sandelöl
— Sinapis	Senföl
— Valerianae	Baldrianöl
Opium, ejus alcaloida eorumque salia et derivata eorumque salia (Codeinum, Heroinum, Morphinum, Narceïnum, Narcotinum, Peroninum, Thebainum et alia)	Opium, dessen Alkaloide, deren Salze und Abkömmlinge sowie deren Salze (Kodein, Heroin, Morphin, Narcein, Narkotin, Peronin, Thebain und andere)
*Optochin	*Optochin
*Orexinum	*Orexin
*Orthoformium	*Orthoform
Pantopon omniaque similia praeparata quae alcaloidea Opii continent (Glycopon, Holopon etc.)	Pantopon und alle ähnlichen Opiumalkaloide enthaltenden Zubereitungen (z. B. Glykopon, Holopon)
Paracodin	Paracodin
Paracotoinum	Paracotoin
Paralaudin	Paralaudin
Paraldehydum	Paraldehyd
Paramorfan	Paramorfan
Pasta Guarana	Guarana
*Pelletierinum	*Pelletierin
*Phenacetinum	*Phenacetin
*Phenocollum	*Phenokoll
*Phenylum salicylicum (Salolum)	*Phenylsalicylat (Salol)

*Physostigminum (Eserinum)	*Physostigmin (Eserin)
Picrotoxinum	Pikrotoxin
*Pilocarpinum	*Pilocarpin
*Piperacinum	*Piperazin
Plumbum jodatum	Bleijodid
— tannicum	Bleitannat
Podophyllinum	Podophyllin
Praeparata organotherapeutica	Therapeutische Organpräparate
*Proponal	*Proponal
Propylaminum	Propylamin
Protargolum	Protargol
*Pyrazolonum phenyldimethylicum (Antipyrinum)	*Phenyldimethylpyrazolon (Antipyrin)
Radix Belladonnae	Belladonnawurzel
— Colombo	Colombowurzel
— Gelsemii	Gelsemiumwurzel
— Ipecacuanhae	Brechwurzel
— Rhei	Rhabarber
— Sarsaparillae	Sarsaparille
— Senegae	Senegawurzel
Resina Jalapae	Jalapenharz
— Scammoniae	Scammoniaharz
Resorcinum purum	Reines Resorcin
Rhizoma Filicis	Farnwurzel
— Hydrastis	Hydrastisrhizom
— Veratri	Weiße Nieswurzel
Salia glycerophosphorica	Glycerinphosphorsaure Salze
*Salvarsan	*Salvarsan
Salophenum	Salophen
Santoninum	Santonin
*Scopolaminum	*Scopolamin
Secale cornutum	Mutterkorn
Semen calabar	Kalabarbohne
— Colchici	Zeitlosensamen
— Hyoscyami	Bilsenkrautsamen
— St. Ignatii	Sankt-Ignatius-Bohne
— Stramonii	Stechapfelsamen
— Strophanthi	Strophanthussamen
— Strychni	Brechnuß
Sera therapeutica, liquida et sicca, et eorum praeparata ad usum humanum	Flüssige und trockene Heilsera sowie deren Präparate zum Gebrauche für Menschen
*Sparteinum	*Spartein
Stipites Dulcamarae	Bittersüßstengel
*Strychninum	*Strychnin
*Sulfonalum	*Sulfonal
Sulfur jodatum	Jodschwefel
Summitates Sabinae	Sadebaumspitzen
Tannalbinum	Tannalbin

Tannigenum	Tannigen
Tannoformium	Tannoform
Tartarus stibiatus	Brechweinstein
Terpinum hydratum	Terpinhydrat
Tetronalum	Tetronal
*Thallinum	*Thallin
*Theobrominum	*Theobromin
Thioformium	Thioform
*Tropacocainum	*Tropacocain
Tubera Aconiti	Aconitknollen
— Jalapae	Jalapenwurzel
Tuberkulin (flüssige und trockene Tuberkuline sowie alle anderen aus oder unter Verwendung von Tuberkelbacillen gewonnene Zubereitungen, soweit diese Tuberkuline und Zubereitungen zum Gebrauche beim Menschen bestimmt sind)	
*Urea aethylphenylmalonylica	*Äthylphenylmalonylharnstoff
*— diaethylmalonylica	*Diäthylmalonylharnstoff
*— diallylmalonylica	*Diallylmalonylharnstoff
*— dibrompropyldiaethylmalonylica	*Dibrompropyldiäthylmalonylharnstoff
*— dipropylmalonylica	*Dipropylmalonylharnstoff
*Urethanum	*Urethan
*Urotropinum	*Urotropin
Vasogenum et ejus praeparata	Vasogen und dessen Präparate
*Veratrinum	*Veratrin
*Veronal	*Veronal
Xeroformium	Xeroform
*Yohimbinum	*Yohimbim
Zincum aceticum	Zinkacetat
— chloratum purum	Reines Zinkchlorid
— cyanatum	Zinkcyanid
— permanganicum	Zinkpermanganat
— salicylicum	Zinksalicylat
— sulfoichthyolicum	Ichthyolsulfosaures Zink
— sulfuricum purum	Reines Zinksulfat

Verzeichnis C.

Abteilung A.

1. Adlerfluid.
2. Amarol (auch als Ingestol).
3. American coughing cure Lutzes.
4. Anticeltatabletten (auch als Anticelta-Tablets oder Fettreduzierungstabletten der Anticelta-Association).

Die Arzneimittelverordnungen. 333

5. Antidiabeticum Bauers.
6. Antiépileptique Uten.
7. Antigichtwein Duflots (auch als Antigichtwein Oswalds Niers oder Vin Duflot).
8. Antihydropsin Bödikers (auch als Wassersuchtelixier oder Hydrops-Essenz Bödikers).
9. Antimellin (auch als Essentia Antimellini composita).
10. Antineurastin (auch als Nervennahrung Hartmanns).
11. Antipositin Wagners (auch als Mittel des Dr. Wagner und Marlier gegen Korpulenz).
12. Asthmamittel Hairs (auch als Asthma cure Hairs).
13. Asthmapulver R. Schiffmanns (auch als Asthmador).
14. Asthmapulver Zematone, auch in Form der Asthmazigaretten Zematone (auch als antiasthmatisches Pulver und Zigaretten des Apothekers Escouflaire).
15. Augenwasser Whites (auch als Dr. Whites Augenwasser von Erhardt).
16. Ausschlagsalbe Schützes (auch als Universalheilsalbe oder Universalheil- und Ausschlagsalbe Schützes).
17. Balsam Bilfingers.
18. Balsam Pagliano (auch als Tripperbalsam Pagliano).
19. Balsam Thierrys (auch als allein echter Balsam Thierrys, englischer Wunderbalsam oder englischer Balsam Thierrys).
20. Bede-Cur.
21. Beinschäden Indian Bohnertz.
22. Blutreinigungspulver Hohls.
23. Blutreinigungspulver Schützes.
24. Blutreinigungstee Wilhelms (auch als antiarthritischer und antirheumatischer Blutreinigungstee Wilhelms).
25. Bräune-Einreibung Lamperts (auch als Universal Bräune-Einreibung und Diphtheritistinktur).
26. Bruchbalsam Tanzers.
27. Bruchsalbe des pharmazeutischen Bureaus Valkenberg (Valkenburg) in Holland (auch als Pastor Schmits Bruchsalbe).
28. Chromonal-Erzeugnisse (auch als Neo-Chromonal).
29. Corliber.
30. Djoeat Bauers.
31. Elixir Godineau.
32. Embrocation Ellimans (auch als Universal embrocation oder Ellimans Universal-Einreibemittel für Menschen) ausgenommen Embrocation etc. for horses.
33. Entfettungstee Grundmanns.
34. Epilepsieheilmittel Quantes (auch als Spezificum oder Gesundheitsmittel Quantes).

35. Epilepsiepulver Cassarinis (auch als Polveri antiepileptische Cassarinis).
36. Eubalsol (auch als Radikalmittel Dr. Dammanns gegen Gonorrhoe).
37. Euergon.
38. Eukalyptusmittel Heß' (Eukalyptol und Eukalyptusöl Heß').
39. Eusanol (auch als Epilepsiemittel Dr. H. Seemanns oder Uekers).
40. Excedol.
41. Ferrolin Lochers.
42. Frauenwohl Dr. Heys.
43. Fulgural (auch als Blutreinigungsmittel Steiners und Schulzes).
44. Gehöröl Schmidts (auch als verbessertes oder neu verbessertes Gehöröl Schmidts).
45. Gloria tonic Smiths.
46. Glycosolvol Linders (auch als Antidiabeticum Lindners).
47. Haematon Haitzemas.
48. Heilgetränke Jakobis (auch als Heiltrankessenz, insbesondere Königstrank Jakobis.
49. Homeriana (auch Brusttee Homeriana oder russischer Knöterich Polygonum aviculare Homeriana).
50. Hustentropfen Lausers.
51. Injection Brou (auch als Brousche Einspritzung).
52. Injection au matico (auch als Einspritzung mit Matiko).
53. Johannistee Brockhaus' (auch als Galeopsis ochroleuca vulcania der Firma Brockhaus).
54. Kalosin Lochers.
55. Kava Lahrs (auch als Kavakapseln Lahrs, Santalol Lahrs mit Kavaharz oder Kavaharz Lahrs mit Santalol).
56. Knöterichtee; russischer, Weidemanns (auch als russischer Knöterich- oder Brusttee Weidemanns).
57. Kräutergeist Schneiders (auch als wohlriechender Kräutergeist oder Luisafluid Schneiders).
58. Kräuterpillen Burkharts.
59. Krebsmittel Dr. Heys (auch als Krebskur Dr. Heys).
60. Kronessenz, Altonaer (auch als Kronenessenz oder Menadiesche oder Altonaische Wunder-Kronessenz).
61. Kropfkur Haigs (auch als Goitre-cure oder Kropfmedizin Haigs).
62. Kurmittel Mayers gegen Zuckerkrankheit.
63. Lungenelixier Dr. Heys.
64. Magenpillen Tachts.
65. Magentropfen Bradys (auch als Mariazeller Magentropfen Bradys).
66. Magolan (auch als Antidiabeticum Braemers).
67. Margonal-Erzeugnisse (auch als Erzeugnisse der Margonal-Compagnie), und zwar: Boldo-Tee, Frauen- und Mutterkraut-Tee, Menstruations-, Badekraut-Tee, 63 Tees gegen 63 Krankheiten,

Breboral-, Blut- und Nervennahrung (Breboral-Tabletten und Tropfen), Injektion Trio, Kapseln gegen Harn- und Blasenleiden, Margoglykose, Mittel gegen chronischen Magenkatarrh und Schutzstäbchen.

68. Mother Seigels pills (auch als Mother Seigels Abführungspillen oder operating pills).
69. Mother Seigels syrup (auch als Mother Seigels curative syrup for dyspepsia, Extract of American roots oder Mutter Seigels heilender Sirup).
70. Naturmittel Pfarrer Jos. Schmidts, und zwar: Anticonvulso, Anticorposan, Antigrassol, Cancrostoma, Diabetum, Diabetol, Oedemal, Oedemasan, Pulmone, Pulmospira, Regular, Renicura, Renicurol, Salvador, Salvadoria, Stomafortin, Stomasana, Urinator, Urinoxal.
71. Nervenfluid Dressels.
72. Nervenkraftelixier Liebers.
73. Nervenstärker Pastor Königs (auch als Pastor Königs Nerven Tonic).
74. Nervinum Dr. Weil.
75. Nervicin.
76. Nervol Rays.
77. Orffin (Baumann Orffsches Kräuternährpulver).
78. Oxallo (auch als Oxalka).
79. Pektoral Bocks (auch als Hustenstiller Bocks).
80. Pillen Beechams (auch als Patent pills Beechams).
81. Pillen, indische (auch als Antidysentericum).
82. Pillen Rays (auch als Darm- und Leberpillen Rays).
83. Pilules du Docteur Laville (auch als Pillen Lavilles).
84. Polypec (auch als Naturkräutertee Weidemanns).
85. Rad-Jo (auch als Radjovis-Gonie).
86. Reduktionspillen, Marienbader, Schindler-Barnaysche (auch als Marienbader Reduktionspillen für Fettleibige).
87. Regenerator Dr. Heys.
88. Regenerator Liebauts (auch als Regenerator nach Liebaut).
89. Renascin (auch als verbessertes Renascin).
90. Retterspitzwasser Schecks (auch als Heilwickelbäder von M. Retterspitz).
91. Rongoasalbe.
92. Saccharolsalvol.
93. Safe remedies Warners (Safe cure, Safe diabetic, Safe nervine, Safe pills).
94. Sanjanapräparate (auch als Sanjana-Spezifika).
95. Sarsaparillian Ayers (auch als Ayers zusammengesetzter und gemischter Sarsaparilleextrakt).
96. Sauerstoffpräparate der Sauerstoffheilanstalt Vitafer.

97. Sauerstoffpräparate des Instituts für Sauerstoffheilverfahren in Berlin (auch als Hämozonpräparate).
98. Schlagwasser Weißmanns.
99. Sirup Pagliano (auch als Sirup Pagliano Blutreinigungsmittel, Blutreinigungs- und Bluterfrischungssirup Pagliano des Prof. Girolamo Pagliano oder Sirup Pagliano von Prof. Ernesto Pagliano).
100. Spermatol (auch als Stärkungselixier Gordons).
101. Spezialtees Lücks (auch als Spezialkräutertee Lücks).
102. Sterntee Weidhaas' (auch als Sterntee des Kurinstituts „Spiro-Spero").
103. Stroopal (auch als Heilmittel Stroops gegen Krebs-, Magen- und Leberleiden oder Stroops Pulver).
104. Tee Puhlmanns.
105. Tuberkeltod (auch als Eiweiß-Kräuterkognak-Emulsion Stickes).
106. Vater Philipp-Salbe.
107. Venecin (auch als Venecin-Brunnen).
108. Vin Mariani (auch als Marianiwein).
109. Visnervin (auch in abgeänderter Form als Nervisan).
110. Vulneralcrême (auch als Wundercrême Vulneral).
111. Wunderbalsam jeder Art.
112. Zambakapseln Lahrs.

Abteilung B.

1. Antineon Lochers.
2. Asthmamittel Tuckers (auch als Asthma-Heilmethode [Spezific] Tuckers).
3. Asthmapulver M. Schiffmanns.
4. Augenheilbalsam, vegetabilischer, Reichels (auch als Ophthalmin Reichels).
5. Bandwurmmittel Friedrich Horns.
6. Bandwurmmittel Theodor Horns.
7. Bandwurmmittel Konetzkys (auch als Konetzkys Helminthenextrakt).
8. Bandwurmmittel Schneiders (auch als Granatkapseln Schneiders).
9. Bandwurmmittel Violanis.
10. Bromidia Battle und Komp.
11. Cathartic pills Ayers (auch als Reinigungspillen oder abführende Pillen Ayers).
12. Diphtherietropfen der Marie Osterberg (auch als Universaltropfen der Marie Osterberg oder des Laboratoriums Osterberg).
13. Diphtheritismittel Noortwycks (auch als Noortwycks antiseptisches Mittel gegen Diphtherie).
14. Gesundheitshersteller, natürlicher, Winters (auch als Nature health restorer Winters).

Die Arzneimittelverordnungen. 337

15. Gicht- und Rheumatismuslikör, amerikanischer, Latons (auch als Remedy Latons).
16. Gout and rheumatic pills Blairs.
17. Heilmittel des Grafen Mattei (auch als Graf Cesare Matteische elektro-homöopathische Heilmittel).
18. Heilmittel Kidds (auch als Heilmittel der Davis Medical Co.).
19. Kolkodin Heuschkels (auch als Mittel Heuschkels gegen Pferdekolik).
20. Komplexmittel, homöopathische, der Engelapotheke (Iso-Werks) in Regensburg (auch als zusammengesetzt-homöopathische oder elektro-homöopathische Mittel, System Mattei).
21. Kräutersaft, wunderbar wirkender, Sprengels.
22. Krebspulver Frischmuths (auch als Mittel Frischmuths gegen Krebsleiden).
23. Liqueur du Docteur Laville (auch als Likör des Dr. Laville).
24. Lymphol Rices (auch als Bruchheilmittel Rices).
25. Magalia-Erzeugnisse. Krahes (auch als Heilpräparate oder Medizinen Krahes), einschließlich Antitoxinal und Pulmersal.
26. Nalther-Tabletten.
27. Noordyl (auch als Noordyltropfen Noortwycks).
28. Oculin Carl Reichels (auch als Augensalbe Oculin).
29. Panchymagogum Dr. Heys.
30. Pillen Morisons.
31. Pillen Redlingers (auch als Redlingersche Pillen).
32. Pink-Pillen Williams (auch als Pilules Pink pour personnes pales du Dr. Williams).
33. Reinigungskuren Konetzkys (auch als Reinigungskuren der Kuranstalt Neuallschwil, Schweiz).
34. Remedy Alberts (auch als Rheumatismus- und Gichtheilmittel Alberts).
35. Sternmittel, Genfer, Sauters (auch als elektro-homöopathische Sternmittel von Sauter in Genf oder Neue elektro-homöopathische Sternmittel usw.).
36. Vixol (auch als Asthmamittel des Vixol-Syndicate).

Abteilung C.

1. Mittel gegen Blutstockung, und zwar auch dann, wenn sie als Mittel gegen Regel-, Perioden- oder Menstruationsstörungen angekündigt werden (z. B. die Margonal-Erzeugnisse Frauen- und Mutterkraut-Tee, Menstruations-, Badekraut-Tee).
2. Mittel gegen Trunksucht (z. B. Mittel des Alkolin-Instituts, Mittel Burghardts — auch als Diskohol —, Mittel August Ernsts, Franks, Theodor Heintz', Konetzkys — auch als Kephalginpulver oder

Mittel der Privatanstalt Villa Christina—, Mittel der Gesellschaft Sanitas, Josef Schneiders, Wessels, Cozapulver, Trinkerhilfe Richard Oldenburgs Kasankha).

B. Polizeiverordnung betr. den Verkehr mit Arzneimitteln außerhalb der Apotheken.

Wie schon in der Einleitung gesagt, ist dieses Gesetz eine Polizeiverordnung, und daher weicht der Wortlaut in den verschiedenen Teilen des Deutschen Reiches voneinander ab. Nachfolgend die Verordnung im Wortlaut, die für den Regierungsbezirk Breslau Gültigkeit hat und meines Wissens in diesem Wortlaut in ganz Preußen erlassen ist.

§ 1. Wer den Verkauf von Arzneimitteln außerhalb der Apotheken betreiben will, hat in Zukunft zugleich mit der durch § 35 Abs. 6 der Reichsgewerbeordnung (Reichs-Ges.-B. 1900 S. 871) vorgeschriebenen Anzeige einen Lageplan und eine genaue Angabe der Betriebsräume einschließlich des Geschäftszimmers zu den Akten der Ortspolizeibehörde einzureichen.

Auch die Aufstellung von sog. Drogenschränken ist genau anzugeben.

Andere als die bezeichneten Räume dürfen weder als Betriebs- noch als Vorrats- oder Arbeitsräume benutzt werden. In den Räumen dürfen, abgesehen von Warenproben, nur Waren vorhanden sein, die feilgehalten werden.

§ 2. Sämtliche Betriebsräume müssen geräumig, während der Benutzung genügend erhellt sein und ebenso wie die Behälter für Arzneimittel stets ordentlich und sauber gehalten werden.

§ 3. Die Vorräte von Arzneimitteln müssen sich in dichten festen Behältern befinden, die mit festen, gut schließenden Deckeln oder Stöpseln versehen sind, oder soweit sie Schubladen darstellen, von festen Füllungen umgeben sind oder dichtschließende Deckel besitzen.

Die Behälter sind mit fest an ihnen haftenden lateinischen und deutschen Bezeichnungen in gleicher Schriftgröße, die dem Inhalt entsprechen, in haltbarer schwarzer Schrift auf weißem Grunde zu versehen[1]). Bezeichnungen in anderen Sprachen sind unzulässig. Arzneimittel, die lediglich für den Gebrauch in der Tierbehandlung als Heilmittel dem freien Verkehr überlassen sind, müssen auf den Vorratsbehältern und Abgabegefäßen oder Umhüllungen über oder unter der sonstigen Aufschrift mit dem deutlich lesbaren Vermerk „Tierheilmittel" versehen sein.

---

[1]) Als festhaftende Bezeichnungen genügen für Ballons und ähnliche Gefäße auch sicher mit dem Aufnahmebehältnis verbundene Anhängeschilder. Erlaß vom 17. Okt. 1912.

Die Arzneimittelverordnungen. 339

§ 4. Die Behälter sind im Verkaufsraum wie in den Vorratsräumen nach dem lateinischen Alphabet in Gruppen, die der Art der Behälter entsprechen, übersichtlich einreihig und von anderen Waren getrennt zu ordnen.

§ 5. Arzneimittel, die gleichzeitig als Nahrungs- oder Genußmittel dienen oder technische Verwendung finden, brauchen, wenn dieser Verwendungszweck überwiegt, nicht wie Arzneimittel bezeichnet und diesen nicht eingereiht zu werden.

§ 6. Verschiedene Arzneimittel in einem Behälter aufzubewahren, ist verboten. Dagegen darf dasselbe Arzneimittel in ganzer, zerkleinerter oder gepulverter Ware in gesonderten Fächern desselben Behälters aufbewahrt werden, und zwar auch in abgeteilten Mengen, falls die Ware in besondere Umhüllungen oder in bezeichnete Papierbeutel eingeschlossen ist.

§ 7. Auf den Umhüllungen oder Gefäßen, in denen die Abgabe von Arzneimitteln erfolgt, ist spätestens bei der Abgabe der deutsche Name des darin liegenden Arzneimittels deutlich zu verzeichnen. Werden Arzneimittel in abgefaßter Form vorrätig gehalten, so müssen sie übersichtlich geordnet, ohne daß jedoch einreihige Aufstellung erforderlich ist, und vor Staub geschützt aufbewahrt werden und auf jedem einzelnen Gefäß oder jeder sonstigen Packung die deutliche deutsche Aufschrift des Inhaltes tragen.

§ 8. Die vorhandenen Arzneimittel müssen echt, zum bestimmungsmäßigen Gebrauch geeignet, nicht verdorben und nicht verunreinigt sein.

§ 9. Dem Besichtigungsbevollmächtigten steht das Recht der Probeentnahme von Waren zu.

§ 10. Auf Geschäfte, die ausschließlich Großhandel betreiben, finden die vorstehenden Vorschriften keine Anwendung.

§ 11. Unberührt bleiben die Vorschriften der Landespolizeiverordnung vom 22. Februar 1906, betreffend den Handel mit Giften (Med. Min.-Bl. S. 115).

§ 12. Zuwiderhandlungen gegen die vorstehenden Vorschriften werden, soweit in den bestehenden Gesetzen nicht eine höhere Strafe vorgesehen ist, mit Geldstrafe bis zu 60 Mark oder mit entsprechender Haft bestraft.

Breslau, den 26. März 1910.   Der Regierungs-Präsident.

60. Der Gifthandel.

Der Handel mit Giften gehört zu den Reservatrechten der einzelnen Bundesstaaten, weshalb wir hierfür keine reichsgesetzlichen, sondern nur Verfügungen der einzelnen Bundesstaaten haben. Um jedoch zu erhebliche Abweichungen der einzelnen Bestimmungen zu vermeiden, hat der Bundesrat einen Entwurf zu einer Giftverordnung ausgearbeitet (zum ersten Male 1894) und den einzelnen Bundesstaaten zur Einführung empfohlen. Daher kommt es, daß die Giftverordnungen in den meisten Bundesstaaten in ihrem Wortlaute zwar übereinstimmen, aber formell Landesgesetze sind. Für Preußen gilt der Ministerialerlaß betr. den Handel mit Giften vom 22. Febr. 1906, der in den einzelnen preußischen Regierungsbezirken als Regierungspolizeiverordnung veröffentlicht worden ist.

In Preußen (und auch verschiedenen anderen Bundesstaaten) ist der Kleinhandel mit Giften von einer behördlichen Erlaubnis abhängig, nämlich der des Stadt- bzw. Kreisausschusses. Wer Kleinhandel mit Giften betreiben will, hat ein entsprechendes Gesuch an diese Behörde einzureichen. Außerdem hat sich der Bewerber in Preußen (und einigen anderen Bundesstaaten) einer Giftprüfung vor dem zuständigen Kreisarzte zu unterziehen. Der § 56 der Dienstanweisung für die Kreisärzte in Preußen vom 1. Sept. 1909 sagt:

„Die Prüfung erstreckt sich bei Bewerbern um eine uneingeschränkte[1] Genehmigung zum Gifthandel auf die allgemeine Kenntnis der Vorschriften des Strafgesetzbuches[2] und der Gewerbeordnung[3] über den Handel mit Giften, auf die eingehende Kenntnis der Polizeiverordnung über den Handel mit Giften vom 22. Febr. 1906[4], auf die Kenntnis der Zusammensetzung[5] der hauptsächlich[6] gehandelten Gifte und giftiger Farben, der landesüblichen Bezeichnung der Gifte und der Gefahren, die beim Umgange mit Giften und giftigen Farben drohen (Feuergefährlichkeit[7])

---

[1] Die Genehmigung kann für alle 3 Abt. der Giftverordnung, oder auch nur für die Abt. 3 beantragt und erteilt werden.
[2] S. §§ 324, 326 und 367 des Str.G.B. (s. Kap. 58).
[3] S. §§ 34, 35, 45, 47, 147, 148 der G.O. (s. Kap. 58).
[4] S. S. 343, wobei besonders die erklärenden Fußnoten zu beachten sind.
[5] S. die Angaben der Drogen- und Chemikalienkunde bei den einzelnen Giften.
[6] Gifte, die im Verz. B der Arzneimittelverordnung stehen, scheiden für die Giftprüfung von vornherein aus, weil die Großhändler mit Giften, die ja auch alle Stoffe des Verz. B führen dürfen, keiner Giftkonzession und also auch keiner Giftprüfung bedürfen; die sonst als hauptsächlich in Frage kommenden Gifte sind in den 3 Abt. der Giftverordnung durch Sperrdruck hervorgehoben.
[7] Als feuergefährliche Gifte kommen nur der Schwefelkohlenstoff sowie Phosphor, Kalium und Natrium in Betracht (s. § 7 der Gift-Verordnung).

Der Gifthandel. 341

Ätzwirkung, Schädlichkeit der Verstäubung u. dgl.; die Bestimmung einiger Proben[1]) von besonders charakteristischen Giften und giftigen Farben ist zu verlangen. Bei Bewerbern um eine beschränkte Genehmigung zum Gifthandel (Handel mit Giften der Abt. III, mit giftigen Farben, mit photographischen Bedarfsgegenständen u. dgl.) genügt außer der Kenntnis der erwähnten Rechtsvorschriften die Kenntnis der Zusammensetzung derjenigen Stoffe, für welche die Genehmigung beantragt wird, und der beim Umgange mit ihnen drohenden Gefahren. Die Bestimmung einiger Proben von diesen Stoffen ist zu verlangen."

Für Gehilfen, die die Giftprüfung ablegen wollen, ist der § 45 der G. O. maßgeblich, d. h. nur der Inhaber der Gifterlaubnis ist berechtigt, bei dem zuständigen Kreisarzte die Vornahme der Giftprüfung für denjenigen Gehilfen zu beantragen, den er auf Grund des § 45 der G. O. als seinen Stellvertreter bestellen will; ein Gehilfe kann einen solchen Antrag von sich aus nicht stellen! Was die Gültigkeit der Giftprüfungszeugnisse anbetrifft, so ist auf eine entsprechende Eingabe seitens der beteiligten preußischen Minister am 1. Juni 1910 folgender Erlaß gegeben worden:

„Die Prüfungszeugnisse über die Befähigung zum Handel mit Giften sollen gemäß § 49 der G. O. vom 17. Jan. 1845 den Konzessionsbehörden eine Unterlage zur Prüfung der Zuverlässigkeit des Inhabers in Beziehung auf den Gifthandel gewähren. Hierzu ist ein Prüfungszeugnis jedes preußischen Kreisarztes geeignet. anderseits muß den Konzessionsbehörden überlassen bleiben, darüber zu entscheiden, ob im Einzelfalle ein ihnen vorgelegtes Prüfungszeugnis zum Nachweise der Zuverlässigkeit ausreicht oder ob — z. B. wegen Ablaufes eines langen Zeitraumes seit der Prüfung, ohne daß der Inhaber inzwischen einen Gifthandel betrieben — die Beibringung eines anderweiten Zeugnisses erforderlich erscheint."

Ein Gehilfe, der die Giftprüfung abgelegt hat, braucht also, vorausgesetzt, daß er immer im Drogen- und Gifthandel tätig war, weder bei einem Stellungswechsel nach einem anderen Orte, noch bei seiner Selbständigmachung die Giftprüfung zu wiederholen.

Im Anschlusse hieran wollen wir noch die bei Vergiftungen geeignetsten Gegenmittel erwähnen, wenngleich deren Kenntnis für die Giftprüfung nicht erforderlich ist. Ihre Anwendung ergibt sich

---

[1]) Da es sich hierbei fast nur um chemische Präparate handeln kann, ist eine solche Bestimmung nur auf Grund einer regelrechten chemischen Analyse ausführbar, die jedoch bisher, soweit bekannt, noch niemals bei einer Giftprüfung verlangt worden ist. Eine Bestimmung durch den bloßen Augenschein ist natürlich nicht zuverlässig. Den Identitätsnachweis siehe im Kapitel 51.

zumeist aus der einfachen Erwägung, daß man bei einer Vergiftung zunächst versuchen muß, das Gift durch Erbrechen (Einführen einer Federfahne in den Hals) oder durch kräftige Abführmittel und Klystiere aus dem Körper herauszubefördern, ehe es Gelegenheit hat, in die Blutbahn überzugehen; oder man versucht, das Gift im Körper in eine unlösliche und damit unschädliche Form überzuführen[1]). Gegenmittel bei Vergiftungen, die im Drogenhandel vorkommen könnten, sind:

durch Chlor, Brom, Jod: Einatmen von Ammoniak und Alkoholdämpfen, schleimige Getränke;

durch Ätzlaugen: Trinken von Essig, Citronensaft oder anderen sauren Getränken, nachher schleimige und ölige Getränke;

durch Arsenpräparate: Eisenoxydhydrat, das durch Magnesia usta aus Liqu. Ferri sesquichlorati ausgefällt wird, nachher schleimige Getränke, Milch;

durch Silberpräparate: Kochsalz in Milch;

durch Zinkpräparate: gerbstoffhaltige Mittel (Abkochung von Eichenrinde, Tanninlösung usw.), gebrannte Magnesia, Natriumbicarbonat;

durch Quecksilberpräparate: Eiweiß, Kleister oder Mehlbrei, schleimige Getränke; auch 7 T. Eisenpulver mit 4 T. Schwefel gemischt;

durch Phosphor: Brechmittel, Terpentinöl in schleimigen Flüssigkeiten. Keine Milch, kein Fett, kein Eigelb!!

durch Bariumpräparate: Natriumsulfat, Magnesiumsulfat;

durch Säuren: Magnesia usta oder, wenn diese nicht vorhanden, verdünnte Sodalösung, auch Kreide mit Wasser. Keine Milch, kein Brechmittel!!

durch Kreosot und Carbolsäure: Eiweiß, schleimige und ölige Getränke, bei Carbolsäure auch Seifenlösung oder Bittersalz. Mit Carbolsäure verbrannte Haut ist zuerst mit Spiritus, nicht mit Wasser zu behandeln, dann mit schwachem Salmiakgeist;

durch Bleipräparate: Natrium- und Magnesiumsulfat;

durch Kupferpräparate: Eiweiß, Milchzucker mit warmer Milch, eine Mischung von 7 T. Eisen mit 4 T. Schwefel.

durch Kleesalz und Oxalsäure: Kalkwasser oder Kreide mit Wasser;

---

[1]) Die Kenntnis der Gegenmittel bei Vergiftungen wird mitunter bei der Giftprüfung verlangt. Es ist aber zum mindesten zweifelhaft, ob eine derartige Kenntnis für den Gifthändler unbedingt erforderlich ist, da eine Behandlung von Vergiftungen sowie von Krankheiten überhaupt jedenfalls nicht zu seinen Aufgaben gehört, ja sogar die Ausübung einer derartigen Behandlung ihm unter Umständen eine Anklage wegen unerlaubter Kurpfuscherei oder Körperverletzung zuziehen kann. Es empfiehlt sich, die Behandlung von Vergiftungsfällen grundsätzlich dem Arzte zu überlassen.

durch **Äther** oder **Alkohol**: frische Luft, kalte Begießung oder Eis auf den Kopf, sehr starker Kaffee;

durch **Ammoniakdämpfe**: frische Luft, Gurgeln mit Essig, Einatmen von Salzsäuredämpfen;

durch **Kohlensäure** und **Kohlenoxydgas**: frische Luft, künstliche Atmung, kalte Begießungen, Einatmen von Ammoniak;

Es ist selbstverständlich, daß in allen nur irgendwie zweifelhaften Fällen die Behandlung von Vergiftungen dem Arzte überlassen werden muß. Nur im äußersten Notfalle, wenn vor allem einwandfrei feststeht, welches Gift in Frage kommt, und jeder Verzug eine Gefahr bedeutet, dürfen die angegebenen Gegenmittel in Anwendung kommen.

Ministerialerlaß vom 22. Februar 1906.

§ 1. Der gewerbsmäßige Handel[1]) mit Giften unterliegt den Bestimmungen der §§ 2 bis 18.

Als **Gifte im Sinne dieser Bestimmungen**[2]) gelten die in Anlage I aufgeführten Drogen, chemischen Präparate und Zubereitungen.

Aufbewahrung der Gifte.

§ 2. Vorräte von Giften müssen übersichtlich geordnet, von anderen Waren getrennt und dürfen weder über noch unmittelbar neben Nahrungs- und Genußmitteln aufbewahrt werden.

§ 3. Vorräte von Giften, mit Ausnahme der auf abgeschlossenen Giftböden verwahrten giftigen Pflanzen und Pflanzenteile (Wurzeln, Kräuter usw.) müssen sich in dichten, festen Gefäßen befinden, welche mit festen, gutschließenden Deckeln oder Stöpseln versehen sind.

---

[1]) Die gewerbsmäßige Fabrikation, Verarbeitung, die wissenschaftliche Verwendung und der Privatbesitz von Giften unterliegt den Bestimmungen nicht, ebensowenig ein gelegentliches Handeln mit Giften.

[2]) Gifte im wissenschaftlichen Sinne kommen hier nicht in Frage, wie z. B. Ptomaine (Wurst-, Käse-, Fischgift), Schlangengifte, giftige Pilze usw., da diese keinen Gegenstand des Handels bilden; Zubereitungen, die giftige Rohstoffe enthalten, sind nur dann Gifte „im Sinne dieser Bestimmungen", wenn sie bei den betr. Rohstoffen vermerkt sind. Die wichtige Frage, ob irgendeine Ware als „giftig" (wohlbemerkt im Sinne der Bestimmungen dieser Verordnung) zu betrachten ist, beantwortet sich demgemäß sehr einfach dadurch, ob sie unter den 3 Abteilungen der Gifte aufgeführt ist; ist es ein Rohstoff (Droge oder chemisches Präparat), so muß er namentlich genannt sein; ist es eine Zubereitung, so muß, wenn sie einen an sich giftigen Rohstoff enthält, bei diesem der Vermerk: „und seine Zubereitungen" stehen; sonst ist die Zubereitung nicht giftig — im gesetzestechnischen Sinne.

In Schiebladen dürfen **Farben**, sowie die übrigen in den Abteilungen 2 und 3[1]) der Anlage I aufgeführten festen, an der Luft nicht zerfließenden oder verdunstenden Stoffe aufbewahrt werden, sofern die Schiebladen mit **Deckeln versehen, von festen Füllungen umgeben**[2]) und so beschaffen sind, daß ein Verschütten oder Verstäuben des Inhalts ausgeschlossen ist.

Außerhalb der Vorratsgefäße darf Gift, unbeschadet der Ausnahmebestimmung im Absatz I, sich nicht befinden.

§ 4. Die **Vorratsgefäße** müssen mit der Aufschrift „Gift", sowie mit der Angabe des Inhalts unter **Anwendung der in der Anlage I enthaltenen Namen**, außer denen **nur noch**[3]) die Anbringung der **ortsüblichen Namen**, in kleinerer Schrift gestattet ist, und zwar bei Giften der Abteilung I in **weißer Schrift auf schwarzem Grunde**, bei Giften der Abteilungen 2 und 3 in **roter Schrift auf weißem Grunde**; deutlich und dauerhaft bezeichnet sein. Vorratsgefäße für **Mineralsäuren, Laugen, Brom, Jod**, dürfen mittels Radier- oder Ätzverfahrens hergestellte Aufschriften auf weißem Grunde haben.

Diese Bestimmung findet auf Vorratsgefäße in solchen Räumen, welche lediglich dem **Großhandel** dienen, nicht Anwendung, sofern in anderer Weise für eine Verwechslungen ausschließende Kennzeichnung gesorgt ist. Werden jedoch aus derartigen Räumen auch die für eine **Einzelverkaufsstätte** des Geschäftsinhabers bestimmten Vorräte entnommen, so. müssen, abgesehen von der im Geschäfte sonst üblichen Kennzeichnung, die Gefäße nach Vorschrift des Absatzes I bezeichnet sein.

§ 5. Die in Abteilung 1 der Anlage I genannten Gifte **müssen** in einem besonderen, von allen Seiten durch feste Wände umschlossenen Raume (Giftkammer) aufbewahrt werden, in welchem **andere Waren als Gifte sich nicht befinden**[4]). Dient als Giftkammer ein hölzerner Verschlag[5]), so darf derselbe nur in einem vom Verkaufsraume getrennten Teile des Warenlagers angebracht sein.

---

[1]) Gifte der Abt. I dürfen unter keinen Umständen in Schiebladen aufbewahrt werden.

[2]) Während hier **sowohl** Deckel als **auch** feste Füllungen vorgeschrieben sind, genügt bei den Schiebladen für Arzneimittel das eine oder das andere.

[3]) Die für Arzneimittel vorgeschriebene deutsch-lateinische Doppelbezeichnung ist für Gifte verboten, da die amtlichen Bezeichnungen der Anlage I (mit einer einzigen Ausnahme) deutsch sind.

[4]) Hier ist wohl „dürfen" sinngemäß zu ergänzen, d. h. in der Giftkammer **müssen** sich alle Gifte der Abt. 1, es **dürfen** sich in ihr aber auch Gifte der Abt. 2 und 3 befinden; verboten ist nur die Aufbewahrung **ungiftiger Waren** (nicht z. B. Gerätschaften) in der Giftkammer.

[5]) Ein Lattenverschlag ist nur in Apotheken gestattet, sonst muß ein Bretterverschlag verwendet werden.

Der Gifthandel.

Die Giftkammer muß für die darin vorzunehmenden Arbeiten ausreichend durch Tageslicht erhellt[1]) und auf der Außenseite der Tür mit der deutlichen und dauerhaften Aufschrift „Gift" versehen sein.

Die Giftkammer darf nur dem Geschäftsinhaber und dessen Beauftragten zugänglich und muß außer der Zeit des Gebrauchs verschlossen[2]) sein.

§ 6. Innerhalb der Giftkammer müssen die Gifte der Abteilung 1 in einem verschlossenen Behältnisse (Giftschrank) aufbewahrt werden.

Der Giftschrank muß auf der Außenseite der Tür mit der deutlichen und dauerhaften Aufschrift „Gift" versehen sein.

Bei dem Giftschranke muß sich ein Tisch oder eine Tischplatte zum Abwiegen der Gifte befinden.

Größere Vorräte von einzelnen Giften der Abteilung 1 dürfen außerhalb des Giftschrankes aufbewahrt werden, sofern sie sich in verschlossenen Gefäßen befinden.

§ 7. Phosphor und mit solchem hergestellte Zubereitungen müssen außerhalb des Giftschrankes[3]), sei es innerhalb oder außerhalb der Giftkammer[4]) unter Verschluß an einem frostfreien Orte in einem feuerfesten[5]), Behältnisse, und zwar gelber (weißer) Phosphor unter Wasser, aufbewahrt werden. Ausgenommen sind Phosphorpillen; auf diese finden die Bestimmungen der §§ 5 und 6 Anwendung[6]).

Kalium und Natrium sind unter Verschluß, wasser- und feuersicher und mit einem sauerstofffreien Körper (Paraffinöl, Steinöl od. dgl.) umgeben, aufzubewahren.

---

[1]) Das Tageslicht kann gegebenenfalls durch Anbringung von Glastüren oder Fenstern beschafft werden.

[2]) Der Schlüssel muß abgezogen und mit entsprechender Sorgfalt aufbewahrt sein.

[3]) In demselben dürfen und müssen sich die Phosphorpillen befinden.

[4]) Es ist gleichgültig, welcher Raum zur Aufbewahrung des Phosphorbehältnisses dient, ob der Laden, das Kontor, das Laboratorium, der Keller oder sonst ein Lagerraum, sofern er nur frostfrei ist.

[5]) Die Feuerfestigkeit kann durch Auslegen des Phosphorschrankes mit Blech oder Asbestpappe bewirkt werden; im Notfalle genügt auch eine Abteilung des feuerfesten Geldschrankes als vorschriftsmäßiges Behältnis.

[6]) Verwunderlicherweise weichen die Vorschriften für die Aufbewahrung des Phosphors in den Apotheken von den hier gegebenen erheblich ab. Der § 19 der preußischen Apotheken-Betriebsordnung vom 18. Febr. 1902 enthält folgende Bestimmung: „Der Phosphor muß im Arzneikeller, und zwar unter Wasser, in einer mit Glasstöpsel verschlossenen, bezeichneten Flasche, welche in Sand oder Asbest in einer außen lackierten, bezeichneten Eisenblechkapsel steht, aufbewahrt werden und nebst allen Phosphorzubereitungen in einer Mauernische, welche mittels einer eisernen oder mit Eisenblech beschlagenen, bezeichneten Tür verschlossen ist, oder in einem eisernen Schranke oder in einer anderen, gleich feuersicheren Weise unter Verschluß aufgestellt werden."

§ 8. Zum ausschließlichen Gebrauch für die Gifte der Abteilung 1 und zum ausschließlichen Gebrauch für die Gifte der Abteilungen 2 und 3 sind besondere Geräte (Wagen, Mörser, Löffel u. dgl.) zu verwenden, welche mit der deutlichen und dauerhaften Aufschrift „Gift" in den dem § 4 Absatz 1 entsprechenden Farben versehen sind. In jedem zur Aufbewahrung von giftigen Farben dienenden Behälter muß sich ein besonderer Löffel befinden. Die Geräte dürfen zu anderen Zwecken nicht gebraucht werden und sind mit Ausnahme der Löffel für giftige Farben stets rein zu halten. Die Geräte für die im Giftschrank befindlichen Gifte sind in diesem aufzubewahren. Auf Gewichte finden diese Vorschriften nicht Anwendung.

Der Verwendung besonderer Wagen bedarf es nicht, wenn größere Mengen von Giften unmittelbar in den Vorrats- oder Abgabegefäßen gewogen werden.

§ 9. Hinsichtlich der Aufbewahrung von Giften in den Apotheken greifen nachfolgende Abweichungen von den Bestimmungen der §§ 4, 5 und 8 Platz:

(Zu § 4.) Die Bestimmungen im § 4 gelten für Apotheken nur insoweit, als sie sich auf die Gefäße für Mineralsäuren, Laugen, Brom und Jod beziehen. Im übrigen bewendet es hinsichtlich der Bezeichnung der Gefäße bei den hierüber ergangenen besonderen Anordnungen.

(Zu § 5.) Die Giftkammer darf, falls sie in einem Vorratsraume eingerichtet wird, auch durch einen Lattenverschlag hergestellt werden. Kleinere Vorräte von Giften der Abteilung 1 dürfen in einem besonderen, verschlossenen und mit der deutlichen und dauerhaften Aufschrift „Gift" oder „Venena" oder „Tabula B" versehenen Behältnisse im Verkaufsraume oder in einem geeigneten Nebenraume aufbewahrt werden. Ist der Bedarf an Gift so gering, daß der gesamte Vorrat in dieser Weise verwahrt werden kann, so besteht eine Verpflichtung zur Einrichtung einer besonderen Giftkammer nicht.

(Zu § 8.) Für die im vorstehenden Absatz bezeichneten kleineren Vorräte von Giften der Abteilung I sind besondere Geräte zu verwenden und in dem für diese bestimmten Behältnisse zu bewahren. Für die in den Abteilungen 2 und 3 bezeichneten Gifte, ausgenommen Morphin, dessen Verbindungen und Zubereitungen, sind besondere Geräte nicht erforderlich.

Abgabe der Gifte.

§ 10. Gifte dürfen nur von dem Geschäftsinhaber oder den von ihm hiermit Beauftragten abgegeben werden[1]).

---

[1]) Für die Versehen, die ein ungeeigneter Beauftragter (z. B. Lehrling) begeht, ist der Gifthändler bzw. dessen Stellvertreter verantwortlich.

§ 11. Über die Abgabe der Gifte der Abteilungen 1 und 2 sind in einem mit fortlaufenden Seitenzahlen versehenen, gemäß Anlage II eingerichteten Giftbuche die daselbst vorgesehenen Eintragungen zu bewirken. Die Eintragungen müssen sogleich nach Verabfolgung der Waren von dem Verabfolgenden selbst, und zwar immer in unmittelbarem Anschluß an die nächst vorhergehende Eintragung ausgeführt werden. Das Giftbuch ist 10 Jahre lang nach der letzten Eintragung aufzubewahren.

Die vorstehenden Bestimmungen finden nicht Anwendung auf die Abgabe der Gifte, welche von Großhändlern an Wiederverkäufer, an technische Gewerbetreibende oder an staatliche Untersuchungs- oder Lehranstalten abgegeben werden, sofern über die Abgabe dergestalt Buch geführt wird, daß der Verbleib der Gifte nachgewiesen werden kann.

§ 12. Gift darf nur an solche Personen abgegeben werden, welche als zuverlässig bekannt sind und das Gift zu einem erlaubten[1]) gewerblichen, wirtschaftlichen, wissenschaftlichen oder künstlerischen Zwecke[2]) benutzen wollen. Sofern der Abgebende von dem Vorhandensein dieser Voraussetzungen sichere Kenntnis nicht hat, darf er Gift nur gegen Erlaubnisschein[3]) abgeben.

Die Erlaubnisscheine werden von der Ortspolizeibehörde nach Prüfung der Sachlage gemäß Anlage III ausgestellt. Dieselben werden in der Regel nur für eine bestimmte Menge, ausnahmsweise auch für den Bezug einzelner Gifte während eines ein Jahr nicht übersteigenden Zeitraumes gegeben. Der Erlaubnisschein verliert mit dem Ablaufe des 14. Tages nach dem Ausstellungstage seine Gültigkeit, sofern auf demselben etwas anderes nicht vermerkt ist.

An Kinder unter 14 Jahren dürfen Gifte nicht ausgehändigt[4]) werden.

§ 13. Die in Abteilung 1 und 2 verzeichneten Gifte dürfen nur gegen schriftliche Empfangsbescheinigung (Giftschein) des Erwerbers verabfolgt werden. Wird das Gift durch einen Beauftragten abgeholt, so hat der Abgebende (§ 10) auch von diesem sich den Empfang bescheinigen zu lassen.

---

[1]) Zu den nicht erlaubten Verwendungszwecken gehören natürlich alle ungesetzlichen, verbrecherischen Zwecke, wie z. B. das Fangen von Fischen mittels Kokkelskörnern.
[2]) Ein wichtiger Verwendungszweck, nämlich als Heilmittel, ist hier nicht genannt; es dürfen daher Gifte als Heilmittel nicht abgegeben werden.
[3]) Die Verpflichtung, gegebenenfalls einen Erlaubnisschein einzufordern, bezieht sich also auf Gifte schlechthin, nicht nur auf einzelne Abteilungen, sondern auf alle drei.
[4]) Auch wenn das Gift bereits bezahlt ist und nur noch zur Abholung bereitsteht, darf es an Kinder unter 14 Jahren nicht ausgehändigt werden.

Die Bescheinigungen sind nach dem in Anlage IV vorgeschriebenen Muster auszustellen, mit den entsprechenden Nummern des Giftbuches zu versehen und 10 Jahre lang aufzubewahren.

Die Landesregierungen können bestimmen, daß die Empfangsbestätigung desjenigen, welchem das Gift ausgehändigt wird, in einer Spalte des Giftbuches abgegeben werden darf.

Im Falle des § 11 Absatz 2 ist die Ausstellung eines Giftscheines nicht erforderlich.

§ 14. Gifte müssen in dichten, festen und gut verschlossenen Gefäßen abgegeben werden; jedoch genügen für feste, an der Luft nicht zerfließende oder verdunstende Gifte der Abteilungen 2 und 3[1]) dauerhafte Umhüllungen jeder Art, sofern durch dieselben ein Verschütten oder Verstäuben des Inhalts ausgeschlossen wird.

Die Gefäße oder die an ihre Stelle tretenden Umhüllungen müssen mit der im § 4 Absatz 1 angegebenen Aufschrift und Inhaltsangabe sowie mit dem Namen des abgebenden Geschäftes versehen sein. Bei festen, an der Luft nicht zerfließenden oder verdunstenden Giften der Abteilung 3 darf an Stelle des Wortes Gift die Aufschrift „Vorsicht" verwendet werden.

Bei der Abgabe an Wiederverkäufer, technische Gewerbetreibende und staatliche Untersuchungs- oder Lehranstalten genügt indessen jede andere, Verwechslungen ausschließende Aufschrift und Inhaltsangabe; auch brauchen die Gefäße oder die an ihre Stelle tretenden Umhüllungen nicht mit dem Namen des abgebenden Geschäftes versehen zu sein.

§ 15. Es ist verboten, Gifte in Trink- oder Kochgefäßen oder in solchen Flaschen oder Krügen abzugeben, deren Form oder Bezeichnung die Gefahr einer Verwechslung des Inhalts mit Nahrungs- oder Genußmitteln herbeizuführen geeignet ist.

§ 16. Auf die Abgabe von Giften als Heilmittel in den Apotheken[2]) finden die Vorschriften der §§ 11—14 nicht Anwendung.

Besondere Vorschriften über Farben.

§ 17. Auf gebrauchsfertige Öl-, Harz- oder Lackfarben, soweit sie nicht Arsenfarben sind, finden die Vorschriften der §§ 2 bis 14 nicht Anwendung. Das gleiche gilt für andere giftige Farben, welche in Form von Stiften, Pasten oder Steinen oder in geschlossenen Tuben zum unmittelbaren Gebrauch fertiggestellt sind, sofern auf jedem einzelnen Stück oder auf dessen Umhüllung entweder

---

[1]) Gifte der Abt. 1 müssen also unter allen Umständen in dichten, festen Gefäßen abgegeben werden, niemals in Papierbeuteln.

[2]) Bei der Abgabe von Giften zu anderen als Heilzwecken ist der Apotheker jedoch an die Vorschriften der §§ 11—14 gebunden.

Der Gifthandel.

das Wort „Gift" bzw. „Vorsicht" und der Name der Farbe oder eine das darin enthaltene Gift erkennbar machende Bezeichnung angebracht ist.

Ungeziefermittel.

§ 18. Bei der Abgabe der unter Verwendung von Gift hergestellten Mittel gegen schädliche Tiere [sog. Ungeziefermittel[1])] ist jeder Packung eine Belehrung über die mit einem unvorsichtigen Gebrauche verknüpften Gefahren beizufügen. Der Wortlaut der Belehrung kann von der zuständigen Behörde vorgeschrieben werden.

Arsenhaltiges Fliegenpapier darf nur mit einer Abkochung von Quassiaholz oder Lösung von Quassiaextrakt zubereitet, in viereckigen Blättern von 12 × 12 cm, deren jedes nicht mehr als 0,01 g arsenige Säure enthält und auf beiden Seiten mit drei Kreuzen, der Abbildung eines Totenkopfes und der Aufschrift „Gift" in schwarzer Farbe deutlich und dauerhaft versehen ist, feilgehalten oder abgegeben werden. Die Abgabe darf nur in einem dichten Umschlage erfolgen, auf welchem in schwarzer Farbe deutlich und dauerhaft die Inschriften „Gift" und „Arsenhaltiges Fliegenpapier" und im Kleinhandel außerdem der Name des abgebenden Geschäftes angebracht ist.

Andere arsenhaltige Ungeziefermittel dürfen nur mit einer in Wasser leicht löslichen grünen Farbe vermischt[2]) feilgehalten oder abgegeben werden; sie dürfen nur gegen Erlaubnisschein[3]) (§ 12) verabfolgt werden.

Strychninhaltige Ungeziefermittel dürfen nur in Form von vergiftetem Getreide, welches in 1000 Gewichtsteilen höchstens 5 Gewichtsteile salpetersaures Strychnin[4]) enthält und dauerhaft dunkelrot gefärbt ist, feilgehalten oder abgegeben werden.

Vorstehende Beschränkungen können zeitweilig außer Wirksamkeit gesetzt werden, wenn und soweit es sich darum handelt, unter polizeilicher Aufsicht außerordentliche Maßnahmen zur Vertilgung von schädlichen Tieren, z. B. Feldmäusen, zu treffen.

---

[1]) Im Sinne der Giftverordnung sind demnach schädliche Tiere schlechtweg nicht nur Insekten, sondern auch Säugetiere und Vögel (z. B. Krähen und Raubvögel) gemeint, was auch aus der ausdrücklichen Erwähnung der Feldmäuse hervorgeht.

[2]) Das bekannte Mittel Arsengrün (Schweinfurter usw. Grün) muß trotz seiner natürlichen grünen Farbe mit einer wasserlöslichen grünen Farbe (Anilingrün) vermischt feilgehalten, d. h. darf nicht erst bei Bestellung vermischt werden. Dagegen bedarf es bei Arsengrün, wenn es als Farbe (nicht als Ungeziefermittel) verkauft wird, nicht der Vermischung mit einer wasserlöslichen Farbe.

[3]) Hier besteht ein Zwang, den Erlaubnisschein einzufordern, auch wenn der Käufer völlig zuverlässig ist, außer bei arsenhaltigem Fliegenpapier.

[4]) Schwefelsaures Strychnin ist nicht gestattet.

Der Gifthandel.

Gewerbebetrieb der Kammerjäger.

§ 19. Personen, welche gewerbsmäßig schädliche Tiere vertilgen (Kammerjäger), müssen ihre Vorräte von Giften und gifthaltigen Ungeziefermitteln unter Beachtung der Vorschriften in den §§ 2, 3, 4, 7 und, soweit sie die Vorräte nicht bei Ausübung ihres Gewerbes mit sich führen, in verschlossenen Räumen, welche nur ihnen und ihren Beauftragten zugänglich sind, aufbewahren. Sie dürfen die Gifte und die Mittel an andere nicht überlassen.

§ 20. Die Bestimmungen der §§ 4 und 6 über die Bezeichnung der Vorratsgefäße und die Behältnisse und Geräte innerhalb der Giftkammer finden auf Neuanschaffungen und Neueinrichtungen sofort, im übrigen vom ......ten......189.. ab Anwendung.

Für Gewerbebetriebe, welche bereits vor Erlaß dieser Verordnung bestanden haben, können Ausnahmen von den Vorschriften des § 5 bis zum ....ten ......189.. nachgelassen werden.

Verzeichnis der Gifte. (Anlage I).

Abteilung 1.

a) Für den Kleinhandel freigegebene Gifte:

Arsen, dessen Verbindungen und Zubereitungen, auch Arsenfarben.

Cyanwasserstoffsäure (Blausäure), Cyankalium, die sonstigen cyanwasserstoffsauren Salze und deren Lösungen, mit Ausnahme des Berlinerblau (Eisencyanür) und des gelben Blutlaugensalzes (Kaliumeisencyanür)[1].

Erythrophlein, dessen Verbindungen und Zubereitungen.

Fluorwasserstoffsäure (Flußsäure).

Nicotin, dessen Verbindungen und Zubereitungen.

Phosphor (auch roter, sofern er gelben Phosphor enthält) und die damit bereiteten Mittel zum Vertilgen von Ungeziefer.

Quecksilberpräparate[2]), auch Farben außer Quecksilberchlorür (Kalomel) und Schwefelquecksilber (Zinnober).

---

[1]) Sowohl das Berlinerblau als auch das gelbe Blutlaugensalz brauchten nicht als ungiftige Ausnahmen angeführt zu werden, da beide keine Verbindungen der Cyanwasserstoffsäure, sondern der Ferrocyanwasserstoffsäure sind, einer chemisch völlig abweichenden Säure. Ebenso sind das rote Blutlaugensalz und die sulfocyanwasserstoffsauren Salze (Rhodanide) nicht giftig.

[2]) Die meisten Quecksilberpräparate sind dem freien Verkehr entzogen; von den freigegebenen kommen nur Hydrarg. bichlorat. und nitric. oxydulat. in Betracht. Zu bemerken ist, daß bei den Quecksilberpräparaten der Zusatz „und deren Zubereitungen" fehlt.

Salzsäure, arsenhaltige[1]).
Schwefelsäure, arsenhaltige[1]).
Strophantin.
Uransalze, lösliche, auch Uranfarben.

b) Für den Kleinhandel verbotene Gifte:

Aconitin, dessen Verbindungen und Zubereitungen.
Atropin, dessen Verbindungen und Zubereitungen.
Brucin, dessen Verbindungen und Zubereitungen.
Curare und dessen Präparate.
Daturin, dessen Verbindungen und Zubereitungen.
Digitalin, dessen Verbindungen und Zubereitungen.
Emetin, dessen Verbindungen und Zubereitungen.
Homatropin, dessen Verbindungen und Zubereitungen.
Hyoscin (Duboisin), dessen Verbindungen und Zubereitungen.
Hyoscyamin (Duboisin), dessen Verbindungen und Zubereitungen.
Kantharidin, dessen Verbindungen und Zubereitungen.
Kolchicin, dessen Verbindungen und Zubereitungen.
Koniin, dessen Verbindungen und Zubereitungen.
Nitroglycerinlösungen[2]).
Physostigmin, dessen Verbindungen und Zubereitungen.
Pikrotoxin.
Scopolamin, dessen Verbindungen und Zubereitungen.
Strychnin, dessen Verbindungen und Zubereitungen, mit Ausnahme von strychninhaltigem Getreide[3]).
Veratrin, dessen Verbindungen und Zubereitungen.

Abteilung 2.

a) Für den Kleinhandel freigegebene Gifte:

Bittermandelöl, blausäurehaltiges.
Brom.
Chromsäure.
Elaterin, dessen Verbindungen und Zubereitungen.
Erythrophleum.
Gummigutti, dessen Lösungen und Zubereitungen[4]).
Hydroxylamin, dessen Verbindungen und Zubereitungen.
Kirschlorbeeröl.
Kokkelskörner.
Nieswurzel (Helleborus) grüne, -extrakt, -tinktur, -wurzel.
Nieswurzel (Helleborus) schwarze, -extrakt, -tinktur, -wurzel.

---

[1]) Salzsäure und Schwefelsäure gelten als arsenhaltig, wenn 1 ccm der Säure, mit 3 ccm Zinnchlorürlösung versetzt, innerhalb 15 Minuten eine dunklere Färbung annimmt.
Bei der Prüfung auf den Arsengehalt ist, sofern es sich um konzentrierte Schwefelsäure handelt, zunächst 1 ccm durch Eingießen in 2 ccm Wasser zu verdünnen und 1 ccm von dem erkalteten Gemische zu verwenden. Zinnchlorürlösung ist aus 5 Gewichtsteilen krystallisiertem Zinnchlorür, die mit 1 Gewichtsteile Salzsäure anzurühren und vollständig mit trockenem Chlorwasserstoffe zu sättigen sind, herzustellen, nach dem Absetzen durch Asbest zu filtern und in kleinen, mit Glasstopfen verschlossenen, möglichst angefüllten Flaschen aufzubewahren.
[2]) Diese sind durch das Sprengstoffgesetz verboten.
[3]) Strychninhaltiges Getreide steht in der Abt. 2 und ist freigegeben.
[4]) Guttihaltige Farben stehen unter Abt. 3.

Nitrobenzol (Mirbanöl).
Oxalsäure (Kleesäure) sog. Zuckersäure.

Pental.
Sabadillextrakt, -früchte, -tinktur[1]).
Strychninhaltiges Getreide.

b) Für den Kleinhandel verbotene Gifte:

Acetanilid (Antifebrin).
Adoniskraut.
Aethylenpräparate.
Agaricin.
Akonitextrakt, -knollen, -kraut, -tinktur.
Amylenhydrat.
Amylnitrit.
Apomorphin.
Belladonna, -blätter, -extrakt, -tinktur, -wurzel.
Bilsenkraut, -samen, -extrakt, -tinktur.
Brechnuß (Krähenaugen) sowie die damit hergestellten Ungeziefermittel, Brechnußextrakt, -tinktur.
Brechweinstein.
Bromäthyl.
Bromalhydrat.
Bromoform.
Butylchloralhydrat.
Calabar, -extrakt, -samen, -tinktur.
Cardol.
Chloräthyliden, zweifach.
Chloralformamid.
Chloralhydrat.
Chloressigsäuren.
Chloroform.
Cocain, dessen Verbindungen und Zubereitungen.
Convallamarin, dessen Verbindungen und Zubereitungen.
Convallarin, dessen Verbindungen und Zubereitungen.
Euphorbium.
Fingerhut, -blätter, -essig, -extrakt, -tinktur.
Gelsemium, -wurzel, -tinktur.
Giftlattich, -extrakt, -kraut, -saft (Lactucarium).
Giftsumach, -blätter, -extrakt, -tinktur.
Gottesgnaden-, -kraut, -extrakt, -tinktur.
Hanf, indischer, -extrakt, -tinktur.
Jalapen, -harz, -knollen, -tinktur.
Kodein, dessen Verbindungen und Zubereitungen.
Kotoin.
Krotonöl.
Morphin, dessen Verbindungen und Zubereitungen.
Narcein, dessen Verbindungen und Zubereitungen.
Narkotin, dessen Verbindungen und Zubereitungen.
Opium und dessen Zubereitungen mit Ausnahme von Opiumpflaster und -wasser.
Paraldehyd.
Pilokarpin, dessen Verbindungen und Zubereitungen.
Sadebaum, -spitzen, -extrakt, -öl.
Sankt-Ignaius, -samen, -tinktur.
Santonin.
Skammonia, -harz (Skammonium), -wurzel.
Schierling (Konium), -kraut, -extrakt, -früchte, -tinktur.
Senföl, ätherisches.
Spanische Fliege und dessen weingeistige und ätherische Zubereitungen.
Stechapfel, -blätter, -extrakt, -samen, -tinktur, ausgenommen zum Rauchen oder Räuchern.

---

[1]) Da Sabadillessig nicht genannt ist, ist er als nicht giftig zu betrachten; unter den Begriff „Extrakt" oder „Tinktur" fällt er um deswillen nicht, weil bei Fingerhut der F.-Essig ausdrücklich neben Extrakt und Tinktur genannt ist.

Strophantus, -extrakt, -samen, -tinktur.
Sulfonal und dessen Ableitungen.
Thallin, dessen Verbindungen und Zubereitungen.
Urethan.
Veratrum (weiße Nieswurz), -tinktur, -wurzel.
Wasserschierling, -kraut, -extrakt.
Zeitlosen, -extrakt, -knollen, -samen, -tinktur, -wein.

Abteilung 3.

a) Für den Kleinhandel freigegebene Gifte:

Antimonchlorür, fest oder in Lösung.
Bariumverbindungen außer Schwerspat (schwefelsaurem Barium).
Bleiessig.
Bleizucker[1]).
Farben, welche Antimon, Barium, Blei, Chrom, Gummigutti, Kadmium, Kupfer, Pikrinsäure, Zink oder Zinn enthalten, mit Ausnahme von: Schwerspat (schwefelsaur. Barium), Chromoxyd, Kupfer, Zink, Zinn und deren Legierungen als Metallfarben, Schwefelkadmium, Schwefelzink, Schwefelzinn (als Musivgold), Zinkoxyd, Zinnoxyd.
Goldsalze.
Jod[2]) und dessen Präparate, ausgenommen zuckerhaltiges Eisenjodür und Jodschwefel.
Kadmium und dessen Verbindungen, auch mit Brom oder Jod.
Kalilauge, in 100 Gewichtsteilen mehr als 5 Gewichtsteile, Kaliumhydroxyd enthaltend.
Kalium.
Kaliumdichromat (rotes chromsaures Kalium, sog. Chromkali).
Kaliumbioxalat (Kleesalz).
Kaliumchlorat (chlorsaures Kalium).
Kaliumchromat (gelbes, chromsaures Kalium).
Kaliumhydroxyd (Ätzkali).
Karbolsäure, auch rohe, sowie verflüssigte und verdünnte in 100 Gewichtsteilen mehr als 3 Gewichtsteile Carbolsäure enthaltend.
Koloquinthen, -extrakt, -tinktur.
Kresole und deren Zubereitungen (Kresolseifenlösungen, Lysol, Lysosolveol usw.) sowie deren Lösungen, soweit sie in 100 Gewichtsteilen mehr als ein Gewichtsteil der Kresolzubereitung enthalten[3]).
Kupferverbindungen[4]).
Meerzwiebel, -extrakt, -tinktur, -wein.
Natrium.
Natriumdichromat.
Natriumhydroxyd (Ätznatron, Seifenstein).
Natronlauge, in 100 Gewichtsteilen mehr als 5 Gewichtsteile Natriumhydroxyd enthaltend.
Paraphenylendiamin, dessen Salze, Lösungen und Zubereitungen.

---

[1]) Die hier nicht genannten Bleisalze, wie z. B. Bleinitrat, gehören daher nicht zu den Giften „im Sinne dieser Bestimmungen".
[2]) Die meisten Jodpräparate sind verboten.
[3]) Creolin ist nach einem besonderen Erlasse nicht giftig.
[4]) Cupr. aluminat. und salicylic. sind verboten.

Salpetersäure (Scheidewasser), auch rauchende.
Salzsäure, arsenfreie, auch verdünnte, in 100 Gewichtsteilen mehr als 15 Gewichtsteile wasserfreie Säure enthaltend.
Schwefelkohlenstoff.
Schwefelsäure, arsenfreie, auch verdünnte, in 100 Gewichtsteilen mehr als 15 Gewichtsteile Schwefelsäuremonohydrat enthaltend.
Silbersalze, mit Ausnahme von Chlorsilber.
Stephans-(Staphisagria-)körner.
Zinksalze, mit Ausnahme von Zinkcarbonat[1]).
Zinnsalze.

b) Für den Kleinhandel verbotene Gifte:

Bittermandelwasser.
Brechwurzel (Ipecacuanha), -extrakt, -tinktur, -wein.
Jodoform.
Kirschlorbeerwasser.
Koffein, dessen Verbindungen und Zubereitungen.
Kreosot.
Lobelien, -kraut, -tinktur.
Mutterkorn, -extrakt (Ergotin).
Phenacetin.
Pikrinsäure und deren Verbindungen[2]).
Quecksilberchlorür (Kalomel).

Nr.............. (des Giftbuches). Anlage IV.

Giftschein.

Von (Firma des Verkäufers) ....
zu (Ort)..bekenne ich hierdurch,
(Menge und Name des Giftes)...
zum Zwecke de..
wohl verschlossen und bezeichnet erhalten zu haben.

Der aus einem unvorsichtigen Gebrauche des Giftes entstehenden Gefahren wohl bewußt, werde ich dafür Sorge tragen, daß dasselbe nicht in unbefugte Hände gelangt und nur zu dem vorgedachten Zwecke verwendet wird.

Das Gift soll durch ....abgeholt werden.

(Wohnort, Wohnung)........................, den.....ten..............19.....
(Name und Stand des Erwerbers)
(eigenhändige Unterschrift).

(Zusatz, falls das Gift durch einen anderen abgeholt wird.)

Das obenbezeichnete Gift habe ich im Auftrage de.............................
(Erwerber) in Empfang genommen und verspreche, dasselbe alsbald unversehrt an meinen Auftraggeber abzuliefern.

(Ort, Tag, Monat, Jahr)..
Unterschrift
(Name, Vorname und Stand des Abholers).

---

[1]) Von Zinksalzen sind verboten: Zinc. acetic., chlorat. pur., cyanat., lactic., permanganic., salicylic., sulfo-ichthyolic., sulfuric. pur. und valerianic.
[2]) Fällt unter das Sprengstoffgesetz.

Der Gifthandel.

Giftbuch.

Anlage II.

Laufende Nummer	Bezeichnung des Erlaubnisscheines nach Behörde und Nummer	Tag der Abgabe	Des Giftes		Zweck, zu welchem das Gift vom Erwerber benutzt werden soll	Des Erwerbers		Des Abholenden		Name des Verabfolgenden	Eigenhändige Namensschrift des Empfängers
			Namen	Menge		Name und Stand	Wohnort (Wohnung)	Name und Stand	Wohnort (Wohnung)		

Anlage III.

Erlaubnisschein zum Erwerbe von Gift.

(Name der ausstellenden Behörde.)

Nr..........

Der p. (Name, Stand)..
zu (Wohnort und Wohnung)..
wünscht (Menge und Name des Giftes)............................
zu erwerben, um damit (Verwendungszweck)....................
....

Gegen dieses Vorhaben ist dieseits nach stattgefundener Prüfung nichts zu erinnern.

(Ort)............, den........ten............19......

(Bezeichnung der ausstellenden Behörde.)

61. Verschiedene fachgesetzliche Bestimmungen.

Außer den für den Betrieb einer Drogenhandlung wichtigsten Verordnungen, den Arzneimittel- und Giftverordnungen, hat der Drogist bei sorgfältiger und gewissenhafter Führung seines Geschäftes noch eine ganze Anzahl von Gesetzen und Verordnungen zu beachten, die teils Reichs- bzw. Landesgesetze, teils Polizeiverordnungen sind, und dann in den letzteren Fällen zwar für das ganze Reich nicht gleichlautend, aber trotzdem dem Sinne nach einander so ähnlich sind, daß es im Rahmen dieses Buches genügt, je eine dieser Verordnungen im Wortlaut oder auszugsweise zu bringen. Ferner werden in den nun folgenden Gesetzen und Verordnungen nur diejenigen Paragraphen eines Gesetzes wiedergegeben bzw. behandelt werden, die für den Drogisten in Frage kommen.

Gesetz, betreffend die Verwendung gesundheitsschädlicher Farben bei der Herstellung von Nahrungsmitteln, Genußmitteln und Gebrauchsgegenständen. Vom 5. 7. 1887.

§ 1. Gesundheitsschädliche Farben dürfen zur Herstellung von Nahrungs- und Genußmitteln, welche zum Verkauf bestimmt sind, nicht verwendet werden.

Gesundheitsschädliche Farben im Sinne dieser Bestimmung sind diejenigen **Farbstoffe** und Farbzubereitungen, welche Antimon, Arsen, Barium, Blei, Kadmium, Chrom, Kupfer, Quecksilber, Uran, Zink, Zinn, Gummigutti, Korallin, Pikrinsäure enthalten.

Der Reichskanzler ist ermächtigt...

§ 2. Zur Aufbewahrung oder Verpackung von Nahrungs- und Genußmitteln, welche zum Verkauf bestimmt sind, dürfen Gefäße, Umhüllungen oder Schutzbedeckungen, zu deren Herstellung Farben der im § 1 Absatz 2 bezeichneten Art verwendet sind, nicht benutzt werden.

Auf die Verwendung von schwefelsaurem Barium (Schwerspat, blanc fixe), Barytfarblacken, welche von kohlensaurem Barium frei sind, Chromoxyd, Kupfer, Zinn, Zink und deren Legierungen als Metallfarben, Zinnober, Zinnoxyd, Schwefelzinn als Musivgold, sowie auf alle in Glasmassen, Glasuren oder Emails eingebrannte Farben und auf den äußeren Anstrich von Gefäßen aus wasserdichten Stoffen findet diese Bestimmung nicht Anwendung.

§ 3. Zur Herstellung von kosmetischen Mitteln (Mitteln zur Reinigung, Pflege oder Färbung der Haut, des Haares[1]) oder der

---

[1] Die Bestimmung bezieht sich nur auf lebendes Haar; Färbemittel für totes Haar (Perücken, Zöpfe) unterliegen der Beschränkung nicht.

Mundhöhle, welche zum Verkauf bestimmt sind, dürfen die im § 1 Absatz 2 bezeichneten **Stoffe**[1]) nicht verwendet werden.

Auf schwefelsaures Barium (Schwerspat, blanc fixe), Schwefelkadmium, Chromoxyd, Zinnober, Zinkoxyd, Schwefelzink, sowie auf Kupfer, Zinn, Zink und deren Legierungen in Form von Puder findet diese Bestimmung nicht Anwendung.

§ 4. Zur Herstellung von zum Verkauf bestimmten Spielwaren (einschließlich der Bilderbogen, Bilderbücher und Tuschfarben für Kinder), Blumentopfgittern und künstlichen Christbäumen dürfen die im § 1 Absatz 2 bezeichneten Farben nicht verwendet werden.

Auf die im § 2 Absatz 2 bezeichneten Stoffe, sowie auf Schwefelantimon und Schwefelkadmium als Färbemittel der Gummimasse, Bleioxyd in Firnis, Bleiweiß als Bestandteil des sog. Wachsgusses, jedoch nur, sofern dasselbe nicht ein Gewichtsteil in 100 Gewichtsteilen der Masse übersteigt, chromsaures Blei (für sich oder in Verbindung mit schwefelsaurem Blei) als Öl oder Lackfarbe oder mit Lack- oder Firnisüberzug, die in Wasser unlöslichen Zinkverbindungen, bei Gummispielwaren jedoch nur, soweit sie als Färbemittel der Gummimasse, als Öl- oder Lackfarben oder mit Lack- oder Firnisüberzug verwendet werden, alle in Glasuren oder Emails eingebrannten Farben, findet diese Bestimmung nicht Anwendung.

Soweit zur Herstellung von Spielwaren die in den §§ 7 und 8 bezeichneten Gegenstände verwendet werden, finden auf letztere lediglich die Vorschriften der §§ 7 und 8 Anwendung.

§ 5. Zur Herstellung von Buch- und Steindruck . . . . .

§ 6. Tuschfarben jeder Art dürfen als frei von gesundheitsschädlichen Stoffen bzw. giftfrei nicht verkauft oder feilgehalten werden, wenn sie den Vorschriften im § 4 Absatz 1 und 2 nicht entsprechen.

§ 7. Zur Herstellung von zum Verkauf bestimmten Tapeten, Möbelstoffen, Teppichen, Stoffen zu Vorhängen oder Bekleidungsgegenständen, Masken, Kerzen, sowie künstlichen Blättern, Blumen und Früchten dürfen Farben, welche Arsen enthalten, nicht verwendet werden.

---

[1]) Im Gegensatze zu § 1 ist hier der Ausdruck „Stoffe" gebraucht, da hierunter nicht nur „Farbstoffe", sondern auch solche Stoffe verstanden sind, die bei der Anwendung erst zu Farben werden, z. B. Bleisalze durch die Anwendung von Zinkkämmen, indem dabei Blei als schwarzes, feines Pulver abgeschieden wird und so das Haar färbt. Ja, in neuerer Zeit stehen die Gerichte überwiegend sogar auf dem Standpunkte, daß kosmetische **Mittel** diese „Stoffe" auch dann nicht enthalten dürfen, wenn eine Farbentwicklung weder beabsichtigt ist, noch eintritt (z. B. bei Sommersprossensalbe mit Quecksilberpräzipitat; Dialonpuder, der Bleioleat enthält).

Auf die Verwendung arsenhaltiger Beizen oder Fixierungsmittel zum Zweck des Färbens oder des Bedruckens von Gespinsten oder Geweben findet diese Bestimmung nicht Anwendung. Doch dürfen derartige Gespinste oder Gewebe zur Herstellung der in Abs. 1 bezeichneten Gegenstände nicht verwendet werden, wenn sie das Arsen in wasserlöslicher Form oder in solcher Menge enthalten, daß sich in 100 Quadratzentimeter des fertigen Gegenstandes mehr als 2 Milligramm Arsen vorfinden. Der Reichskanzler ist ermächtigt, nähere Vorschriften über das bei der Feststellung des Arsengehalts anzuwendende Verfahren zu erlassen.

§ 8. Die Vorschriften des § 7 finden auch auf die Herstellung von zum Verkauf bestimmten Schreibmaterialien, Lampen- und Lichtschirmen sowie Lichtmanschetten Anwendung.

Die Herstellung der Oblaten unterliegt den Bestimmungen im § 1, jedoch sofern sie nicht zum Genusse bestimmt sind, mit der Maßgabe, daß die Verwendung von schwefelsaurem Barium (Schwerspat, blanc fixe), Chromoxyd und Zinnober gestattet ist.

§ 9. Arsenhaltige Wasser- oder Leimfarben[1]) dürfen zur Herstellung des Anstrichs von Fußböden, Decken, Wänden, Türen, Fenstern der Wohn- oder Geschäftsräume, von Roll-, Zug- oder Klappläden oder Vorhängen, von Möbeln und sonstigen häuslichen Gebrauchsgegenständen nicht verwendet werden.

§ 10. Auf die Verwendung von Farben, welche die im § 1 Absatz 2 bezeichneten Stoffe nicht als konstituierende Bestandteile, sondern nur als Verunreinigungen, und zwar höchstens in einer Menge enthalten, welche sich bei den in der Technik gebräuchlichen Darstellungsverfahren nicht vermeiden läßt, finden die Bestimmungen der §§ 2 bis 9 nicht Anwendung.

§ 11. Auf die Färbung von Pelzwaren finden die Vorschriften dieses Gesetzes nicht Anwendung.

Gesetz, betreffend den Verkehr mit Nahrungsmitteln, Genußmitteln und Gebrauchsgegenständen. Vom 14. 5. 1879.

§ 1. Der Verkehr mit Nahrungs- und Genußmitteln sowie mit Spielwaren, Tapeten, Farben, Eß-, Trink- und Kochgeschirr und mit Petroleum unterliegt der Beaufsichtigung nach Maßgabe dieses Gesetzes.

§ 2. Die Beamten der Polizei sind befugt, in die Räumlichkeiten, in welchen Gegenstände der im § 1 bezeichneten Art feilgehalten werden,

---

[1]) Für arsenhaltige Öl- und Lackfarben vgl. § 17 des Giftgesetzes.

während der üblichen Geschäftsstunden, oder während die Räumlichkeiten dem Verkehr geöffnet sind, einzutreten.

Sie sind befugt, von den Gegenständen der in § 1 bezeichneten Art, welche in den angegebenen Räumlichkeiten sich befinden, oder welche an öffentlichen Orten, auf Märkten, Plätzen, Straßen oder im Umherziehen verkauft oder feilgehalten werden, nach ihrer Wahl Proben zum Zwecke der Untersuchung gegen Empfangsbescheinigung zu entnehmen. Auf Verlangen ist dem Besitzer ein Teil der Probe amtlich verschlossen oder versiegelt zurückzulassen. Für die entnommene Probe ist Entschädigung in Höhe des üblichen Kaufpreises zu leisten.

§ 10. Mit Gefängnis bis zu 6 Monaten und mit Geldstrafe bis zu 1500 Mk. oder mit einer dieser Strafen wird bestraft:

1. wer zum Zwecke der Täuschung im Handel und Verkehr Nahrungs- oder Genußmittel nachmacht oder verfälscht,
2. wer wissentlich Nahrungs- oder Genußmittel, welche verdorben oder nachgemacht oder verfälscht sind, unter Verschweigen dieses Umstandes verkauft oder unter einer zur Täuschung geeigneten Bezeichnung feilhält.

Dieses Gesetz stellt auch den Versuch unter Strafe und bestraft mit weit härteren Strafen, wer ,,vorsätzlich'' die unter § 1 bezeichneten Gegenstände derart herstellt, daß ihr Genuß die menschliche Gesundheit schädigen kann oder wer ,,wissentlich'' derartige gesundheitsschädliche Gegenstände verkauft, feilhält oder sonst in Verkehr bringt.

Kaiserliche Verordnung über das gewerbsmäßige Verkaufen und Feilhalten von Petroleum. Vom 24. 2. 1882.

§ 1. Das gewerbsmäßige Verkaufen und Feilhalten von Petroleum, welches unter einem Barometerstande von 760 mm, schon bei einer Erwärmung auf weniger als 21 Grade des hundertteiligen Thermometers entflammbare Dämpfe entweichen läßt, ist nur in solchen Gefäßen gestattet, welche an in die Augen fallender Stelle auf rotem Grunde in deutlichen Buchstaben die nicht verwischbare Inschrift ,,Feuergefährlich'' tragen.

Wird derartiges Petroleum gewerbsmäßig zur Abgabe in Mengen von weniger als 50 kg feilgehalten oder in solchen geringeren Mengen verkauft, so muß die Inschrift noch in gleicher Weise die Worte: ,,Nur mit besonderen Vorsichtsmaßregeln zu Brennzwecken verwendbar'' enthalten.

§ 4. Als Petroleum im Sinne dieser Verordnung gelten das Rohpetroleum und dessen Destillationsprodukte, z. B. Benzin.

Polizeiverordnung über den Verkehr mit Mineralölen und Mineralölmischungen.

Diese Verordnung, die neu erschienen ist und erst 1926 in Kraft tritt, ist mit ihren 20 Paragraphen so ausgedehnt, daß nur der kleinste Teil für den Drogenkleinhandel in Frage kommt. Nachfolgend die für den Drogenkleinhandel wichtigen Paragraphen:

Abschnitt I.
Allgemeines.

§ 1. Anwendungsgebiet der Polizeiverordnung.

(1) Diese Polizeiverordnung findet Anwendung auf die Aufbewahrung, Lagerung, Abgabe und Beförderung zu Lande

1. von Rohpetroleum und dessen Destillationsprodukten (leichtsiedenden Ölen, Leuchtölen, leichten Schmierölen) und von flüssigen, aus Steinkohlenteer, Braunkohlenteer, Kohlendestillationsgasen oder Schieferteer bereiteten Kohlenwasserstoffen (Benzol, Solaröl, Photogen, Schieferölen), auch künstlich hergestellten Kohlenwasserstoffen, wenn nicht der Flammpunkt dieser Flüssigkeiten bei einem Barometerstande von 760 mm höher liegt als bei 100° C;
2. von künstlich hergestellten brennbaren Mischungen der unter Ziffer 1 bezeichneten Flüssigkeiten untereinander und mit anderen brennbaren Flüssigkeiten, jedoch ausgenommen den nach den Bestimmungen der Branntweinsteuer-Befreiungs-Ordnung vergällten Branntwein;
3. von künstlich hergestellten brennbaren, flüssigen (bei + 15° C nicht salbenförmigen oder festen) Mischungen der unter Nr. 1 und 2 bezeichneten Flüssigkeiten mit festen, in den Flüssigkeiten löslichen Stoffen (Harzen, Kautschuk u. dgl.) oder mit gewöhnlichen oder eingedickten Ölen (Leinöl, Firnis, Standöl), sofern die Mischung mehr als 5% des Gesamtgewichts an Mineralölen enthält. Ausgenommen sind solche Mischungen, die bei einem Barometerstande von 760 mm einen Flammpunkt von 21° C oder mehr haben, und deren Gehalt an festen, in den Flüssigkeiten löslichen Stoffen mehr als 20% des Gesamtgewichts beträgt;
4. von leeren Gefäßen, in denen sich Flüssigkeiten der vorbezeichneten Art befunden haben.

(2) Wo im folgenden von Mineralölen ohne beschränkenden Zusatz gesprochen wird oder wo ohne Hinzufügung des Wortes „Mineralöle" z. B. nur von Höchstmengen die Rede ist, handelt es sich nicht nur um ungemischte Mineralöle [Abs. (1), Nr. 1], sondern auch um die der Polizeiverordnung unterliegenden brennbaren Mischungen [Abs. (1), Nr. 2 und 3].

Verschiedene fachgesetzliche Bestimmungen. 361

§ 2 Gefahrklassen.

(1) Die im § 1 Abs. (1) aufgeführten Mineralöle werden in drei Gefahrklassen eingeteilt. Sie gehören zur

Gefahrklasse I, wenn sie bei einem Barometerstande von 760 mm und bei einer Erwärmung auf weniger als 21° C entflammbare Dämpfe entwickeln;

Gefahrklasse II, wenn sie solche Dämpfe erst bei einer Erwärmung auf 21—55° C entwickeln;

Gefahrklasse III, wenn sie entflammbare Dämpfe erst bei einer Erwärmung auf mehr als 55° C und unterhalb 100° C entwickeln.

Ermittlung des Flammpunktes.

(2) Der Flammpunkt wird mittels des Petroleumprobers von Abel-Pensky festgestellt.

Nachweis der Gefahrklasse.

(3) Wer Mineralöle lagert oder verkauft, hat auf Verlangen der zuständigen Behörden (Polizei, Gewerbeaufsichtsamt) durch Vorlegung einer schriftlichen Versicherung des Herstellers oder Lieferers oder durch ein von einem anerkannten Sachverständigen ausgestelltes Flammpunkterzeugnis einen Nachweis darüber zu erbringen, zu welcher Gefahrklasse die gelagerten, feilgehaltenen oder abgegebenen Mineralöle gehören. Wird ein solcher Nachweis nicht erbracht, so gelten die Mineralöle als zur Gefahrklasse I gehörig.

§ 3 (Abs. 3 und 4). Beschaffenheit der Aufbewahrungs- und Lagergefäße.

(3) Gefäße, in denen Mineralöle aufbewahrt oder gelagert werden, müssen dicht und — abgesehen von Lagertanks — auch dicht verschlossen sein. Mineralöle der Gefahrklasse I dürfen nicht in Behältern aus brennbaren Stoffen aufbewahrt oder gelagert werden.

Aufschriften an ortsfesten und an Versandgefäßen.

(4) An ortsfesten Gefäßen, die nur zur Aufbewahrung und Lagerung von Mineralölen und nicht zu deren Beförderung dienen, muß, abgesehen von den Fällen des § 4 Abs. (1), an leicht sichtbarer Stelle, — bei unterirdischer Lagerung an der Zapfeneinrichtung, — deutlich und dauerhaft verzeichnet sein: Die handelsübliche Bezeichnung des Inhalts, seine Gefahrklasse und der Fassungsraum der Gefäße, bei mehrteiligen Gefäßen: ihrer einzelnen Abteilungen.

Gefäße, in denen Mineralöle der Gefahrklasse I aufbewahrt, gelagert, abgegeben und befördert werden, sind mit der deutlichen dauerhaften Aufschrift „Feuergefährlich" zu versehen.

Übergefäße für Ton- und Glasgefäße müssen außerdem mit der deutlichen dauerhaften Aufschrift „Vorsichtig tragen" versehen sein.

Abschnitt II.
Vorschriften für die Gefahrklasse I.

§ 4. Aufbewahrung in Wohnräumen, Gaststuben u. dgl.

(1) In Treppenhäusern und in den damit in offener Verbindung stehenden Zugängen und Räumen sowie in unbewohnten Bodenräumen ist die Aufbewahrung unzulässig.

In Wohn- und Schlafräumen und in Räumen, die mit den Wohn- und Schlafräumen in unmittelbarer, nicht feuersicher abschließbarer Verbindung stehen, sowie in Gast- und Schankstuben dürfen nicht mehr als 3 l aufbewahrt werden.

In anderen, zum dauernden Aufenthalt oder zum regelmäßigen Verkehr von Menschen dienenden Räumen dürfen nicht mehr als 20 l aufbewahrt werden.

In gewerblichen Arbeitsräumen in Wohnhäusern, auch wenn sie in Bodenräumen sich befinden, dürfen nicht mehr als 30 l aufbewahrt werden [vgl. § 16 Abs. (2) und (3)].

(2) Gefäße zur Aufbewahrung größerer Mengen als je 2 l müssen aus widerstandsfähigem Blech hergestellt sein; die Nähte müssen, sofern sie nicht durch Nietung, Hartlötung oder Schweißung hergestellt sind, doppelt gefalzt und gelötet sein. Dicht und fest (z. B. durch Schraub- oder Hebelverschlüsse) verschlossene Blechgefäße müssen ein Davysches Sicherheitsdrahtnetz und eine Sicherheitseinrichtung (Federventil, Schmelzplatte oder -propfen) haben, die bei Erhitzung der Gefäße diese vor dem Platzen bewahrt.

(3) Das Umfüllen von einem Gefäß in ein anderes darf nicht bei offenem Licht oder Feuer erfolgen. Ist künstliche Beleuchtung erforderlich, so muß sie entweder als Außenbeleuchtung hinter dicht schließenden, nicht öffenbaren Fenstern angeordnet oder als elektrische Innenbeleuchtung schlagwettersicher (entsprechend den Vorschriften des Verbandes deutscher Elektrotechniker für schlagwettergefährliche Grubenräume) ausgeführt werden. Die Verwendung elektrischer Taschenlampen ist zulässig.

§ 5. Lagerung in abgetrennten Räumen und in Geschäftsräumen der Kleinhändler.

(1) In abgetrennten, nicht dem dauernden Aufenthalt oder dem regelmäßigen Verkehr von Menschen dienenden Räumen sowie in den Verkaufsräumen der Kleinhändler dürfen in bruchsicheren Gefäßen nicht mehr als 80 l Mineralöle gelagert werden.

Die Lagerräume müssen von den im § 4 Abs. (1) bezeichneten Räumen feuersicher abgeschlossen sein. Jedoch dürfen Verkaufs- oder sonstige zur Lagerung von Mineralölen der Gefahrklasse I dienende Geschäftsräume ausnahmsweise mit Kontoren in Verbindung stehen, wenn sie mit diesen zusammen von den übrigen im § 4 Abs. (1) bezeichneten Räumen und den mit diesen in offener Verbindung stehenden Zugängen und Räumen feuersicher abgeschlossen sind. Werden diese Bedingungen nicht erfüllt, so sind die Mengen auf 30 l beschränkt.

(2) Werden die Mineralöle in den im 1. Unterabsatz des Abs. (1) bezeichneten Räumen in bruchsicheren Gefäßen nur gelagert oder ohne Anbruch verkauft, so darf die Höchstmenge 150 l betragen. In dicht verschlossenen Glasgefäßen von höchstens je 1 l Inhalt dürfen nicht mehr als insgesamt 20 l Mineralöls gelagert werden.

(3) Wegen Beleuchtung beim Umfüllen vgl. § 4 Abs. (3).

(4) Wegen des Verbots der Zusammenlagerung mit feuergefährlichen Stoffen vgl. Grundsätze Abschn. II Abs. (3).

§ 6. Lagerung nach Anzeige bei der Ortspolizeibehörde.

(1) Nach Anzeige bei der Ortspolizeibehörde dürfen folgende Höchstmengen gelagert werden:
1. in beliebigen bruchsicheren Gefäßen auf eingefriedigten, d. h. dem sonstigen Verkehr nicht zugänglichen Grundstücken oder Grundstücksteilen: 1000 l;
2. in eisernen Fässern oder in widerstandsfähigen hartgelöteten, geschweißten oder genieteten Blechgefäßen — Lacke und ähnliche Mischungen auch in den üblichen Blechgefäßen —
   a) in nicht freiliegenden Lagerstätten oder in besonders eingerichteten Kellern: 1200 l. Die Entnahme darf nur mittels Pumpen oder durch Schutzgas erfolgen; die Ausflußöffnung muß im Freien liegen,
   b) auf eingefriedigten, nach mindestens zwei Seiten offenen Grundstücken oder Grundstücksteilen oder in allseitig freiliegenden Lagerstätten: 7000 l,
3. in unterirdischen oder allseitig in eine 1 m starke Erdschicht eingebetteten Tanks:
   a) in Kellern: 6000 l,
   b) auf unbebauten Grundstücksteilen: 10 000 l.

(2) Der Anzeige sind je in dreifacher Ausfertigung eine Beschreibung und eine Skizze der Lagerstätte beizufügen. Daraus muß hervorgehen: Die Art, Menge und Verteilung der zu lagernden Mineralöle, die Lagerstätte, die Bebauung im Umkreise von 20 m um die Lagerstätte (Beschaffenheit der Mauern, nach der Lagerstätte hin gelegene Tür- und Fensteröffnungen) und gegebenenfalls die Unterbringung leerer Fässer. Der Unternehmer ist verpflichtet, die nach der Anzeige an die Ortspolizeibehörde von dieser ihm gemachten Vorschriften zu befolgen.

Wegen dieser Vorschriften vgl. Grundsätze Abschn. II.

Abschnitt III.
Vorschriften für die Gefahrklasse II.

§ 11. Lagerung in abgetrennten Räumen und in Geschäftsräumen der Kleinhändler, sowie auf Höfen, in Schuppen und Kellern.

(1) In abgetrennten, nicht dem dauernden Aufenthalt oder dem regelmäßigen Verkehr von Menschen dienenden Räumen, sowie in den Geschäftsräumen der Kleinhändler dürfen folgende Höchstmengen gelagert werden:
- a) in beliebigen Gefäßen: 300 l oder
- b) in bruchsicheren Gefäßen: 900 l oder
- c) in widerstandsfähigen metallenen, geschweißten oder hartgelöteten oder genieteten Blechgefäßen mit fest daran befindlicher Abfüll- und Meßvorrichtung derart, daß diese Gefäße unter Benutzung geeigneter mechanischer Vorrichtungen — wie z. B. Pumpen — oder flammenstickender gepreßter Gase mit Vorratsfässern in Nebenräumen oder Kellern in Verbindung stehen: 3000 l.

(2) Bei anderer als der im Abs. (1) unter c) angegebenen Art der Abfüllung dürfen die unter c) angegebenen Mengen nur auf Höfen, abgeschlossen vom sonstigen Verkehr, in Schuppen oder in solchen Kellern gelagert werden, die von anderen Räumen feuersicher abgeschlossen sind.

§ 12. Lagerung nach Anzeige bei der Ortspolizeibehörde.

(1) Nach Anzeige bei der Ortspolizeibehörde dürfen folgende Höchstmengen gelagert werden:
- a) in beliebigen bruchsicheren Gefäßen auf eingefriedigten, d. h. dem sonstigen Verkehr nicht zugänglichen Grundstücken oder Grundstücksteilen oder in freiliegenden Lagerstätten: 30 000 l;
- b) in eisernen Fässern oder in widerstandsfähigen Blechgefäßen, außer auf den unter a) erwähnten Plätzen auch in nicht freiliegenden Lagerräumen oder in besonders eingerichteten Kellern: 30 000 l.

(2) Wegen der der Anzeige beizufügenden Beschreibungen und Skizzen und wegen der von der Ortspolizeibehörde zu stellenden Bedingungen vgl. § 6 Abs. (2).

Abschnitt IV.
Vorschriften für die Gefahrklasse III.

§ 13. 1) Die Aufbewahrung, Lagerung, Abgabe und Beförderung unterliegen nur den im § 3 Abs. (9) und in den Grundsätzen im Abschnitt V angegebenen Bedingungen. Wegen Zusammenlagerung mit

Mineralölen anderer Gefahrklassen und mit anderen brennbaren Flüssigkeiten vgl. § 14 Abs. (1).

Die Lagerung von Mengen über 6000 l bedarf der Anzeige bei der Ortspolizeibehörde.

Abschnitt V.

Allgemeine Bestimmungen über Zusammenlagerung von Mineralölen verschiedener Gefahrklassen miteinander und mit verschiedenen Arten entzündlicher Flüssigkeiten, auch bei verschiedenen Besitzern.

§ 14. Gemischte Lagerung unter Beilagerung leicht entzündlicher Flüssigkeiten.

(1) Werden Mineralöle der Gefahrklasse I mit solchen der Gefahrklassen II und III oder mit anderen leicht entzündlichen Flüssigkeiten mit einem Flammpunkt unter 21°, wie Spiritus, Holzgeist (Methanol, Methylalkohol), Azeton, Schwefeläther (Äthyläther) und Spirituslacken in demselben Raum oder in Räumen, die nicht feuersicher voneinander getrennt sind, zusammen aufbewahrt oder gelagert, so finden — unbeschadet der für die anderen leicht entzündlichen Flüssigkeiten etwa bestehenden besonderen Vorschriften — die für die Mineralöle der Gefahrklasse I geltenden Vorschriften mit der Maßgabe Anwendung, daß für jedes Liter der Gefahrklasse I, das hinter dem zugelassenen Höchstbetrage zurückbleibt, 2 l der Gefahrklasse II oder 200 l der Gefahrklasse III aufbewahrt oder gelagert werden dürfen. Werden nur Mineralöle der Gefahrklassen II und III aufbewahrt oder gelagert, so gelten die Höchstsätze der Gefahrklasse II mit der Maßgabe, daß für jedes Liter der Gefahrklasse II, das hinter dem zugelassenen Höchstbetrage zurückbleibt, 100 l der Gefahrklasse III aufbewahrt oder gelagert werden dürfen. Die vorhandenen anderen leicht entzündlichen Flüssigkeiten werden dabei wie Mineralöle der Gefahrklasse I gerechnet.

Gemischte Lagerung unter Beilagerung auch von anderen brennbaren Flüssigkeiten.

(2) Die Beilagerung anderer brennbarer Flüssigkeiten mit einem Flammpunkt von 21° und darüber ist unter Anrechnung auf die Mineralöle der Gefahrklasse II gestattet.

Die Beschaffenheit der Gefäße bestimmt sich nach den Regelvorschriften über die Art und Menge der einzelnen Flüssigkeiten und der Gesamtmenge.

Zusammenlagerung größerer Mengen, auch seitens mehrerer Unternehmer.

(3) Zur Lagerung von Mineralölen gleicher oder verschiedener Gefahrklassen zusammen mit anderen brennbaren Flüssigkeiten auf einem Grundstück oder Grundstücksteil, aber in getrennten Lagerstät-

ten, ist die Erlaubnis der Landespolizeibehörde erforderlich, wenn die Gesamtmenge der Mineralöle und der anderen Flüssigkeiten mindestens doppelt so groß ist, wie die Summe der für die einzelnen Gefahrklassen in den §§ 7 und 12 Abs. (3) festgesetzten Höchstmengen.

(4) Die Lagerung seitens mehrerer Unternehmer auf demselben Grundsück oder Grundstücksteil wird hierbei so behandelt, wie wenn es sich um einen Unternehmer handelt. Solche Lager sollen als völlig unabhängig voneinander behandelt werden, wenn sie sich nach ihrer gegenseitigen Lage nicht gefährden können.

Die zuständige Polizeibehörde kann zwischen den einzelnen Lagerstätten einen den Verhältnissen entsprechenden Schutz gegen Feuerübertragung fordern.

Wie bereits eingangs erwähnt, ist damit die ,,Mineralöl-Verkehrs-Verordnung", wie sie genannt wird, noch nicht erschöpft, sondern nur die wichtigsten Paragraphen für den Drogen-Kleinhändler herausgezogen. Es bestehen noch Paragraphen für Lagerung ganz großer Mengen mit Erlaubnis der Ortspolizeibehörde bzw. Erlaubnis der Landespolizeibehörde; Gültigkeitsdauer der erteilten Erlaubnisse usw. Für den noch nicht selbständigen Jungdrogisten, für den dieses Buch geschrieben ist, dürften die abgedruckten Paragraphen zur Orientierung genügen.

Die Sprengstoffverordnungen.

Auch sie sind Landesgesetze und daher im Deutschen Reiche nicht einheitlich geregelt. Für Preußen gilt die Polizeiverordnung vom 14. September 1905, die nachstehend, soweit sie für Feuerwerkskörper in Frage kommt, wiedergegeben ist.

§ 2. Zum Verkehr im Sinne des § 1 Ziffer 1—3 sind zugelassen:
    1. Pulver — Sprengsalpeter, brennbarer Salpeter — . . . . .
    2. . . . .
    3. Nitrocellulose . . . . . .
    4. Feuerwerkskörper, sofern sie nicht pikrinsaure Salze enthalten . .
    5. . . . . . .

§ 24. Wer Sprengstoffe feilhalten will, muß davon der Ortspolizeibehörde Anzeige machen . . . . . .

§ 26. Die Abgabe von Sprengstoffen an Personen, von welchen ein Mißbrauch derselben zu befürchten ist, insbesondere an Personen unter 16 Jahren, ist verboten. Dies gilt insbesondere auch von solchen Feuerwerkskörpern, mit deren Verwendung eine erhebliche Gefahr für Personen und Eigentum verbunden ist (Kanonenschläge, Frösche, Schwärmer u. dgl.). Dagegen findet diese Vorschrift keine Anwendung auf Spielwaren, welche ganz geringe Mengen von Sprengstoff enthalten.

Zündblättchen (Amorces), welche mehr als 7,5 g Sprengmischung auf 1000 Plättchen enthalten, dürfen als Spielwaren nicht in den Verkehr gebracht werden.

§ 29. Wer mit Pulver, Sprengsalpeter, brennbarem Salpeter (§ 2 Ziffer 1), Feuerwerkskörpern oder Zündblättchen — Amorces — (§ 2 Ziffer 4) oder mit solchen Patronen für Handfeuerwaffen, welche nicht unter § 1 Abs. 2b fallen, Handel treibt, darf:
1. im Kaufladen nicht mehr als $2^1/_2$ kg,
2. im Hause außerdem nicht mehr als 10 kg vorrätig halten.

Auf Nachweis eines besonderen Bedürfnisses kann die Erhöhung des Vorrates unter 2 zeitweilig bis auf 15 kg gestattet werden.

Die Aufbewahrung muß in einem auf dem Dachboden (Speicher) belegenen, mit keinem Schornsteinrohr in Verbindung stehenden abgesonderten Raume erfolgen, welcher beständig unter Verschluß gehalten und mit Licht nicht betreten wird. Die Behälter müssen den Bestimmungen des § 6 Abs. 1 und 2 entsprechen und mit stets festgeschlossenem Deckel versehen sein.

§ 31. Größere als die in § 29 angegebenen Mengen dieser Sprengstoffe sind außerhalb der Ortschaften in besonderen Magazinen aufzubewahren, von deren Sicherheit die Polizeibehörde sich überzeugt hat. Diese Magazine müssen sich, wenn sie über Tage liegen, im Wirkungsbereiche sachgemäß ausgeführter und unter Aufsicht stehender Blitzableiter befinden.

Das Weingesetz.

Das Weingesetz vom 7. April 1909 trifft genaue Bestimmungen über die Beschaffenheit des Weines. Unter der Bezeichnung einer bestimmten Marke darf kein anderer Wein oder Verschnitt in den Handel gebracht werden Zur Weinbereitung sind verboten: lösliche Aluminiumsalze, Benzoësäure, Farbstoffe, Glycerin, Magnesiumsalze, Salicylsäure, unreiner Sprit, Stärkesirup usw. — Weinbrand muß nach dem Lande bezeichnet sein, in dem er hergestellt ist, also deutscher, französischer usw. Weinbrand soll mindestens 38 Raumteilprozente Alkohol enthalten, Weinbrandverschnitt mindestens 10 Teile Weindestillat, anderenfalls darf das Wort Weinbrand nicht für dieses Erzeugnis verwendet werden.

Jeder Händler, der Wein, also auch Obstwein in den Verkehr bringt, ist verpflichtet, dies der Steuerbehörde anzuzeigen und Bücher zu führen, aus denen zu ersehen ist:
1. welche Sorten von Wein er geerntet bzw. bezogen und an andere abgegeben hat,
2. welche Mengen weinähnlicher Getränke er aus eigenen Gewächsen gewonnen, bezogen und abgegeben hat.

Der Eingang muß am Tage des Eingangs des Weines eingetragen werden, der Ausgang spätestens bis zum 10. eines jeden Monats. Die Bücher sind dann nach Ablauf noch 5 Jahre nach der letzten Eintragung aufzubewahren. Auf Grund dieser Bücher hat der Händler dann an das Steuer-(Zoll-)Amt die Weinsteuer abzuführen.

Ferner ist für den Drogisten noch folgendes aus den Ausführungsbestimmungen zum Weinsteuergesetz wichtig:

Was die Weine mit Heilmittelzusätzen und weinigen Auszügen betrifft, so gelten diese nicht als weinhaltige Getränke im Sinne des Weinsteuergesetzes, wenn sie ausschließlich zum Heilgebrauch dienen, und sind dann als fertige Erzeugnisse nicht steuerpflichtig. Nur der zu ihrer Herstellung gebrauchte Wein ist zu versteuern. Es fallen darunter z. B. Brechwein, Campherwein, Chinawein, Condurangowein und weinige Rhabarbertinktur. Dagegen sind Weine mit Heilmittelzusätzen, die nicht ausschließlich zum Heilgebrauch dienen, als solcher ist Pepsinwein zu nennen, als Fertigprodukt zu versteuern.

Der Handel mit Branntwein.

Unter Spiritus und Branntwein versteht das Gesetz jede Flüssigkeit, die Äthylalkohol enthält, gleichviel ob in rohem oder gereinigtem Zustande. Es wird dafür eine Inlandsteuer erhoben.

Das Gesetz bestimmt zunächst, daß jeder, der Branntwein herstellen, lagern, bearbeiten, weiter verarbeiten oder vertreiben will, seinen Betrieb der Steuer-(Zoll-)Behörde anzumelden hat und daß dieser Betrieb der amtlichen Überwachung unterliegt. Über den Verbleib des Spiritus ist Buch zu führen.

Im Inland darf Trinkbranntwein nur unter Kennzeichnung des Weingeistgehaltes in Raumhundertteilen in den Verkehr gebracht werden.

Der Kleinhandel mit Trinkbranntwein und Spirituosen (Weinbrand, Rum, Likören usw.) unterliegt der Erlaubnis des Stadt- bzw. Kreisausschusses und seine Genehmigung ist von der Bedürfnisfrage abhängig, außerdem ist für diese Genehmigung eine jährliche Abgabe zu entrichten.

Der Kleinhandel mit Spiritus zu Heilzwecken, sowie seine Verarbeitung auf Heilmittel, kosmetische Mittel usw. unterliegt keiner weiteren Beschränkung, doch ist über Eingang, Verkauf und Verarbeitung Buch zu führen.

Außer diesem voll versteuerten Spiritus kennt man noch:

1. zur Verarbeitung in bestimmten Betrieben einen sog. halb vergällten Spiritus zum ermäßigten Verkaufspreise und nicht voll versteuert, dessen Verwendung der steuerlichen Aufsicht untersteht. Von diesen sind zu erwähnen: Spiritus für die Lackfabrikation

Verschiedene fachgesetzliche Bestimmungen.

(mit Terpentinöl), für die Seifenfabrikation (mit Ricinusöl und Natronlauge), für Politurzwecke (mit Methylalkohol), für die Essigfabrikation (mit Essig), für Kopf- und Haarwässer (mit Phthalsäurediäthylester), für kosmetische Zwecke (mit Campher, Thymol, Myrrhenharz usw.) vergällt;

2. zu Heiz- und Beleuchtungszwecken einen mit Pyridinbasen usw. völlig vergällten Spiritus und vollständig steuerfrei, der keiner weiteren steuerlichen Kontrolle im Kleinhandel unterliegt. Der Handel mit diesem bedarf keiner Erlaubnis, muß aber der zuständigen Polizei- und Steuerbehörde angezeigt werden, und im Verkaufsraum muß an einer in die Augen fallenden Stelle ein Plakat aushängen, das folgendes bekannt gibt:

1. Vollständig vergällter Branntwein darf im Kleinhandel nur in Behältnissen von 50, 20, 10, 5 und 1 l Raumgehalt feilgehalten werden, die nach Vorschrift verschlossen und mit einer Angabe der Weingeiststärke versehen sind.

2. Der auf den Behältern aufgedruckte Verkaufspreis darf weder überschritten, noch vom Kleinhändler abgeändert werden.

3. Es ist verboten, aus vergälltem Branntwein das Vergällungsmittel ganz oder teilweise auszuscheiden oder dem vergällten Branntwein Wasser oder sonstige Stoffe beizufügen, durch die der Weingeistgehalt oder die Wirksamkeit des Vergällungsmittels in Beziehung auf Geschmack, Geruch oder Aussehen vermindert wird, oder einen in dieser Weise veränderten Branntwein zu verkaufen oder feilzuhalten.

4. Zuwiderhandlungen gegen die vorstehenden Bestimmungen unterliegen den Strafvorschriften des Gesetzes über das Branntweinmonopol.

Der allgemeine Teil des Branntweingesetzes enthält im § 115 noch das Verbot der Verwendung von Methylalkohol für bestimmte Zubereitungen; der besagt:

Nahrungs- und Genußmittel — insbesondere weingeisthaltige Getränke — Heil-, Vorbeugungs- und Kräftigungsmittel, Riechmittel und Mittel zur Reinigung, Pflege und Färbung der Haut, des Haares, der Nägel oder der Mundhöhle dürfen nicht so hergestellt werden, daß sie Methylalkohol enthalten. Zubereitungen dieser Art, die Methylalkohol enthalten, dürfen nicht in den Verkehr gebracht oder aus dem Auslande eingeführt werden.

Die Vorschriften des Abs. 1 finden keine Anwendung:

1. auf Formaldehydlösungen und auf Formaldehydzubereitungen, deren Gehalt an Methylalkohol auf die Verwendung von Formaldehydlösungen zurückzuführen ist;

2. auf Zubereitungen, in denen technisch nicht vermeidbare geringe Mengen von Methylalkohol sich aus darin enthaltenen Me-

thylverbindungen gebildet haben oder durch andere mit der Herstellung verbundene natürliche Vorgänge entstanden sind. Als Methylalkohol im Sinne dieser Vorschrift gilt auch Holzgeist.

Gesetz, betreffend den Verkehr mit Essigsäure. Vom 14. 7. 1908.

§ 1. Rohe und gereinigte Essigsäure (auch Essigessenz), die in 100 Gewichtsteilen mehr als 15 Gewichtsteile reine Säure enthält, darf in Mengen unter 2 l nur in Flaschen nachstehender Art und Bezeichnung gewerbsmäßig feilgehalten oder verkauft werden.

1. Die Flaschen müssen aus weißem oder halbweißem Glase gefertigt, länglich rund geformt und an einer Breitseite in der Längsrichtung gerippt sein.

2. Die Flaschen müssen mit einem Sicherheitsstopfen versehen sein, der bei wagerechter Haltung der gefüllten Flasche innerhalb einer Minute nicht mehr als 50 ccm des Flascheninhaltes ausfließen läßt. Der Sicherheitsstopfen muß derart im Flaschenhalse befestigt sein, daß er ohne Zerbrechen der Flasche nicht entfernt werden kann.

3. An der nicht gerippten Seite der Flasche muß eine Aufschrift vorhanden sein, die in deutlich lesbarer Weise
 a) die Art des Inhalts seiner Stärke an reiner Essigsäure angibt,
 b) die Firma des Fabrikanten des Inhalts bezeichnet,
 c) in besonderer, für die sonstige Aufschrift nicht verwendeter Farbe die Warnung „Vorsicht! Unverdünnt lebensgefährlich" getrennt von der sonstigen Aufschrift enthält,
 d) eine Anweisung für den Gebrauch des Inhalts der Flasche bei der Verwendung zu Speisezwecken erteilt.

Weitere Aufschriften dürfen auf der Flasche nicht vorhanden sein.

§ 2. Die Vorschriften des § 1 finden keine Anwendung auf das Feilhalten und den Verkauf von Essigsäure in Apotheken, soweit es zu Heil- oder wissenschaftlichen Zwecken erfolgt.

§ 3. Das Feilhalten und der Verkauf von Essigsäure der im § 1 bezeichneten Art unter der Bezeichnung „Essig" ist verboten.

Gesetz, betreffend den Verkehr mit blei- und zinkhaltigen Gegenständen. Vom 25. 6. 1887.

§ 1. Eß-, Trink- und Kochgeschirre sowie Flüssigkeitsmaße dürfen nicht
 1. . . . . . .
 2. . . . . . .
 3. . . . . . .
Auf Geschirre und . . . . .

Zur Herstellung von Druckvorrichtungen zum Ausschank von Bier, sowie von Syphons für kohlensäurehaltige Getränke und von Metallteilen für Kindersaugflaschen dürfen nur Metallegierungen verwendet werden, welche in 100 Gewichtsteilen nicht mehr als ein Gewichtsteil Blei enthalten.

§ 2. Zur Herstellung von Mundstücken zu Saugflaschen, Saugringen und Warzenhütchen darf blei- oder zinkhaltiger Kautschuk nicht verwendet sein.

Zur Herstellung von Trinkbechern und von Spielwaren, mit Ausnahme der massiven Bälle, darf bleihaltiger Kautschuk nicht verwendet sein.

Zu Leitungen für Bier, Wein oder Essig dürfen bleihaltige Kautschukschläuche nicht verwendet werden.

Handelskunde

von Bruno Walter, Breslau.

62. Das Versicherungswesen.

a) Allgemeines.

Dem Versicherungswesen liegt der Gedanke zugrunde: Sorge für die Zukunft. Es können Wechselfälle im Leben eines Menschen eintreten, wo er nicht mehr imstande ist, sich in wirtschaftlicher Beziehung zu helfen. Dann sollen die verschiedensten Versicherungen ihn vor der größten Not schützen oder von der Schwere eines Verlustes einigermaßen befreien. Sie sind teils freiwillig, teils werden sie durch das Gesetz gefordert.

Die Versicherungen beziehen sich entweder auf Waren oder Personen. Zur ersten Gruppe gehören z. B. Einbruch-, Feuer-, Glas- und Transportversicherung, zur zweiten Lebens-, Haftpflicht-, Kranken-, Unfall- und Invaliditätsversicherung. Die letzten drei sind nebst der Hinterbliebenenfürsorge 1911 in der Reichsversicherungs-Ordnung einheitlich zusammengefaßt worden. Als behördliche Einrichtung für die Überwachung der gesetzlichen Vorschriften im Versicherungswesen sind die Versicherungsämter mit dem Reichsversicherungsamt in Berlin geschaffen worden.

b) Die Krankenversicherung.

Die Versicherungspflicht trifft sämtliche erwerbstätigen Personen bis zu einem Jahreseinkommen von 2700 RM. Befreit sind Beamte des Reichs, eines Staates oder einer Gemeinde. Lehrlinge, die im elterlichen Geschäfte tätig sind, können auf Antrag befreit werden. Freiwilliger Beitritt ist für selbständige Gewerbetreibende und Betriebsunternehmer vorgesehen.

Die Leistungen der Krankenversicherung beziehen sich auf:

1. Krankenhilfe (ärztliche Behandlung, freie Arznei, kleine Heilmittel, z. B. Brillen).
2. Krankengeld.
3. Familienhilfe, d. h. die Ausdehnung der ärztlichen Behandlung und Arznei auf die versicherungsfreie Ehefrau und die Kinder.
4. Sterbegeld.

Zur rechtzeitigen An- und Abmeldung eines Versicherungspflichtigen ist der Arbeitgeber verpflichtet. Die Beiträge werden zu $1/_3$ vom Unternehmer und zu $2/_3$ vom Angestellten getragen. Sie sind im voraus vom Arbeitgeber zu leisten, der die auf die Angestellten entfallenden Beträge am Zahlungstage zurückbehalten kann.

c) Die Unfallversicherung.

Verunglückt in einem gewerblichen Betriebe ein Angestellter, so hat zunächst die Krankenkasse ihren Verpflichtungen bis zum Abschluß der 13. Woche dem Erkrankten gegenüber nachzukommen. Jetzt tritt die Unfallversicherung mit ihren Leistungen ein. Durch diese sollen alle Personen, die in einem gewerblichen Betriebe tätig sind, gegen die Folgen von Betriebsunfällen versichert werden. Ihr unterliegen alle in Gewerbebetrieben angestellten Personen, von den kaufmännisch tätigen diejenigen, welche mit der Warenbehandlung zu tun haben, z. B. Verkäufer.

Die Leistungen der Unfallversicherung sind folgende:

a) Weitere Übernahme der Krankenbehandlung des Unfallverletzten;

b) eine Rente für die Dauer der Erwerbsunfähigkeit, die verschieden abgestuft wird nach dem Grade der Hilflosigkeit;

c) ein Sterbegeld und eine Rente an die Hinterbliebenen.

Für die Versicherung sind die einzelnen Berufsgenossenschaften errichtet worden. Die Anmeldung und Beitragszahlung hat der Arbeitgeber zu übernehmen. Die Unfälle müssen innerhalb drei Tagen der Ortsbehörde und der Berufsgenossenschaft gemeldet werden.

d) Die Invaliden- und Hinterbliebenenversicherung.

Sie kommt nur noch in Frage für die nicht kaufmännisch Angestellten, z. B. für Laufburschen, Haushälter und Putzfrauen. Die Einkommenssätze sind in verschiedene Klassen eingeteilt, für die wöchentlich Marken in die Invalidenkarte geklebt werden müssen, die durch Aufschrift des Datums zu entwerten sind. Beitragspflichtig sind Arbeitgeber und Arbeitnehmer zu gleichen Teilen.

e) Das Versicherungsgesetz für die Angestellten.

1911 wurde die Angestelltenversicherung geschaffen, 1922 grundsätzlich umgeändert und der Invalidenversicherung angepaßt. Versicherungspflichtig sind alle Privatangestellten in gewerblichen und kaufmännischen Betrieben bis zu einem Jahreseinkommen von 4000 RM. Wer über 60 Jahre alt ist, wird nicht mehr von der Versicherung aufgenommen. Wenn sich das Einkommen über die vorgeschriebene Grenze erhöht, kann der Versicherte Mitglied bleiben. Zum Gehalt werden auch Bezüge gerechnet, die neben dem festen Einkommen bezogen werden in Form von Tantieme und Provision. Gehaltsklassen und Beiträge sind denen der Invalidenversicherung nachgebildet.

Die Beiträge werden monatlich berechnet und Versicherungskarten geklebt, die in ihrer Einrichtung mit denen der obengenannten Versicherung übereinstimmen.

Die Marken hat der Arbeitgeber zu kleben und zu entwerten. Die Hälfte des Beitrages geht zu Lasten des Angestellten und kann ihm von seinem Einkommen abgezogen werden.

Die Leistungen der Versicherung bestehen in Ruhegeld und Hinterbliebenenrente.

Ruhegeld erhält:
1. wer das 65. Lebensjahr erreicht hat;
2. wer andauernd berufsunfähig ist.

Hinterbliebenenrente wird gezahlt:
1. an die Witwe nach dem Ableben des Mannes;
2. an den erwerbsunfähigen Mann und die ehelichen Kinder unter 18 Jahren, sofern die versichert gewesene verstorbene Ehefrau den Familienunterhalt bestritten hat.

Die Renten kommen bei Wiederverheiratung in Wegfall.

Träger der Versicherung ist die Reichsversicherungsanstalt für Angestellte in Berlin.

f) Die Erwerbslosenfürsorge.

Zu dem weiteren Ausbau der Sozialversicherungen ist die gesetzliche Regelung der Erwerbslosenfürsorge zu zählen. Die Fürsorge wurde zunächst vom Staate allein getragen und erst durch eine Verordnung vom 16. Februar 1924 ist ein versicherungsähnlicher Zustand geschaffen worden, der voraussichtlich in eine Arbeitslosenversicherung überführt werden wird.

Die Aufgabe der Erwerbslosenfürsorge ist zweifach, einmal soll den Erwerbslosen Arbeitsgelegenheit nachgewiesen werden, und zum anderen soll den noch verbleibenden Erwerbslosen Unterstützung gezahlt werden. Es ist dies ein Rechtsanspruch, um den Anschein eines Almosens zu nehmen. Anrecht auf diese Fürsorge haben alle gesunden, erwerbsfähigen Personen über 18 Jahre, die ohne Arbeit sind, sich arbeitswillig zeigen und keine anderweitigen Unterstützungen genießen. In gewissen Fällen können auch Jugendliche unter 18 Jahren — bis zum 16. Jahre — die Segnungen dieser Fürsorge erhalten.

Träger sind die öffentlichen Arbeitsnachweise. Sie weisen dem Antragsteller auf Unterstützung Arbeitsgelegenheit nach, die er ohne zwingenden Grund nicht ausschlagen darf, weil er sonst keine Unterstützung erhält.

Die Höhe derselben läßt das bisherige Einkommen ohne Berücksichtigung. Sie richtet sich nach dem Wirtschaftsgebiete und der Ortsklasse, dem Alter und der Zahl der Familienangehörigen. Jeder Unterstützungsempfänger muß Notstandsarbeiten, die der Allgemeinheit dienen, ausführen, z. B. Wegeausbesserung, Schneeschippen. Eine besondere Entschädigung wird nicht gewährt. Es können aber Zuschläge und Prämien für Fleißige gegeben werden.

Die Kosten der Erwerbslosenfürsorge werden aufgebracht:

1. von den Krankenkassen, die besondere Zuschläge zu den Krankenkassenbeiträgen bis 1,5 % vom Arbeitgeber und Arbeitnehmer erheben;

2. von den Gemeinden bis zu $1/_9$ der gesamten Kosten;

3. vom Reich und dem Staat, falls noch zur Deckung Zuschüsse notwendig sind, die zu gleichen Teilen gehen.

63. Die wichtigsten Bestimmungen über den Wechsel.

a) Geschichtliches.

Der Wechsel ist im frühen Mittelalter entstanden. Die allgemeine Verkehrsunsicherheit veranlaßte oft die damaligen Kaufleute, vor Beginn einer Reise einen Geldbetrag bei einem Geldwechsler einzuzahlen. Derselbe schrieb über diese Summe eine Urkunde aus, in der er versprach, den betreffenden Betrag persönlich oder durch einen Geschäftsfreund an einem anderen Platze auszuzahlen. Auf Grund der Tatsache, daß der Wechsel ein Zahlungsversprechen enthält, entwickelte sich später in den Handelskreisen seine Verwendung als Zahlungsmittel. Bei Ausschreibung und Weitergabe des Wechsels bildeten sich feste Gewohnheiten, die zu Gesetzen erhoben wurden und unter dem Namen Wechselordnungen bekannt geworden sind. Infolge der politischen Zersplitterung Deutschlands gab es um die Mitte des 19. Jahrhunderts allein in unserm Vaterlande gegen 60, die aber mit der politischen Einigung verschwanden und der allgemeinen deutschen Wechselordnung Platz machten.

b) Die verschiedenen Gründe zur Ausschreibung von Wechseln.

Während in der frühesten Zeit ein Geldbetrag vorher eingezahlt werden mußte, ehe der Geldwechsler einen Wechsel ausstellte, ging man in der späteren Zeit mit der Entwicklung des Kreditverkehrs dazu über, Wechsel auszuschreiben, auf Grund von Zielverkäufen. Der Lieferant forderte in diesem Falle seinen Abnehmer im Wechsel auf, am Fälligkeitstage die Zahlung zu leisten. Wir haben vor uns den Warenwechsel. Verschafft sich der Kaufmann ein Zahlungsmittel durch Inanspruchnahme von Bankkredit, so spricht man von einem **Finanzwechsel**.

c) Die verschiedenen Personen im Wechsel.

Kaufmann Anders in Breslau liefert am 1. April 1926 an Berndt in Berlin, bei 2 Monaten Ziel, Waren laut Rechnung von 650 RM. A. vereinbart mit seinem Abnehmer B., daß er auf ihn folgenden Wechsel ausschreibt:

---

[1] Breslau, den 1. April 1926.

[2] Am 1. Juni 1926 zahlen Sie gegen diesen [3] Wechsel [4] an mich selbst [5] RM.: sechshundertfünfzig.

[7] Herrn **Berndt**   [6] **Arndt**.
   [8] in Berlin.

Dieses vorstehende Beispiel veranschaulicht zugleich die von der allgemeinen deutschen Wechselordnung geforderten folgenden 8 **gesetzlichen Bestandteile**:

1. Ort und Tag der Ausstellung,
2. den Fälligkeitstag,
3. das Wort „Wechsel" im Text,
4. den Wechselnehmer,
5. die Wechselsumme,
6. die Unterschrift des Ausstellers,
7. den Namen des Schuldners oder Bezogenen,
8. den Zahlungsort.

Weiß der Aussteller A. am Ausstellungstage noch nicht, wem er den Wechsel als Zahlungsmittel anbieten soll, dann bezeichnet er sich selbst als Wechselnehmer mit den Worten: (4) „an mich selbst". Beabsichtigt er aber, den Wechsel zum Ausgleich einer Rechnung an einen Lieferanten zu verwenden, dann nennt er denselben gleich im Text, z. B. mit den Worten: Herrn Conrad in Hamburg.

Leider werden in der kaufmännischen Praxis selten die Wechsel in dieser klaren und leichtverständlichen Form in Umlauf gesetzt, sondern oft noch in einer sprachlichen Weitschweifigkeit und zum Teil veralteten Ausdrucksweise in den Verkehr gebracht, wie folgendes Beispiel zeigt:

<table>
<tr><td rowspan="8">PRIMAWECHSEL</td><td colspan="2">per 15. 5. 26 a. Görlitz.</td></tr>
<tr><td>Breslau, den 1. April 1926.</td><td>Für RM. 720.—.</td></tr>
<tr><td colspan="2">Am 15. Mai 1926 zahlen Sie gegen diesen Primawechsel an die Order des Herrn F. Schneider in Dresden die Summe von RM.: siebenhundertzwanzig,</td></tr>
<tr><td colspan="2">den Wert in Waren und stellen solchen in Rechnung laut Bericht.</td></tr>
<tr><td colspan="2">Herrn</td></tr>
<tr><td>G. Wagner</td><td>B. Hoffmann.</td></tr>
<tr><td>in Görlitz.</td><td></td></tr>
<tr><td>Nr. 25.</td><td></td></tr>
</table>

Da die Wiederholung des Fälligkeitstermines und des Betrages am Kopfe des Wechselformulares sowie die Angabe der Wechselnummer an sich praktisch sind, hat man diese Angaben bei den sogenannten Reformwechseln beibehalten.

d) Die verschiedenen Arten des Wechsels.

Für die Einteilung der verschiedenen Wechsel sind maßgebend:
1. der allgemeine Inhalt im Text,
2. die mannigfaltige Fassung des Wortlautes, betreffend des Verfalltages,
3. die Dauer der Laufzeit.

Zu 1a. Fordert der Aussteller A. den Bezogenen B. im Text auf, an einem bestimmten Tage die Wechselschuld zu begleichen, so spricht man vom gezogenen (trassierten) Wechsel oder von einer Tratte, z. B.: Am 1. Juni 1926 zahlen Sie...

b) Verspricht der Aussteller selbst, die Zahlung zu leisten, so redet man vom eigenen oder Solawechsel, z. B.: Am 1. Juni 1926 zahle ich...

Zu 2. Folgende Beispiele veranschaulichen:

a) den Tag- oder Präziswechsel (Am 15. Juni 1926 zahlen Sie gegen diesen Wechsel...);

b) den Datowechsel (2 Monate nach heute — oder „dato" — zahlen Sie...);

c) den Sichtwechsel (Bei Sicht zahlen Sie...). In diesem Falle soll gezahlt werden, wenn der Wechsel zur Ansicht vorgelegt wird;

d) den Zeitsichtwechsel (Acht Tage nach Sicht zahlen Sie...). Er ist eine Abart des Sichtwechsels;

e) der Markt- oder Meßwechsel (Zur Breslauer Herbstmesse 1926 zahlen Sie . . .).
Zu 3. Lang- und kurzfristige Wechsel.

e) Die Wechselstrenge.

Die große Bedeutung als Zahlungsmittel hat der Wechsel durch die strengen Vorschriften der Wechselordnung erhalten. Wer seine Unterschrift auf den Wechsel setzt, haftet für die Einlösung. Zunächst haftet der Aussteller A., der Bezogene B. erst dann, wenn er sich durch seine Unterschrift dazu verpflichtet, den Wechsel annimmt oder akzeptiert. Die Wechselstrenge besteht nun darin, daß ein kurzes gerichtliches Verfahren gegen den säumigen Schuldner eingeleitet wird, wenn er seiner Zahlungsverpflichtung aus dem Wechsel nicht nachkommt.

f) Die Annahme.

Die Verpflichtung zur Einlösung der Wechselschuld übernimmt der Bezogene B. erst durch seine eigenhändige Unterschrift, das Akzept, welches er querschreibt, z. B.: angenommen B., oder akzeptiert den 3. April 1926. B., oder nur seinen Namen B.

```
                                           Breslau, den 1. April 1926.
Angenommen 3.4.1926.
            B.
             Am 1. Juni 1926 zahlen Sie gegen diesen Wechsel an
             Herrn C. in Dresden
                               RM.: neunhundertdreißig.
             Herrn B.                                              A.
                in Berlin.
```

Die Unterschrift verpflichtet zur vollen Zahlung der Wechselschuld. Man spricht in diesem Falle von einem Vollakzept. Gibt der Bezogene ein Teilakzept, dann bringt er dies in der Weise zum Ausdruck, daß er der Unterschrift den Teilbetrag hinzufügt, für den er am Verfalltag einsteht. Lautet die Wechselsumme über 1000 RM., schreibt er beispielsweise: angenommen für 600 RM. B.

Bei einem bedingten Akzept verpflichtet sich der Bezogene, den Wechselbetrag nach dem eigentlichen Fälligkeitstage zu zahlen. Trifft derselbe z. B. auf den 1. Juni 1926, so akzeptiert der Schuldner mit den Worten: angenommen für den 15. Juni 1926 B.

Teilweise und bedingte Annahmeerklärungen haben zur Folge, daß solche Wechsel meistens zurückgewiesen werden, da ihr Wert als Zahlungsmittel zweifelhaft geworden ist.

Die wichtigsten Bestimmungen über den Wechsel. 379

g) Der Wechselstempel.

Der Staat erhebt von den in Umlauf befindlichen Wechseln die Wechselstempelsteuer. Auf der Rückseite des Wechsels muß eine Stempelmarke geklebt und entwertet werden. Dies geschieht in der Weise, daß Tag, Monat und Jahr der Verwendung auf die Marke geschrieben oder gestempelt werden. Die Angabe des Monats erfolgt in Buchstaben mit den üblichen Abkürzungen. Die Stempelmarke wird an der Schmalseite angebracht, wo auf der Vorderseite die Unterschrift des Ausstellers steht.

Die Stempelsätze richten sich nach der Höhe des Betrages. Diese sind zur Zeit 0,10 M. für je angefangene 100 RM.

Die Stempelmarke selbst hat eine beschränkte Gültigkeit von 3 Monaten und 5 Tagen. Sollte die Einlösung dann noch nicht erfolgt sein, so muß der Wechsel wieder gestempelt werden. Die zweite Stempelmarke hat eine Dauer von 9 Monaten, jede folgende von 6 Monaten.

Die Stempelung hat in der Regel der Aussteller vorzunehmen, und zwar an dem Tage, an dem er den Wechsel in Umlauf setzt. Gibt er ihn unversteuert dem Bezogenen, so hat dieser der Steuerpflicht nachzukommen. Alle Personen, die am Umlaufe des Wechsels beteiligt sind, haften für die Stempelung, andernfalls hat jede Person den 50fachen Betrag der hinterzogenen Steuer zu entrichten.

Eine Befreiung von der Steuer kommt nur in Frage:

a) für Wechsel, die vom Ausland auf das Ausland gezogen sind;
b) für solche, die vom Inland auf das Ausland ausgestellt und innerhalb 10 Tagen fällig sind, sofern der Aussteller den Wechsel sofort ins Ausland sendet.

h) Der Übertragungsvermerk.

Die große Bedeutung des Wechsels als Zahlungsmittel besteht darin, daß die ihm zugrunde liegende Forderung vom augenblicklichen Inhaber des Wechsels auf einen anderen übertragen werden kann. Das geschieht in der Weise, daß auf der Rückseite des Wechsels ein entsprechender Vermerk gesetzt wird, den man Giro oder Indossament nennt. Entsprechend der verschiedenen Fassung des Wortlautes unterscheidet man mehrere Arten, z. B.

1. das Vollgiro. Beispiel:

Für mich an Herrn Dorn,
Hamburg, den 8. April 1926.
Conrad.

2. das Blanko- oder Leergiro. Beispiel: Dorn.

Letzteres weist nur die Unterschrift des gegenwärtigen Inhabers aus und wird dann praktisch angewendet, wenn der neue Besitzer des Wechsels noch nicht bekannt ist. Ein solcher Fall liegt vor, wenn der Wechsel z. B. einem Reisenden mitgegeben wird mit der Weisung, denselben in Zahlung zu geben.

3 das Prokura- oder Inkassogiro. Beispiel:

An die Dresdner Bank ppa.
Liegnitz, den 13. Mai 1926.
Günther.

In diesem Falle wird das Eigentumsrecht nicht auf den Nachfolger übertragen, sondern die Bank wird nur bevollmächtigt, am Verfalltage die Einziehung des Betrages vorzunehmen.

i) Die Bezahlung des Wechsels.

Der Wechsel wurde vom Aussteller **Arndt** dem Bezogenen **Berndt** zum Akzept übersandt, der ihn mit der Annahmeerklärung versah und dem Wechselnehmer **Conrad** weiterreichte. Dieser benutzte ihn zur Zahlung an **Dorn,** welcher denselben an **Ernst** übergab. Die Übertragung wurde durch entsprechende Indossamente angedeutet. Der letzte Inhaber E. hat nun dafür zu sorgen, daß spätestens am 2. Tage nach Fälligkeit der Wechsel dem Bezogenen zur Zahlung vorgelegt wird, denn dem Wechsel liegt eine Holschuld zugrunde. In der Regel erfolgt auch die Begleichung durch den Schuldner B., und E. leistet hinter dem letzten Giro die Quittung. Bei der Empfangnahme des Geldes händigt E. den Wechsel dem Akzeptanten B. aus. Die Vorlegung am Fälligkeitstage kann der letzte Inhaber entweder selbst, bzw. durch die Post oder Bank vornehmen lassen.

k) Der gestörte Lauf des Wechsels.

Nicht immer geht der Lauf eines Wechsels so ungestört vom Tage der Ausstellung bis zur Einlösung vor sich. Es treten auch Störungen ein. Das kann der Fall sein:

1. bei der Akzepteinholung und
2. am Fälligkeitstage bei Vorlegung zur Zahlung.

Wenn eins oder das andere verweigert wird, sagt man, der Wechsel wird notleidend mangels Annahme, bzw. mangels Zahlung. Die Wechselordnung schreibt jetzt vor, daß Protest zu erheben ist, d. h. der augenblickliche Inhaber des Wechsels hat sich entweder an einen Notar, Gerichtsvollzieher oder die Post zu wenden und schriftlich beurkunden zu lassen, daß er kein Akzept oder keine Zahlung erhalten hat. Der betreffende Protestbeamte stellt hierüber die Protesturkunde aus, die auf den Wechsel geschrieben werden kann, aber meistens auf einem besonderen Formulare vermerkt wird. Leistet der Wechselschuldner am Verfalltage nur eine Teilzahlung, so wird dieselbe auf dem Wechsel abgeschrieben und Quittung erteilt. Eine

Aushändigung des Wechsels erfolgt nicht. Für den Restbetrag muß Protest m. Z. erhoben werden.

Wozu diese besondere Beurkundung der verweigerten Annahme bzw. Zahlung? Weil jetzt erst das der Wechselstrenge zugrundeliegende Recht des Rückgriffs oder Regresses geltend gemacht werden kann. Bei dem Protest mangels Annahme kann man den Regreß auf Sicherstellung anstrengen, d. h. eine Sicherheit fordern.

Beim Protest mangels Zahlung werden vom Vormann gefordert:
1. die Wechselsumme,
2. die verauslagten Protestkosten,
3. 6% Zinsen,
4. $1/3\%$ Provision,
5. das Porto.

Jeder fordert immer vom anderen Vormann den vorgenannten Gesamtbetrag, zuzüglich 6% Zinsen, $1/3\%$ Provision und Porto. So greift immer einer auf den anderen zurück bis zum Aussteller, der sich nun mit dem eigentlichen Wechselschuldner auseinandersetzen muß. Verweigert dieser jetzt wieder die Zahlung, dann bleibt nur noch die Wechselklage übrig. Das betreffende Gerichtsverfahren zeichnet sich durch Kürze aus und bringt dem säumigen Schuldner die Pfändung, falls es ihm nicht noch in letzter Stunde gelingt, den Betrag zu begleichen.

Diese Art des Rückgriffs bezeichnet man als Reihenregreß. Er hat den Nachteil, daß viel Zeit verloren geht, ehe der Aussteller die Nichteinlösung erfährt. Außerdem erhöhen sich die Kosten. Um Zeit und Geld zu sparen, wendet man darum meistens den springenden Regreß an. In diesem Falle werden Vormänner übergangen, um den Wechselbetrag schneller einzufordern. Eine Ausschaltung des Rückgriffs ist denkbar, wenn sich eine dritte Person bereit erklärt, für den zahlungsunfähigen Schuldner die Zahlung zu leisten. Man spricht dann von einer Ehrenzahlung.

Die Vorlegung zur Zahlung hat spätestens am zweiten Tage nach Fälligkeit zu erfolgen. Die Post zeigt dieses Entgegenkommen nicht, sondern bindet sich an den im Text bezeichneten Zeitpunkt und erhebt sofort Protest m. Z. Sogenannte Respekttage, d. h. einige Tage nach Verfall, vor deren Ablauf die Zahlung nicht erzwungen werden kann, gibt es nicht nach den Bestimmungen der deutschen Wechselordnung, während die englische, beispielsweise 3 Tage gewährt.

l) Verjährung und Vervielfältigung des Wechsels.

Werden die Ansprüche aus einem Wechsel nicht innerhalb einer bestimmten Zeit geltend gemacht, dann wird die Forderung ungültig, der Wechsel verjährt. Der Inhaber kann dann seinen Anspruch auf Zahlung nicht mehr gerichtlich einklagen, weil der Schuldner den Einwand der Verjährung geltend machen würde. Gegen den Bezogenen tritt dieselbe erst nach 3 Jahren ein, vom Verfalltage an gerechnet, gegen den Aussteller und die übrigen Inhaber nach 3 Monaten.

Wechselvervielfältigung. In der Regel ist es üblich, daß über eine Wechselforderung nur ein Wechsel ausgestellt wird. Es können aber besondere Fälle eintreten, wo über dieselbe eine Wechselvervielfältigung oder Zweitschrift angefertigt wird. Die vom Aussteller angefertigte heißt Duplikat; sofern ein anderer Inhaber den Wechsel abschreibt, spricht man von einer Kopie. Für das praktische Leben sind dieselben von geringer Bedeutung.

m) Blanko- und Gefälligkeitsakzept.

Einen Wechsel mit dem Akzept zu versehen, heißt ihn bezahlen müssen. Es erscheint so selbstverständlich, wenn man bei der Abgabe eines solchen Zahlungsversprechens auch die nötige Vorsicht walten läßt. Und doch kommen im Leben Fälle vor, wo dieselbe zum Teil außer acht gelassen wird. Das geschieht z. B. bei Blanko- und Gefälligkeitsakzepten.

Ein Blankoakzept würde abgegeben werden, wenn ein leeres Wechselformular mit der Annahmeerklärung versehen wird. Der Reisende hätte dann beispielsweise erst nachträglich den Wortlaut auszuschreiben. Es setzt diese Handhabung ein unbegrenztes Vertrauen in diejenige Person voraus, die man zu solchen Maßnahmen bevollmächtigt, weil ein Mißbrauch den Akzeptanten in harte Bedrängnis bringen könnte.

Beim Gefälligkeitsakzept gibt ein Kaufmann einem Geschäftsfreunde, dem er nichts schuldet, aus Gefälligkeit das Akzept, in der Hoffnung, daß ihm die nötige Deckung verschafft wird. Erweist sich jene als trügerisch, dann haftet er für die Einlösung. Aus diesen Gründen ist es für einen Kaufmann empfehlenswert, sich auf solche gewagte Dinge überhaupt nicht einzulassen, da sie mit soliden Geschäftsgrundsätzen nicht zu vereinbaren sind.

n) Wechselfälschungen.

Der Wechsel ist eine Urkunde, dessen Nachahmung der Unterschriften oder Abänderung des Textes als Wechselfälschungen angesehen und dementsprechend mit Freiheitsstrafen geahndet wird.

o) Der Solawechsel.

Während der bisher erwähnte Wechsel eine Zahlungsanweisung enthält, durch die der Aussteller den Bezogenen auffordert, die Zahlung zu leisten, kommen auch noch vereinzelt Fälle vor, in denen der Aussteller selbst verspricht, die Wechselschuld am Verfalltage zu begleichen. Man redet dann von einem eigenen oder Solawechsel, der z. B. folgendermaßen lautet:

Breslau, den 1. April 1926.

Am 1. Juni 1926 zahle ich gegen diesen Solawechsel an Herrn Bauer in Dresden

Mark vierhundert.

Auf mich selbst, hier und allen Orten.

Arndt.

Die Bezeichnung Solawechsel ist darauf zurückzuführen, daß er nicht vervielfältigt werden darf wie der gezogene Wechsel. Man verwendet ihn als Kautionswechsel bei nicht voll eingezahlten Aktien oder bei Einräumung eines ungedeckten Kredites.

64. Der Bank- und Postscheckverkehr.

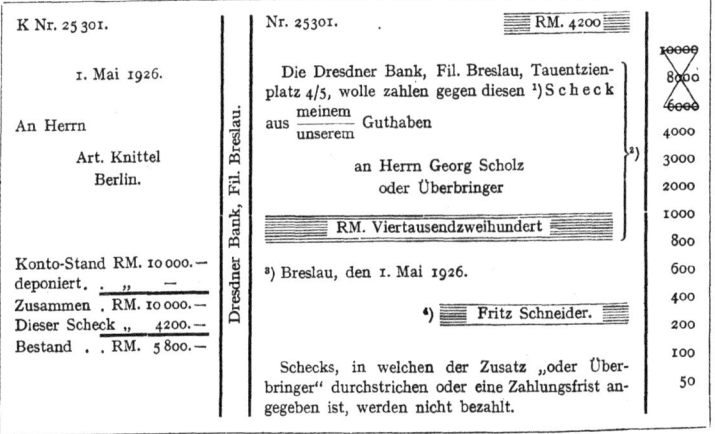

„Wer einen Wechsel ausschreibt, braucht Geld, wer einen Scheck ausstellt, der hat Geld." Dieses Wort G. v. Siemens kennzeichnet in vorbildlicher Kürze den wesentlichen Unterschied dieser beiden für den modernen Zahlungsverkehr so wichtigen Papiere. Der Scheck ist in England entstanden und wird auch heute noch dort in viel umfangreicherer Weise angewendet als in Deutschland, wo die gesetzliche Regelung erst 1908 erfolgte.

Nach dem Scheckgesetz muß der Scheck 4 Bestandteile aufweisen:
1. das Wort „Scheck" im Text,
2. die Zahlungsanweisung des Ausstellers an den Bezogenen, z. B. die Bank, eine bestimmte Summe aus einem vorhandenen Guthaben zu zahlen,
3. Ort und Tag der Ausstellung,
4. Unterschrift des Ausstellers.

Alles Übrige, was sonst noch das Scheckformular zeigt, z. B. die Schecknummer, die Wiederholung des Betrages in Ziffern und die Kontrollzahlen, ist überflüssig vom Standpunkte des Gesetzgebers aus. Diese Angaben werden aber aus praktischen Gründen beibehalten. Der Scheck muß am 10. Tage, von der Ausstellung an gerechnet, der Bank zur Einlösung überreicht werden.

Man benutzt ihn entweder zur Barabhebung eines Teilbetrages vom Bankguthaben oder zur Barbezahlung an Stelle von Geld, und man spricht dann vom Barscheck. Oder die Zahlung wird bargeldlos durch Verrechnungsscheck ausgeglichen. Derselbe wird handschriftlich oder durch farbigen Stempelaufdruck gekennzeichnet durch die Worte „nur zur Verrechnung".

Voraussetzung ist aber, daß beide Personen Bankkonten besitzen. Indem der Scheckverkehr bei der Reichsbank in großzügiger Weise ausgebaut worden ist durch den Giroverkehr, hat man die bargeldlose Zahlungsausgleichung auch im deutschen Zahlungsverkehr auf eine beachtenswerte Höhe gebracht.

Der Postscheckverkehr. Kurz vor Ausbruch des Weltkrieges erschien im März 1914 das Postscheckgesetz, das den Zweck hat, die Wirkungen und Vorzüge des allgemeinen Scheckverkehrs auf breitere Schultern zu legen. Der Errichtung eines Postscheckkontos muß der Antrag auf Eröffnung desselben vorangehen. Die Post fordert augenblicklich von jedem Konteninhaber eine Stammeinlage von 5 RM., die ebenso wie alle übrigen eingezahlten oder überwiesenen Beträge nicht verzinst werden, im Gegensatz zur Bank, welche die Beträge verzinst. Für den Inhaber des Postscheckkontos kommen folgende Formulare beim Postscheckverkehr in Betracht:
1. die Zahlkarte bei Einzahlung von Bargeld,
2. das Überweisungsformular (Giroblatt) bei bargeldlosen Überweisungen auf andere Postscheckkonten,
3. der Postscheck bei baren Auszahlungen.

Die Bedeutung des Scheckverkehrs ist zweifacher Art, einmal für die Allgemeinheit in volkswirtschaftlicher Beziehung durch die Einschränkung der Barzahlung, die der Festigung der Währung dient, und zum anderen für einzelne Konteninhaber in privatwirtschaftlicher Beziehung durch Ersparnis von Arbeit, Zeit und Geld.

65. Post und Bahn im Dienste des Kaufmanns.

Zur Übermittlung von Nachrichten, Geld und Waren dienen dem Kaufmann als öffentliche Beförderungseinrichtungen die Post und die Eisenbahn, letztere in ihrer Eigenschaft als Frachtführer.

Die Post übernimmt die Zustellung:
a) von schriftlichen Mitteilungen durch Karte, Brief und Telegramm,
b) von Warensendungen bis zu 20 kg,
c) von Geldüberweisungen,
d) von Zeitungen, Drucksachen und Mustern.

Feuergefährliche, ätzende und übelriechende Stoffe dürfen überhaupt nicht mit der Post befördert werden. Alle Postsendungen, mit Ausnahme der gewöhnlichen Briefe und Karten, unterliegen dem Freimachungszwange. Für unzureichende Frankierung wird das Eineinhalbfache des Fehlbetrages nacherhoben.

Die Gebühren für den Post- und Telegraphenverkehr sind mit Wirkung vom 1. Oktober 1925 durch das Reichspostministerium neu geregelt worden.

Die Höhe des Portosatzes richtet sich bei Karten und Briefen
1. nach der Entfernung (Orts- und Fernverkehr),
2. nach dem Gewicht — nur bei Briefen,
3. nach der Schnelligkeit der Beförderung (Eilbrief, Flugpost),
4. nach der besonderen Behandlung als Einschreibe-, Nachnahme- und Wertbrief.

Bei der Berechnung des Telegramms sind maßgebend:
1. die Entfernung (Orts- und Ferntelegramm),
2. die Verschiedenheit der Beförderung (gewöhnliches, Blitz- und Seetelegramm),
3. die Länge des Wortes (Telegramm in offner und verabredeter Sprache),
4. die besondere Behandlung, z. B. als D-, RP-, TC-Telegramm.

Im Paketverkehr kommen für die verschiedenen Portosätze in Frage:
1. Das Gewicht — bis 20 kg,
2. die Schnelligkeit der Beförderung (Eil- und Flugpostpaket),
3. die besondere Behandlung als Einschreibe-, Nachnahme- und Wertpaket.

Geldüberweisungen können veranlaßt werden:
1. Durch Einzahlung mittels Postanweisung,
2. durch Zusendung von Wertbriefen,
3. durch telegraphische Aufträge und
4. durch den Postscheckverkehr.

Zu wesentlich niedrigeren Portosätzen werden Drucksachen, Warenproben, Geschäftspapiere und Mischsendungen befördert. Sie sind der Post durch gleichlautende Überschrift kenntlich zu machen und so zu verpacken, daß jederzeit eine Nachprüfung des Inhalts möglich ist.

Der Güterversand durch die Bahn. Derselbe ist gesetzlich geregelt in den allgemeinen Bestimmungen des HGB. über das Frachtgeschäft und den besonderen der EVO. (Eisenbahn-Verkehrsordnung). Die Bahn ist in ihrer Eigenschaft als Frachtführer verpflichtet, Frachtgüter anzunehmen, wenn dieselben den Beförderungsbedingungen entsprechen. Die Berechnung der Frachtgebühr erfolgt nach den Grundsätzen des Gütertarifs. Ausgeschlossen sind die dem Postzwange unterliegenden Gegenstände, ferner diejenigen, welche wegen ihres Umfanges oder Gewichts den Eisenbahntransport gefährden könnten, außerdem explosive Stoffe wie Pulver und Dynamit. Feuergefährliche und ätzende Sendungen dürfen nur mit dem sogenannten Feuerzug befördert werden.

Solche Güter dürfen auch nicht mit anderen auf einem Frachtbrief aufgeführt werden. Die Auflieferung hat ferner an einer besonderen Stelle der Güterabfertigung zu erfolgen. Versandfertige Glasballons dürfen nicht über brutto 75 kg, mit Benzin gefüllte nicht über brutto 40 kg, mit Äther gefüllte nicht über brutto 60 kg schwer sein. Der Versand erfolgt:

a) als Frachtgut,
b) als Eilgut,
c) als beschleunigtes Eilgut (Expreßgut),
d) als Wagenladungsgut,
e) als Ausfuhrgut.

Die Urkunde über den Frachtvertrag, die bei der Übergabe des Frachtgutes ausgestellt wird, ist der Frachtbrief bzw. die Eisenbahnkarte bei beschleunigtem Eilgut.

Erleidet das Frachtgut während des Versandes eine Beschädigung oder tritt völliger Verlust ein bis zur Zeit der Ablieferung, dann wird die Bahn bis zu einem festgesetzten Höchstbetrage pro 100 kg schadenersatzpflichtig. Sichtbare Schäden am Frachtgute sind durch Bescheinigung des Spediteurs festzustellen, während äußerlich nicht erkennbare durch Zeugen nachzuweisen sind. Bei höherer Gewalt — Überschwemmungsgefahr und Krieg — fällt die Ersatzpflicht weg. Bezeichnungen auf Frachtstücken, betreffend die Behandlung während des Transportes, z. B. ,,Vorsicht", ,,nicht stürzen", stellen Wünsche des Absenders dar, bedingen aber keinen Rechtsanspruch auf Vergütung.

Beschwerden über Beschädigung oder Verlust der Frachtsendung sind schriftlich mit Rechnung und Frachtbrief bei der Güterabfertigung der Empfangsstation einzureichen.

66. Handelsrechtliche Bestimmungen.

a) Kaufmannsbegriff, Firma, Handelsregister.

Innerhalb des Handelsstandes haben sich im Laufe von Jahrzehnten und Jahrhunderten eine Reihe von Gewohnheiten herausgebildet, die später die Grundlage bei der Regelung des kaufmännischen Rechts geworden sind. Für den Kaufmann kommen heute in erster Linie in Betracht: das Bürgerliche Gesetzbuch BGB. und das Handelsrecht, welches im allgemeinen deutschen Handelsgesetzbuch, dem HGB. niedergelegt ist. Außerdem die Wechselordnung, W.-O., das Scheckgesetz, das Postscheckgesetz, die Gewerbe-Ordnung, G.-O., das Gesetz zur Bekämpfung unlauteren Wettbewerbes und die Konkursordnung. Die politische Einigung Deutschlands brachte auch eine Vereinheitlichung des bürgerlichen und Handelsrechtes mit sich.

Während die Umgangssprache die Bezeichnung „Kaufmann" jedem zukommen läßt, der sich kaufmännisch betätigt, so erkennt das Gesetz dieselbe nur demjenigen zu, der ein selbständiges Handelsgewerbe betreibt, d. h. diese Tätigkeit ausübt, um seinen Lebensunterhalt damit zu verdienen. Der Gesetzgeber unterscheidet selbst verschiedene Gruppen des Begriffes „Kaufmann", z. B. den Muß-, Soll-, Kann-, Voll- und Minderkaufmann, das aber mehr theoretisch als praktisch bedeutungsvoll ist.

Die meisten Kaufleute geben ihrem Handelsunternehmen einen Namen, die Firma, unter welchem sie dasselbe betreiben bzw. ihre Unterschrift unter kaufmännische Schriftstücke setzen. Bei Neugründungen entstehen handelsrechtlich wahre Firmen, d. h. Name des Inhabers und Firma stimmen überein. Bei Übernahme eines Geschäfts durch Kauf geht oft mit ausdrücklicher Genehmigung des bisherigen Besitzers die Firma auf den Nachfolger über. Es entsteht die unwahre Firma. Da sich mit der Firma das Vertrauen der Kundschaft verknüpft, so ist das Bestreben des Kaufmanns, dieselbe allein zu führen, durchaus erklärlich. Die Mehrzahl der Kaufleute wird darum durch das Gesetz verpflichtet, die Eintragung der Firma beim zuständigen Amtsgericht zu melden, in dessen Bezirk sich die Handelsniederlassung befindet. Absichtliche Unterlassung dieser Eintragung nach erfolgter Aufforderung des Amtsgerichts zieht gerichtliche Bestrafung nach sich. Das Handelsregister wird öffentlich geführt, d. h. man kann sich Einsicht verschaffen bzw. eine Abschrift der Eintragung anfertigen lassen. Außerdem werden im Reichsanzeiger und in bestimmten Lokalblättern die Eintragung und nachträgliche Änderungen (Prokuraerteilung) bekanntgegeben.

b) Die Handelsgesellschaften.

Dem Einzelunternehmen stehen die Handelsgesellschaften gegenüber.

1. **Die offene Handelsgesellschaft.** Sie entsteht, wenn mindestens zwei Personen sich vereinen, um unter gemeinsamer Firma ein Handelsgewerbe zu betreiben. Jeder Gesellschafter haftet für die Verbindlichkeiten des Unternehmens mit seinem gesamten Geschäfts- und Privatvermögen.

2. **Die Kommanditgesellschaft.** Bei dieser handelsgesellschaftlichen Form vereinigen sich auch mindestens zwei Gesellschafter zum gemeinschaftlichen Betriebe eines Unternehmens unter einheitlicher Firma. Die Haftung ist aber nur für einen Teil der Gesellschafter unbeschränkt, während der andere Teil bloß mit einer bestimmten Einlage haftet, das sind die Kommanditisten.

3. **Die stille Gesellschaft.** In dieselbe tritt der stille Gesellschafter in das Unternehmen ein, um mit einer bestimmten Vermögenseinlage sich am Gewinn oder Verlust zu beteiligen. Eine Andeutung des gesellschaftlichen Verhältnisses durch die Firma sowie deren Eintragung wie bei der offenen Handelsgesellschaft und der Kommanditgesellschaft findet nicht statt.

4. **Die Aktiengesellschaft (A.-G.).** Die wichtigste Form der Handelsgesellschaften des Großhandels stellt die Aktiengesellschaft dar. Das Gründungskapital wird durch die Aktionäre aufgebracht. Ihre Haftung erstreckt sich nur auf diese Einlage, das Aktienkapital. Die einzelnen Anteilscheine heißen Aktien. Das HGB. fordert für die A.-G.:

   1. den Vorstand, der die Leitung ausübt,
   2. den Aufsichtsrat, der die Kontrolle über den Vorstand hat und
   3. die Generalversammlung, die Beschlüsse faßt. Sie genehmigt die Jahresbilanz, die Gewinnverteilung, die beide zu veröffentlichen sind, spricht die Entlastung des Aufsichtsrates und Vorstandes aus, wählt beide, bzw. nimmt Änderungen über die Höhe des Kapitals vor und verfügt die Auflösung der Gesellschaft.

5. **Die Kommanditgesellschaft auf Aktien (K. a. A.).** Der Name deutet die Ähnlichkeit mit der Kommandit- und Aktiengesellschaft an. Die persönlich haftenden Gesellschafter sind die Führer an Stelle des Vorstandes. Das Kommanditkapital wird durch Aktien aufgebracht. Aufsichtsrat und Generalversammlung vertreten die Rechte der Kommanditisten.

6. **Die Gesellschaft mit beschränkter Haftung (G. m. b. H.).** Eine Mittelstellung zwischen der offenen Handelsgesellschaft und der A.-G. nimmt die G. m. b. H. ein, indem sie den Gesellschaftern eine größere persönliche Einwirkung ermöglichen will. Das Stammkapital kann in Einlagen von verschiedener Höhe zerlegt sein. Diese Ge-

schäftsanteile werden nicht an der Börse gehandelt wie die Aktien. Sie können nur notariell auf einen anderen Gesellschafter übertragen werden. Die Organisation der G. m. b. H. ist ähnlich wie bei der A.-G.

c) Die Genossenschaften.

Um Kapitalschwachen eine wirtschaftliche Selbständigkeit zu schaffen, sind die Genossenschaften ins Leben gerufen worden. Es sind immer Vereinigungen gleichartiger Interessenten. Durch den Zusammenschluß sollen den kleineren Betrieben die Vorteile des Großkapitals verschafft werden. Im Sinne des Gesetzes sind die Genossenschaften keine Gesellschaften. Ihre Firma wird in ein besonderes Genossenschaftsregister eingetragen. Von den Handelsgesellschaften unterscheiden sie sich dadurch, daß sie keine Prokura, sondern nur Handlungsvollmacht erteilen können. Sie besitzen ähnlich wie die A.-G. und die G. m. b. H. einen Vorstand, den Aufsichtsrat und die Generalversammlung. Nach der verschiedenen Haftpflicht der Mitglieder unterscheidet man:

1. Genossenschaften mit beschränkter Haftpflicht,
2. Genossenschaften mit unbeschränkter Haftpflicht,
3. Genossenschaften mit unbeschränkter Nachschußpflicht.

d) Die kaufmännischen Angestellten.

Soll der Geschäftsbetrieb seinen geordneten Gang gehen, so wird der Kaufmann Hilfskräfte einstellen, die ihm die nötigen Dienste leisten. Die Stellungen, welche die kaufmännischen Angestellten einnehmen können, sind mannigfacher Art. Die meisten beginnen ihr Berufsleben als

Lehrling.

Er wird zur Erlernung kaufmännischer Dienste und Kenntnisse aufgenommen. Dem Kaufmann steht das Ausbildungsrecht nur zu, wenn er sich im Besitz der bürgerlichen Ehrenrechte befindet. Meistens wird über das Lehrverhältnis ein Lehrvertrag in schriftlicher Form abgeschlossen, der die beiderseitigen Pflichten und Rechte enthält. Oft vereinbart der Lehrherr auch eine Probezeit, innerhalb deren der Austritt aus der Lehrstelle ohne Innehaltung einer Kündigungsfrist möglich ist. Nach Beendigung der Lehrzeit wird das Lehrzeugnis erteilt, das folgende drei gesetzliche Bestimmungen enthalten muß:

a) eine Angabe über die Dauer der Lehrzeit,
b) ein Urteil über die Führung und
c) über die Leistungen.

Mit der Überreichung des Lehrzeugnisses wird der Lehrling

Handlungsgehilfe.

Als solcher kann er verschiedene Stellungen einnehmen, z. B. als Buchhalter, Kassierer, Korrespondent, Verkäufer, Reisender usw. Das HGB. bezeichnet denjenigen als Handlungsgehilfen, der
1. in einem kaufmännischen Betriebe angestellt ist,
2. kaufmännische Dienste verrichtet und
3. dafür Entgelt erhält.

Zu seinen besonderen Pflichten gehört es, über Geschäftsgeheimnisse zu schweigen. Ferner darf er seine Arbeitskraft in seiner dienstfreien Zeit einem fremden Handelsunternehmen nicht zur Verfügung stellen. Der Angestellte wird sonst schadenersatzpflichtig. Bei Lösung des Dienstverhältnisses hat der Handlungsgehilfe auf ein Dienstzeugnis Anspruch, das den gesetzlichen Vorschriften entsprechend nur die eine Angabe über die Dauer des Dienstverhältnisses auszuweisen braucht. Der Austritt erfolgt in der Regel nach vorangegangener Kündigung, die gesetzlich 6 Wochen vor jedem Vierteljahrsersten erfolgen kann. Als Kündigungstermine sind durch das HGB. vorgesehen der 17. bzw. 18. Februar, 19. Mai, 19. August und 19. November. Vertraglich können auch andere Fristen vereinbart worden sein. Eine plötzliche Lösung des Dienstverhältnisses sieht der Gesetzgeber vor, bei außergewöhnlichen Vorkommnissen, die ein weiteres Zusammenarbeiten unmöglich machen. Ergeben sich aus dem Dienstverhältnis der Lehrlinge und Handlungsgehilfen Streitigkeiten, so genießen diese Angestellten auch die Fürsorge des Staates, indem zu ihrer Klärung die Kaufmannsgerichte geschaffen wurden.

Sie entscheiden in der Besetzung in der Regel durch einen Berufsrichter und mehrere Laienrichter, die zur Hälfte aus dem Stande der Arbeitgeber und Arbeitnehmer entnommen sind. Auf diese Weise sollen Sachkenntnis und Unparteilichkeit garantiert werden. Die Kosten des Verfahrens sind geringer als bei Prozessen vor ordentlichen Gerichten. Eine Vertretung durch Rechtsanwälte ist für beide Parteien ausgeschlossen, dagegen durch Freunde oder Berufsgenossen, die dies nicht gewerbsmäßig tun, zugelassen.

Die Schnelligkeit der Entscheidung ist ein besonderer Vorzug, denn die Verhandlung wird bereits binnen 8 Tagen angesetzt.

Eine Berufung an das Landgericht ist dann möglich, wenn der Wert des Streitgegenstandes 300 RM. überschreitet.

Das Ziel vieler Handlungsgehilfen ist es, im Berufsleben die Stellung eines

Prokuristen

zu bekleiden. Er ist der eigentliche Vertreter des Geschäftsherrn und mit weitgehender Vollmacht ausgestattet. Dieselbe kann er ausüben durch wichtige Entscheidungen im Warenverkehr beim Abschluß von Kaufverträgen, im Zahlungsverkehr bei der Entgegennahme und Leistung von Zahlungen, aber auch den Angestellten gegenüber, die oft durch den Prokuristen zur Einstellung bzw. Entlassung gelangen und ihr Zeugnis erhalten.

Dem Prokuristen steht nicht zu die Unterzeichnung der Inventur und Bilanz, die Änderung der Firma, die Übertragung der Prokura auf einen anderen Angestellten, der Verkauf von Grundstücken und des Geschäfts. Übertragung und Widerruf hat der Geschäftsinhaber zur Eintragung bzw. Löschung im Handelsregister zu melden. Der Prokurist zeichnet sämtliche Schriftstücke, indem er der Firma seine Unterschrift mit einem die Prokura andeutenden Zusatz beifügt, z. B.:

Paul Krause   oder   ppa. Paul Krause
ppa. F. Scholz.   F. Scholz.

An Stelle der Prokura kann dem Angestellten die Handlungsvollmacht erteilt werden, wie dies z. B. beim Kassierer der Fall ist, dem Vollmacht für sämtliche Kassenangelegenheiten übertragen wird. Der Bevollmächtigte zeichnet: per bzw. p. oder i. V., Firma, Unterschrift. Eine Meldung beim Amtsgericht ist in diesem Falle nicht durch den Gesetzgeber gefordert.

Der Handlungsreisende.

Die Beziehungen mit der Kundschaft aufrechtzuerhalten, Aufträge einzuholen und den Kundenkreis zu erweitern ist Aufgabe des Handlungsreisenden. Er wird bevollmächtigt, Kaufverträge abzuschließen, Zahlungen und Mängelrügen entgegenzunehmen und Zahlungsfristen zu bewilligen. Für seine Tätigkeit erhält er Gehalt, Vergütung der Reiseunkosten durch Tages- oder Vertrauensspesen und meistens eine Provision, um ihm einen Anreiz zu geben, unermüdlich für das Geschäft tätig zu sein.

Agent und Kommissionär.

Der Großhändler nimmt beim Ein- und Verkauf von Waren oft Vermittler in Anspruch und zwar entweder den Agenten oder den Kommissionär.

Der Agent hat ähnlich wie der Reisende Aufträge einzuholen, aber nicht ohne weiteres das Recht, Kaufverträge abzuschließen und Zahlungen entgegenzunehmen. Im Sinne des HGB. gilt er nicht als kaufmännischer Angestellter, sondern als Kaufmann, der ebenso wie der Kommissionär neben der Vergütung allgemeiner Unkosten nur Provision bezieht. Dieser vermittelt gleichfalls Ein- und Verkäufe von Waren oder Wertpapieren und tritt beim Abschluß als selbständiger Kaufmann auf, ohne seinen Auftraggeber, den Kommittenten namhaft zu machen.

Der Spediteur.

Er ist der gewerbsmäßige Vermittler, der den Güterversand in eigenem Namen im Auftrage des Absenders durch einen Frachtführer erledigt und oft auch das Frachtgeschäft selbständig betreibt.

e) Das Werbewesen und der Kaufvertrag.

1. Das Werbewesen.

Die Tätigkeit des Kaufmanns besteht im Warenkauf und Wiederverkauf. Durch den freien Wettbewerb oder die Konkurrenz wird er gezwungen, alles aufzubieten, um seinen Abnehmerkreis zufrieden zu stellen. Er muß um die Käufer werben oder Reklame machen. Das kann in verschiedener Weise geschehen. Entscheidend sind hierbei die vorhandenen Mittel des Unternehmers, sein persönlicher Geschmack und sein gesamtes Auftreten der Kundschaft gegenüber. Die Aufmerksamkeit derselben wird er immer auf sich lenken, wenn er es versteht, die Ausstattung des Ladens und Schaufensters geschmackvoll zu gestalten. Besonders hat er darauf zu achten, daß Güte und Preis der Ware die beste Empfehlung für ihn bleiben. Daß Werbeanzeigen in Tages- und Fachzeitungen, sowie gefällige Plakate gleichfalls dazu beitragen, den Kaufmann immer wieder in Erinnerung seiner Abnehmer zu bringen, ist zur Genüge bekannt. Jede aufdringliche, marktschreierische und unwahre Art der Reklame muß vermieden werden, weil sonst das Gegenteil von dem erreicht wird, was das Werbewesen bezweckt.

2. Der Kaufvertrag.

In der Regel geht dem Kauf ein Antrag oder eine Offerte voraus. In dem Antrage werden die Bedingungen bekanntgegeben, unter denen der Antragsteller sich zur Lieferung bereit erklärt. Der Antragnehmer trifft jetzt die Entscheidung, entweder er nimmt an oder er lehnt ab. Im ersten Falle erfolgt die Bestellung, wodurch der Kaufvertrag zustande gekommen ist.

Es ändert sich nun das Rechtsverhältnis der beiden Personen. Der Antragsteller wird zum Lieferanten oder Verkäufer, der Antragnehmer zum Abnehmer oder Käufer. Durch den Vertrag übernehmen sie jetzt gegenseitig Pflichten, der eine, vorschriftsmäßige Lieferung und der andere, die Abnahme und Bezahlung der Warensendung. Sofern nun jeder seinen Verpflichtungen nachkommt, spricht man von der Erfüllung des Kaufvertrages.

Der Erfüllungsort. Wo haben nun Lieferant und Abnehmer den Bestimmungen des Kaufvertrages nachzukommen? Am Erfüllungsort. Derselbe ist entweder besonders vertraglich ausgemacht worden oder es ist der gesetzliche maßgebend. Letzterer befindet sich dort, wo die beiden Personen ihre Handelsniederlassung haben. Wohnt der Verkäufer in Breslau und der Käufer in Dresden, dann sind diese Plätze die gesetzlichen Erfüllungsorte, an denen der Lieferungs- bzw. Annahme- und Zahlungspflicht nachzukommen ist.

Die genaue Bestimmung des Erfüllungsortes ist deswegen so wichtig, weil

1. bei gerichtlichen Auseinandersetzungen für die Klageerhebung zugleich dadurch der **Gerichtsstand** festgelegt ist und
2. an diesem Orte der Übergang der Gefahr der Beförderung auf den Käufer eintritt.

Die **Nichterfüllung** des Kaufvertrages von seiten des **Lieferanten** liegt vor bei **unpünktlicher** und **mangelhafter Ausführung** der Sendung. Der Abnehmer hat in diesem Falle durch eine Mängelrüge den Verkäufer davon in Kenntnis zu setzen und seine Rechte geltend zu machen. Er besteht entweder auf Nachlieferung vorschriftsmäßiger Ware, Schadenersatz, Preisermäßigung oder tritt vom Kaufvertrage zurück. Der **Abnehmer würde denselben nicht erfüllen, wenn er sich weigert, die Waren abzunehmen bzw. nicht bezahlt.** In letzterem Falle erfolgt die Mahnung.

f) Die Einziehung der Zahlung.

Trifft die Zahlung trotzdem nicht ein, dann beauftragt der Gläubiger die Post mit der Einziehung des längst fälligen Betrages durch **Nachnahme** oder **Postauftrag**. In beiden Fällen können nur Beträge bis 1000 R.M. zur Einziehung gelangen. Die **Nachnahme** kann **entweder durch Karte oder Brief** angewendet werden. Der Nachnahmekarte ist entweder eine Postanweisung oder eine Zahlkarte angehängt, je nachdem der Absender derselben Inhaber eines Postscheckkontos ist oder nicht. Der Nachnahmebrief wird eingeschrieben versandt und enthält in der Regel die bereits quittierte Rechnung.

Der **Postauftrag** dient gleichfalls der Einziehung eines fälligen Betrages durch die Post. Er findet aber auch Anwendung im Wechselverkehr bei der Einholung der Annahmeerklärung und der Einziehung der Wechselschuld. Auf besonderes Verlangen kann bei Vorlegung einer Nachnahme oder eines Postauftrages eine **siebentägige Einlösungsfrist** gewährt werden, die aber in Wegfall käme durch den Vermerk des Absenders: Sofort zurück.

Bei ergebnisloser Anwendung des Postauftrages oder der Nachnahme wird nun der Gläubiger versuchen, mit Hilfe des **gerichtlichen Mahnverfahrens** seine Forderung geltend zu machen. Er beantragt die Zustellung eines **Zahlungsbefehls** durch das zuständige Amtsgericht. Der Schuldner wird in demselben aufgefordert, binnen kurzer Frist Zahlung zu leisten oder Widerspruch zu erheben. Erfolgt dieser nicht innerhalb einer Woche, dann wird auf den Zahlungsbefehl der **Vollstreckungsbefehl** gesetzt zwecks **Pfändung.**

Einnahmen aus dem Arbeitseinkommen des Schuldners sind für den Wochenbetrag von 30 R.M. unpfändbar. Sollte allerdings Widerspruch erhoben werden, dann ist das Mahnverfahren beendet und es kann jetzt auf besonderen Antrag in das ordentliche Verfahren — die Warenklage — übergeleitet werden.

g) Die Zahlungsmittel.

Der Kauf verpflichtet den Abnehmer, den Gegenwert zu geben. Das geschieht in der Regel durch Geld. Man versteht darunter das in einer Volksgemeinschaft allgemeingültige Tausch- und Zahlungsmittel, dessen Herstellung gesetzlich geregelt ist. Die Gegenwart benutzt als Geld

1. Münzen und
2. Papierscheine, die verschiedene Bezeichnungen führen können.

Das Münzgeld hat eine mehrtausendjährige Entwicklungsgeschichte hinter sich, die im Mittelalter eine Vielgestaltigkeit an den Tag legte, die der Münze als Wertmesser sehr schadete. Das alleinige Recht der Münzprägung — die Münzhoheit — ging in jener Zeit von den weltlichen auf die geistlichen Fürsten, Ritter und Städte über und hatte mit der Zersplitterung auch eine entsprechende Verschlechterung des Geldes im Gefolge. Die politische Einigung Deutschlands schaffte dann auch hier einen völligen Wandel zugunsten einer einheitlichen Münzgesetzgebung, die seit 1873 besteht und durch ein Gesetz vom 31. August 1924 erweitert wurde.

Durch den Münzfuß ist genau die Menge des Edelmetalls vorgeschrieben, die eine Münzeinheit enthalten soll, bzw. wieviel Stücke aus einer Gewichtseinheit Edelmetall hergestellt werden dürfen. Nach den gesetzlichen Vorschriften Deutschlands werden aus 1 kg Feingold $139^1/_2$ Zwanzigmarkstücke oder 279 Zehnmarkstücke geschlagen. Das Vermischen (Legieren) des Goldes und Silbers mit anderen Metallen geschieht im Interesse der Haltbarkeit der Münzen.

Gegenwärtig dienen dieselben nur in beschränktem Umfange dem Zahlungsverkehr, da überwiegend durch Papierscheine gezahlt wird.

Am bekanntesten sind die Rentenbankscheine und die Banknoten. Letztere sind ihrem eigentlichen Wesen nach Schuldscheine der betreffenden Notenbanken. Diese sind durch besondere Gesetze zu ihrer Herausgabe ermächtigt worden. In erster Linie ist das in Deutschland die Reichsbank sowie die Sächsische, Bayrische, Württembergische und Badische Notenbank.

Den Geldcharakter hat die Banknote bekommen durch das Vertrauen, welches ihre Inhaber der Zahlungsfähigkeit der betreffenden Bank entgegenbringen, da auf Grund gesetzlicher Vorschriften der Gegenwert der Banknoten in Gold, Wechseln und Devisen vorhanden sein muß, welche die sogenannte Deckung darstellen.

Sämtliche gesetzlichen Vorschriften, betreffend das Geldwesen eines Landes, bezeichnet man allgemein als **Währung**; im besonderen sind es nur wieder die Bestimmungen, welche sich auf diejenigen Zahlungsmittel beziehen, die in jeder Höhe angenommen werden müssen. So spricht man dann beispielsweise von der **Gold-, Silber-, Doppel- und Papierwährung**.

Die wertloseste ist die letztgenannte, weil die Bewohner des Landes gesetzlich gezwungen sind, in unbeschränkter Höhe Papiergeld anzunehmen, ohne daß der Staat die gesetzliche Einlösungspflicht folgen läßt. Die Folge davon ist die sogenannte **Geldentwertung** oder **Inflation**, die sich in einem gewaltigen Anziehen der Warenpreise zu nie geahnten Summen auswirkt. Durch die Schaffung der **Rentenmark** im November 1923 wurde in Deutschland dem allgemeinen Volksunglück der Entwertung Einhalt geboten und seit dem August 1924 ist durch die **Reichsmark** eine völlig neue Regelung des deutschen Geldverkehrs auf fester Grundlage geschaffen worden, die sich in der Stetigkeit der Preisbildung zeigt.

Der Großhandel benutzt neben den **gesetzlichen** Zahlungsmitteln in normalen Zeiten des Wirtschaftslebens noch **selbst angefertigte** in Form von Wechseln, Schecks und Devisen oder rechnet völlig bargeldlos ab.

h) Allgemeine Grundsätze der Buchhaltung.

Der Kaufmann macht schriftliche Aufzeichnungen über die einzelnen Geschäftsereignisse. Geschehen dieselben nach gewissen Grundsätzen, so redet man von der Buchhaltung oder Buchführung. Dieselbe ist unbedingt **notwendig** für die geordnete Geschäftsführung des Betriebes und wird außerdem noch von allen Vollkaufleuten nach den §§ 38—47 des HGB. gesetzlich gefordert.

Welche Buchführungsart gewählt wird, ist dem Kaufmann völlig freigestellt. Für die Kleinbetriebe genügt die einfache Buchhaltung. Im Mittel- und Großbetriebe wird allgemein die **doppelte** und **amerikanische** Buchführung angewendet.

Jede Buchhaltung hat zunächst mit der **Bestandsaufnahme** oder der **Eröffnungsinventur** zu beginnen, d. h. mit der Aufzeichnung des Geschäftsvermögens. Dasselbe kann vorhanden sein in barem Gelde, Waren, Geräten, Forderungen an Abnehmer, Besitzwechseln, Gespannen, Maschinen, Grundstücken u. dgl. Gegenüberzustellen sind dann den **Besitzteilen** oder **Aktiven** die **Verbindlichkeiten** oder **Passiven**, die in Form von Waren-, Wechsel- oder Grundstückschulden entstanden sein können.

Im Anschluß an die Inventur ist nun der **Abschluß** oder die **Bilanz** aufzustellen, die in knappster Form noch einmal Besitzteile und Schulden durch Gegenüberstellung rechnerisch zusammenfaßt und außerdem den Unterschied zwischen beiden — das **Reinvermögen oder Kapital** — ermittelt. Diese **Bilanz** hat der Kaufmann nach dem HGB. alle Jahre einmal aufzustellen, während ihm unter gewissen Voraussetzungen nach § 39 Abs. 3 des HGB. gestattet ist, Inventur nur alle zwei Jahre vorzunehmen. Eine Beseitigung dieser Ausnahmevorschrift ist im Interesse der Bilanzwahrheit dringend erwünscht, da eine Bilanz ohne vorangegangene Bestandsaufnahme ungenau werden muß.

Die Bewertung hat in R.-Mark zu erfolgen, fremde Währungen sind dementsprechend umzurechnen. Die einzelnen Vermögensgegenstände sind mit dem **Anschaffungspreis** einzusetzen bzw. müssen bei Vorhandensein am Jahresende bei der **Schlußinventur** im Werte heruntergesetzt oder **abgeschrieben** werden. Der prozentuale Abschreibungssatz richtet sich nach dem Grade der Abnutzung, der z. B. bei Grundstücken geringer ist als wie bei Maschinen.

Die **Richtigkeit** der gemachten Angaben hat der Kaufmann durch das Ausstellungsdatum und die Unterschrift zu bestätigen. Fehlerhafte Eintragungen können berichtigt werden, doch sind Rasuren verboten.

i) Die wichtigsten Bücher der verschiedenen Buchführungsarten.

1. **Einfache Buchhaltung.** A. Das **Inventurbuch** dient der Aufzeichnung der Eröffnungs- und Schlußinventur und den daraus sich ergebenden Bilanzen.

B. Die **Kasse** verrechnet die täglichen Ein- und Ausgänge des baren Geldes.

C. Die **Kladde** oder **Strazze** übernimmt die Verbuchung sämtlicher Posten, die nicht mit dem Umsatz von barem Gelde zu tun haben, z. B. Zielkäufe, -verkäufe, Wechselverrechnungen, Diskonte, Preisnachlässe u. a.

D. Das **Hauptbuch** weist neben dem Kapital- und Privatkonto, jedem Lieferanten bzw. Abnehmer, mit denen Zielgeschäfte getätigt werden, ein Konto zu.

2. **Doppelte Buchhaltung.** A. Das **Inventurbuch**.

B. Das **Hauptbuch**. Es ist das wichtigste Buch, das im Gegensatz zu dem gleichnamigen der einfachen Buchführung die einzelnen Formen des Geschäftsvermögens bzw. direkte Gewinne oder Verluste kontenmäßig ausweist. Das geschieht:

a) auf den **Bestandskonten** (Kasse-, Waren-, Geräte-, Wechsel-, Effekten-, Maschinen-, Grundstück- und Kontokorrentkonto);

b) auf den **Erfolgskonten**, den Hilfskonten des Kapitalkontos (Privat-, Reise-, Unkosten-, Diskont-, Steuerkonto).

C. Die **Grundbücher** (Kasse, Einkaufs-, Verkaufsbuch, Memorial). Sie dienen zur Eintragung der täglichen Grundbuchungen, bei denen entsprechend dem Grundsatz der doppelten Verrechnung immer ein Konto den Posten im Soll ausweist oder belastet wird und ein zweites Konto den gleichen Betrag im Haben verrechnet oder erkannt wird. Zur Ergänzung der Grundbücher benutzt man das Kontokorrentbuch, das dem Hauptbuch der einfachen Buchhaltung entspricht.

D. Das Journal hat am Monatsende die in der knappesten Form zusammengefaßten Grundbuchungen aus den 4 Grundbüchern zu sammeln, ehe sie ins Hauptbuch eingetragen werden.

E. Die Hilfsbücher dienen der leichteren Übersicht gewisser Vorräte, z. B. das Lager-, Wechselkopier-, Akzepten-, Effektenbuch u. a. Ihre Zahl richtet sich nach der Art des Betriebes.

3. Die amerikanische Buchhaltung. Sie beruht auf den Grundsätzen der doppelten Buchführung und benutzt folgende Bücher:

A. Das Inventurbuch.

B. Das Hauptbuchjournal für die täglichen Geschäftsvorfälle, die eine sofortige Verrechnung auf den entsprechenden Konten ermöglichen.

C. Die Hilfsbücher dienen zur Entlastung gewisser Hauptbuchkonten (Kasse, Kontokorrent-, Wechselkopier-, Akzepten-, Lagerbuch u. a.).

67. Einrichtungen zur Förderung des Handels.

a) Märkte und Messen.

Dem Warengroßhandel dienen zu seiner Förderung verschiedene Einrichtungen, z. B. Märkte, Messen, Börsen, Handels- und Industriekammern, Konsulate, Handels- und Schiffahrtsverträge.

Um den Warenabsatz zu erleichtern, sind Märkte und Messen eingerichtet worden. Während beim Markte der Käufer die Waren sofort vom Verkäufer beziehen kann, erfolgt bei der Messe der Kaufabschluß an der Hand eines Musters. Durch große Werbetätigkeit sind die Messen zu Sammelpunkten für Kaufleute aus aller Welt geworden.

b) Die Börsen.

Es sind Einrichtungen des Großhandels, wo regelmäßig Geschäfte in Waren oder Geldwerten getätigt werden. Die Warenbörsen sind zum Teil Spezialbörsen, an denen nur eine bestimmte Ware umgesetzt wird, z. B. die Kaffeebörse in Hamburg oder die Zuckerbörse in Magdeburg.

Die Geld-, Effekten- oder Fondsbörsen dienen dem Handel in Wertpapieren, Wechseln und Devisen. Die Geschäfte werden durch den Makler vermittelt, der über den Abschluß einen Schlußschein ausstellt.

Die Wertpapiere werden in zwei Gruppen eingeteilt:
1. In festverzinsliche Schuldscheine oder Obligationen und
2. in nicht festverzinsliche Anteilscheine oder Aktien.

Zu den Schuldscheinen gehören wieder Staats-, Provinzial-, Stadtanleihen, Pfandbriefe, Rentenbriefe und Industrieobligationen.

Bei den Aktien unterscheidet man entsprechend der verschiedenen Gruppen der industriellen Unternehmungen z. B. Bank-, Eisenbahn-Versicherungs-, Schiffahrts-, Brauerei- und Montanaktien. Der Inhaber einer Obligation macht seinen Zinsanspruch geltend durch den Zinsschein oder Coupon, der im Privat- und Bankverkehr jederzeit in Zahlung genommen wird. Der Aktionär hat Anspruch auf einen Gewinnanteil, sofern Reingewinn erzielt worden ist und zur Verteilung gelangt. Dieses Recht macht er durch den Dividendenschein geltend, der durch Vermittlung einer Bank bei der Geschäftskasse des betreffenden Unternehmens zur Einlösung gelangt.

c) Industrie- und Handelskammern.

Diese Einrichtungen dienen zur Vertretung von Handel, Industrie und Verkehr. Ihre Mitglieder werden von den eingetragenen Firmen gewählt, die zur Deckung der Unkosten einen bestimmten Beitrag zu leisten haben. Mit der Führung wird ein Präsident betraut.

Die Handelskammern haben Gutachten abzugeben in der Handelsgesetzgebung, bei Vorschriften des Verkehrswesens, in Steuer-, Zoll-, Geld- und Börsenfragen. Verwaltende Tätigkeit üben sie aus über Fachschulen, die von ihnen geschaffen wurden. Sie ernennen vereidigte Bücherrevisoren, Nahrungsmittelchemiker, setzen Schiedsgerichte ein und erteilen eingetragenen Firmen auf besonderen Antrag Auskünfte.

d) Konsulate.

Die Konsuln sind Staatsbeamte, die im Auslande wohnen mit der besonderen Weisung, die Handelsinteressen ihrer Landsleute nach Möglichkeit zu schützen und zu fördern. Außerdem haben sie die Pflicht, ihren Staatsangehörigen beratend und helfend zur Seite zu stehen, Pässe und amtliche Beglaubigungen auszustellen.

Der Berufskonsul ist besonders für sein Amt ausgebildet, während der Wahlkonsul ein im Auslande wohnender Kaufmann sein kann.

e) Die Handels- und Schiffahrtsverträge.

Sie bezwecken, die Länder in Handelsangelegenheiten einander näherzubringen und durch gewisse Erleichterungen dem Warenabsatz zu dienen.

68. Allgemeines über Zölle und Steuern.

Zölle sind Abgaben, die durch den Staat erhoben werden im Warenverkehr mit dem Auslande, entweder als Einfuhr-, Ausfuhr- oder Durchfuhrzoll.

Nach dem Zweck der Erhebung unterscheidet man:
1. Finanzzölle und
2. Schutzzölle.

Während durch die ersteren der Staatskasse direkte Einnahmen zugeführt werden, soll durch die letzteren der einheimischen Landwirtschaft und Industrie Schutz vor der ausländischen Konkurrenz ermöglicht werden, da diese sonst bei billigerem Angebot einseitig bevorzugt würde. Der Schutzzoll kann allerdings auch so hoch gespannt werden, daß die Einfuhr ausländischer Ware unmöglich wird. Man redet dann von einem Verhinderungs- oder Prohibitivzoll, der zum Zollkrieg führen kann. Bei Ausbruch desselben werden dann von dem betreffenden Auslande Gegenmaßnahmen getroffen, so daß der Warenverkehr mit demselben völlig ins Stocken gerät und für beide Länder schwere wirtschaftliche Schäden bringt.

Im allgemeinen werden nur Einfuhrzölle erhoben. Wenn Deutschland nach dem Weltkriege auch zeitweise Ausfuhrzölle erhob, geschah dies zum Schutz der eigenen Volkswirtschaft, um der Verschleuderung von Waren an das Ausland zu steuern. Auf die Durchfuhrzölle verzichten gleichfalls die meisten Staaten, um Frachteinnahmen nicht zu verlieren, die mit dem Güterversand verknüpft sind.

Der Zollsatz richtet sich entweder nach dem Werte der Ware oder nach deren Menge.

Der Veredlungsverkehr, d. h. die Bearbeitung von eingeführten Rohstoffen und ihre Wiederausfuhr an den ausländischen Auftraggeber ist zollfrei. ebenso der Messeverkehr. Für einen ungehinderten zollfreien Warenaustausch treten ein die Anhänger des Freihandels.

Der Erledigung der Zollabfertigung dienen die Zollämter an der Grenze und im Innern. Mit dem Verzicht der Ein- und Ausfuhrbewilligungen durch die Außenhandelsstellen ist jetzt wieder eine wesentliche Erleichterung geschaffen worden. Die Kaufleute haben sich allerdings zu verpflichten, den Gegenwert der ausgeführten Waren — die Devisen — zum Teil der Reichsbank zu verkaufen.

Zur Befriedigung seines großen Geldbedürfnisses verschafft sich der Staat nicht nur Einnahmen durch Zölle, sondern auch durch Steuern.

Die allgemeine Verwaltung, die Gewährleistung von Ruhe und Ordnung, die Rechtspflege, die Errichtung und der Unterhalt von Bildungsanstalten, die Anlage von Bahnen und Wasserstraßen, die Kosten für Heer und Marine, die Zahlung von Renten erfordern gewaltige Mittel, zu deren Bestreitung auch die Allgemeinheit durch Steuern herangezogen wird.

Dieselben werden entweder direkt vom einzelnen erhoben, wie z. B. die Einkommensteuer oder indirekt beim Bezuge von Waren, wie das bei der Tabak-, Wein- und Luxussteuer der Fall ist. Hierzu kommen noch Steuern, die nicht an einer bestimmten Ware haften, sondern am Verkehr mit dieser. Das zeigt besonders die Umsatzsteuer, die von jeder Sache so oft erhoben wird, als sie ihren Besitzer wechselt oder umgesetzt wird.

Die gesamte Steuergesetzgebung ist eine der wichtigsten Aufgaben der Volksvertretung, die in erster Linie darauf Rücksicht nehmen muß, daß die Steuern der Leistungsfähigkeit der Betreffenden angepaßt werden, ergiebig sind und möglichst gleichmäßig eingehen.

Deutschland hat im Steuerwesen die Zentralisation durchgeführt, da die meisten Steuern an das Reich abgeführt werden müssen, das dann nach einem bestimmten Schlüssel die Verteilung an die Länder und Gemeinden vornimmt. Diesen sind nur wenige Steuerquellen überlassen worden, beispielsweise Getränke- und Lustbarkeitssteuer.

69. Beschränkungen zur Ausschaltung des Wettbewerbes.

Grundsatz des Handels ist Freiheit, die sich wieder auswirkt im gegenseitigen Wettbewerbe. Derselbe kann nun durch Zwang oder durch freiwillige Vereinbarung ausgeschaltet werden. Das geschieht:

1. durch Monopole,
2. durch Kartelle, Syndikate und Trusts.

Beim Monopol betreibt der Staat ein Gewerbe allein oder überträgt den Betrieb desselben einer Gesellschaft. Deutschland hat z. B. das Branntweinmonopol eingeführt. Der Zweck der Monopolisierung besteht darin, aus dem Umsatz der betreffenden Ware möglichst hohen Gewinn zu erzielen und diesen der Staatskasse zuzuführen.

Im Kartell vereinigen sich Produzenten, um durch gegenseitig bindende Vorschriften die Erzeugung und die Verkaufspreise zu bestimmen.

Beim Syndikat geht die Bindung noch weiter, indem diese Vereinigung neben der Beschränkung der Produktion und der Preisbildung gemeinsame Verkaufsstellen unterhält, sowie eine Verteilungsstelle für die eingehenden Aufträge einrichtet.

Beim Trust entscheidet nur noch ein Wille. Die Zentrale kann Werke außer Betrieb setzen oder wieder in Tätigkeit bringen. Der Gewinn ist gemeinsam, der den Anteilen entsprechend verteilt wird.

70. Die Beschränkungen der Erzeugung und des Handels zum Schutze geistigen Eigentums

kann auch bewirkt werden:
1. durch das Patent,
2. das Gebrauchsmuster und
3. das Warenzeichen.

Durch das Patent erhält der Erfinder das alleinige Recht zur Herstellung und des Verkaufes des patentierten Gegenstandes bzw. eines Verfahrens. Die Anerkennung desselben wird nach eingehender Prüfung durch das Patentamt in Berlin ausgesprochen.

Durch das Gebrauchsmuster können Modelle von Arbeitsgeräten oder Gebrauchsgegenständen geschützt werden. Der Anmeldende erwirbt durch die Eintragung in die Musterrolle das alleinige Recht, das Muster nachzubilden und zu verkaufen.

Zur Unterscheidung seiner Waren von gleichartigen anderer Unternehmer kann der Kaufmann ein bestimmtes Warenzeichen wählen, sofern dasselbe in der Zeichenrolle des Patentamtes eingetragen worden ist, z. B. das Wort „Odol". Der Ausführung von Etiketten wird derselbe Schutz gewährt.

71. Die Geschäftsauflösung.

Sie kann freiwillig oder zwangsmäßig herbeigeführt werden. Der erste Weg wird gewählt durch die Liquidation, bei der sämtliche Besitzteile des Geschäfts in Geld umgewandelt werden. Danach erhalten die Gläubiger ihre Forderungen befriedigt, und den verbleibenden Rest fordern die Geschäftsinhaber.

Bei der zwangsmäßigen Auflösung beantragt entweder der Kaufmann selbst infolge seiner Zahlungsunfähigkeit oder ein Gläubiger bei Gericht den Konkurs. Das gesamte Vermögen des Schuldners wird jetzt im Interesse der Gläubiger verwendet. Dieses Gerichtsverfahren ist durch die Konkursordnung für das Deutsche Reich vom 1. Januar 1900 gesetzlich geregelt.

Mit Ausbruch des Weltkrieges wurde eine Verordnung geschaffen, die die vorläufige Abwendung von Konkursen bezweckte in Rücksicht auf viele zum Heeresdienst eingezogene Geschäftsinhaber. 1916 und 1924 erhielt diese Verordnung, betreffend die Geschäftsaufsicht, eine neue Fassung. Sie stimmt in vielen Punkten mit der Konkursordnung überein. Der Antrag auf Geschäftsaufsicht kann nur gestellt werden, wenn der Kaufmann nachweisen kann, daß seine Zahlungsunfähigkeit aus den nach dem Kriege erwachsenen wirtschaftlichen Verhältnissen entstanden ist. Das Gericht leistet dem Antrag nur Folge, wenn die Aussicht besteht, daß durch Einigung mit den

Gläubigern der Konkurs abgewendet und die Zahlungsfähigkeit wieder eintreten wird. Während der Geschäftsaufsicht übernimmt das Gericht durch eine Aufsichtsperson die Überwachung der Geschäftsführung. Durch den Zwangsvergleich mit den Gläubigern wird dieses gerichtliche Verfahren beendet.

72. Zusammenstellung einer Anzahl gebräuchlicher kaufmännischer Ausdrücke.

Baisse = Preisrückgang.

Baisseklausel = Bestimmung in einem Kaufvertrag, daß bei Preisrückgang zum niedrigeren Preise zu liefern ist.

Barrel = Holz- oder Eisentonne für Flüssigkeiten.

B. = ,,Brief" bedeutet im Börsenverkehr, daß zu diesem Kurse Verkäufer vorhanden waren, aber keine Käufer.

Bruttoertrag = Gesamtertrag ohne Berücksichtigung der Geschäftsunkosten.

Demijohn = bauchige, mit Weiden- oder Rohrgeflecht überzogene Flasche.

Diskontieren = Wechsel unter Berücksichtigung von Zinsen und Provision kaufen und verkaufen.

Force majeure = höhere Gewalt. Es sind darunter alle diejenigen Einflüsse, Natur- und Staatsgewalten zu verstehen, die einen Menschen in seiner Willensfreiheit hindern, ohne daß er sie aus eigener Macht abwenden kann, z. B. Feuersgefahr, Überschwemmung, Krieg, Aufruhr.

Freibleibend: drückt die ausdrückliche Einschränkung aus, nachträgliche Änderungen bei Offerten vornehmen zu können.

G. = ,,Geld" bedeutet, daß zu diesem Kurse keine oder nur wenige Käufer da waren.

Hausse = Preissteigerung.

Kalkulation = Preisberechnung für den Einkaufs-, Selbstkosten- und Verkaufspreis von Waren oder Fabrikaten.

Kontrakt = schriftliches Übereinkommen mindestens zweier Personen, worin sie sich zu gewissen gegenseitigen Leistungen verpflichten.

Konvention = Abkommen, Vertrag zweier Parteien zwecks Erlangung gemeinschaftlicher Vorteile.

Kurswert = Handels-, Kauf- oder Börsenwert eines Wertpapiers.

Leckage = Gewichtsverlust bei Beförderung von Flüssigkeiten in Fässern.

Lizenz = Übertragung besonders von Patentrechten auf andere Personen, oft nur für bestimmten Bezirk.

Zusammenstellung kaufmännischer Ausdrücke. 403

Limit = Preisgrenze festsetzen, z. B. dem Makler und dem Kommissionär bei Erteilung von Aufträgen.
Pari = Wertgleichheit, Nennwert = Kurswert.
Postnumerando = nachträglich zahlbar.
Pränumerando = vorher zahlbar.
Rabatt = Abzug bei Barkäufen.
Ramière = kleiner Metallballon.
Register = alphabetisches Verzeichnis.
Revers = Urkunde, in der bei Vermeidung einer Vertragsstrafe die freiwillige Verpflichtung eingegangen wird, etwas zu tun oder zu unterlassen.
Serone = Ballen aus Rindshaut, Fellballen.
Skonto = Abzug bei Zielkäufen für vorzeitige Zahlung.
Verjährung = Verlust eines klagbaren Rechtsanspruchs infolge Überschreitung einer festgesetzten Zeitspanne. Bei Lieferung an Private beträgt die Verjährungsfrist 2 Jahre, an Gewerbetreibende 4 Jahre. Dieselbe wird unterbrochen durch schriftliche Anerkennung der Schuld, durch Teil- bzw. Zinsenzahlung, Sicherheitsleistung oder Erhebung der Klage, nicht aber durch Mahnungen.
Wechselverkehr:
    trassieren = Wechsel ziehen, ausschreiben.
    Trassant = Aussteller.
    Trassat = Wechselschuldner, Bezogener.
    Remittent = Wechselnehmer.
    Tratte Wechsel: vom Aussteller dem Bezogenen gegenüber so genannt.
    Rimesse Wechsel: vom Aussteller dem Remittenten gegenüber so bezeichnet.
    Akzept Wechsel: der Bezogene nennt die von ihm angenommene Tratte Akzept.
Giro bzw. Indossament = Übertragungsvermerk auf der Rückseite des Wechsels, Schecks, Ladescheins.
O. K. = ohne Protest, ohne Kosten; dadurch ist eine im Wechsel oder einem Giro enthaltene Aufforderung ausgedrückt, keinen Protest zu erheben, welcher der Wechselinhaber nachkommen kann. Die Verpflichtung zur rechtzeitigen Vorzeigung ist damit aber keineswegs eingeschränkt.
Münzeinheiten in:
    Deutschland: Reichsmark (RM) = 100 Pfennige (Pf., ₰).
    Österreich: Schilling = 100 Groschen = 60 Pf.
    Frankreich:
    Belgien:
    Luxemburg:
    Schweiz: } Franc(s) = 100 centimes = 81 Pf.

Italien: Lira (£) = 100 centesimi (c).
Großbritannien: Pfund Sterling (£) = 20,40,
   Schilling (sh) = 1,02 M,
   Pence (d) = 0,085 M.
Niederlande: Holl. Gulden (hfl) = 100 cents (c) = 1,70 M.
Vereinigte Staaten von Nordamerika: Dollar ($) = 100 cents = 4,20 M.

Sachverzeichnis

der deutschen und volkstümlichen sowie von den Chemikalien der wissenschaftlichen Namen.

Von den lateinischen Namen ist Abstand genommen, weil die Artikel der Drogen- und Chemikalienkunde bereits alphabetisch nach lateinischen Namen geordnet sind.

ä = ae; ö = oe; ü = ue; äu = aeu.

Abgabe von Waren 31.
Abkömmlinge 239.
Abschwächen v. Platten 103.
Absorbieren 48.
Abteilung 1 d. Gifte 350.
Abteilung 2 d. Gifte 351.
Abteilung 3 d. Gifte 353.
Aceton 256.
Acetylen 243.
Aequivalentgewicht 196.
Aether 246, 266.
Aetherische Oele 118.
Aetherweingeist 306.
Aethylaether 266.
Aethylalkohol 267.
Aetzammoniakflüssigkeit 294.
Aetzkali 288.
Aetzkalilauge 295.
Aetzkalk 274.
Aetznatron 302.
Aetznatronlauge 295.
Aetzstifte 64.
Affinität 194, 207.
Agar-Agar 134.
Agent 390.
Agregatzustände 46.
Akzept 378.
Alaune 268.
Albumine 254.
Aldehyde 247.
Aliphatische Verbindungen 239.
Alkalimetalle 193, 224.
Alkalische Erden 193, 225.
Alkaloide 253.
Alkannawurzel 175.
Alkohol 267.
Alkohole 246.
Alkoholometer 43.
Aloë 134.
Althaeawurzel 176.
Aluminium 226.
Aluminiumsubacetatlsg. 294.
Ameiseneier 161.
Ameisensäure 259.
Ameisenspiritus 307.
Ameisenvertreibung 91.
Ammoniak 294.
Ammoniakalaun 268.
Ammonium 225.
Ammoniumcarbonat 268.
Ammoniumchlorid 269.
Ammoniumpersulfat 269.

Ammoniumrhodanid 269.
Ammoniumsulfid 269.
Amorpher Phosphor 236.
Amylalkohol 252, 267.
Analyse 190.
Angelikawurzel 176.
Angestellte, kaufm. 389.
Angestelltenversicherung 373.
Anilin 243.
Aniline siehe Teerfarbstoffe.
Anis 151.
Annahme des Wechsels 378.
Antichlor 302.
Antimon 230, 308.
Antimonpentasulfid 308.
Antimontrisulfid 308.
Antimonylkaliumtartrat 310.
Anzeigepflichtige Betriebszweige 318.
Appreturen 83.
Arachisöl 165.
Araeometer 42.
Armagnac 307.
Arnikablüten 146.
Aromatische Verbindungen 240.
Arrac 271.
Arrow-root 135.
Arsen 230.
Arsengrün 271.
Arsenige Säure 257.
Arsenik 257.
Arten des Wechsels 377.
Arzneimittelverordnungen 319, 320, 338.
Asbest 268.
Asphalt 136.
Atom 194.
Atomgewicht 195.
Aufbau der Pflanzen 107.
Aufbewahrung v. Waren 4.
Auflösen 48.
Ausfällen 57.
Auslaugen 59.
Auswaschen 61.
Ausziehen 60.
Avogadro'sches Gesetz 196.

B. = Brief 402.
Backpulver 76.
Badian 151.
Bärentraubenblätter 150.
Bärlappsporen 162.

Bahnverkehr 386.
Baisse 402.
Baldrianwurzel 178.
Ballonkipper 34.
Balsame 124.
Balsamterpentinöl 172.
Bankscheck 383.
Barium 225.
Bariumcarbonat 272.
Bariumchlorid 272.
Bariumnitrat 272.
Bariumsulfat 272.
Bariumsuperoxyd 272.
Barometer 52.
Barrell 402.
Barscheck 384.
Bartwichse 75.
Barytweiß 272.
Basen 209.
Basische Salze 216.
Basisches Bleicarbonat 277.
Basisches Wismuthnitrat 274.
Baumöl 169.
Baumwollsamenöl 167.
Beifußkraut 157.
Beinschwarz 282.
Bengalische Flammen 95.
Benzin 273.
Benzinoform 277.
Benzoë 137.
Benzoësäure 257.
Benzol 273.
Benzolderivate 243.
Bergamottöl 165.
Bergblau 273.
Berliner Blau 273.
Bernstein 180.
Bestandteile d. Wechsels 376.
Bezahlung d. Wechsels 380.
Bezeichnungen d. Salze 210.
Bezeichnungen, lateinische 9.
Bezeichnungen v. Waren 6.
Bibernellwurzel 177.
Bickbeeren 153.
Bienenwachs 140.
Bilanz 395.
Bimsstein 293.
Binden 69.
Birkenteer 174.
Bitterklee 150.
Bittersalz 297.
Blätter 114.

Sachverzeichnis.

Blanc fix 272.
Blankoakzept 382.
Blattgrün 141.
Blattläuse 94.
Blaubeeren 153.
Blaudruckverfahren 103.
Blauholz 161.
Blauholztinte 84.
Blausäure 235, 260.
Blei 229.
Bleiacetat 304.
Blsichmittel 85.
Bleichromat 279.
Bleiessig 296.
Bleiglätte 296.
Bleinitrat 305.
Bleioxyd 296.
Bleipflaster 62.
Bleisesquioxyd 298.
Bleisubacetatlsg. 296.
Bleisubcarbonat 277.
Bleiweiß 277.
Blei-Zinkgesetz 370.
Bleizucker 304.
Blenden 98.
Blitzlichtaufnahmen 104.
Blütenstände 108.
Bluteiweiß 254.
Blutlaugensalz gelb 291.
Blutlaugensalz rot 291.
Blutlaus 93.
Blutstein 293.
Blutwurzel 181.
Börsen 397.
Bohnermittel 87.
Bockshornsamen 184.
Bor 234.
Borax 302.
Borsäure 258.
Borsaures Mangan 298.
Borsaures Natrium 302.
Botanik, allgemeines 105.
Brandkrankheiten 93.
Branntweingesetz 368.
Braunkohlendestillate 241.
Braunstein 298.
Brausepulver 64.
Brechweinstein 310.
Brennweite 98.
Brillantine 74.
Brom 232, 274.
Bromkalium 289.
Bromradium 305.
Bromsilber 270.
Bronzen 78.
Bronzetinktur 83.
Brückenwage 39.
Brumataleim 94.
Bruttoertrag 402.
Buchführungsbücher 396.
Buchhaltung 395.
Bullrichsalz 299.
Burgunder Harz 179.

C siehe auch K.
Cacaobohnen 183.
Cadmium 228.
Calcium 225.
Calciumcarbid 275.
Calciumcarbonat 275.
Calciumchlorid 275.
Calciumfluorid 275.
Calciumphosphat 276.

Calciumsulfat 56, 276.
Calmuswurzelstock 180.
Campecheholz 161.
Campher 138.
Campherspiritus 306.
Canadabalsam 136.
Carbolineum 277.
Carmin 138.
Carnaubawachs 140.
Carobbe 152.
Carrageen 139.
Caseine 254.
Castoröl 170.
Catechou 139.
Catgut 69.
Cayennepfeffer 152.
Cearawachs 140.
Celluloidlack 83.
Cellulose-Watte 139, 140, 250.
Ceresin 174, 277.
Cernitrat 277.
Ceylonzimt 142.
Chemie, allgemeines 189.
Chilisalpeter 301.
China Clay 278.
Chinarinde 142.
Chlor 232, 278.
Chlorammonium 269.
Chlorbarium 272.
Chlorcalcium 275.
Chlorgold 271.
Chlorgoldnatrium 271.
Chlorkalium 290.
Chlorkalk 274.
Chlorkohlenstoff 277.
Chlormagnesium 297.
Chlornatrium 300.
Chloroform 278.
Chlorplatin 304.
Chlorsäure 232.
Chlorsaures Kalium 290.
Chlorsilber 270.
Chlorwasserstoffsäure 260.
Chlorzink 313.
Chlorzinn 307, 308.
Chrom 228.
Chromalaun 267.
Chromate 228.
Chromgelb 279.
Chromgrün 279.
Chromrot 279.
Chromsäure 259.
Chromsaures Kalium gelb 290.
Chromsaures Kalium rot 291.
Chromzinnober 279.
Citronellöl 166.
Citronen 152.
Citronensäure 259.
Citronensaft 186.
Citronensaures Eisenoxydammonium 282.
Citronenschale 143.
Cochenille 141.
Cocosfett 166.
Cognac 280.
Coldcream 64.
Collodium 281.
Colophon 141.
Copaivabalsam 136.
Cottonöl 167.
Cremortartari 288.
Creolin 281.
Cumarin 281.

Curaçaoschale 143.
Cyankalium 290.
Cyanwasserstoffsäure 235, 260.

Damarharz 179.
Datowechsel 377.
Davy'sche Sicherheitslampe 95.
Deckweiß 296.
Defektur 33.
Dekantieren 59.
Deklination, 1. 11.
Deklination, 2. 13.
Deklination, 3. 19.
Deklination, 4. 21.
Deklination, 5. 22.
Demijohn 402.
Deplazierungsverfahren 82.
Derivate 239.
Desinfektionsmittel 70.
Destillation 49.
Destillation, trockene 49, 241.
Destilliertes Wasser 270.
Destillierte Wässer 62.
Dextrin 125, 144, 250.
Digerieren 60.
Diskontieren 402.
Doppelsalze 216.
Drachenblut 179.
Drogen, was sind 1.
Drogenhandel 3.
Düngemittel 127.
Dunkelkammer 101.

Eau de Javelle 282.
Edelmetalle 193, 230.
Ehrenzahlung (Wechsel) 381.
Eibischwurzel 176.
Eicheln 185.
Eichenrinde 143.
Einsammeln v. Drogen 7.
Einziehung v. Forderungen 393.
Eisen 226.
Eisenbahnverkehr 386.
Eisenchloridlsg. 295.
Eisengallustinte 84.
Eisenmennige 276.
Eisenoxydammoniumcitrat 282.
Eisenvitriol 283.
Eiweiß 254.
Eiweißstoffe 253.
Elaidinprobe 123.
Elementarformel 239.
Elemente 192.
Emulsionen 63.
Engelwurzel 176.
Englisch Gewürz 151.
Englisch Rot 282.
Entwickler 101.
Enzian 176.
Erdalkalimetalle 193, 225.
Erdfarben 70.
Erdflöhe 94.
Erdmetalle 193, 226.
Erdnußöl 165.
Erdwachs 174.
Erfüllungsort 392.
Erscheinungen, physikalische 191.
Erwerbslosenfürsorge 374.
Essenzen 72.
Essig 256.
Essigäther 266.
Essigarsenigsaures Kupfer 271.

Sachverzeichnis.

Essigsäure 235, 256.
Essigsäuregesetz 370.
Essigsaurer Äthylester 266.
Essigsaures Blei 304.
Essigsaures Kupfer 266.
Essigsaure Tonerde 294.
Ester 247.
Esterlacke 83.
Eucalyptusöl 166.
Explosivstoffe 94.
Extrahieren 60.
Extraits 72.
Extrakte 63.

Färberröte 177.
Farben 77.
Farbengesetz 356.
Farblacke 79.
Faulbaumrinde 142.
Federalaun 268.
Feigen 138.
Feldthymian 158.
Fenchel 153.
Fermente 208.
Ferrichloridslg 295.
Ferricyankalium 291.
Ferricyanwasserstoffsäure 236.
Ferrisalze 227.
Ferrocyankalium 291.
Ferrocyanwasserstoffsäure 236.
Ferrosalze 227.
Ferrosulfat 283.
Fette, fette Öle 121.
Fettlacke 81.
Fettreihe 239, 245.
Fettsäuren 248.
Feuerlöschmittel 96.
Feuerschwamm 155.
Fibrine 254.
Fichtenharz 179.
Fichtennadelextrakt 145.
Fichtennadelöl 170.
Fichtenzapfenöl 172.
Filme 100.
Filtrieren 58.
Finanzwechsel 376.
Fingerhutblätter 148.
Firma 387.
Firnisse 80.
Fischtran 167.
Fixieren v. Platten 102.
Fixiersalz 302.
Fleckenmittel 86.
Fleckwasser 282.
Fliedertee 147.
Fliegenspäne 162.
Fliegenvertilgungsmittel 90.
Flohsamen 185.
Fluor 233.
Fluorcalcium 275.
Fluorwasserstoffsäure 260.
Flußsäure 260.
Flußspat 275.
Force majeure 402.
Formaldehydlsg. 283.
Formalin 283.
Formeln, chemische 199.
Fortpflanzung b. Pflanzen 107.
Franzbranntwein 307.
Franzosenholz 161.
Freibleibend 402.
Frucht 110.
Fruchtäther 247, 266.

Fruchtsäfte 76.
Fuchsinprobe 120.
Furfurolprobe 123.
Fuselöl 252, 267.
Fußbodenöle 88.

G = Geld 402.
Gärung 251.
Galgantwurzelstock 180.
Galläpfel 155.
Gallipot 155.
Gallussäure 259.
Gase, flüssige 47.
Gebrannte Magnesia 296.
Gebrannter Gips 56, 276.
Gebrannter Kalk 274.
Gebrauchsmuster 401.
Gefälligkeitsakzept 382.
Geheimtinten 85.
Gelatine 283.
Gelbwurzelstock 180.
Genehmigungspflichtige Betriebszweige 319.
Genossenschaften 389.
Genußmittel 76.
Geraniumöl 167.
Gerbsäure 265.
Geschäftsauflösung 401.
Geschäftsaufsicht 401.
Gesetzeskunde 314.
Gestörter Wechsellauf 380.
Gewerbeordnung 317.
Gewichte 35.
Giftgesetz 343.
Gifthandel 340.
Giftweizen 311.
Gingerngrasöl 167.
Gips 56, 276.
Giro 377.
Glas 312.
Glaubersalz 301.
Glycerin 284.
Gold 231.
Goldchlorid 271.
Goldsalz 271.
Goldschwefel 308.
Gommeline 144.
Graphit 284.
Graue Salbe 65.
Grüne Erde 310.
Grünspan 266.
Grunddünger 128.
Guajakholz 161.
Gummi 125, 250.
Gummi arabicum 156.
Gummigutt 156.
Gummiharze 124.
Gummiwaren, Lagerung 9.
Gurjunbalsam 137.
Guttapercha 156.
Gutti 156.

Haarfarben, -öle, -wässer 74.
Hagebutten 153.
Hagebuttenkerne 184.
Halogene 194, 245.
Hammeltalg 183.
Handelsgesellschaften 388.
Handelskammern 398.
Handelskunde 372.
Handelsrechtliche Bestimmungen 387.
Handelsregister 387.

Handelsverträge 398.
Handlungsgehilfe 390.
Handlungsreisender 391.
Harze 124.
Hauhechelwurzel 177.
Hausenblase 141.
Hausse 402.
Hautcreame 73.
Heber 53.
Heftpflaster 62.
Heideckerwurzel 181.
Heidelbeeren 153.
Hektographenmasse, -Tinte 85.
Heliotropin 284.
Hexenmehl 162.
Hinterbliebenenversicherung 373.
Hirschhorngeist 294.
Hirschhornsalz 268.
Höllenstein 270.
Hoffmannstropfen 306.
Hohlmaß 35.
Hohlzahnkraut 157.
Hollunderbeeren 154.
Hollunderblüten 147.
Holzbeizen 87.
Holzessig 256.
Holzgeist 267.
Holzkohle 277.
Holzteer 175.
Holzterpentinöl 172.
Holzwolle 69.
Homologe Reihen 239.
Honig 163.
Hopfenblüte 147.
Huflattichblätter 148.
Hydrochinon 286.
Hydroxyde 210.

Japanwachs 141.
Ichthyol 287.
Indigo 159.
Indossement 379.
Industriekammern 398.
Infusorienerde 287.
Ingwer 181.
Insektenfanggürtel 94.
Insektenpulverblüten 146.
Invalidenversicherung 373.
Inventur 395.
Jod 233.
Jodkalium 291.
Jodoform 287.
Jodquecksilber 285, 286.
Johannisbrot 152.
Ionon 287.
Irländisches Moos 139.
Isländisches Moos 161.
Isomere Verbindungen 244.
Judenpech 136.
Jute 69.

K siehe auch C.
Kaddigöl 175.
Kältemischungen 49.
Kaffee 183.
Kaiserblau 287.
Kaiserl. Verordnung betr. den Verk. m. Arzneim. 320.
Kakaobutter 165.
Kaliauan 268.
Kaldünger 128.
Kalilauge 295.

Sachverzeichnis.

Kalisalpeter 291.
Kaliseifen 67.
Kaliseifenstein 288.
Kalium 224, 288.
Kaliumantimonyltartrat 310.
Kaliumbioxalat 288.
Kaliumbitartrat 288.
Kaliumbromid 289.
Kaliumcarbonat 289.
Kaliumchlorat 290.
Kaliumchlorid 290.
Kaliumchromat 290.
Kaliumcyanid 290.
Kaliumdichromat 291.
Kaliumferricyanid 291.
Kaliumferrocyanid 291.
Kaliumhydroxyd 288.
Kaliumjodid 291.
Kaliumnitrat 291.
Kaliumoxalat 292.
Kaliumpermanganat 292.
Kaliumrhodanid 292.
Kaliumsilicatlsg. 295.
Kaliumsulfid 292.
Kaliumsulfocyanid 292.
Kaliwasserglas 295.
Kalkblau 292.
Kalkdünger 131.
Kalk, gebrannter 274.
Kalkgrün 293.
Kalkulation 402.
Kalkwasser 269.
Kalmuswurzelstock 180.
Kalomel 285.
Kamara 96.
Kamillen, gewöhnliche 146.
Kamillen, römische 146.
Kanehl 142.
Kaolin 278.
Kapseln 62.
Karbolsäure 258.
Kardamom 152.
Kardobenediktenkraut 157.
Karmelitergeist 307.
Kartell 400.
Kartoffelstärke 135.
Kassetten 99.
Kassiazimt 142.
Kasseler Braun 293.
Kastanienbraun 293.
Katalysatoren 208.
Kaufm. Angestellte 389.
Kaufmann 387.
Kaufvertrag 392.
Kautionswechsel 383.
Kautschuk 159.
Kautschuklacke 83.
Kernseifen 66.
Kiefernadelextrakt 145.
Kiefernadelöl 170.
Kieferzapfenöl 172.
Kienöl 172.
Kienruß 283.
Kieselgur 287.
Kieselsaure Kaliumlsg. 295.
Kieselsaure Natriumlsg. 295.
Kieselstoff 236.
Kirschgummi 155.
Klebstoffe f. Photobilder 104.
Kleesalz 288.
Knolle 113.
Kobalt 227.
Kobaltblau siehe Smalte.

Kobaltchlorür 280.
Kobaltgrün 293.
Kochsalz 300.
Köhlerei 241.
Kölnisches Wasser 72.
Königsblau 306.
Königskerzenblüten 148.
Königsrot 282.
Königswasser 213, 270.
Kohlehydrate 249.
Kohlensäure 235, 258.
Kohlensaurer Kalk 275.
Kohlensaures Ammonium 268.
Kohlensaures Barium 272.
Kohlensaures Blei, basisch 277.
Kohlensaures Kalium 289.
Kohlensaures Kupfer 281.
Kohlensaures Magnesium 297.
Kohlensaures Natrium, dopp. 299.
Kohlensaures Natrium, einf. 299.
Kohlenstoff 235.
Kohlenstoffketten 238.
Kohlenstoffringe 240.
Kohlenwasserstoffe 241.
Kolanüsse 184.
Kolieren 58.
Koloquinten 153.
Kommissionär 391.
Konkurs 401.
Konstitutionsformel 239.
Konsulate 398.
Kontrakt 402.
Konvention 402.
Kopalharze 178.
Kopfdünger 128.
Kopieren v. Bildern 103.
Kopiertinte 84.
Koriander 153.
Korkrinde 144.
Kosmetische Mittel 73.
Krähenaugen 185.
Krankenversicherung 372.
Krappwurzel 177.
Krauseminzblätter 149.
Krebsgeschwülste an Obstbäumen 93.
Kreide 281.
Kresolseifenlösungen 294.
Krystallisieren 55.
Kümmel 152.
Kümmelöl 166.
Kumaronharze 178.
Kunstausdrücke, ärztl. 25.
Kunstharz 178.
Kunstspeisefett 122.
Kupfer 229.
Kupferacetat 266.
Kupferaceticoarsenit 271.
Kupfercarbonat 281.
Kupfersulfat 282.
Kupfervitriol 282.
Kupferwasser 283.
Kurkumanwurzelstock 180.
Kurswert 402.
Kurunüsse 184.

Laabessenz 76.
Lacke 81.
Lackmus 161.
Lackschwarz 293.
Längenmaß 35.

Läusesamen 154.
Läusevertilgungsmittel 91.
Lakritzen 144.
Lampenruß 283.
Lanolin 161.
Lasurbraun 293.
Lasurfarben 78.
Latschenkieferöl 170.
Lavendelblüten 147.
Lavendelöl 168.
Lebertran 167.
Leckage 402.
Ledercreame — Fette 88.
Lehrling 389.
Leichtmetalle 193, 224.
Leichtspat 294.
Leim 280.
Leimseifen 66.
Leinöl 168.
Leinsamen 184.
Leiogomme 144.
Lenzine 294.
Leucogen 299.
Lichtbildnerei 96.
Liebersche Kräuter 157.
Limit 403.
Lindenblüten 148.
Linimente 63.
Linsen 97.
Lint 69.
Liquidation 401.
Lithium 225.
Lithopone 296.
Lizenz 402.
Löffelkrautspiritus 306.
Löslichkeitstabelle wichtiger Säuren 217.
Lorbeerblätter 149.
Lorbeeröl 168.
Luffah 162.
Luftdruck 52.

Macerieren 60.
Macis 163.
Märkte 397.
Mäusevertilgungsmittel 91.
Magnesia 296.
Magnesium 226, 297.
Magnesiumcarbonat 297.
Magnesiumchlorid 297.
Magnesiumflammen 96.
Magnesiumoxyd 296.
Magnesiumsulfat 297.
Magnesiumsuperoxyd 297.
Mahagonibraun 293.
Mahnverfahren 393.
Majoran 158.
Malfarben 77.
Malven blau 147.
Malven schwarz 147.
Malzextrakt 145, 250.
Mandeln 134.
Mandelöl, aetherisch 164.
Mandelöl, fett 164.
Mangan 227.
Mangansuperoxyd 298.
Mangantetraborat 298.
Mannabrot 139.
Marktwechsel 378.
Maschinenfette, -öle 88, 89.
Mastix 179.
Mattlacke 83.
Meeresschwämme 186.

Sachverzeichnis. 409

Meerzwiebeln 137.
Mehltaupilze 92.
Meiran 158.
Melissenblätter 149.
Melissenöl, indisches 166.
Mennige 298.
Menthol 163.
Mercurichlorid 285.
Mercurijodid 285.
Mercurisalze 231.
Mercurochlorid 285.
Mercurojodid 286.
Mercurosalze 231.
Messen 397.
Messewechsel 378.
Metallbeizen 87.
Metalle 192, 224.
Metalloide 192, 232.
Metallputzmittel 89.
Methylalkohol 267.
Methylalkoholgesetz 369.
Milcheiweiß 254.
Milchsäure 260.
Milchzucker 182, 252.
Mimosengummi 156.
Mineralfett 188.
Mineralölverordnung 360.
Mineralschwarz 298.
Ministerialerlaß betr. Gifthandel 343.
Minium 298.
Mischungen 63.
Mohnöl 169.
Mohr'sche Wage 42.
Molekül 194.
Molekulargewicht 196.
Monopol 400.
Moschus 163.
Mottenvertilgungsmittel 90.
Mückenmittel 90.
Münzeinheiten 403.
Mull 68.
Mundwasser 74.
Musivgold 308.
Muskatbutter 169.
Muskatnüsse 185.
Mutternelken 135.
Muttersennesblätter 151.
Myrrha 164.

Nachnahme 393.
Nährmittel 75.
Nahrungsmittelgesetz 358.
Namen der Salze 219.
Namen, lateinische 9.
Naphtalin 244, 298.
Natrium 225, 299.
Natriumbicarbonat 299.
Natriumbisulfit 299.
Natriumcarbonat 299.
Natriumchlorid 300.
Natriumhydroxyd 302.
Natriumnitrat 301.
Natriumperborat 301.
Natriumsilicatlsg. 295.
Natriumsubsulfit 302.
Natriumsulfat 301.
Natriumsulfit 301.
Natriumsuperoxyd 301.
Natriumtetraborat 302.
Natriumthiosulfat 302.
Natronalaun 268.
Natronlauge 295.

Natronsalpeter 301.
Natronseifen 65.
Natronwasserglas 295.
Negativlack 103.
Negerkaffee 184.
Nelken 139.
Nelkenöl 166.
Nelkenpfeffer 151.
Neroliöl 165.
Neublau 287.
Nichtmetalle 192, 232.
Nickel 227.
Nickelsulfat 302.
Niederschlagsarbeit 206.
Nitrobenzol 243.
Nordhäuser Schwefelsäure 265.
Normale Salze 215.
Nußbaumbeize 293.
Nußblätter 148.

Objektive 97.
Obstsäfte 76.
Ocker 303.
Oele, ätherische 118.
Oele, fette 121.
Oelfarben 9, 77, 79.
Oelgrün 279.
Oelsäure 261.
Oelsüß 284.
Olivenöl 169.
Opium 173.
Orangenblütenöl 165.
Orangenblütenwasser 136.
Organische Chemie, allgem. 237.
Orlean 173.
Orthoborsäure 258.
Orthophosphorsäure 237, 262.
Oxalium 288.
Oxalsäure 235, 262.
Oxalsaures Kalium 292.
Oxybenzoesäure 263.
Oxydation 205.

Palmarosenöl 167.
Palmfett 169.
Panamarinde 143.
Paprika 151.
Paraffin 173, 174.
Paraffinöl 174.
Parfümerien 71.
Pari 403.
Pariser Blau 273.
Pariser Rot 303.
Pariser Schwarz 303.
Pastillen 63.
Patent 401.
Patschulikraut 158.
Pepsin 303.
Perkollieren 60.
Permanentweiß 272.
Perubalsam 137.
Petroleumäther 267.
Petroleumbenzin 273.
Petroleumdestillate 242.
Petroleumgesetz 359.
Pfeffer 174.
Pfefferminzblätter 149.
Pfefferminzöl 168.
Pfeifenton 278.
Pfeilwurzelmehl 135.
Pflanzeneinteilung 107, 117.
Pflanzenschädlinge 91.

Pflaster 62.
Phenol 258.
Phenole 118.
Phenylhydroxyd 258.
Phosphor 236, 303.
Phosphorsäure 237, 262.
Phosphorsäuredünger 128.
Phosphorsaurer Kalk 276.
Photographie 96.
Pigmentdruckverfahren 104.
Pikrinsäure 263.
Piment 151.
Pimpinellwurzel 177.
Pinsel, Lagerung 9.
Pipetten 54.
Plätzchen 63.
Platin, 231 304.
Platinchlorid 304.
Platinchlorwasserstoffsäure 304.
Pockholz 161.
Polierrot 303.
Polizeiverordnung betr. den Verk. m. Arzneimitteln 338.
Polymere Verbindungen 238.
Pomaden 62, 74.
Pommeränzel, unreife 151.
Pommeranzenöle 165.
Pommeranzenschale 143.
Porzellanerde 278.
Postauftrag 393.
Postnummerando 403.
Postscheck 384.
Postverkehr 385.
Pottasche 289.
Präcipitieren 57.
Präciswechsel 377.
Praenumerando 403.
Prokurist 390.
Protest (Wechsel) 380.
Puder 73.
Pyrogallol 263.

Quassiaholz 172.
Queckenwurzelstock 181.
Quecksilber 230, 284.
Quecksilberchlorid 285.
Quecksilberchlorür 285.
Quecksilberjodid 285.
Quecksilberjodür 286.
Quendel 158.
Quillajarinde 143.

Rabatt 403.
Radikale 245.
Radiumbromid 305.
Rächermittel 71.
Rainfarnblüten 148.
Ramière 192.
Ratanhiawurzel 177.
Rattenvertilgungsmittel 91.
Raupenleim 94.
Reagenzien 223.
Reaktion 222.
Rebenschwarz 305.
Reblaus 94.
Redewendungen, pharmazeutische 23.
Reduktion 206.
Register 403.
Regreßrecht 381.
Reihenregreß 381.
Reinigung v. Flaschen 33.
Reisstärke 135.

Rektifikation 51.
Respekttage 381.
Revers 403.
Rhabarber 181.
Rhodanammonium 269.
Rhodankalium 292.
Rhodansalze 236.
Ricinusöl 170.
Riechkissen, -salze 72.
Röhrenkassia 139.
Röstgummi 144.
Rohpetroleumdestillate 242.
Rohrzucker 250.
Rosenöl 170.
Rosmarinblätter 149.
Rüböl 170.
Rückgriffsrecht 381.
Rum 305.
Ruß 283.

Saalglätte 88.
Sabadillfrüchte 154.
Saccharin 305.
Sadebaumspitzen 187.
Sächsisch Blau 306.
Säulenwagen 37.
Säureheber 53.
Säuren 209.
Säuren, organische 248.
Safran 144.
Sagradarinde 142.
Salbeiblätter 149.
Salben 64.
Salepknollen 188.
Salicylsäure 263.
Salmiakgeist 294.
Salmiaksalz 269.
Salpeter 291.
Salpetersäure 236, 261.
Salpetersäureprobe 123.
Salpetersaures Barium 272.
Salpetersaures Blei 305.
Salpetersaures Cer 277.
Salpetersaures Kalium 291.
Salpetersaures Natrium 301.
Salpetersaures Silber 270.
Salpetersaures Strontium 309.
Salpetersaures Thorium 311.
Salpetersaures Uran 312.
Salpetrige Säure 236.
Salzbildung 218.
Salze 214.
Salzsäure 260.
Samen 110, 111.
Sandarak 179.
Sandelholz 162.
Sandelholzöl 171.
Sarsaparillwurzel 177.
Sauerstoff 233.
Saugheber 53.
Saure Salze 215.
Schabenvertilgungsmittel 90.
Schachtelhalm 157.
Schällack 160.
Schafgarbe 158.
Schafgarbenblüte 147.
Scheck 383.
Scheidewasser 236, 261.
Schierlingkraut 157.
Schiffahrtsverträge 398.
Schiffspech 175.
Schildläuse 94.
Schlämmen 61.

Schlämmkreide 281.
Schmelzpunkt 47, 123.
Schmierseifen 67.
Schminken 73.
Schmirgel 294.
Schneckenvertreibung 91.
Schnellwagen 39.
Schönheitswasser 73.
Schorf an Obstbäumen 93.
Schüttgelb 305.
Schusterpech 175.
Schwabenvertilgungsmittel 90.
Schwämme 186.
Schwefel 234, 309.
Schwefelammonium 269.
Schwefelantimon 308.
Schwefelcyankalium 292.
Schwefeleisen 283.
Schwefelkalium 292.
Schwefelkohlenstoff 277.
Schwefelleber 292.
Scchwefelmilch 309.
Schwefelquecksilber 279.
Schwefelsäure 234, 264.
Schwefelsaurer Kalk 276.
Schwefelsaures Barium 272.
Schwefelsaures Calcium 276.
Schwefelsaures Eisen 283.
Schwefelsaures Kupfer 282.
Schwefelsaures Magnesium 297.
Schwefelsaures Natrium 301.
Schwefelsaures Nickel 302.
Schwefelsaures Zink 313.
Schwefeltrioxyd 264.
Schwefelwasserstoff 234, 286.
Schwefelzinn 308.
Schweflige Säure 234, 265.
Schwefligsaures Natrium, dopp. 299.
Schwefligsaures Natrium, einf. 301.
Schweinefett 134.
Schwermetalle 193, 226.
Schwerspat 272.
Schwertlilienwurzelstock 181.
Schwindelkörner 153.
Seifen 64, 65.
Seifenrinde 143.
Seifenspiritus 307.
Seifenstein 302.
Seifenwurzel 177.
Senegalgummi 156.
Senf, gelb, weiß 184.
Senföl, ätherisch 171.
Senföl, fett 172.
Senf, schwarz 185.
Sennesblätter 149.
Sepiabraun 306.
Sepiaschalen 173.
Serone 403.
Sesamöl 171.
Siccative 81.
Sichtwechsel 377.
Siedepunkt 47, 51.
Sienna 310.
Silber 231.
Silberbromid 270.
Silberchlorid 270.
Silberglätte 296.
Silbernitrat 270.
Silicatfarben 79.
Silkwormgut 70.
Sirupe 64, 76.

Skonto 403.
Smalte 306.
Soda 299.
Sojabohnenöl 172.
Solawechsel 377, 382.
Spanischer Pfeffer 151.
Spezifisches Gewicht 40.
Speckstein 310.
Spediteur 392.
Speiseessig 256.
Spießglanz 308.
Spiritusbrennerei 251.
Spiritus e saccharo 305.
Spiritusgesetz 368.
Spirituslacke 82.
Spodium 282.
Sporen 107.
Sprengstoffverordnung 366.
Springender Regreß 381.
Stärke 125, 250.
Stärkezucker 182, 250.
Staffelreihen 239.
Standöl 81.
Stannichlorid 307.
Stannisalze 229.
Stannochlorid 308.
Stannosalze 228.
Stearinöl 261.
Stearinsäure 263.
Stearoptene 118.
Stechapfelblätter 150.
Stechheber 54.
Steinklee 158.
Steinkohlenbenzin 273.
Steinkohlendestillate 241.
Steinkohlenteer 175.
Steinöl 169.
Stempelfarben 79.
Stereoskope 98.
Sternanis 151.
Steuern 399.
Stickstoff 236.
Stickstoffdünger 128.
Stiefmütterchenkraut 158.
Stinkasant 136.
Stockrosen 147.
Stoffarben 79.
Stoffgewicht 40.
Storax 186.
Strafgesetzbuch 315.
Strafrecht 314.
Strontium 226.
Strontiumnitrat 309.
Strychninweizen 311.
Strychnossamen 185.
Styrax 185.
Sublimat 285.
Sublimation 52.
Substitution 200.
Süßholzwurzel 176.
Sulfocyankalium 292.
Sulfocyanwasserstoffsäure 236.
Symbole der Elemente 193.
Syndikat 402.
Synthese 190.

Tabletten 63.
Tafelwagen 37.
Tagwechsel 377.
Talg 183.
Tamarinden 154.
Tannenzapfenöl 172.
Tannin 265.

Sachverzeichnis. 411

Tanninprobe 120.
Tausendgüldenkraut 157.
Teeblätter 150.
Teegemische 64.
Teerfarben 77, 79.
Teerfarbstofftinten 84.
Terpene 118, 245.
Terpentine 187.
Terpentinöl 172.
Terpentinöllacke 81.
Terpineol 310.
Tetrachlorkohlenstoff 277.
Teufelsdreck 136.
Thermometer 44.
Thioschwefelsäure 234.
Thioschwefelsaures Natrium 302.
Thoriumnitrat 311.
Thymian 158.
Thymol 187.
Tieröl, stinkendes 164.
Tinten 84.
Tonen v. Bildern 104.
Tonkabohnen 145.
Tonquinol 311.
Tormentillwurzelstock 181.
Totenkopf 276.
Tragant 187.
Tratte 377.
Trichlormethan 278.
Trijodmethan 287.
Trinitrophenol 263.
Trockene Destillation 49, 241.
Trockenplatten 99.
Trust 400.

Überborsaures Natrium 301.
Übermangansäure 227.
Übermangansaures Kalium 292.
Überschwefelsaures Ammonium 269.
Übertragungsvermerk 379.
Ultramarinblau 311.
Ultramarin-Ersatz 292.
Ultramaringrün 311.
Umbraun 312.
Unedle Metalle 193, 226.
Unfallversicherung 373.
Ungeziefermittel 89.
Unkrautvertilgung 94.
Unterchlorige Säure 233.
Unterschweflige Säure 234.
Unterschwefligsaures Natrium 302.
Uran 229.
Urannitrat 312.
Uranylnitrat 312.

Vakuumapparate 55.
Vanille 154.
Vanillin 312.
Vaseline 188.
Vaselineöl 174.

Veilchenwurzel 181.
Verbandstoffe 68.
Verbindungen, chemische 198.
Vergrößerungen von Photos 105.
Verjährung von Warenforderungen 403.
Verjährung v. Wechsel 381.
Verkorken v. Flaschen 32.
Verrechnungsscheck 384.
Verschlüsse für Kamaras 100.
Versicherungswesen 372.
Verstärken v. Platten 103.
Vertritt 200.
Vervielfältigung d. Wechsels 382.
Verwaltungsrecht 316.
Verwandtschaft, chemische 194, 207.
Verwittern 56.
Verzeichnis A d. Kais. Verordnung 323.
Verzeichnis B der Kais. Verordnung 326.
Verzeichnis C der Kais. Verordnung 332.
Verzeichnis der Gifte 350.
Vetiverwurzel 178.
Vitriol 264.
Vitriol, blauer 282.
Vitriol, grüner 283.
Vitriolöl 265.
Vitriol, weißer 313.
Vogelschutz 94.

Wacholderbeeren 153.
Wacholdersaft 187.
Wacholderteer 175.
Wachs, gelbes, weißes 140.
Wachspomade 62.
Wärmemaß 44.
Wäschezeichentinte 85.
Wässer, destillierte 62.
Wagen 36.
Wagenfette 89.
Walrat 141.
Wandgrün 293.
Wanzenvertilgungsmittel 89.
Warenergänzung 33.
Warenwechsel 375.
Warenzeichen 401.
Waschblau 287.
Waschmittel 85.
Wasserblei 284.
Wasser, destilliertes 270.
Wasserfarben 77.
Wasserstoff 232.
Wasserstoffsäuren 212.
Wasserstoffsuperoxyd 286.
Watte 68.
Wechsel 375.
Wechselfälschung 382.
Wechselklage 381.
Wechselprotest 380.

Wechselstempel 379.
Wechselstrenge 378.
Wechselverkehr 403.
Weihrauch 172.
Weine medizin. 65.
Weingesetz 367.
Weinsäure 235, 265.
Weinstein 288.
Weinsteinsäure 265.
Weizenstärke 135.
Werbewesen 292.
Wermuthkraut 157.
Wertigkeit d. Elemente 196.
Wertpapiere 398.
Wismut 229.
Wismut, bas. salpetersaures 274.
Wohlgerüche 71.
Wohlverleihblüten 146.
Wollblumen 148.
Wollfett 134.
Wundbehandlung 70.
Wundschwamm 155.
Wurzel 112.
Wurzelstock 113.

Zahlungsbefehl 393.
Zahlungsmittel 394.
Zahnpasten, -pulver, -wasser 74, 75.
Zaponlacke 83.
Zeitsichtwechsel 377.
Zellstoff — watte 69, 139, 140.
Zentrifugieren 59.
Zimtblüten 146.
Zimtrinde 142.
Zink 228, 312.
Zink-Bleigesetz 370.
Zinkchlorid 313.
Zinkgrün 293.
Zinkoxyd 313.
Zinksulfat 313.
Zinkvitriol 313.
Zinkweiß 313.
Zinn 228, 307.
Zinnasche 308.
Zinnchlorid 307.
Zinnchlorür 308.
Zinnkraut 157.
Zinnober 279.
Zinnober-Ersatz 279.
Zinnoxyd 308.
Zinnsalz 308.
Zinnsulfid 308.
Zitronellöl 166.
Zitronen 152.
Zitronensaft 186.
Zitronenschale 143.
Zitronensäure 259.
Zivilrecht 314.
Zölle 399.
Zucker 126, 182.
Zuckercouleur 182.
Zuckersäure 235, 262.
Zwiebel 113.

Verlag von Julius Springer in Berlin W 9

Handbuch der Drogisten-Praxis

Ein Lehr- u. Nachschlagebuch für Drogisten, Farbwarenhändler usw.

Im Entwurf vom Drogisten-Verband preisgekrönte Arbeit

Von

G. A. Buchheister

Vierzehnte, neubearbeitete und vermehrte Auflage
von Georg Ottersbach in Hamburg

Mit 621 in den Text gedruckten Abbildungen. 1504 Seiten. 1921

Gebunden RM 32.—

Aus dem Inhaltsverzeichnis:

Einleitung. Erste Abteilung. — Abriß der allgemeinen Botanik. — Die äußere Gestalt der Pflanzen. — Der innere Aufbau der Pflanzen. — Systematische Einteilung der Pflanzen. — Zweite Abteilung. — Abriß der allgemeinen Chemie. — Einleitung. — Organische Chemie. — Chemikalien anorganischen Ursprungs. — Gruppe der Halogene. — Gruppe des Schwefels. — Gruppe des Stickstoffs. — Gruppe des Kohlenstoffs und des Siliziums. — Gruppe des Zinns. — Metalle. — Gruppe der Alkalimetalle. — Gruppe der Erdalkalimetalle. — Gruppe des Magnesiums. — Bleigruppe. — Nickel- und Kobaltgruppe. — Gruppe des Eisens. — Gruppe der seltenen Erden. — Gruppe des Kupfers. — Gruppe des Platins. — Chemikalien organischen Ursprungs. — Dritte Abteilung. Photographie. Die Herstellung des Negativs. — Die Herstellung des Positivs. — Vierte Abteilung. Farben und Farbwaren. — Farben für die Färberei. — Fünfte Abteilung. Düngemittel. — Pflanzenschädlinge. — Sechste Abteilung. Geschäftliche Ausübung. — Gesetzkunde. — Handel mit Giften. — Handelswissenschaft. — Anhang. — Sachverzeichnis.

Vorschriftenbuch für Drogisten

Die Herstellung der gebräuchlichen Verkaufsartikel

Von

G. A. Buchheister

Neunte, neubearbeitete Auflage
von Georg Ottersbach in Hamburg

(Handbuch der Drogisten-Praxis, II. Band) 797 Seiten. 1922

Gebunden RM 20.—

Aus dem Inhaltsverzeichnis:

Medizinische Zubereitungen. — Tiermittel. — Diätetische Nähr-, Kräftigungs- und Genußmittel. — Spirituosen. Weingeistige Getränke. — Cosmetica. Mittel zur Körper- und Schönheitspflege. — Riechmittel. Wohlgerüche. Blumendüfte. — Lacke und Firnisse. — Tinten. — Beizen. — Metallische Überzüge für Glas und Metall. — Leichtflüssige Metallegierungen. Metallputzmittel. — Fleckenreinigungsmittel. — Mittel für die Wäsche. — Flammenschutzmittel. — Feuerlöschmittel. — Entseuchungsmittel. Desinfektionsmittel. — Frischhaltungsmittel. Konservierungsmittel. — Zubereitungen für die Milchwirtschaft. — Farben für Spirituosen, Zuckerwaren usw. — Farben für Stoffe. Wichse und Lederfette. Kitte und Klebmittel. — Flaschen- und Siegellacke. — Zubereitungen für die Gärtnerei. — Ungeziefermittel. — Feuerwerkskörper. — Lichtbildnerei und Gebrauchsgegenstände dafür. Photographie und photographische Bedarfswaren. — Verschiedenes. — Sachverzeichnis.

Verlag von Julius Springer in Berlin W 9

Neues pharmazeutisches Manual. Von Eugen Dieterich. Vierzehnte, verbesserte und erweiterte Auflage, bearbeitet von Dr. Wilhelm Kerkhof, ehemaligem Direktor der Chemischen Fabrik Helfenberg A.-G., vormals Eugen Dieterich, herausgegeben von der **Chemischen Fabrik Helfenberg A.-G.**, vormals Eugen Dieterich, Helfenberg bei Dresden. Mit 156 Textabbildungen. (833 S.) 1924. Gebunden RM 21.—

Hagers Handbuch der Pharmazeutischen Praxis.
Für Apotheker, Ärzte, Drogisten und Medizinalbeamte. Unter Mitwirkung von Dr. phil. E. Rimbach, o. Hon.-Professor an der Universität Bonn, Dr. phil. E. Mannheim †, a. o. Professor an der Universität Bonn, Dr.-Ing. L. Hartwig, Direktor des Städtischen Nahrungsmitteluntersuchungsamtes in Halle a. S., Dr. med. C. Bachem, a. o. Professor an der Universität Bonn, Dr. med. W. Hilgers, Privatdozent an der Universität Königsberg, vollständig neu bearbeitet und herausgegeben von Dr. **G. Frerichs**, o. Professor der Pharmazeutischen Chemie und Direktor des Pharmazeutischen Instituts der Universität Bonn, **G. Arends**, Medizinalrat, Apotheker in Chemnitz i. S., Dr. **H. Zörnig**, o. Professor der Pharmakognosie und Direktor der Pharmazeutischen Anstalt der Universität Basel.

Erster Band. Mit 282 Abbildungen. (1584 S.) 1925. Gebunden RM 57.—
Zweiter (Schluß-) Band. Erscheint im Herbst 1926

Die chemischen und physikalischen Prüfungsmethoden des Deutschen Arzneibuches 5. Ausgabe.
Aus dem Laboratorium der Handelsgesellschaft Deutscher Apotheker von Dr. J. Herzog und A. Hanner. Zweite, völlig umgearbeitete und vermehrte Auflage. Mit 10 Textabbildungen. (429 S.) 1924.
Gebunden RM 14.—

Anleitung zur Erkennung und Prüfung aller im Deutschen Arzneibuche, fünfte Ausgabe, aufgenommenen Arzneimittel mit Erläuterung der bei der Prüfung der chemischen Präparate sich abspielenden chemischen Prozesse. Zugleich ein Leitfaden bei Apothekenmusterungen für Apotheker und Ärzte. Von Apotheker Dr. **Max Biechele** †. Mit einem Anhang: Anleitung der Darstellung, Prüfung und Verwendung der offiziellen volumetrischen Lösungen. Vierzehnte, neubearbeitete Auflage. (648 S.) 1922.
Gebunden RM 9.—

Tabelle zur mikroskopischen Bestimmung der offizinellen Drogenpulver. Bearbeitet von Dr. H. Zörnig, Professor an der Universität Basel. Zweite, verbesserte und vermehrte Auflage. (65 S.) 1925. RM 3.60

Tabellen für das pharmakognostische Praktikum zugleich Repetitorium der Pharmakognosie. Von Dr. H. Zörnig, Professor an der Universität Basel. Zweite, verbesserte und vermehrte Ausgabe. (151 S.) 1925. RM 6.—

Verlag von Julius Springer in Berlin W 9

Volkstümliche Anwendung der einheimischen Arzneipflanzen. Von G. Arends, Apotheker. Zweite, vermehrte und verbesserte Auflage. (98 S.) 1925. RM 2.40

Spezialitäten und Geheimmittel aus den Gebieten der Medizin, Technik, Kosmetik und Nahrungsmittelindustrie. Ihre Herkunft und Zusammensetzung. Eine Sammlung von Analysen und Gutachten von G. Arends. Achte, vermehrte und verbesserte Auflage des von E. Hahn und Dr. J. Holfert begründeten gleichnamigen Buches. (568 S.) 1924. Gebunden RM 12.—

Volkstümliche Namen der Arzneimittel, Drogen und Chemikalien. Eine Sammlung der im Volksmunde gebräuchlichen Benennungen und Handelsbezeichnungen. Begründet von Dr. J. Holfert. Neunte, verbesserte und vermehrte Auflage. Bearbeitet von G. Arends. (288 S.) 1922. Gebunden RM 6.—

Neue Arzneimittel und pharmazeutische Spezialitäten einschließlich der neuen Drogen-, Organ- und Serumpräparate, mit zahlreichen Vorschriften zu Ersatzmitteln und einer Erklärung der gebräuchlichsten medizinischen Kunstausdrücke. Von G. Arends, Apotheker. Siebente Auflage. Neubearbeitet von Professor Dr. O. Keller.
Erscheint im Sommer 1926

Die medikamentösen Seifen. Ihre Herstellung und Bedeutung unter Berücksichtigung der zwischen Medikament und Seifengrundlage möglichen chemischen Wechselbeziehungen. Ein Handbuch für Chemiker, Seifenfabrikanten, Apotheker und Ärzte. Von Direktor Dr. Walther Schrauth, Privatdozent an der Universität Berlin. (176 S.) 1914.
RM 6.30

Handbuch der Seifenfabrikation. Nach dem Handbuch von Dr. C. Deite (†) völlig umgearbeitet und neu herausgegeben von Direktor Dr. Walther Schrauth, Privatdozent an der Universität Berlin. Sechste Auflage. Mit etwa 170 Textfiguren. In Vorbereitung

Kosmetik. Ein Leitfaden für praktische Ärzte. Von Dr. Edmund Saalfeld, Sanitätsrat in Berlin. Sechste, verbesserte Auflage. Mit 20 Abbildungen. (140 S.) 1922. RM 4.—

Verlag von Julius Springer in Berlin W 9

Freigegebene und nicht freigegebene Arzneimittel.
Die Rechtsprechung der höheren Gerichte zur Verordnung betreffend den Verkehr mit Arzneimitteln. Von **Ernst Urban**, Redakteur der Pharmazeutischen Zeitung. Nach dem Stande vom 1. Januar 1926. (40 S.) 1926.
RM 1.—

Die gesetzlichen Bestimmungen über Arzneimittelankündigung und Geheimmittelverkehr. Von Ernst Urban, Redakteur der Pharmazeutischen Zeitung. (47 S.) 1925. RM 1.20

Der Gift- und Farbwaren-Handel. Von Arnold Baumann.
Gesetz- und Warenkunde für den Gebrauch in Drogen- und Materialwarenhandlungen sowie in Versandgeschäften und chemischen Fabriken. (136 S.) 1901.
RM 2.—

Formular zum Bericht über die Revision von Drogenhandlungen. (4 S.) 1—5 Expl. je RM 0.10; 6—20 Expl. je RM 0.08; 21 und mehr Expl. je RM 0.05 einschl. Porto.

Giftschein. 50 Expl. RM 0.60; 100 Expl. RM 1.—; 500 Expl. RM 4.50; 1000 Expl. RM 8.—

Giftverkaufs-Buch. Nachweisung der gegen Giftscheine verabfolgten Gifte. 1924. (Neudruck.)
Gebunden RM 4.50

Vorschriften über den Handel mit Giften. Bundesratsbeschlüsse vom 29. November 1894, 17. Mai 1901 und 1. Februar 1906. (12 S.) 1915.
RM 0.30

Vorschriften über den Verkehr mit Arzneimitteln und Geheimmitteln in der ab 1. Januar 1925 gültigen Fassung. (32 S.) 1925.
RM 0.75

MIX
Papier aus verantwortungsvollen Quellen
Paper from responsible sources
FSC® C105338

If you have any concerns about our products,
you can contact us on
ProductSafety@springernature.com

In case Publisher is established outside the EU,
the EU authorized representative is:
**Springer Nature Customer Service Center GmbH
Europaplatz 3, 69115 Heidelberg, Germany**

Printed by Libri Plureos GmbH
in Hamburg, Germany